中医药文化寻源

——中原中医药文化遗迹考察记

许敬生◎主编

河南科学技术出版社

· 郑州 ·

图书在版编目（CIP）数据

中医药文化寻源——中原中医药文化遗迹考察记 / 许敬生主编 . —郑州：
河南科学技术出版社，2017.12
ISBN 978-7-5349-5479-5

Ⅰ .①中… Ⅱ .①许… Ⅲ .①中国医药学 – 文化遗迹 – 考察 – 河南省
Ⅳ .① R2-05

中国版本图书馆 CIP 数据核字（2016）第 045350 号

出版发行：河南科学技术出版社
　　　　　地址：郑州市经五路 66 号　　邮编：450002
　　　　　电话：（0371）65737028　65788629
　　　　　网址：www.hnstp.cn
策划编辑：马艳茹　邓 为　高 杨
责任编辑：邓 为　董静云
责任校对：董静云
封面设计：张 伟
版式设计：张 伟
责任印制：朱 飞
印　　刷：河南瑞之光印刷股份有限公司
经　　销：全国新华书店
幅面尺寸：185 mm × 260 mm　**印张：**32.25　**字数：**530 千字
版　　次：2017 年 12 月第 1 版　　2017 年 12 月第 1 次印刷
定　　价：298.00 元

河南省中医管理局立项资助项目

内容简介

这是第一部系统研究中原中医药文化特色并实地考察现存中原中医药文化遗迹的著作。

众所周知，中原是中华文明的孕育地，是华夏子孙的祖根地。河南地处中原腹地，在古代华夏文明的发展中，长期处于核心地位，引领着中华文化的发展方向。因此，中原文化对于中华文明的形成，对于中国历史进程的推动，对于中华民族精神的构建和传承，有着独特而重要的作用。

中医文献专家许敬生教授长期致力于中原中医药文化的研究工作。他在深入挖掘历史文献的基础上，从多个方面论述了中原古代中医药文化的特点和丰富内涵，展现了中原中医药文化的独特色彩；为河南现存的众多中医药文化遗迹提供了有力的证据。在这些论述的基础上，进而提出了"中医药文化之根在中原"的核心观点，也使人们对"中原医学"的概念有了深刻的认识。

多年来，在河南省中医管理局大力支持下，许敬生教授带领中原中医药文化遗迹与文物考察研究小组的同事们，几乎踏遍了河南的山山水水，历尽艰辛对现存中原中医药文化遗迹与文物进行了多处田野考察。将考察结果分为中医药文化起源于中原之遗迹、中原名医文化遗迹、中原药都文化及药商文化遗迹、中原特色医药文化遗迹、开封大宋医药文化及成就五个部分进行论述，该书图文并茂，详细梳理了现存遗迹的文献记载、历史沿革与保护现状，针对部分具有代表性的遗迹提出了合理化开发建议。

《中医药文化寻源——中原中医药文化遗迹考察记》一书，就是对这些工作的忠实记录。

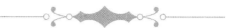

中医药文化寻源

——中原中医药文化遗迹考察记

编审委员会

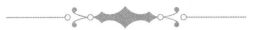

中医药文化寻源

——中原中医药文化遗迹考察记

主　　编　许敬生

副 主 编　叶　磊　许振国

学术秘书　尹笑丹

委　　员　（按姓氏笔画排列）

马鸿祥　王单一　王海莉　王端权　尹笑丹

叶　磊　刘文礼　许成刚　许振国　许敬生

阮晓龙　李　文　李淑燕　李新叶　吴中利

吴远旭　吴培培　邱云飞　宋军伟　张晓利

张雅薇　范　敬　孟长海　施　淼　高志宇

高希言　郭凤鹏　姬永亮　程传浩

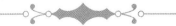

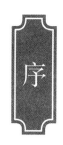

　　河南地处中原，是中华民族和华夏文明的发祥地，也是中医药学的重要发祥地和医圣张仲景的故乡，历代名医辈出，医家经典巨著充栋，中医药历史遗迹遍布，道地中药材质优量大，文化底蕴深厚，是在全国有重要影响的中医药大省。

　　数千年来，诸多名医大家荟萃于河南，或行医采药，治病疗疾，或著书立说，传于后世，留下了众多的文化遗迹和历史传说。这些珍贵的遗迹和传说，承载着中医药发展的厚重历史，印证了河南作为中医药学发祥地的历史地位，也是加强河南中医药文化内涵建设，凝练具有地方特色的中医药核心价值观，强化河南中医药文化传承基础的重要支撑。

　　河南中医药大学许敬生教授是全国首届"医古文资深名师"，学识渊博，学风严谨，长期致力于中医药文化研究，对中原中医药文化有着深刻的见解和深深的挚爱。受河南省中医管理局委托，许教授带领研究团队，历时5年，走遍全省30多个中医药文化遗迹，历经艰难险阻，实地考察论证，系统总结梳理，科学严谨考辨，潜心撰写考察报告，并对众多文化遗迹的保护与开发利用提出真知灼见。经汇编成册，终成《中医药文化寻源——中原中医药文化遗迹考察记》一书。该书既是我省第一部系统整理、研究中原中医药文化的著作，也是我省中医药文化建设的阶段性成果之一，为推进中医药文化建设提供了新的视角与思路，也为我省广大中医药工作者大力弘扬张仲景文化，践行中医核心价值观念，推动中医药事业发展提供了一个很好的借鉴。

　　值此书定稿付梓之际，谨致数言，以为序。

张重刚

2016 年 5 月 18 日

（张重刚系河南省卫生和计划生育委员会副主任、河南省中医管理局局长）

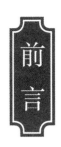

前言

　　当我修订完本书的最后一页文稿，即将交付出版时，心里如释重负但又难以平静。十几年来，特别是近 5 年来，我和我们中原中医药文化遗迹与文物考察研究小组的同事们，在挖掘整理相关文献的基础上，几乎踏遍了河南的山山水水，对中原中医药文化遗迹与文物进行了多处田野考察。伴随着本书的出版，这项工作可谓是暂时告一段落了。鸡声灯影、寝馈不辍、星霜屡换、甘苦自知。望着一沓沓完成的书稿，感慨不已。

　　我生于安徽，在故里只生活了 11 年，而在河南却生活了半个多世纪。在这里我度过了难忘的中学时代和大学时代，在这里参加工作，直到退休至今，已进入了古稀之年。我早已把河南当成了第二个故乡，每次外出开会或出游，我总是自称"我是河南人"。因为我深深热爱着这片神奇的中原大地。

　　从参加工作直至退休，我一直在河南中医药大学从事医古文、中医文献学和中医药文化的教学及研究工作，至今已有 44 个春秋。近十几年来，又注重于对中原中医药文化的研究，这固然是基于对中原文化的热爱。而促使我下决心进行这一专题研究的直接原因，则是 20 世纪 90 年代后期，一些人对河南及河南人的误解与歧视。他们一叶障目，不见泰山，根本不懂得辉煌的中原历史。越鸟巢南枝，狐死必首丘。桑梓之地，根源所出，怎能忘掉自己的根基呢！

　　众所周知，中原是中华文明的孕育地，是华夏子孙的祖根地。中原文化的发展史，就是华夏文明史的缩影。河南地处中原腹地，在古代华夏文明的发展中，长期处于核心地位，引领着中华文化的发展方向。因此，中原文化对于中华文明的形成，对于中国历史进程的推动，对于中华民族精神的构建和传承，对于中国社会经济的发展，有着独特而重要的作用。显然，这也正是中原中医药文化的底蕴所在。事实证明，中医学融进了中华民族传统文化的血脉之中，是中华文明重要的组成部分，伴随着中华文明的发展历程而不断充实完善。在其发展演进的过程中，无时不与博大精深的中国传统文化相互交融、相互促进，而最终成为我们中华民族的瑰宝。

"中原"有广义、狭义之说，广义"中原"泛指黄河中下游一带，狭义"中原"指河南一带，本书的"中原"主要指狭义中原。既然中原是中华文明的主要发祥地，那么我们从中原腹地河南入手，探究在这个祖根地产生的医药文化，必然就找到了中医药文化的根脉。

河南作为中医药资源大省，有着众多的中医药文化遗迹和中医药老字号，这些都是中华民族优秀文化遗产的重要组成部分，需要我们继承和弘扬。而众多的中医药文化资源，除了少数已被开发以外，大部分没有得到足够的重视与保护，更缺乏有效的发掘和文献资料的整理及考证，渐渐被人们淡忘。在学术研究领域，对中原传统文化研究者较多，对中医药研究的成果也不少，但对于将两者相结合的中原中医药文化的系统研究，从事者甚少，特别是对中原中医药文化遗迹的田野考察并通过网络平台立体化传播的系统开发，更是一项开创性工作。

我们在深入查考古代文献的基础上，进行认真的梳理分析，初步从理论上阐述中原中医药文化的特色。

自 2003 年以来，先后发表了几篇较长文章（这即是本书第一章的内容），系统阐述了自己的学术观点。如《宋元时期中医药文化中心南移的研究》（《江西中医学院学报》2003 年第 2~4 期连载）一文，指出学术界所公认的中医学文化中心南移的时间在南宋时期的理论是不确切的，认为医学文化中心的南迁，应稍迟于整个中国文化中心的南迁，而以元代朱震亨为代表的滋阴派在医学舞台上的独领风骚、声震朝野，才标志着中医药文化中心南移的完成。

又如《中原古代文明与中医药文化》（见《中医学报》2009 年第 5 期）、《中原中医药文化简论》（《中国中医药报》2010 年 3 月 4 日至 3 月 17 日连载 6 期）等。在这些文章中，详细论述了"中医药文化之根在中原"的核心论点，提出应当认真研究宣传中原医学。强调中原医学文化底蕴深厚，理论体系完整；医学著作众多，诊疗法则规范；融汇各家精华，历史影响深远。

其后，我们利用假期与业余时间，深入河南部分乡镇，考察中医药文化遗迹和中医药老字号，获得了不少第一手资料。目睹了一些极有价值的遗迹与文物正湮没在历史的烟尘中，如著名的药都禹州十三帮会馆已破败不堪，世界闻名的清代植物学家、药物学家吴其濬墓地荒草没膝，等等，使我们倍感痛心。我们深切感到保护、研究这些遗迹已刻不容缓。

2009年4月下发的《国务院关于扶持和促进中医药事业发展的若干意见》中明确指出："将中医药文化建设纳入国家文化发展规划。"并强调：要"加强中医药文物、古迹保护，建设一批中医药文化科普宣教基地"。我在报上读了这个文件非常兴奋，感到机会来了，可以说迎来了中医药文化研究的春天。

2009年的一天，我接到北京中国中医研究院医史文献研究所老所长李经纬先生的助手打来的电话，告知说李老约我赴京交谈有关中原中医药文化考察事宜。原来当时李老主持一项全国中医药文化考察课题，正组织专家人员准备召开论证会。我如约赴京，在中医研究院医史所会议室召开的论证会上，介绍了中原中医药文化遗迹的考察情况。李老非常高兴，当即邀我加入他的课题研究工作。

2010年秋，我们向河南省中医管理局递交了《中原中医药文化遗迹考察研究》课题报告。

这项工作得到了河南省中医管理局和河南中医药大学主要领导的大力支持。决定将此课题列为政府年度工作项目大力推进，并设立了以河南省中医管理局和河南中医药大学主要负责人为组长和副组长，且有省中医管理局相关处室及各地市、县卫生局共同参与的中原中医药文化遗迹与文物考察整理研究领导小组。整理研究小组办公室设在河南中医药大学，由许敬生担任办公室主任，实施具体工作。随后向全省中医部门下发了《河南省中医管理局关于开展中原中医药文化遗迹与文物整理研究的通知》一文（豫中医〔2011〕14号）。要求全省各地卫生局、中医管理局和中医单位"要充分认识中医药文化遗迹与文物整理研究工作的重要意义，把此项工作作为宣传贯彻中央《关于扶持和促进中医药事业发展的若干意见》的具体行动，组织好相关活动"，并下拨了专项资金。由于河南省中医管理局和各地市县卫生局的大力支持，这项工作得以顺利进行。

课题组启动以后，提出了三项目标：其一，将文献考察和实地考察相结合，对收集到的资料进行加工整理，撰写考察报告，发表相关研究论文，进而在此基础上结集出版研究专著。其二，利用云数据技术及互联网等新型媒体，将考察中形成的文字、照片、音频、视频等资料，进行统一整理，建设完整的中原中医药文化遗迹资料库，并建立中原中医药文化网站，通过网络平台进行展示，进一步扩大对外宣传效果。其三，将收集的大量视频和音频资料做剪辑处理，寻求专业人员合作，制作电视专题片。经过4年多时间的努力，目前前两项工作已基本完成，后一项工作正在积极筹划之中。

本书的出版即属于第一项工作。全书共分六章，第一章是"中原中医药文化总论"，含《中原古代中医药文化简论》和《宋元医药文化中心南移的研究》两篇长文。第二章为"中医药文化中原寻源"，含岐黄文化发祥地新密多处遗迹，商丘燧皇陵与阏伯台、孟津河出图处、巩义河出图处、洛宁县洛出书处、淮阳太昊陵、淮阳伏羲画卦圣地、汤阴文王推演六十四卦处、淮阳龙湖白龟出水处、上蔡蓍草园、太昊陵蓍草园、汤阴羑里城蓍草园等多处易学文化遗迹，沁阳神农山、神农坛及为纪念道教上清派第一代宗师魏华存而建的魏夫人祠等。第三章为"中原名医文化遗迹考察记"，关于名医文化遗迹考察，含两项内容：其一是出生并活动在中原的名医遗迹，如"食圣"及汤剂之祖、商汤宰相伊尹故里，纪念医圣张仲景的南阳医圣祠，清代著名植物学家及药物学家吴其濬故居和墓地等。其二是未出生在中原但其主要活动区域曾在中原的名医遗迹，如汤阴扁鹊庙和艾园，纪念外科之祖华佗的华佗庙，纪念药王孙思邈的鹤壁五岩山药王洞和焦作、沁阳等地的药王庙等。第四章为"中原药都文化及药商文化遗迹考察记"，河南历史上药材市场兴旺，如禹州、百泉、归德（今商丘）、马山口（今属南阳内乡县）曾被称为"四大药都"，创造了昔日中原药都文化及药商文化的辉煌。本章含禹州药市、百泉药会、社旗山陕会馆和社旗药业考察等。第五章为"中原特色医药文化遗迹考察记"，含洛阳龙门药方洞，南阳菊潭，西峡重阳文化遗迹，商城寒泉、汤泉池、苏仙石和橘井遗迹，少林伤科和少林禅医，温县陈家沟太极拳考察，洛阳平乐郭氏正骨，安阳姚家膏药、马同长天然药物标本馆、万佛沟长寿高僧吴云青真身遗迹，新县红四方面军后方总医院旧址等。第六章为"开封大宋医药文化成就及遗迹"，含北宋政府的医药政策，北宋天圣针灸铜人、开封大宋中医药文化博物馆等。这是几年来课题组考察工作的结晶。

在开展中原中医药文化遗迹考察工作的同时，我们还进行了另一项重要工作，整理出版"中原历代医药名家文库·典籍部分"丛书。

中原自古多名医。在这块土地上，除了伟大的医圣张仲景之外，还出现了许多杰出的医学家。中原古代医药名家留下的宝贵著作，积淀了数以千年的中医精华，养育了难以计数的杏林英才。

自明清以来，人们往往赞扬安徽新安医学的发达，赞扬江苏吴县医学和孟河医学的人才辈出，却忽略了对中原古代医家的研究。一提到河南，人们往往只想到汉代张仲景的《伤寒论》，殊不知在中医学发展的历程中，每个时期都有著名的中原医家和医著。

像南朝阳翟（今河南禹州）褚澄的《褚氏遗书》，唐代汝州孟诜的食疗专著《食疗本草》，唐代河内温县（今河南温县）司马承祯的《天隐子养生书》，北宋睢阳（今河南商丘）王怀隐的著名医方类书《太平圣惠方》，北宋卫州（今河南卫辉）孙兆、孙奇的《重广补注黄帝内经素问》，南宋伤寒大家洛阳郭雍的《伤寒补亡论》，金元四大家之一、攻下派的代表金代睢州考城（今河南兰考县）张子和的《儒门事亲》，明太祖朱元璋的五皇子开封朱橚著的《救荒本草》，明代祥符（今河南开封）李濂的《医史》十卷，是我国首次以"医史"命名的医学史专著，清代著名植物学家河南固始县吴其濬撰写的《植物名实图考》等，哪一部不是闪光发亮的明珠？

几年来，我们联合省内 50 多位中医文献和临床专家，对中原历代医药名家的著作进行挖掘整理，在河南科学技术出版社的有力支持下，主编了"中原历代医药名家文库·古籍部分"，计划出版 40 余部，目前第一批已出版 17 部，其他将陆续出版。"中原历代医药名家文库"丛书与这部《中医药文化寻源——中原中医药文化遗迹考察记》配套出版，可以说二者相得益彰，使得中原中医药文化的研究宣传更加充实完善。

简言之，我们这些年研究中原中医药文化，主要做了两件事，也可以说是两项工程：一是考察中原中医药文化遗迹，二是整理中原中医药古籍。虽然花费了很多心血，但是很有意义，很充实。

开展上述工作，我有几点深切体会：

其一，中原中医药文化遗迹众多，底蕴丰厚，充分彰显了中华文化发祥地的风采。发掘、研究、宣传这些文化遗迹，大力传承中医药文化，这是我们的历史使命，义不容辞。

其二，实践出真知。身居高校和科研部门的学者，必须走出象牙之塔，到实践中去，到基层去，进行实地考察，才能获得真知。前人说："读万卷书，走万里路。"这的确是治真学问的必由之路，缺一不可。英雄未必在朝堂，民间自有高人在。我们每到一处遗迹点进行考察，都会有这种深切的感受，都会有意外的收获。当然，进行田野考察，其间也历经艰辛。2013 年 4 月，我们一行 5 人前往豫西洛宁县深山考察"洛出书处"遗址，曾在悬崖遇险，直到深夜才被当地群众救出。为此，《大河报》曾做了专题报道。

其三，人们常说当今是物欲横流、浮躁盛行的时代，可是在民间基层却总是有那么一些人，他们耐得住清贫与寂寞，默默地坚守着心灵的圣地，为保护和宣传文物古迹而自觉奉献，实在让人敬佩。如新密"十二愚公"的故事就是典型例子。新密有十二位文化教育界的老人，出于对传统文化的挚爱之心，他们自筹资金，多年来不辞辛苦，跋山涉水,足迹遍及新密的各个角落,考察岐黄文化遗迹,取得了丰硕的成果,被人誉为"十二愚公"。如今有几位先生已经作古了。他们的行为,深深感动了各界人士,得到了新密市政府领导和群众的大力支持,也受到了有关学者的密切关注。

其四,河南省中医管理局、河南中医药大学和省内各地卫生部门领导及群众的大力支持,是进行中原中医药文化遗迹考察研究工作的重要保障。否则,此项课题很难顺利开展。各级领导多次听取我们的工作汇报,给予具体指导和帮助。河南省中医管理局综合处办公室的宋军伟、党凡、黄怡博等同志,多次同相关市县联系沟通。至于各市县帮助过我们的同志那就更多了,难以一一列举。他们的热情支持和帮助,为我们的工作提供了诸多方便,保障了考察工作得以顺利进行。

其五,多年来,怀着对中医药文化的无比热爱,怀着对中原大地的一片深情,我在有生之年,以带病之躯,参与筹划和主持《中原中医药文化遗迹考察研究》和"中原历代医药名家文库·典籍部分"的整理校注工作,看到这两项文化工程得以顺利开展,且已取得显著成果,我感到幸运和欣慰。人生价值何在?吾愿足矣。

本书的编写出版,是课题组全体同志共同努力的结果。我的助手也是本书的学术秘书尹笑丹同志,不仅多次参与考察、撰写论文,而且为每篇文章配图,并对全书进行仔细校对,做了大量工作。在这里要特别感谢王少清先生,他在百忙中审阅了全部书稿,并提出了多条宝贵的切实可行的修改意见。还要感谢河南科学技术出版社的领导和医药卫生出版分社的同志,是他们的果断决策又迎难而上,才保障了本书和"中原历代医药名家文库·典籍部分"丛书的顺利出版。在本书编写的过程中,还得到了很多同志的关心和帮助。在此不再一一致谢。

由于我们编写水平所限,加之时间仓促,书中难免疏漏与错误,望同道和广大读者批评教正。

许敬生

2015年5月于河南中医药大学金水河畔问学斋

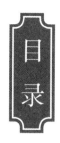

第一章 中原中医药文化总论

许敬生

中原古代中医药文化简论

文化是一个民族生存和发展的灵魂和血脉，也是一个民族的精神记忆和精神家园。今天我们研究中医药，如果只注重医疗技术和药物的研究，而忽视了文化的研究，就会像一个人空有身体的躯壳而没有灵魂。

一、光辉灿烂的中原古代文明

中原是华夏文明的主要发祥地，这是不争的事实。对此，历代名家都有精辟的论述，当今的许多学者也有深刻的感受。

年近百岁的著名学者文怀沙先生曾说："知河南才能知中国，尊重河南就是尊重中国。"这是在提到他主编的《四部文明》(《商周文明》《秦汉文明》《魏晋南北朝文明》《隋唐文明》) 时说的话。(见 2008 年 1 月 21 日《大河报》)

中国文化产业创新与发展研究基地办公室主任、上海交通大学教授胡惠林先生说："如果没有中原文化，我们都会失去回家的路，我们的灵魂将无所皈依。中原，是中国人的精神家园，是中华之源、中国之源……"(见 2012 年 1 月 5 日《大河报》)

河南作家齐岸青曾用一种忧郁的笔触写道："我们可以用浪漫瑰丽形容楚湘文化，用慷慨激越吟歌燕赵文化，用神奇诡异讲述巴蜀文化，用婉约清丽白描吴越文化。可我们，很难概括文化之源的中原文化……中原文化表面上是地域文化，从深层看，又不是一般的地域文化，而是中华民族传统文化的根源与主干。中原文化源远流长、博大精深，用一个词来形容中原文化确实很难很难。"(见 2011 年 12 月 2 日《大河报》)

中原文化的发展史，就是华夏文明史的缩影。河南地处中原腹地，在华夏古代文明发展的每个阶段，一直是核心区域。因河南位于华夏九州之中，境内多平原，故往往又被称为中原。中国最繁荣的史前文化，如新密李家沟文化遗址、新郑裴李岗文化遗址、渑池仰韶文化遗址、偃师二里头文化遗址等都在河南；最早的国家政权在禹州，禹州因大禹治水有功，册封于此而得名，其子启在这里建立了第一个奴隶制王朝，故有"华夏第一都"之称；是河南成就了辉煌的青铜器时代，在郑州已发现两处商代前期的青铜铸造作坊；河南三门峡上村岭虢国贵族墓地出土一件西周时期的玉柄铁剑，经鉴定，此铁剑是目前年代最早的人工冶铁制品；最早的成熟文字在安阳；玄妙幽深的道家文化以老子（河南鹿邑人）、庄子（河南民权人）为代表；对东亚地区影响深远的汉传佛教文化最先从洛阳传播，建于东汉明帝永平十一年（68 年）的洛阳白马寺是中国最早的寺院，称"释源""祖庭",等等。盘古开天、精卫填海、后羿射日、女娲造人、嫦娥奔月、伏羲画卦、河图洛书、神农尝草、仓颉造字、愚公移山、禹通三门等神话传说,均发生在河南。郑州商城、安阳殷墟、汉魏隋唐洛阳城、龙门石窟、大运河遗址、商丘华商始祖王亥故里、火祖燧人氏陵及火神台、北宋东京城及少林寺等珍贵文化遗迹,均是中原古代文化发展的历史见证。

中华民族的主体是汉族,汉族的前身是华夏族。华夏族最早发轫于大中原地区,缔造华夏族的是主宰中原的炎黄二帝族团,于是炎黄二帝就成为亿万华人尊崇的中华人文始祖。《中华姓氏大典》中的 4820 个汉族姓氏中,起源于河南的有 1834 个,占 38%;在当今的 300 个大姓中,根在河南的有 171 个,占 57%;在依人口数量多少而排列的 100 个大姓中,有 78 个姓氏的源头与部分源头在河南,无论是以李、王、张、刘为代表的中华四大姓,还是以林、陈、郑、黄为代表的南方四大姓,其根均在河南。如,中华第一大姓李姓源于鹿邑,占全国人口的 7.38%,陈姓源于淮阳(古陈国),占全国人口的 4.63%,郑姓源于荥阳,林姓源于汲县(卫辉市)等。所以人们把中原誉为中华民族的发祥地,成千上万的海内外华人纷纷到中原寻根问祖。

我们不妨以固始县为例,固始县总人口 170 万,是河南第一人口大县。固始县古为番、蓼、蒋等国,东汉光武帝刘秀取"事欲善其终,必先固其始"之意封开国元勋、大司农李通为"固始侯",从此便得名"固始",迄今已有 2000 年历史。固始素有"中原第一侨乡"之称,历史上有四次大规模移民南迁,其中规模最大、人数最多、对后世影响最大的两次移民是唐初陈政、陈元光父子率府兵乡勇八千人南下漳州和唐末王审知兄弟三人率义军万人入闽,统一八闽大地。陈元光和王审知被后人分别尊称为"开漳圣王"和"闽王"。固始县万名乡兵几次移民南下闽、粤定居、繁衍,其后裔渐次播迁至东南沿海及台港澳等地区,以及菲律宾、马来西亚和部分欧美国家。文献记载,我国台湾地区前 100 名大姓中,有 87 个姓的族谱上清楚标示祖籍在河南光州固始。多年来,特别是改革开放以来,先后有闽粤台港澳等 8 个省区和东南亚、欧美的 10 个国家 50 个姓氏宗亲,不远千里来固始寻根问祖,形成了全国特有的"台湾访祖到福建,漳江思源溯固始"的寻根文化现象。专家们一致论证:闽台与固始同根同祖,固始是闽台港澳同胞的乡关祖地。(上例资料见 2010 年 10 月 21 日《大河报》A19 版)

1986 年 8 月,王启先生在美国源流出版社出版的《华侨为何称唐人》专著中考证:现在侨居在国外的华人和华侨后裔,无论是早期移居台湾和东南亚的,还是后期移民欧美等世界各地的，他们大多数是唐初、唐末固始籍移民的后裔，他们自称为"唐人"，聚居的街区称为"唐人街"或"唐人町"。这大概就是海外"唐人街"的来历。

司马迁说："三代之居，皆在河洛。"就是说河南是夏商周三代定都的地方。在中国早期发展过程中，一直处于核心地位。中华民族的姓氏起源和形成大都是在河南完成的，中国人的祖先从河南走出，散落到世界各地。故称中国人的故乡在河南。俗话说："木本乎根，人本乎祖。"对民族共同先祖的认定是关系到民族血脉延续的大事。民族先祖是民族精神的支柱，是民族凝聚力的纽带。

古人常说："得中原者得天下。"一个值得特别注意的现象是，在古代，中原多处被定为国都。几千年的国都文化在中原地区扎根最深、影响最大，因为国都是每个王朝政治、经济、科技和文化中心的标志，一次次在中原建都后更激发了中原的繁荣发展，形成了中原文化的独特风采。

早自三皇五帝的"五帝"时代开始，中原便是国都所在地。如三皇之首太昊伏羲氏建都在宛丘（今淮阳），这在多部古代典籍中都有记载。《竹书纪年·前编》载："太昊庖牺氏，以木德王，为风姓，元年即位，都宛丘。"《五帝纪》："帝太昊伏羲氏，成纪人也。以木德继天而王，都宛丘。"《路史·太昊纪》载："太昊伏羲氏……都于宛丘。"等等。黄帝建都有熊在新郑，颛顼建都帝丘在濮阳，帝喾建都亳在郑州（尧建都平阳在山西临汾，舜建都薄坂在山西永济，属大中原）。进入夏商周三代，禹建都阳城在登封，太康、仲康建都斟鄩（xún）在巩义，夏桀建都在偃师，夏代第一个国君启建都在禹州（据最新考古调查：启建都在与禹州相邻的新密市新砦。（见 2008 年 10 月 31 日《郑州晚报》）商汤建都亳在郑州和偃师（二京制），盘庚迁殷在安阳，西周建都丰、镐在西安，称宗周，陪都洛阳称成周，东周建都在洛阳。西汉建都长安即西安，东汉建都在洛阳，曹魏、西晋、北魏建都在洛阳，北齐也建都在洛阳。隋朝以长安、洛阳为都，唐也以长安、洛阳为都（含武周，称神都洛阳），后梁、后唐、后晋也建都在洛阳，共十几个朝代。北宋建都汴京（今开封）。还有一些短命的王朝分别建都在洛阳、开封、安阳等地。中国有八大古都，河南占其四。南宋之后，虽然中原失去了帝都的威风，但王气犹存，五千年的帝都文化在中原产生了深远的影响。

中原人杰地灵，在河南这块沃土上，出现了许多杰出的政治家、思想家、科学家、文学家、军事家。仅以先秦诸子为例，不少都是河南人。如道家文化创始人老子李耳是鹿邑人、庄子是民权人，列子是郑州东郊甫田人；墨家代表墨翟（dí）是鲁山人；法家代表人物商鞅是濮阳人，李斯是上蔡县人，法家集大成者韩非是西平县人；兵家吴起是濮阳人；纵横家鬼谷子是淇县人，苏秦是洛阳人，张仪是开封人；杂家的代表之一吕不韦是濮阳人；名家的代表人物邓析是新郑人，名家之一庄子的辩友惠施是商丘人；儒家的创始人孔子，祖籍在河南夏邑县，其曾祖父孔防叔为了逃避战乱，从宋国（今河南商丘夏邑县）逃到了鲁国，今天在夏邑县城郊还有"孔子还乡祠"，等等。这些人的思想和著作都是中国古代文化的源头。

几千年来，在中原大地产生的英才中，可以被赋予"圣人"桂冠的就有十几个人。

一是"食圣"伊尹，他是伊川、嵩县一带人（一说开封县、杞县一带人）。他本是商汤妻子有莘氏的奴隶，随有莘氏到商汤家，擅长食物搭配。撰《汤液经》，是中药汤剂的发明者。《针灸甲乙经·序》说："伊尹以亚圣之才，撰用《神农本草》，以为《汤液》。"他是商朝开国宰相，世称"元圣伊尹"。他是历史上第一个以负鼎俎、调五味而佐天子治理国家的杰出庖人，被中国烹饪界尊为"烹饪之圣""中华厨祖"。

二是传说中的"酒圣"杜康，是河南洛阳伊川县人。关于酒的发明者有三说：一说黄帝，一说仪狄，一说杜康。杜康即少康，据《说文解字》记载，其是夏代第六世中兴之主。《说文解字》说："杜康作秫酒。"据说杜康担任"庖正"，专司做饭。他把剩饭放进树洞里，久而发酵，气味芬芳。受此启发，发明酿酒。晋代江统《酒诰》中说："酒之所兴，乃自上皇，或云仪狄，一曰杜康。有饭不尽，委余空桑，郁积成味，久蓄气芳，本出于此，不由奇方。"看来结论可信。

三是"道圣"李耳，字伯阳，又称聃，人们称"老子"。今河南鹿邑县人，道家创始人。处于文明"轴心时代"的老子，以第一部原创性哲学经典《道德经》，奠定了他在世界哲学、中国文化上的崇高历史地位。老子的"道"不仅是中华民族的最高文化精神，也在世界范围内产生了广泛的影响。

四是"商圣"范蠡，字少伯，称陶朱公，南阳内乡人。曾为越国大夫，协助越王勾践灭吴，后弃政经商，成大富商。迁居陶邑（今山东菏泽市定陶区），后"陶朱公"成为富商大贾的象征。

五是"墨圣"墨翟，战国时期鲁阳（今鲁山县）人，墨家学派创始人，后被人尊为"平民圣人"。他在哲学、物理学、光学、几何学方面都有很高的成就。

六是"谋圣"纵横家鬼谷子，淇县人。其生平无可确考，有人考证其真名叫王禅。请看淇县云梦山鬼谷子牌坊的对联：

其一，鬼谷三卷隐匡天下，兵家七国才出一门。

其二，数学、兵学、游学、出世学，学之不尽；力战、心战、谋战、纵横战，战无不胜。

有人说战国后期可以说是鬼谷子的时代，他的学生孙膑和庞涓、苏秦和张仪等演绎了一幕幕威武悲壮的史诗。他们游说诸侯，唇枪舌剑，纵横捭阖，"以一人之辩，重以九鼎之宝；三寸之舌，强于百万之师。"充分展现了生命的力量和存在的价值。那种气势逼人的高超演说，带给我们一种美感体验。

七是"字圣"许慎（约58—约147），字叔重，东汉汝南召陵（今漯河市郾城）人，中国第一部字典《说文解字》的作者，后人称其为"字典之父""字圣"。（因造字也被人称"字圣"的传说中人物仓颉，河南安阳人。）

八是"科圣"张衡（78—139），字子平，东汉南阳郡西鄂（今南阳市石桥镇夏村）人，他制造了世界上第一台地动仪，他写的《西京赋》《南都赋》脍炙人口，他是世界闻名的科学家，他在天文、数学、文学及哲学领域，均有重大贡献。国际上曾用"张衡"二字命名太阳系中的一颗行星。

九是"医圣"张仲景，名机，字仲景，东汉末年南阳涅阳县（今河南邓州人）。传世有《伤寒杂病论》16卷，一直被奉为中医经典。张氏是中医辨证理论奠基人，所提出的"表里上下、虚实寒热"辨证八纲，至今仍为中医界所遵从。

十是画"圣吴"道子（658—758），又名道玄，唐代阳翟（今禹州）人。他的创作主要是宗教题材的人物壁画，为佛教艺术创立了示范性的蓝本。他首创白描画体，是后代水墨山水画的开山者。在世界美术史上都称得上一代宗师。

十一是"诗圣"杜甫（712—770），字子美，生于巩县（今巩义瑶湾）。他的诗歌创作，始终贯穿着忧国忧民的主线，真实深刻地反映了唐代安史之乱前后一个历史时代广阔的社会生活画面，因而被称为一代"诗史"。杜诗风格"沉郁顿挫"，语言和结构富于变化，讲求炼字炼句。同时，其诗兼备众体，艺术手法也多种多样，是唐诗思想艺术的集大成者。

十二是"文圣"韩愈（768—824），唐代文学家、哲学家。字退之，"唐宋八大家"之首，河南河阳（今焦作孟州市）人。郡望昌黎，世称韩昌黎。因官吏部侍郎，又称韩吏部。谥号"文"，又称韩文公。在文学成就上，同柳宗元齐名，称为"韩柳"。他是唐代古文运动的倡导者，世盛称其"文起八代之衰"，在中国文学史上有重大影响。

十三是"僧圣"（或称圣僧）玄奘（602—664），河南偃师县人。世称三藏法师，俗称唐僧。佛教学者、旅行家，中国佛教大翻译家，唯识宗的创始者之一。出家后遍访佛教名师，因感各派学说纷歧，难得定论，便决心至天竺（古印度）学习佛法。唐太宗贞观三年（629年，一说贞观元年），从凉州出玉门关西行，历经艰难抵达天竺。初在那烂陀寺从戒贤受学，后又游学天竺各地，并与当地学者论辩，名震天竺。经17年，于贞观十九年（645年）回到长安，组织译经，共译出经、论75部，凡1335卷。所译佛经，多用直译，笔法谨严，丰富了祖国古代文化，并为古印度佛教保存了珍贵典籍。

十四是"律圣"朱载堉（1536—1611），字伯勤，号句曲山人。明太祖朱元璋九世孙。生于怀庆府河内县（今沁阳市），他的乐律学巨著《乐律全书》共收其著作14种。一生著述颇丰，在音乐、舞蹈、数学、声学、绘画、文学等多方面均有建树，著作多达27种。他在音乐理论方面的贡献，标志着中国2000年前声学实验和研究成就的最高峰。他在数学上的最大贡献是发明了十二平均律。英国科技史专家李约瑟说："关于朱载堉的十二平均律的数学方法及理论曾传播到西方，并影响荷兰的数学家斯特劳的论证，内容丰富，材料广博，目光高远。"又说："朱载堉著作中这个高峰，使他成为世界上第一个平均律数学的创建人。"被后人誉为"律圣"。

还有岳飞，河南汤阴人，有人称之为"武圣"。

这些人中的有些人虽有些争议，但他们在人们心中的地位是可想而知的。

总之，河南文化厚重，是中国历史的缩影。"若问古今兴废事，请君只看洛阳城"，"一部河南史，半部中国史"就是生动的写照。

中原是华夏文明的孕育地，是华夏子孙的祖根地，是众多王朝建都立业的福地，也是中国传统文化的昌盛地。中原文化成为展示中华文明的万花筒，诸如史前文化、神龙文化、古都文化、姓氏文化、汉字文化、科技文化、诗文文化、商业文化、民俗文化、宗教文化、武术文化、戏曲文化等，丰富多彩，光辉灿烂，处处闪耀着华夏文明之光。

因此，中原文化对于中华文明的形成，对于中国历史进程的推动，对于中华民族精神的构建和传承，对于中国社会经济的发展，有着独特而重要的作用。显然，这也正是中原古代中医药文化的深厚底蕴。

关于中原文化这个博大命题，不是一两本书能论述完的，我们今天讨论的话题是中原古代中医药文化。光辉灿烂的中原古代文明造就了丰富多彩的中原古代中医药文化，而中医药文化的主要根脉就在中原。

那么，中原古代中医药文化有哪些显著的特点呢？

二、火祖燧人氏首创钻木取火，在商丘点燃了华夏文明之火

据《韩非子·五蠹》记载："上古之世，人民少而禽兽众，人民不胜禽兽虫蛇……民食果蓏蚌蛤，腥臊恶臭，而伤害腹胃，民多疾病。有圣人作，钻燧取火，以化腥臊，而民说（悦）之，使王天下，号之曰燧人氏。"

燧人氏首创钻木取火，具体是在什么地方呢？根据目前的史料和相关民俗，可以做出这样的结论：燧人氏首创钻木取火于商丘，商丘为火文化的源头。火的发明和利用是人类社会发展史上的一个里程碑。燧人氏的钻木取火，才真正是人类主动掌握火的时代的开始，燧人氏曾在这里点燃起中华民族的神圣之火，并用这把圣火将中华民族带进了文明时代。

2006 年 4 月，中国首届火文化研讨会在商丘睢阳区召开，与会专家达成共识："燧皇陵在商丘，商丘是古黎丘，是燧人氏作为天皇时，在瞿水、睢水流域的中心都邑。"（见《燧人取火传天下　中华文明照神州》一文，2009 年 3 月 20 日《中国艺术报》）

商丘也是火神阏（è）伯司火的圣地。阏伯是中国有文字记载的第一位天文学家。是黄帝的第四代孙，帝喾高辛氏的儿子，曾辅佐大禹治水。正如北京收藏家协会研究员李福昌先生在《人类用火方式的研究与收藏》一文中所说："现今河南商丘仍耸立着有35 米高的火神台，是历代人民纪念火正阏伯的火神庙。4000 多年前，阏伯在此一边守护火祖——燧人氏的陵墓，一边在台下照看保护火神，同时观察火星的运动，研究历法，指导农耕。这里的火种代代相传，人称'中华第一火种'。"（班琳丽《大商文化的强"商"之道》，2010 年 10 月 6 日《京九晚报》）

燧皇陵与阏伯台，燧人氏与阏伯，成为商丘独特的文化景观。商丘有"火都""火墟"的称谓。商丘"火神节"是商丘人生活中不可分割的一部分。"火"成了商丘的古代图腾。

由于火的发明，改变了先民的食性，熟食便是食养、食疗的开端，同时，火的应用也是灸法、焫（ruò）法、熨法等疗法的起源。

传说黄帝轩辕氏制作釜甑（zèng，蒸食炊器），教百姓"蒸谷为饭"，"烹谷为粥"。从此，我们的祖先"火食之道始成"，我国才真正进入了"烹饪时代"。

三、新密是岐黄文化的发祥地

新密是一片神奇的土地，这里是河洛文化的核心区域，有着极其丰富的历史文化资

源。近年来有许多考古新发现，比如，据 2002 年第 2 期《华夏考古》中《河南新密市古城寨龙山文化城址发掘简报》一文记载，新密古城寨保留了龙山文化时期完整的古城风貌，有古城墙，有古宫殿；再如，经过近 30 年发掘的新寨遗址（在新密市双洎河畔的刘寨镇新寨村），据 2009 年 12 月 29 日《郑州晚报》中《新砦遗址：夏启建都地》一文报道，经中国社会科学院考古研究所及夏商文化研究权威专家等人研究，认为是夏代开国之君启在此建都，被称为华夏第一个王朝都城；又如，2009 年十大考古发现之一的新密李家沟文化遗址，距今 1 万年左右，比裴李岗文化早了 2000 年。这一发现有着重大意义，它填补了裴李岗文化之前的空白，处于新石器文化与旧石器文化之交。它与北京山顶洞人（约 2 万多年）→许昌人（8 万～10 万年）→北京猿人（约 50 万年）一脉相承，形成了一个有机的链条，向中国人种是从非洲而来的传统说法提出了挑战。

《黄帝内经》是以黄帝与岐伯、雷公等对话的形式写成的。因此岐黄文化被认为是中医药文化的起源。众所周知，《黄帝内经》是托名黄帝而作，但这个托名绝不是空穴来风，而是同黄帝确有关系。应该说是黄帝与岐伯、鬼臾区等臣子在一起讨论医道，经过口耳相传，一代又一代先贤们不断地补充完善，到了战国和秦汉之际，终于使《黄帝内经》成书，成就了中医的经典之作。

据南宋罗泌的《路史》记载，当年黄帝曾西巡访贤，"至岐见岐伯，引载而归，访于治道。"

又据北宋真宗天禧年间张君房编辑的《云笈七签·纪·轩辕本纪》所载："时有仙伯出于岐山下，号岐伯，善说草本之药味，为大医，（黄帝）请主方药，……作《内经》。"

可以推想，是黄帝西行把岐伯从陕西岐山一带，引载到自己的部落有熊氏所在地，拜为医学之师。而新密正是黄帝和岐伯等名臣讨论医学之道的主要活动场所之一，因此可以说新密是《黄帝内经》思想诞生、形成的主要地区之一，当然也就可以说新密是岐黄文化的主要诞生地。

据史料记载与考古发现证明，古郑国是黄帝与岐伯等主要活动区域，而古郑国包括现在河南的新郑、新密等地区。每年农历三月三日政府在黄帝故里新郑举行盛大的祭祖仪式。

新密境内有关岐黄文化的遗址多达 40 余处，如黄帝宫、岐伯山、岐伯庙、大鸿山、大隗山等大量关于岐伯、黄帝与其他上古医家活动的遗迹和传说。1997 年发现的新密古城寨遗址被专家确定是黄帝古都轩辕丘，同时也是中华民族进入文明时期的起始点。

经过李经纬等全国 20 多位医史文献专家的考察论证，确定新密市为岐黄文化发祥地，并于 2010 年 12 月 24 日召开新闻发布会，举行了揭牌仪式。笔者也参加了这次考察论证会和揭牌仪式。

四、出生在伊水之滨的河洛人伊尹发明了中药汤剂

出生在伊水之滨的河洛人伊尹被中国烹饪界尊为"烹饪之圣""中华厨祖"，也是中药汤剂的首创者（在河南嵩县、伊川、开封、尉氏、虞城及相邻的山东单县等地均有伊尹祠、伊尹墓和大量相关传说），还是商朝的开国元勋、著名的贤相。

关于伊尹对汤药的贡献，古籍多有记载。

《汉书·艺文志·方技略》有"《汤液经法》三十二卷"，后世医家历来认为是伊尹所著。清代姚振宗《汉书艺文志条理》在《汤液经法》三十二卷下云："按，后汉张机仲景取是书论次为十数卷。"（按，姚书收于《二十五史补编》中）

晋朝大学者也是著名医家的皇甫谧在他所著的《甲乙经·序》中说："伊尹以业圣之才，撰用《神农本草》，以为《汤液》……仲景论广伊尹《汤液》为数十卷，用之多验。"从中可知，伊尹凭借他的天才，在《神农本草》的基础上，撰写了一本《汤液》，到了汉朝末年，医圣张仲景参考研究这本《汤液》，写出了他的《伤寒杂病论》，且用之多有效验。

敦煌遗卷中梁代陶弘景所撰之《辅行诀·脏腑用药法要》有《汤液经图》，据陶弘景云："此图乃《汤液经法》尽要之妙，学者能谙于此，医道毕矣。"陶弘景提到的《汤液经法》，就是指伊尹的《汤液》。所谓"尽要之妙"，显然是指《汤液经法》中的方剂配伍原则。据《辅行诀·脏腑用药法要》记载，《汤液》共收录医方 360 首，仿照《神农本草经》上中下三品药分类法，将所拟医方也分上中下三品，上品 120 首医方，为服食补益方；中品 120 首，为疗疾祛邪之方；下品 120 首，为杀虫、辟鬼邪、疗痈疽等方。陶弘景称赞说《汤液经》"实万代医家之规范，苍生护命之大宝也"。1988 年中国中医研究院中国医史文献研究所马继兴教授主编的《敦煌古医籍考释》、1994 年甘肃中医学院从春雨先生主编的《敦煌中医药全书》均收录《辅行诀·脏腑用药法要》。

伊尹的《汤液经》在宋代时民间还有残存，如宋代许叔微《普济本事方》，在大柴胡汤方的最后一味药大黄后即以小字说明："伊尹《汤液论》大柴胡同姜枣共八味，今监本无，脱之也。"

再如宋代朱肱《类证活人书》，在桂枝加葛根汤方后注中也说明："伊尹《汤液论》桂枝汤中加葛根，今监本用麻黄，误矣。"

元代王好古撰有《汤液本草》一书，他在序一中指出："殷伊尹用《本草》为汤液，汉仲景广《汤液》为大法，此医家之正学，虽后世之明哲有作，皆不越此。"在序二中又说："神农尝百草，立九候，以正阴阳之变化，以救性命之昏札，以为万世法，既简且要。殷之伊尹宗之，倍于神农，得立法之要，则不害为汤液。"

明代徐春甫《古今医统大全·历代圣贤名医姓氏·伊尹》条说："闵生民之疾苦，作《汤液本草》，明寒热温凉之性、酸苦辛甘咸淡之味，轻清重浊，阴阳升降，走十二经络表里之宜。今医言药性，皆祖伊尹。"

明代医家李梴在《医学入门·上古圣贤》中说："伊尹殷时圣人，制《汤液本草》，后世多祖其法。"

清代陈修园在《神农本草经读·凡例》中也指出："明药性者，始自神农，而伊尹配合而为《汤液》。仲景《伤寒》《金匮》之方，即其遗书也。"

民国期间，杨绍伊曾对《汤液经》佚文进行比对考证，著《伊尹汤液经》一书。（有1948年一钱阁曾福臻铅印本）

2003年，北京中医药大学钱超尘教授在2003年第2期《江西中医学院学报》发表《仲景论广〈伊尹汤液〉考》长篇论文，以确切的资料证明《伤寒杂病论》是在《汤液经法》一书的基础上撰成。

历代医家皆对伊尹创制汤液之事深信不疑。元代起的三皇庙中，伊尹已列配享，进入医家朝拜的殿堂。《吕氏春秋·本味篇》记述了他的生平和同商汤论述饮食之道的情景："汤得伊尹，祓（fú，古代祭礼）之于庙，爝（jué，烧苇以除不祥）以爟（guàn，祭祀用的火把）火，衅（古代杀牲以祭，以其血涂祭器）以牺豭（jiā，祭祀用的公猪）。明日，设朝而见之，说汤以至味，汤曰：'可对而为乎？'对曰：'君之国小，不足以具之，为天子然后可具。夫三群之虫，水居者腥，肉玃（jué，以爪扑取，指虎豹鹰之类食肉动物）者臊，草食者膻，臭（xiù）恶犹美，皆有所以。凡味之本，水最为始。五味三材（指水、木、火），九沸九变，火为之纪（调节控制）。时疾时徐，灭腥去臊除膻，必以其胜，无失其理。调和之事，必以甘酸苦辛咸，先后多少，其齐（同'剂'，调剂）甚微，皆有自起。鼎中之变，精妙微纤，口弗能言，志弗能喻。若射御之微，阴阳之化，四时之数。故久而不弊，熟而不烂，甘而不浓，酸而不酷，咸而不减，辛而不烈，澹而不薄，肥而不腴。'"

为了理解方便，我们用白话加以叙述：商汤得到伊尹之后，为他在宗庙里举行除灾祛邪的仪式，燃烧苇以消除不祥，用纯色公猪的血涂抹祭器。第二天，商汤举行了朝见伊尹的仪式。伊尹就从美味说起，来引起商汤的兴趣。商汤问道："可以照你说的做吗？"伊尹回答说："你的国家小，条件暂时不具备。等你当了天子，然后条件就具备了。"有三类动物：生活在水里的气味腥，食肉的气味臊，吃草的气味膻。气味尽管很坏，但还是能够做出佳肴美味来，都是各有方法的。大凡味的根本，水是第一位的。依靠酸、甜、苦、辣、咸这五味和水、木、火这三材进行烹调，鼎中多次沸腾，多次变化，是依靠火来控制调节的。时而武火，时而文火。消灭腥味，去掉臊味，除却膻味，关键在于掌握火候，转臭为香，务必不要违背用火的规律。调味这件事，一定要用甘、酸、苦、辛、咸，但放调料的先后次序和用量的多寡，它的组合是很微妙的，都有各自的道理。鼎中的变化，精妙而细微，语言难以表达，心里有数也不易说清楚。就好像射箭御马一样的得心应手，如同阴阳二气配合一样的化成万物，又仿佛四季推移一样的主宰宇宙，所以才使菜肴做到久而不散，熟而不烂，甜而不过头，酸而不强烈，咸而不涩嘴，辛而不刺激，淡而不寡味，肥而不腻口。

伊尹给商汤一份食单，记载的是"肉之美者""鱼之美者""菜之美者""和之美者""饭之美者""水之美者""果之美者"。如"肉之美者：猩猩之唇，獏獏之炙"；"鱼之美者：洞庭之鱄（pū，江豚的别名），东海之鲕（ér，鱼卵）"等，由此可见一斑。

伊尹对中医学的贡献在于他根据烹调的方法发明了中药汤液。伊尹按照烹调菜肴的方法把多种药物搭配进行煎煮，写出了《汤液经》，由此诞生了中药复方即方剂。汤液方剂的出现，使多味药配合在一起相互协同作用，治疗效果大有提高。从单味药物的应用发展成多味药物的复方，这不仅是量的变化，更重要的是质的升华，是中国药学史上翻天覆地的变化，中医药中的许多特色，就在这个过程中逐渐形成。同时还促进了药性理论、基础理论的研究，意义重大。而且伊尹并没有把他的五味理论停留在饮食的烹调上，而是用五味调和的理论向商汤讲述为政的道理。伊尹以谈天下特产美味，联系治国之道的精彩论述，深深打动了商汤，商汤认为伊尹是个难得的奇才，于是破格任用他主持国家政务。后来伊尹被商汤任用为宰相，成为厨师中的人杰。

古籍对伊尹的功德多有记载。《尚书·周书·君奭》说："我闻在昔成汤既受命，时则有若伊尹，格于皇天（通达于天下）。"《孟子·万章》中记载："伊尹耕于有莘之野，而乐尧舜之道焉。"赞扬"伊尹圣之任者也"。《史记·殷本纪》记载："伊尹名阿衡，阿衡欲干汤而无由，乃为有莘氏媵臣（陪嫁的奴隶），负鼎俎，以滋味说汤，致于王道，汤举任以国政。"

《帝王世纪》载："初，力牧（黄帝时神将）之后曰伊挚（即伊尹），耕于有莘之野，汤闻以币聘，有莘之君留而不进。汤乃求婚于有莘之君，有莘之君遂嫁女于汤，以挚为媵臣，至亳（商朝早期国都，今郑州）。"

清代严可均所辑《全上古三代秦汉三国六朝文》，辑有伊尹遗文十一则。

清代著名的辑佚家马国翰编纂的《玉函山房辑佚书》，辑有《伊尹书》一卷。

马王堆汉墓出土的帛书也有伊尹篇。

殷墟甲骨文的产生是由巫师主持祭祀鬼神，占卜吉凶，其中多有关于祭祀伊尹的内容，在甲骨文中有"伊尹""伊""伊奭""黄尹"诸称，皆指伊尹。历代商王均把伊尹作为功臣与先王一同祭祀。在那个时代中，他竟然能与商王的先公先王一样，享受着后世商王及族人们独特的尊崇与祭奠，可见伊尹在商代地位之高。

伊尹是商朝开国宰相，曾助商汤灭夏，成为有商一代的开国元勋。商汤在位 29 年后逝世。汤死后，历佐卜丙（即外丙）、仲壬二王。仲壬死后，太甲即位，汤孙太甲为帝时，因不遵汤规，横行无道，被伊尹放于桐宫（今山西省万荣县西，另说今河南省虞城县东北），令其悔过和重新学习汤的法令。三年后，迎回太甲复位，史称"伊尹放太甲"。伊尹一生辅佐了 4 位商王，他为商朝理政安民 50 余载，治国有方，世称贤相。死后商王感念他为国家所做的贡献，用天子之礼来厚葬他。《尚书》序称伊尹撰有汤誓、伊训、太甲等多篇。

众所周知，早在 3000 多年前的商代，地球上大多数地方蛮荒未开。河洛人伊尹辅佐商汤，打败暴虐的夏桀，完成了中国历史上第一次武力改朝换代的革命。建都在河南的商王朝已进入了青铜器时代，在政治、经济、文化诸多领域均兴旺发达，向世界展示了光辉灿烂的中原文明。

五、饮食及食疗之源在中原

中国革命的先行者孙中山先生在 20 世纪初，说过一段意味深长的话："中国近代文明进化，事事皆落人之后，惟饮食一道之进步，至今尚为文明各国所不及。"（孙中山《建国方略》）

食疗是饮食文化的一部分，也是中医学的一个重要组成部分。饮食文化实际上也包含食疗的内容。

自古常说"药食同源"，人们在寻找充饥食物的同时，渐渐发现也找到了治病的药物。他们发现许多食物，不仅可以充饥，而且本身也是药物，还有治病的功效。

事实上在中医学发展的悠悠岁月中，从来就是与饮食紧密相关的。很多时候，食即是药，药即是食。我们不妨仍以"中华厨祖"、中药汤剂的发明者伊尹为例，作简要说明。

众所周知，伊尹是个著名厨师，我们可以推想，他当时利用精美的青铜器，为商汤烹制各种汤菜，将《神农本草经》中所列的众多药物（也是食物）加以配方，制成汤饮来防治疾病。实际上他制作的这些汤饮就相当于药膳，中医的汤剂渐渐就从这里演变而来。从这个角度来讲，可以说中医汤药的起源首先是从食疗药膳开始的。这也正是伊尹发明汤剂的缘由。结果顺理成章，伊尹从一个厨师变成了发明中药汤剂的医师，编写整理成了《汤液经》。

历代医家都重视食疗，周朝的"食医"实际上就是食疗师，也是营养师。

1. 关于周代的食医

"食医"是我国最早的宫廷营养医生。据《周礼·天官·冢宰》记载，当时宫廷医生已有食医、疾医、疡医、兽医之分，食医排在首位，是负责周王及王后饮食的专职营养医生，可见周天子对饮食的重视。食医的主要工作是"掌和王之六食、六饮、六膳、百馐、百酱、八珍之齐（剂）"，即负责调理周天子的"六食""六饮""六膳""百馐""百酱"的滋味、温凉和分量。

"六食"是指用六种谷物做的食物，指稌（tú，粳米）、黍（黏黄米）、稷（高粱，一说谷子）、粱（小米）、麦和苽（gū，菰米），此外，豆类也作主食。"六饮"指水、浆、醴、凉、医、酏六种饮料。浆，是一种微酸的酒类饮料；醴，是用米酿制的甜酒；凉，淡酒制成的冷饮；医，是煮粥加酒后酿成的饮料；酏，是薄粥。"六膳"指六种肉类膳食品，包括牛、羊、豕、犬、雁、鱼。馐则是以谷物为主加工而成的美味食品。酱则是调味品，用发酵的麦、面、米、豆等制成，也可用捣烂的鱼、肉、菜、果等食物调制而成。

"八珍"指八种珍贵食品：淳熬（用肉汁烹调并浇上油脂的大米饭）、淳毋（黍米肉酱盖浇饭）、炮豚（烤乳猪）、炮牂（zāng，烤母山羊）、捣珍（以牛羊、鹿、獐等里脊肉制成的食品，成为"脍肉扒"，又有人称为早期肉松）、煎（又称熬，经过煎制的牛羊肉之类，似五香牛羊肉干）、渍（用鲜牛羊肉的薄皮，浸入酒、醋等调味品而制成的食品，似酒香牛肉）、肝膋（liáo，用狗的肠网膜油蒙在狗肝上烤制成的食品）。

在先秦食馔中最有名者莫过于这周代的八珍，古代习惯上称"周八珍"。这是黄河流域的中州宫廷食馔，对后世烹饪颇有影响，其操作技术至今仍被厨师们选用。

六膳、百馐、百酱、八珍都说明了膳食的丰富。而对上述食物、饮料的调配则是食医的职责。当时食医对王室饮食的调配主要是根据四时阴阳的变化来进行。《周礼·天官·冢宰》说："凡食齐（剂）视春时，羹齐视夏时，酱齐视秋时，饮齐视冬时。"各类食品都有最佳的调制时间，春季时调制六谷食物；夏季时调制羹汤，羹是用肉或菜调和五味做成的带汁的食物；秋季时调制酱类食物，酱是用盐、醋等调料制成的调味品；冬季则可以调制各种饮料。食医还负责各种食物的搭配，《周礼·天官·冢宰》还说："凡会膳食之宜，牛宜稌，羊宜黍，豕宜稷，犬宜粱，雁宜麦，鱼宜苽。"意思就是牛肉宜与粳米搭配，羊肉宜与黍米搭配，猪肉宜与高粱米搭配，狗肉宜与粟米搭配，雁肉宜与麦子搭配，鱼肉宜与菰米搭配。可见当时饮食文化的发达。而用肉类与植物类的食物搭配有益于人体健康的观念，对于现在的饮食业也很有参考意义。

《周礼》是儒家"十三经"之一，也称《周官经》。该书较系统地记载了周代王室的官制、职掌和施政要事，是研究我国古代社会典章制度的重要文献之一。为东周与春秋早期的作品，成书于中原一带。

2.《黄帝内经》的饮食文化观及其与健康的关系

成书于中原的《黄帝内经》有丰富的饮食文化内容，并深刻地论述了饮食与健康的关系。

（1）强调膳食结构综合平衡，要"谨合五味"，谷肉果菜合理搭配。《黄帝内经》书中将所有的食物按性味归纳为酸、苦、甘、辛、咸五个种类，即所谓的"五味"。所言"五味"，即是食物的统称。又将食物按自然属性分为谷、果、畜、菜四个大类，如《灵枢·五味》篇记载："五谷：秔（同"粳"）米甘，麻酸，大豆咸，麦苦，黄黍辛；五果：枣甘，李酸，栗咸，杏苦，桃辛；五畜：牛甘，犬酸，猪咸，羊苦，鸡辛；五菜：葵甘，韭酸，藿（豆叶）咸，薤（野蒜）苦，葱辛。"可以看出，这里的"五谷"，包括今天的谷类和豆类，大概相当于今天所说的"五谷杂粮"；"五果"相当于今天的水果类；"五畜"指动物肉类；"五菜"相当于今天的蔬菜类。

那么，食物中的"五味"和人的"五脏"有什么关系呢？

《素问·五脏生成》说："故心欲苦，肺欲辛，肝欲酸，脾欲甘，肾欲咸。此五味之所合也。"就是说，心脏喜欢苦味，肺脏喜欢辛味，肝脏喜欢酸味，脾脏喜欢甘味，肾脏喜欢咸味。各有相宜，缺一不可。而在《素问·生气通天论》中做了生动的描述："是故谨和五味，骨正筋柔，气血以流，腠理以密，如是则骨气以精，谨道如法，长有天命。"

显然，谨慎地注意饮食五味的调和，将使骨骼正直，筋脉柔和，气血流通，腠理周密。这样骨气便刚强了。因此，必须谨慎而严格地遵守养生法则，才能享有天赋的长寿生命。

那么，食用这些食物时，将如何选择，如何调配呢？对此问题，《素问·脏气法时论》中做了原则性说明："五谷为养，五果为助，五畜为益，五菜为充，气味合而服之，以补精益气。"这里说的"五谷为养"，显然是指人们主要靠谷物来养育机体；"五畜为益"，是指以动物肉类荤食作为补益食品；"五果为助""五菜为充"即指以果品类作为辅助性食物，以蔬菜类作为补充食物。

提出饮食结构要谷肉果菜合理搭配，只有这样，才能更好地"补精益气"。

该篇的"气味合而服之"及《素问·生气通天论》中指出的"谨和五味"等观点，说明当时人们奉行着一种讲究平衡兼顾调配饮食的原则。这种饮食观点与今天主张植物食品为主、动物食品为辅，全面吸收各种营养成分的饮食要求，是相吻合的，是十分科学合理的。这种结构是有利于人类健康发展的最优化组合，为中华民族的繁衍昌盛，提供了重要的保证与基本条件。这种饮食观点，至今仍然指导着人们的饮食生活。

（2）总结分析了饮食不当而致病的种种情况。《黄帝内经》分析了食物性味与五脏的关系，总结了饮食致病的诸般情况，或饮食不节，或五味偏嗜，或寒湿失度，或过食油腻等，说明了饮食不当是人体疾病发生、发展的重要原因。正如《素问·调经论》所说："夫邪之生也，……得之饮食居处。"

《黄帝内经》从以下四个方面做了论述：

其一，认为饮食应当有节制，如果暴饮暴食，将会产生疾病。例如：

《素问·生气通天论》中说："因而饱食，筋脉横解（横逆损伤），肠澼（下痢）为痔；因而大饮，则气逆。"《素问·腹中论》中说："此饮食不节，故时有病也。"《灵枢·小针解》篇说："寒温不适，饮食不节，病生于肠胃。"

这些论述都说明，饮食不节，饮食过量，暴饮暴食，是产生疾病的一个重要原因。

其二，强调若对五味偏嗜，就会造成相应脏腑的功能失调，发生病变。

《素问·五脏生成》："是故多食咸，则脉凝泣（涩）而变色；多食苦，则皮槁而毛拔；多食辛，则筋急（筋脉劲急）而爪枯；多食酸，则肉胝皱（zhī zhòu，皮厚皱缩）而唇揭（掀起）；多食甘，则骨痛而发落，此五味之所伤也。"

《素问·生气通天论》中又说：“是故味过于酸，肝气以津（盛），脾气而绝；味过于咸，大骨气劳（受伤），短肌（肌肉萎缩），心气抑；味过于甘，心气喘满（烦闷不安），色黑，肾气不衡（平衡）；味过于苦，脾气不濡（濡润），胃气乃厚（胀满）；味过于辛，筋脉沮弛（败坏松弛），精神乃央（同‘殃’，损害）。”

其三，论述了食物的寒热温凉属性对人体脏腑气血的影响及与疾病的关系。例如：

《素问·阴阳应象大论》中说：“水谷之寒热，感则生于六腑。”过寒过热的饮食都对身体有害。

因此，《灵枢·师传》里说：“饮食者，热无灼灼，寒无沧沧，寒温中适。”指出了饮食温度必须适中，不要过寒过热。

《灵枢·邪气脏腑病形》中特指出：“形寒寒饮则伤脾，以其两寒相感，中外皆伤，故气逆而上行。”显然，当人体外部感受风寒，再饮用寒凉饮料，两寒相迫则伤肺，内外皆为寒所伤，所以气逆而上行。

其四，论述了过多食用油腻肥厚食物的危害，例如：

《素问·奇病论》中说：“肥者令人内热，甘者令人中满。……有病口甘者……此肥美所发也，此人必数食甘美而多肥也。”

《素问·生气通天论》中说：“膏粱之变，足生大疔。”因肥甘厚味不易消化，易导致生长疔疮。

（3）说明病后的饮食宜忌。《黄帝内经》提出了各种疾病应当食用什么食物来进行调养，例如：《灵枢·五味》：“五宜：脾病者宜食秔米饭、牛肉、枣、葵；心病者宜食麦、羊肉、杏、薤（野蒜）；肾病者宜食大豆黄卷（黄豆芽）、猪肉、栗、藿（豆叶）；肝病者宜食麻（芝麻）、犬肉、李、韭；肺病者宜食黄黍、鸡肉、桃、葱。”这实际上是一个五脏病饮食疗养的详细食谱，为采用饮食疗法调治疾病，提供了选择食物的具体方案。

《黄帝内经》中不仅论述了各种疾病应当选吃什么食物，同时又从古人的饮食经验中发现饮食五味对人体疾病均有相应影响，从而归纳出各种疾病的饮食禁忌。例如：

《灵枢·五味》论述了五脏疾病各自禁食的相应五味：“肝病禁辛，心病禁咸，脾病禁酸，肾病禁甘，肺病禁苦。”这是关于五脏病的饮食禁忌的基本原则。又如：

《素问·宣明五气》篇中记载人体气、血、骨、肉、筋等不同组织器官病变的饮食禁忌：“辛走气，气病无多食辛；咸走血，血病无多食咸；苦走骨，骨病无多食苦；甘走肉，肉病无多食甘；酸走筋，筋病无多食酸。是谓五禁，无令多食。”

《黄帝内经》还提到了病后饮食不慎所造成的不利影响，例如：

《素问·热论》中说："诸遗者，热甚而强食之，故有所遗也。"又说："病热少（稍）愈，食肉则复，多食则遗，此其禁也。"是指发热性疾病患者，在热势很高时，强迫其过多地进食，便会导致遗留后患的恶果；又热病稍愈时，过多吃肉，会使热病复发。说明患者高热期间不宜过多进食，更不宜过多吃肉，这实际是讲某些疾病的特殊饮食禁忌。

3. 在中原成书的中医学经典《黄帝内经》《伤寒杂病论》《神农本草经》等均重视食疗

《黄帝内经》不仅对膳食结构的综合平衡和谷肉果菜的合理搭配，有系统的认识，还十分重视食疗的作用。《素问·五常政大论》中说："大毒治病，十去其六；常毒治病，十去其七；小毒治病，十去其八；无毒治病，十去其九。谷肉果菜，食养尽之，无使过之，伤其正也。"明确指出，不论服用什么药物，都有毒副作用，去病则止，不可多服。不能用药过度，而伤其正气。主张"谷肉果菜，食养尽之"，强调饮食调养，使正气恢复，邪气尽去。

在《黄帝内经》中，涉及饮食内容的有40多篇，像《灵枢·五味》篇专门论述饮食与疾病的关系，可以奉作食疗的经典。《黄帝内经》共载医方13个，其中多个方都是食物与药物合用的方剂，可以说与食疗有关。诸如治疗失眠的"半夏秫米汤"，调养方"稻米醪醴"，治疗妇女血枯病（即闭经）的"四乌贼一芦茹方"，治臌胀的"鸡矢醴"及外用方"马膏""豕豪"等。

例如，治闭经的"四乌贼一芦茹方"，要求将乌贼、芦茹舂成粉末后，用雀卵濡搓成丸，再与鲍鱼汤合煮食用。再如，用马膏（即马油）热敷患处，同时还要"饮美酒，啖美炙（烤肉）"等。都是采用灵活多变的形式，使药物与食物合用以治疗疾病。

医圣张仲景在他的传世之作《金匮要略》中，为我们留下了多首食疗方，一直被广泛应用。如治血虚兼寒及胁痛里急的"当归生姜羊肉汤"，方中生姜、羊肉即是食物，正常人也可食用。而当归是常用的补血药，三者结合起来，具有温中补血、祛寒止痛的作用，是药食两用的食补佳品。

还有治妇人脏燥，宁心补气的"甘麦大枣汤"，由甘草、小麦、大枣三味组成；又如治心神不宁、清热除燥的"百合鸡子黄汤"，治肺痿的"甘草干姜汤"，治痛经的"红兰花酒"，治阴虚烦热的"百合地黄汤"，等等。

在张仲景的著作中，涉及的食物非常广泛，有粮食类，如大麦、小麦、粳米、赤小豆等；有肉蛋类，如鸡子黄、鸡子白、羊肉等；有果糖类，如大枣、饴糖、蜂蜜等；有蔬菜类，如生姜、葱白等；有酒类，如白酒、清酒、苦酒等。这些均为常见的食物。

在成书于东汉的中药祖典《神农本草经》中，共收药 365 种，其中至少有 40 多种食物。如橘、柚、葡萄、大枣、海蛤、黍米、粟米、蜂蜜、山药、百合、枸杞子、黑芝麻、莲子、荆芥、龙眼、蟹、赤小豆等，均是来自大自然的药食两用的植物和动物。

东汉初年，著名史学家班固在洛阳完成的《汉书·艺文志》记载有"《神农黄帝食禁》七卷"，这大概是中国最早的食疗专著了，可惜早已佚失。

4. 第一部食疗专著是河南汝州人孟诜编撰的《食疗本草》

到了唐代，"食治""食疗"的概念得到广泛传播和应用。我国第一部食疗专著是河南汝州人孟诜编撰的《食疗本草》，该书总结了我国唐代以前有关食疗的理论和经验，对 200 多种食物（当然也是药物）的性味和保健作用进行了详细的描述，并论述了一些食物搭配及烹调加工的方法和效用。孟诜是药王孙思邈的弟子，他充分运用从老师那里学来的中药知识，首次以专著的形式介绍食物的药性，在食疗史上有着划时代的意义。

此后，讲食疗保健的专章和专著相继问世。如宋代陈直论述老年保健的《养老奉亲书》，元代忽思慧的营养学专著《饮膳正要》，清代温病学家王士雄的《随息居饮食谱》，清代孟河医家费伯雄的《费氏食养三种》，大文豪也是美食家的袁枚的《随园食单》等，都有各自独特的贡献。特别是近几十年来，随着人民生活水平的提高，论述食疗药膳的著作更是丰富多彩。不再一一列举。

千百年来，民间创造了成百上千的食疗药膳名方，并留下了许多美丽的传说和趣闻。诸如神仙粥、八宝粥、八仙茶、茯苓饼、双鞭壮阳汤等，不胜枚举。

5. 追溯中国饮食文化的滥觞，河南居十分重要的位置

追溯中国饮食文化的滥觞，河南居十分重要的位置。中华第一宴夏启在今河南禹州的"钧台"举办的，史称"钧台之享"。豫菜源于夏商，兴盛于北宋，是中国最古老的一种菜系。后来随南宋南下，对南方几个重要菜系的形成影响巨大。历史上，豫菜曾风光无限，直到 20 世纪前半叶，仍显示出其魅力。

如被《中国大百科全书》收录的中国名餐馆开封"又一新"饭店是一家始建于清光绪三十二年（1906 年）的百年老店，前身名"又一村"，它继承宋菜传统风格，以名家高手荟萃、烹调技艺精湛被誉为正宗豫菜第一家。

1923 年，康有为游历开封，亲题店名"又一村"。周恩来、梅兰芳、张学良、杨虎城、商震等历史名人来汴，均由"又一新"厨师掌厨供膳。"又一新"长期以来形成了以盐定味、以汤提鲜、五味调和、追求时鲜、菜式规范、四方皆宜的烹调风格。这就是豫菜的传统特色。豫菜大师苏永秀、国宴大师侯瑞轩等都曾在"又一新"任主厨。

"又一新"由一批长垣县厨师掌勺，名厨荟萃。之后，其中不少人被调到北京及中国驻外使馆工作。如北京钓鱼台国宾馆首任总厨师长，钓鱼台国宾馆技术总顾问、国宝级烹饪大师侯瑞轩就是从河南走出去的"豫菜王"。

河南省长垣县是首个"中国厨师之乡"，2012年3月11日，中国烹饪协会向长垣县颁发了"中华美食名城"牌匾，并举行了隆重的授牌仪式。目前，长垣县现有中国烹饪大师38人，中国烹饪名师十余人，从事烹饪工作的专业厨师达3万余人，遍及世界46个国家和地区。(见2012年3月13日《大河报》)

而在快餐文化流行、火锅麻辣烫盛行、味素色素大肆横行的今天，讲究五味调和，发挥天然食材特性的豫菜，在很多人眼里成了不合时宜的古董，老传统渐渐丢失了，以致失去了生存的土壤。

六、酒之源在中原

1. 仪狄造酒说

自上古三皇五帝之时，就有各种造酒方法流行于民间，仪狄将这些方法归纳总结，使之流传于后世。

关于仪狄，据《战国策》《吕氏春秋》等古籍记载，他是夏禹之臣，为掌造酒之官。《战国策·魏策》："昔者，帝女令仪狄作酒而美，进之禹，禹饮而甘之，遂疏仪狄，绝旨酒。曰：'后世必有以酒亡其国者。'"意思是说，先前禹之女，令仪狄去监造酿酒，仪狄经过一番努力，酿出来的酒味道很好。于是奉献给禹品尝，禹尝了以后觉得甘美可口。可是却从此疏远了仪狄，并断绝了美酒。他预言,后世一定会有因为饮酒无度而误国的君王。这段记载，显然是对禹清廉之风的赞扬。

考古证明，在出土的新石器时代的陶器制品中，已有了专用的酒器，说明在原始社会，我国酿酒已经盛行。以后经过夏、商两代，饮酒的器具也越来越多。

郭沫若先生在《中国史稿》中说："相传禹臣仪狄开始造酒，这是指比原始社会时代的酒更甘美浓型的旨酒。"(见郭沫若《中国史稿》第153页，人民出版社1977年版)

2. 杜康造酒说

《说文解字·卷十四下》"酒"字下说："古者仪狄作酒醪，禹尝之而美，遂疏仪狄。杜康作秫酒。""醪"，可能是糯米发酵后加工而成的"醪糟儿"一类，属于黄酒、浊酒。"秫"是指高粱。秫酒即高粱酒、白酒。又，《说文·卷七下》"帚"字下说："古者少康初作箕帚、秫酒。少康，杜康也。葬长垣。"这就告诉我们，杜康就是夏代的少康（他是夏代第六世中兴之主），是他发明了簸箕、扫帚和秫酒，死后葬在长垣县（属河南）。

据说杜康曾担任"庖正"，专司做饭，他把剩饭放进树洞里，久而发酵，气味芬芳，受此启发，发明酿酒。晋代江统《酒诰》中说："酒之所兴，乃自上皇，或云仪狄，一曰杜康。有饭不尽，委余空桑，郁积成味，久蓄气芳，本出于此，不由奇方。"（《全上古代三代秦汉三国六朝文·全晋文·卷一〇六》）看来结论可信。

杜康是何地人？其说不一。一说河南伊川县，一说河南汝阳县（二县相连），都有生动形象的传说。

清代道光十八年重修的《伊阳县志》和道光二十年修的《汝州全志》中，都有关于杜康遗址的记载。《伊阳县志》中"水"条里，有"杜水河"一语，称"俗传杜康造酒于此"。《汝州全志》中说："杜康矿（pà）在城北五十里，俗传杜康造酒处。""矿（pà）"，本义是石裂声。今汝阳城北五十里处，倒有一个叫"杜康仙庄"的小村，人们说这里就是"杜康矿（pà）"。小村的土壤又正是山石风化而成的。从地隙中涌出多股清泉，汇入村旁的小河，人们称"杜水河"。更有趣的是，在傍村的这段河道中，生长着一种小虾，全身澄黄，为别处罕见。而生长在这里的鸭子生的蛋，蛋黄泛红，远比他处颜色深。当地村民由于饮此水，竟少有患胃病者。

在距杜康仙庄大约十几公里的伊川县境内，有一眼"上皇古泉"，相传是杜康造酒取水之泉。

《山海经·中山七经》曰："放皋之山，明水出焉，南流注于伊水。"人们把上皇炎帝造酒的地方叫作上皇古地，泉水叫作上皇古泉，河流称为明水。上皇古地也叫烟云涧，原来这儿是古时帝王祭祀天神的风水宝地，祭祀香火连绵不断，仙烟云雾缭绕盘旋，山涧溪明、康二水犹如从烟云中飞流直下，于是传下来"烟云涧"的地名。

杜康创造秫酒酿造方法，从而奠定了我国白酒制造业的基础，对后世酒业的发展影响深远。比如，酿酒得有酒曲，这就是杜康酿造秫酒传下来的规矩，而用酒曲作为糖化发酵剂的酿酒法则为中国所独有，具有鲜明的民族特色。自杜康酒问世以后，被历代帝王视为珍品。周平王迁都洛阳，尝其佳味，遂定为宫中御酒，并封杜康为"酒仙"，赐杜康村为"杜康仙庄"，杜康酒从此名扬天下。杜康被后人尊为酿酒"鼻祖"或"酒圣"。

而魏武帝曹操的乐府《短歌行》诗句："慨当以慷，忧思难忘。何以解忧？唯有杜康"，以及刘伶醉酒三年方醒的故事，更为杜康造酒增添了神奇的色彩。

如今，汝阳、伊川均有杜康酒厂，2009年，在国家和地方相关部门的协调下，汝阳和伊川两家杜康酒厂握手言和，并合二为一重组为洛阳杜康控股有限公司，标志着"新杜康"正式扬帆起航，开始了"名酒复兴"的历史征程。这是当年的杜康无法想象的。

总之，不论是仪狄造酒还是杜康造酒，都是在河洛一带完成的。杜康是河洛人自不用说了，而仪狄呢？既然是"帝女命仪狄作酒"，禹的都城在阳城（今登封），统治中心在河洛，仪狄造酒的地方也应当在此一带，这样的推测应该是合情合理的。

从考古发掘来说，迄今为止，全国各地考古发掘的有关酒的实物也以河洛为最多。从裴李岗文化、仰韶文化到龙山文化，河洛地区均出土了大量与酒有关的实物。偃师二里头文化遗址，出土有多种用来温酒或饮酒的铜爵，有平底的、凸底的；其他发现的殷商时代的酒器，如壶（贮酒器），樽（贮酒而备斟之器），爵、觚（gū）和觯（zhì）（均为饮酒器），斗（斟酒器）等，不一而足，种类繁多；在郑州还发掘出了商代酿酒作坊。另外，安阳出土的甲骨文中，出现了"酋、酉、鬯、醴"等字，学术界一致认为这些是中国酒最初的名字。

20世纪末，河南重大考古发现之一的舞阳贾湖新石器时代遗址提供的资料显示：在八九千年前，贾湖人已在享用酿造酒，比夏代杜康早4000多年。据2014年4月29日《大河报》A36版《能工巧匠出贾湖》一文记载：贾湖遗址发掘主持者"张居中等人，在16个贾湖陶器皿碎片上，发现了疑似酒类沉淀物。为了弄清真相，他们将部分陶片样本提供给美国人麦克戈文——一位从事世界酒史研究的宾夕法尼亚大学教授。麦克戈文把这些沉淀物进行了气相色谱、液相色谱等化学分析，结果显示，这些陶器曾经盛放过酒，是以稻米、蜂蜜和水果为原料混合发酵而成。这项研究成果在美国《国家科学院学报》上发表后，引起了世界范围内的轰动"。

贾湖人制造了诸多精良的工具，贾湖发现的骨针、骨锥有200多件，均是精工制作。贾湖人已使用锯齿状石镰，比传说中鲁班发明的锯早6000年。他们用龟甲占卜，使用具有原始文字性质的符号，如今学术界主流观点认为，这是目前世界上已知最早的与文字起源有关的实物资料，与比它晚4000多年的殷墟甲骨文有相似之处。传说笛子是西域羌人发明，但在贾湖遗址中发现的骨笛，不仅制作精致，而且具有七声音阶，能吹奏清亮动人的现代乐曲。这足以改写中国音乐史。河南舞阳贾湖发现的一切，颠覆了人们对中华古文明一系列的认识。

3. 酒在中原的问世，对医学产生了重大影响

古代早有"医酒同源""药酒同源"的说法。《汉书·食货志》说："酒，百药之长。"我们不妨考查一下"医"的繁体字"醫"。

其一，《说文解字·卷十四下》云："醫，治病工也。殹（yì），恶姿也。醫之性然，得酒而使。从酉。王育说：'一曰殹，病声，酒所以治病也。'"许慎在强调醫是治病工（即为人治病的人）之后，指出上部分"殹"是"恶姿"，即人患病时萎靡不振、痛苦不堪的病态。而医生多爱用酒，得到酒就用来治病。所以此字的义符从酉（酉即酒）。接着又引用前人王育的另一说，上部分"殹"表示病声，即人患病时发出的呻吟声。下部分"酉"表示酒是用来治病的。

通过以上的分析，可以看出，许慎认为"醫"字的含义是人患了病，或是病态而卧，或是痛苦呻吟，医生用酒来治疗。

其二，我们将"醫"分成三部分，即分别对"医""殳""酉"三字解析，再综合探究其含义。

医，《说文解字》云："盛弓弩矢器也。从匚（fāng，方），从矢。"意思是医是装弓箭的器具。"矢"指箭头。"匚"，古"方"字，本作"口"，像四方形。我们可以将这个"盛弓弩矢器"理解为受弓箭等利器所伤之身体。

殳，《说文解字》云："以杸（shū，殳）人也。"意思是用兵器撞人。"杸"指军中士兵所持的一种兵器，由竹木制成，即"殳"。我们可以理解为是用针石治病。有人说"殳"指用手抚摩、按摩，也不无道理。

酉，本为酒器，此指酒。表示酒是用以治病的内服药。

就这样，"医""殳""酉"三字有机地结合在一起，反映了古人治病手段的多种多样，有针石，有按摩，有汤液酒剂。综上所述，可以看出，不管哪一种讲法都说明医和酒融为一体，密不可分。

事实上，自古以来，治病每多用酒。或者用酒浸制药物制成酒剂，或者服药时用酒送服，或者制药时加入酒的成分，或者以酒为外用药物，等等。

我国现存最早的方书，马王堆汉墓出土的帛书《五十二病方》中，就多处记载有以酒治病的方法。如"令金伤毋痛……醇酒盈一衷（通"中"）桮（杯）（即中等杯子一满杯），入药中，挠饮（以酒调服）。"又如，"以醇酒渍而饼之"意为将药物用醇酒浸泡后做成饼状。再如，治狗咬伤："犬所啮，令毋痛及易瘳方，令啮者卧，而令人以酒财沃其伤（用适量的酒冲洗伤口）。"这显然是以酒作外用药。

《史记·扁鹊仓公列传》中说："其在肠胃，酒醪之所及也。"记录了扁鹊用酒剂治病的论述。文中记载有西汉名医仓公淳于意用酒治病的两个验案。一个是为治疗济北王的"风蹶胸满"之疾，配制了药酒。一个是治菑川王美人的难产。例如："菑川王美人怀子而不乳，来召臣意。饮以莨茗药一撮，以酒饮之，旋乳。"

《列子》中记载有扁鹊为"志强而气弱"的鲁公扈和"志弱而气强"的赵齐婴两位病人醉酒换心的故事。

值得一提的是，药酒的创制与发展，是我国对酿酒业的一个巨大贡献，也是中国文化对世界的贡献之一。药酒是中药与酒相结合的产物，它是我国中医药文化与饮食文化巧妙融合的结晶，也是我国食疗文化的瑰宝。药酒既有酒的功能，又有药物的疗效，二者相得益彰，能够起到引药运行、增强药效的作用。是预防疾病、保健养生的佳品，自古以来一直受到人们的青睐。

中医的经典《黄帝内经·素问》中的《汤液醪醴论》，对药酒做了专门的论述："黄帝问曰：为五谷汤液及醪醴，奈何？岐伯对曰：必以稻米，炊之稻薪，稻米者完，稻薪者坚。帝曰：何以然？岐伯曰：此得天地之和，高下之宜，故能至完；伐取得时，故能至坚也。"《素问·腹中论》治疗臌胀的"鸡矢醴"就是当时的药酒名。

医圣张仲景在《伤寒论》和《金匮要略》中记载的诸多药方中，有20多个方剂中配用了酒，其中有的是药酒，如治疗妇科病的"红兰花酒"；有的是水酒合剂。如防己地黄汤，"以酒一杯，浸之一宿，绞取汁"，然后同地黄汁混合服饮，等等。

明代李时珍的《本草纲目》记载药方约百首，其中著名的虎骨酒就是他发明的。时至今日，多达110万字的《中国药酒大典》，收录了1622种药酒方。

随着时代的发展，各种著名药酒应运而生，对防病治病起到了重要作用。如正月初饮屠苏酒可以祛风散寒，避除瘟疫；五月端午饮菖蒲酒或雄黄酒，以祛毒辟邪；九九重阳节饮菊花酒以消灾避祸；平时饮葡萄酒、桂花酒可以健身养生等，不再赘述。

酒的重要功用自不待言，但是过量饮酒则伤害身体，以致造成祸害，古人早就认识到这一点。如前所述禹品尝了仪狄所造的美酒，却疏远了仪狄而"绝旨酒"，并断言"后世必有以酒亡其国者"正是基于这一认识。

据《尚书·酒诰》记载，近 3000 年前，周王室曾在中原大地的卫国郑重地发布了戒酒令，这大概是中国最早的戒酒令了。当年周公旦平定武庚的叛乱以后，把年幼的弟弟康叔封为卫君，统治殷民。卫国处在黄河和湛水之间（今河南安阳一带），是殷商的故居。殷人酗酒乱德，周公害怕这种恶习会酿成大乱，所以命令康叔在卫国宣布戒酒令，不许酗酒。在这篇诰词中明确指出：

"肇我民，惟元祀。天降威，我民用大乱丧德，亦罔非酒惟行；越小大邦用丧，亦罔非酒惟辜。"

意思是：劝勉告诫我的臣民，只有在大祭时才饮酒。上天降下惩罚，是因为我的臣民大乱失德，也没有不是因为酗酒而乱行；大小诸侯国灭亡了，也没有不是因为酗酒导致的罪过。这篇诰词在今天仍有着深刻的借鉴意义。

七、源于中原的易学文化对中医学产生了重要影响

河南有孟津"河出图"处、巩义"河出图"处、洛宁"洛出书"处、淮阳太昊陵、淮阳伏羲画卦圣地、汤阴文王推演六十四卦处、淮阳龙湖白龟出水处、上蔡蓍草园、太昊陵蓍草园、汤阴羑里城蓍草园等多处易学文化遗迹。

作为"易学"源头的河图洛书，其阐发的天人相因相应模式、象数思维模式及气运法则，对中医天人思想、藏象学说、脏气升降学说都有深刻影响。

河图以十数合五方、五行、阴阳、天地之象。因此有了河图与五方五行相配图，揭示了阴阳、五行之理。仰观天象，斗转星移，天道左旋，生气上转，所以有木生火、火生土、土生金、金生水、水生木五行相生；在地成形，则青龙、白虎、朱雀、玄武、明堂；阳生阴长，继而产生了五行生克制化。后世常用的"五行生克制化图"就是源于河图。

"洛书九宫图"中的"九宫"指天宫的九个方位，九个数字分别位于这九个方位。一、三、五、为阳数，其和为九，故九为阳极之数。二、四为阴数，其和为六，故六为阴极之数。阴阳之数合而为十五数，乃阴阳五行之数。《灵枢经》中有《九宫八风篇》，记载说："太一移日，天必应之以风雨，以其日风雨则吉，岁美民安少病矣。"这显然与河图洛书之理是相通的。

人们常说"医易同源"，因为易学阐述事物阴阳动静变化的道理，中医学阐明人体阴阳盛衰消长的机制，正如张景岳所说"易具医之理，医得易之用"，"医易相通，理无

二致"。两者同源于对事物阴阳变化的认识，故称"医易同源"。孙思邈在《千金要方》中说："不知易，不足以言大医"，更是强调了医易关系的重要性。方术家所谓"医卜星相"，皆易之支流，直接表明了易学对于中医学理论形成、发展的指导作用。所以中国古代许多知名医家都非常重视对易学的研究。

易学阐述天地万物阴阳动静变化之理，强调阴阳的对立统一是宇宙的一般规律，同时也是生命运动的规律。在易理的影响下，中医学始终是在一个宏观的整体的时空条件下来认识人身所发生的一切，形成了自己独有的特色。我们可以从中医的经典《黄帝内经》中找到诸多例证。例如：

《周易·乾卦》说："大哉乾元，万物资始，乃统天。"《素问·天元纪大论》则说："太虚寥廓，肇基化元，万物资生，五运终天。"《周易》说："一阴一阳之为道，夫易开物成务，昌天下之道，乾称父，坤称母。"《素问·阴阳应象大论》则说："阴阳者，天地之道也，万物之纲纪，变化之父母。"可以看出，《内经》深受《周易》思想的影响，两者关系密切，互为体用。

明代医家孙一奎在《医易绪余·不知易者不足以言大医论》中说："《易》理明，则可以范围天地，曲成民物，通知乎昼夜；《灵》《素》《难经》明，则可以节宣化机，拯理民物，调燮札瘥疵疠而登太和。故深于《易》者，必善于医；精于医者，必由通于《易》。"

明代医家张景岳在《类经附翼·医易义》中说得更明白："天地之易，外易也；身心之易，内易也。内外孰亲，天人孰近，故必求诸己而后可以求诸人，先乎内而后可以及乎外；是物理之易犹可缓，而身心之易不容忽。医之为道，身心之易也，医而不易，其何以行之哉？"

这就更进一步地说明医易相通的紧密关系。

从伏羲画八卦到文王推演六十四卦，从孟津"河出图"到洛宁"洛出书"，从上蔡的蓍草龟池到淮阳的蓍草龟池，从殷墟的甲骨到羑里城的蓍草园，这一切均发生在中原的河南大地，充分说明河南是易学文化的发祥地。而博大精深的易学文化对中医药文化的产生和发展，起到了积极的推动作用。

易学文化对中医学产生了重要影响。故后世有"不知易，不知医""医易同源"之说。

八、在扎根于中原的先秦诸子文化中，道家和杂家催生了中医养生学

在扎根于中原的先秦诸子文化中，道家和杂家对中医的养生学影响最大，可以说催

生了中医养生学。特别是对《黄帝内经》中的养生思想，影响最大的也是道家和杂家的著作。

关于养生的最早记载，可以从殷商时代的甲骨文中找到。在出土的甲骨文中，已有一些生理的记载，如"母"字，从女，两点表示乳房。做母亲的要给孩子喂奶，所以突出这个特点。"老"字，像一个老人扶着拐杖而行之状。还有不少关于疾病的记载。其中能够辨识出疾病名称的有疾首、疾目、疾耳、疾自（鼻）、疾口、疾齿、疾舌、疾言、疾胸、疾手、疾肘、疾胫、疾止、疾骨等数十种之多。如疾齿，是指牙齿的疾病，这种病在卜辞的记载比较多。如"有疾齿住蛊"，意思是牙齿得了病，是因为有虫在作怪。这就是人们所说的"虫牙"，在医学上叫龋齿。可以看出，商代医生们对人体各部分疾病已有了系统的认识。还有一些关于个人卫生的记载，如"沐""浴"等。说明当时已有讲卫生与保健防病的思想。

（一）春秋战国时期诸子百家的学术争鸣促进了养生学的发展

1. 崇尚自然，顺乎自然，是道家养生的基本原则

道家学说以自然天道观为主，他们追求精神的安宁，尤其强调精神的超然与人格的独立，渴望人生的自由。因此他们的学说包含更多的养生内容。

老子说："人法地，地法天，天法道，道法自然。"人的一切都应该顺应自然规律，要不悖天地之理。而人最初的状态最接近自然，因此他提出返璞归真，把婴儿推为"至朴""至真"的理想标准，养生以重返婴儿状态为最高标准。

老子、庄子提出的顺乎自然，返璞归真，清静无为的养生理论对后世产生了深远的影响。

老子说："见素抱朴，少思寡欲。"（《道德经》第19章）"清静为天下正。"（《道德经》第45章）推崇纯素，持守质朴，竭力主张清而无欲，静而无为。

庄子说得更明白："故曰：纯粹而不杂，静一而不变，淡而无为，动而以天行，此养神之道也。"（《庄子·刻意》）他把"恬淡、寂寞、虚心、无为"看成是天地赖以均衡的基准，而且是道德修养的最高境界。因而主张清静无为，一切活动都顺应自然而行，即所谓"动而以天行"，这就是养神之道。

老子说："五色令人目盲，五音令人耳聋，五味令人口爽，驰骋畋猎令人心发狂，难得之货令人行妨，是以圣人为腹不为目，故去彼取此。"（《道德经》第12章）老子看

到五色、五音、五味、畋猎、宝货等，会给人们身体带来目盲、耳聋、口伤、心狂、行妨等危害，指出圣人清静寡欲，抛弃那种多欲而有害身心的生活。

在《庄子·庚桑楚》中关于"卫生之经"（即保养生命的法则）的论述，集中地反映了"老庄"的养生思想。老子曰："卫生之经，能抱一乎？能勿失乎？能无卜筮而知

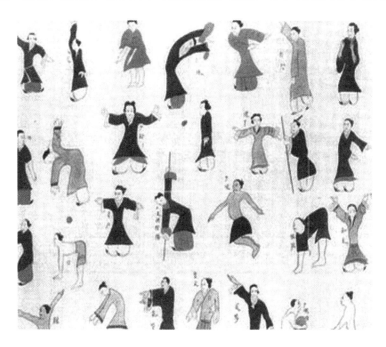

马王堆汉墓《导引图》

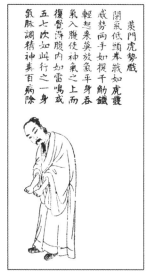

明刻本《夷门广牍·赤凤髓·虎戏图》

吉凶乎？能止乎？能已乎？能舍诸人而求诸己乎？能脩（xiāo）然乎？能侗（dòng）然乎？能儿子乎？儿子终日嗥而嗌不嗄（shà），和之至也；终日握而手不掜（yì），共其德也；终日视而不目瞚（shùn），偏偏不在外也……是卫生之经已。"

什么是"卫生之经"呢？"老庄"认为：能够持守真道，精一不二；不失却真性；不求助于卜筮而知吉凶；对外物的追求能适可而止；能满足于自己的本分，舍弃仿效他人的心思而寻求自身的完善；无拘无束，自由自在，顺从外物，心无执着；像初生的婴儿那样纯真质朴，婴儿整天啼哭咽喉却不会嘶哑，这是因为声音谐和自然而达到了顶点；婴儿整天握着小手而手不卷曲，这是因为婴儿的常态符合阴阳淳和的本性；婴儿整天瞪着小眼睛，这是因为心不在外物。这就是"卫生之经"。

可以看出，"老庄"主张弃除那种多欲而有害身心的生活，返璞归真，恬淡清静，顺乎自然。去物欲以养形，致虚静以养神，形神不亏，便可长生。

庄子在强调养神的同时，还提出吐纳导引之法的养形健身作用。在《刻意》篇中说："吹呴呼吸，吐故纳新，熊经鸟申，为寿而已矣。"认识到人通过吸纳新鲜空气，吐出废浊之气，实行导引之术，模仿熊直立肢体、鸟伸展翅膀的动作来锻炼身体，可以加快新陈代谢而延年益寿。这些都是非常可取的，对中医养生学的发展产生了重要影响。

马王堆出土的汉墓《导引图》是现存最早的保健运动的彩绘帛画，它不只是年代早，而且内容非常丰富，为古代文献中失散不全的导引健身运动资料，找到了最早的图形例证，也为研究导引的历史发展提供了具体线索。从《导引图》来看，帛画中不仅有模仿"熊经""鸟申"等动物的形象，还有其他类型的肢体运动和多种呼吸运动，如有用棍、盘、球等器械操作的运动。还有些图像表现为凝神入静的存想状态。

虽然庄子的"吹呴呼吸，吐故纳新，熊经鸟申"之说奠定了导引养生的理论基础，但是马王堆导引术开创了中国导引运动养生实践的先河。在其后2000多年的历史中，它不仅一直被医家和养生家所采用，而且也被道家和佛家广泛用作修炼身心之法。东汉末年，神医华佗吸取了《导引图》的精华，创造了"五禽戏"并一直流传至今，成为中国传统保健体育的著名项目。此后的八段锦、太极拳等运动方法更是一脉相承。

2. 在杂家的代表著作《吕氏春秋》中保留了大量的医学内容，其中有多篇文章专论养生，如《尽数》《本生》《重己》《贵生》《情欲》等

《尽数》篇系统地论述了养生长寿之道。开门见山指出："天生阴阳、寒暑、燥湿、四时之化，万物之变，莫不为利，莫不为害。圣人察阴阳之宜，辨万物之利以便生，故精神安乎形，而年寿得长焉。"这里提到的"阴阳、寒暑、燥湿"，就是早期的"六气"之说，后来中医称"风、寒、暑、湿、燥、火"为六气。从中可以看出"六气"学说的演变痕迹。

《尽数》中提出了著名的运动养生思想。指出："流水不腐，户枢不蝼，动也。形气亦然。形不动则精不流，精不流则气郁。"成语"流水不腐，户枢不蠹"即源于此。

《尽数》中还提出，不同的居处饮水环境对人的身体会产生重大影响。指出："轻水所，多秃与瘿人；重水所，多尰（zhǒng）与躄人；甘水所，多好与美人；辛水所，多疽与痤人；苦水所，多尪（wāng）与伛人。"可以说显示了先贤的环境保护意识。

《尽数》中还提出了饮食养生之道："食能以时，身必无灾。凡食之道，无饥无饱，是之谓五脏之葆。"

这些论述对中医学的发展产生了深远的影响，直到今天，对我们仍然有着深刻的启示。

在《本生》篇中，提出了有名的养生"三患"："富贵而不知道，适足以为患。出则以车，入则以辇，务以自佚，命之曰招蹷之机；肥肉厚酒，务以自强，命之曰烂肠之食；靡曼皓齿，郑、卫之音，务以自乐，命之曰伐性之斧。三患者，富贵之所致也。"告诫人们，富贵却不懂得养生之道，恰好能带来疾患。出门就乘车，进门就坐辇，一味追求骄逸，这是招致痿躄的关键；对肥肉美酒，一味暴食暴饮，这是使肠胃腐烂的食品；对美貌女子，淫靡之音，一贯沉溺享乐，这是砍伐生命的斧头。《吕氏春秋》这养生"三患"的告诫对后世颇有影响，汉代枚乘在他的名著《七发》中说："纵耳目之欲，恣肢体之安者，伤血脉之和。且夫出舆入辇，命曰蹷痿之机；洞房清宫，命曰寒热之媒；皓齿娥眉，命曰伐性之斧，甘脆肥醲，命曰腐肠之药。"宋代大文豪苏东坡曾作《自戒》，诗曰："出舆入辇，蹷痿之机；洞房清宫，寒热之媒；皓齿峨眉，伐性之斧；甘脆肥醲，腐肠之药。"这显然都是由《吕氏春秋》养生"三患"之说化裁而来。对今人的养生仍然有着深刻的现实意义。

在《吕氏春秋·古乐篇》中有两段话颇耐人寻味："昔古朱襄氏（炎帝的别号）之治天下也，多风而阳气畜积，万物散解，果实不成。故土达（炎帝之臣）作为五弦瑟，以来阴气，以定群生。"意思是说，从前朱襄氏治理天下时，经常刮风，阳气过多，万物散落，果实不成熟，所以土达制作弹奏五弦琴瑟，用来招阴气，协调阴阳，以安定众生。

另一段是："昔陶唐氏（传说中古代帝王称号）之始，阴多滞伏而湛积，水道壅塞，不行其原，民气郁阏（è，遏）而滞著，筋骨瑟缩不达，故作为舞以宣导之。"意思是说：

从前陶唐氏开始治理天下的时候，阴气过多，凝聚不散而积聚，河道壅塞，源流不通。人民受其影响，阴气郁结，阻滞不畅，筋骨收缩而不舒展，所以创作舞蹈，使郁结之气散发出来，以求舒畅。

这两段记载给我们提供了一个重要信息，原来音乐和舞蹈的发明与医学息息相关。音乐用来协调阴阳之气，以定群生；舞蹈用来宣发郁结之气，使瑟缩不达的筋骨伸展舒畅。

因此，在先秦诸子文化中，道家和杂家对中医的养生学影响最大，可以说催生了中医养生学。

3. 儒家养生思想

（1）孔子提出仁者长寿的观点，崇尚仁德，主张一切思想行为遵循礼，才能身心健康。孔子说："知（同"智"）者乐（yào，爱好）水，仁者乐山；知者动，仁者静；知者乐，仁者寿。"（《论语·雍也》）意思是聪明的人爱水，有仁德的人爱山；聪明的人好动，有仁德的人好静；聪明的人心情快乐，有仁德的人健康长寿。

在《论语·颜渊》中说："非礼勿视，非礼勿听，非礼勿言，非礼勿动。"

儒家强调精神调摄，而最好的方法是减少物质欲望。

孟子说："养心莫善于寡欲。"（《孟子·尽心下》）人生存在着欲望是正常的，然而只能在社会许可的条件下实现欲望，不可有过分的要求，这就需要遵循"礼"的原则。

孔子提出了君子三戒："君子有三戒：少之时，血气未定，戒之在色；及其壮也，血气方刚，戒之在斗；及其老也，血气既衰，戒之在得。"（《论语·季氏》）

行则从礼、君子三戒等内容，即为寡欲。而且对人生的少、壮、老三个不同阶段，分别提出了不同的养生要求。

（2）孟子提出养浩然之气。请看《孟子·公孙丑上》中，弟子公孙丑同孟子的一段对话：

公孙丑问："敢问夫子恶乎长？"

曰："我知言，我善养吾浩然之气。"

"敢问何谓浩然之气？"

曰："难言也。其为气也，至大至刚，以直养而无害，则塞于天地之间。其为气也，配义与道；无是，馁也。是集义所生者，非义袭而取之也。行有不慊（通"惬"）于心，则馁矣。"

我们不妨把这段话译成白话：公孙丑说："请问老师您长于哪一方面呢？"孟子说：

"我善于分析别人的言语，我善于培养自己的浩然之气。"公孙丑说："请问什么叫浩然之气呢？"孟子说："这很难用一两句话说清楚。这种气，极端浩大，极有力量，用正直去培养它而不加以伤害，就会充满天地之间。不过，这种气必须与仁义道德相配，否则就会缺乏力量。而且，必须要有经常性的仁义道德蓄养才能生成，而不是靠偶尔的正义行为就能获取的。一旦你的行为问心有愧，这种气就会缺乏力量。"

（3）倡导饮食卫生，注意身体护养，这也是儒家养生思想的一个方面。孔子对饮食卫生十分重视，为了保证身体健康，他提出了饮食保健的原则。强调了食品要精细、烹调要得当，进餐要定时，经久变味、腐败发臭的食物不宜食用等饮食卫生要求。

孔子在《论语·乡党》中，曾系统地阐述了自己的饮食之道：

"食不厌精，脍不厌细。食饐（yì）而餲（è）（均指食物经久而腐臭），鱼馁（něi，指鱼腐烂）而肉败，不食。色恶，不食。臭（xiù，气味）恶，不食。失饪，不食。不时，不食。割不正，不食。食不语，寝不言。"（《论语·乡党》）

他强调粮食不嫌磨得精，鱼肉不嫌切得细。食物经久变臭了，鱼肉腐烂了，不吃。食物的颜色变得难看了，不吃。食物的气味变得难闻了，不吃。烹调得不好，不吃。没到该吃饭的时间，不吃。不按一定的方法宰割的肉，不吃。吃饭时不交谈，睡觉时不说话。

法家的代表人物韩非子提出了"适动静之节，省思虑之费"的养生原则。《韩非子·解老》说："聪明睿智，天也；动静思虑，人也。人也者，乘于天明以视，寄于天聪以听，托于天智以思虑。故视强则目不明，听甚则耳不聪，思虑过度则智识乱。"这里的"天明""天聪""天智"分别指先天的视力、听力、智慧。韩非子阐发老子《道德经》的思想，提出要顺应自然规律，不用尽耳目的力量，不用尽智慧的能力，这样才可避免"盲聋悖狂之祸至"而健康长寿。

此外，墨家创始人墨翟等，在他们的著作中，均记有养生及相关的内容，对医学的发展产生了一定的影响。

（二）《黄帝内经》的养生思想

先秦诸子特别是道家的养生思想与实践，在祖国医学的经典著作《黄帝内经》中得到了集中的体现，并做了全面的总结。诞生于中原的《黄帝内经》，从医学理论的高度全面地阐述了养生防病的一系列原则，为中医养生学奠定了系统的理论基础。《黄帝内经》对人的生长发育过程及各个阶段的病理变化，有精妙的观察和概括，为各种不同年龄的人采用不同的养生方法，提供了理论根据；对人衰老、变老的机理及老年人的生理活动和病理表现有着深刻的认识，对各种影响寿命的因素都做了论述。

《黄帝内经》明确提出"不治已病治未病"的观点和形神兼养的原则和方法。

"不治已病治未病"的观点，对预防疾病、保健延年有着重要的意义。形神兼养的原则和方法，诸如精神情志的修养、身体正气的护守、饮食起居的调节、环境气候的适应、增强体质的锻炼等。

《灵枢·本神》说："故智者之养生也，必顺四时而适寒暑，和喜怒而安居处，节阴阳而调刚柔。如是则僻邪不至，长生久视。"这段话比较集中地体现了《黄帝内经》的养生思想和方法。可概括为以下三点。

其一，顺应四时，饮食有节，起居有常。

《素问》开宗明义，在《上古天真论》中说："其知道者，法于阴阳，和于术数，食饮有节，起居有常，不妄作劳，故能形与神俱，而尽终其天年，度百岁乃去。"

这可以说是《黄帝内经》养生思想的总纲。"法于阴阳"即取法于天地变化的常规。"和于术数"就是调和修身养性之法。再加上饮食有节制，起居有常规，不妄事操劳，就能使形体和精神都健康，活到他们应该享受的年岁。

《黄帝内经》根据一年四季的气候变化特点，提出了形神兼养的具体方法。

春月养生：

春三月，此谓发陈（推陈出新）。天地俱生，万物以荣。夜卧早起，广步于庭，被（同"披"）发缓行，以使志生。此春气之应，养生之道也。（《素问·四气调神大论》）

意思是春季的三个月，谓之发陈，是推陈出新，生命萌发的时令，天地自然都富有生气，万物显得欣欣向荣。此时，人们应该入夜即睡眠，早些起身，披散开头发，解开衣带，使形体舒缓，放宽步子，在庭院中漫步，使精神愉快，胸怀开畅，保持万物的生机。这是适应春季的时令，保养生发之气的方法。

夏月养长：

夏三月，此谓蕃秀（繁茂秀美），天地气交，万物华实。夜卧早起，无厌于日，使志无怒，使华英成秀，使气得泄，若所爱在外。此夏气之应，养长之道也。（《素问·四气调神大论》）

意思是夏季的三个月，谓之蕃秀，是自然界万物繁茂秀美的时令，此时，天气下降，地气上腾，天地之气相交，植物开花结实，长势旺盛。人们应该在夜晚睡眠，早早起身，不要厌恶长日，情志应保持愉快，切勿发怒，要使精神之英华适应夏气以成其秀美，使气机宣畅，通泄自如，精神外向，对外界事物有浓厚的兴趣。这是适应夏季的气候，保护长养之气的方法。

秋月养收：

秋三月，此谓容平（指自然界万物形态平定，不再繁盛生长），天气以急，地气以明。早卧早起，与鸡俱兴，使志安宁，以缓秋刑（指秋令收敛、肃杀之气）；收敛神气，使秋气平，无外其志，使肺气清，此秋气之应，养收之道也。（《素问·四气调神大论》）

意思是秋季的三个月，谓之容平，自然景象因万物成熟而平定收敛。此时，天高风急，地气清肃，人应早睡早起，和鸡的活动时间相仿，以保持神志的安宁，减缓秋季肃杀之气对人体的影响；收敛神气，以适应秋季容平的特征，不使神思外驰，以保持肺气的清肃功能，这就是适应秋令的特点而保养人体收敛之气的方法。

冬月养藏：

冬三月，此谓闭藏（生机潜伏，阳气内藏），水冰地坼（chè，裂开），无扰乎阳，早卧晚起，必待日光；使志若伏若匿，若有私意，若已有得；去寒就温，无泄皮肤，使气亟（qì，频数）夺，此冬气之应，养藏之道也。（《素问·四气调神大论》）

意思是冬天的三个月，谓之闭藏，是生机潜伏，万物蛰藏的时令。当此时节，水寒成冰，大地龟裂，人应该早睡晚起，待到日光照耀时起床才好；不要轻易地扰动阳气，妄事操劳，要使神志深藏于内，安静自若，好像有所隐秘，严守而不外泄，又像得到了渴望得到的东西，把它密藏起来一样；要躲避寒冷，求取温暖，不要使皮肤开泄而令阳气不断地损失，这是适应冬季气候而保养人体闭藏机能的方法。

强调起居调养必须顺应春生、夏长、秋收、冬藏四时气候的变化，才可保持身心的健康。自然环境是人类赖以生存的物质基础，这就要求人类在进行养生保健时务必与自然界的变化规律相和谐。

其二，恬淡虚无，精神内守，动静结合。

《黄帝内经》十分重视内在的精神调养，强调"恬淡虚无，精神内守"则可使真气和顺，疾病不再发生。

《素问·上古天真论》说："恬淡虚无，真气从之，精神内守，病安从来？"又说："志闲而少欲，心安而不惧，形劳而不倦，气从以顺，各从其欲，皆得所愿。"指出心安气顺，"皆得所愿"，才能安康。认为在外不使形体过度劳累，在内不使思想有所负担，一切以宁静乐观为要务，以愉快知足为前提，这样形体就不易衰老，精神不易耗散，自然能健康长寿。

从《黄帝内经》的一系列论述中可以看出，其"恬淡虚无"的养生思想，接受了老庄之学的影响，但比老庄思想更进了一步。老庄主张"清静无为"，而《黄帝内经》强调要"法于阴阳，和于术数"，还提出"提挈天地，把握阴阳"（《上古天真论》）。这是积极的养生主张，同庄子的"无欲无为"的消极思想迥然不同。

《黄帝内经》不只是注重内心的精神调养，还注意心身兼养，动静结合。

《素问·六微旨大论》说："故非出入，则无以生长壮老已；非升降，则无以生长化收藏。是以升降出入，无器不有，故器者生化之宇，器散则分之，生化息矣。"说明自然界是一个运动不息的世界，一切物质都在不停地运动着，人和万物靠着升降出入的运动以维持生机。而形体就是一个生化的世界，如果形体瓦解，生机也就停息了。因此，不仅要静而守神，还要动而运体。

在《素问遗篇·刺法论》中，还详细介绍了气功咽津的方法："可以寅时面向南，净神不乱思，闭气不息七遍，以引颈咽气顺之，如咽甚硬物，如此七遍后，饵舌下津令无数。"通过养气饵津，使气津归返本元，便可神守根固，延年益寿。

《上古天真论》曾以善养生的"真人"为例说："把握阴阳，呼吸精气，独立守神，肌肉若一，故能寿敝天地。"掌握阴阳的变化规律，又呼吸吐纳，以养精气，独立守神，使形意相贯，形神相融，始终如一。达到这种高妙的境界，怎么能不"寿敝天地"呢？这种心神兼养，动静结合的养生思想，对后世产生了深远的影响。

其三，适应自然，协调阴阳，形神和畅。

《黄帝内经》认为，自然界一切事物的产生、发展、衰弱、消亡，都受阴阳变化规律的支配。提出了"阴阳者，天地之道也，万物之纲纪，变化之父母，生杀之本始，神明之府也。治病必求于本"（《素问·阴阳应象大论》）的著名论断。认为人们必须适应这一自然规律，使人体的阴阳与自然界阴阳的变化协调统一。

"阴平阳秘，精神乃治；阴阳离决，精气乃绝。"（《素问·生气通天论》）反复强调："阴阳四时者，万物之终始也，死生之本也。逆之则灾害生，从之则苛疾不起，是谓得道。"（《素问·四气调神大论》）所谓"得道"，就是掌握了养生之道。在《上古天真论》中，特别称赞了"真人""至人""圣人"和"贤人"的养生之道。而这四种善养生者，无一例外的都是首先强调"和于阴阳"。

总之，适应自然，协调阴阳，维持机体的阴阳平衡，贯穿《黄帝内经》养生学说的始终。而《黄帝内经》的这一思想有着深远的意义，人类只有使自己的生命活动与大自然协调平衡，形成和谐的统一体，才能得以长寿。

如何才能顺应自然，调理阴阳，使"内外协和"呢？除了以上论述的"顺应四时""饮食有节、居起有常""精神内守"、动静结合等方法以外，《黄帝内经》还强调了对情志的调节，以达到形神和畅，健康长寿。

《素问·阴阳应象大论》说："天有四时五行，以生长收藏，以生寒暑燥湿风。人有五脏化五气，以生喜怒悲忧恐。故喜怒伤气，寒暑伤形。暴怒伤阴，暴喜伤阳。厥气上行，满脉去形。喜怒不节，寒暑过度，生乃不固。"因此，必须调节情志，保持身心愉快。

《黄帝内经》多处论述了情志因素对人体健康的重要作用及五志太过对人体造成的相应危害。同时还总结出一套颇为合理的情志调节法。如"怒伤肝，悲胜怒"；"喜伤心，恐胜喜"；"思伤脾，怒胜思"；"忧伤肺，喜胜忧"；"恐伤肾，思胜恐"。(《素问·阴阳应象大论》) 这些均值得借鉴。

金元四大家之一的河南名医张子和根据此理论，在《儒门事亲》中进一步提出："悲可以治怒，以怆恻苦楚之言感之。喜可以治悲，以谑浪亵狎之言娱之。恐可以治喜，以恐惧死亡之言怖之。怒可以治思，以侮辱欺罔之言触之。思可以治恐，以虑此忘彼之言夺之。"对此，古代已有不少成功的医案。

总之，《黄帝内经》的养生思想奠定了中医养生学的基础。《黄帝内经》既是中医理论体系形成的产物，也是中医养生学理论体系形成的标志。其后，历代有大批有关养生的论著相继问世，但大多是在《黄帝内经》的基础上发展起来的。

九、作为载体的文字的确立和规范，主要在中原形成，促进了中医药文化的传承

文字是记录语言的符号，也是记录和传播历史的主要载体。我们的汉字已有五六千年的历史，但作为一种成熟的文字，还应当从殷商时期的甲骨文算起。

（一）自甲骨文以来，汉字几种主要形体的演变和定形基本上都是在中原形成的

河南安阳小屯是甲骨文的圣地，甲骨文是商朝第20代君王盘庚迁都于殷（即安阳

小屯一带）至纣王亡国这段时期通行的字体，距今已有 3000 多年的历史。在甲骨文中，已记载有 30 多种疾病，这是最早的中医文献。在安阳小屯一带建筑的中国文字博物馆，是一项泽被万代的伟大工程。

篆书是春秋战国到秦朝时期通行的字体。它的特点是每笔都要引长书写，所以叫"篆书"。篆书又分大篆和小篆两种。大篆的笔画较繁复，通行于春秋和战国时期。小篆是秦朝李斯（河南上蔡县人）受秦始皇之命取大篆整理简化而成的，也称"秦篆"。它是当时秦王朝全国统一的文字形体。李斯的小篆统一了天下的文字，这有着划时代的意义。从此中国丰富多彩的传统文化（包括中医药文化）才能得到迅速准确和真正意义上的传播。

隶书由篆书简化演变而成，大约产生于秦代。它把篆书的圆曲线条改为方折笔画，使汉字进一步符号化。到了汉代，隶书渐渐通行起来。隶书的产生，标志着今文字的起始，使汉字的形体演变到了一个崭新的阶段。东汉末年的大学者蔡邕（河南杞县人）就是书写隶书的圣手和大师。

楷书约萌芽于西汉，到东汉末年渐趋成熟。三国时代的钟繇是我国第一位著名的楷书书法家。他是河南长葛县（今长葛市）人，其家乡位于三国时魏国的国都许昌附近，今仍属许昌市管辖。楷书笔画平直，结构方正。自魏晋以来，楷书便成了应用汉字最主要的形体，也是我们书写汉字的规范形体。

宋体字是在开封创立的，其创始人是宋朝的秦桧。秦桧的书法成就深为宋徽宗赏识，被任用为御史台左司谏，负责处理御史台衙门的往来公文。在公文来往中，秦桧发现这些来自全国各地的公文字体不一，很不规范，处理起来很不方便。他便潜心研究汉字。汲取了前人书法的精髓，综合各家之长，在徽宗赵佶瘦金体字的基础上，创立了一种横平竖直，工整划一，简便易学且适用于印刷的字体。秦桧的新字体得到徽宗的高度重视，命其制成书写范本，在全国推广，要求各地官府统一按秦氏字体书写公文。秦氏字体很快普及，并且被后世继承下来，这种字体被称为"宋体字"。按一般的习惯，本应该叫秦体字才对。因为秦桧的卖国行为遗臭万年，人们恶其行，不愿以其姓命之，便命名为宋体字，沿用至今。

当世界进入计算机时代，汉字面临"生死劫难"的时候，又是一位河南人解决了汉字进入电脑的世界性难题，开创了汉字信息化的新纪元。这位河南人叫王永民。

20 世纪 80 年代初期，国内外报刊上登出了《计算机是汉字的掘墓人，是拼音文字的助产士》的文章，宣扬汉字"走进了时代的死胡同"，该"寿终正寝"了。汉字的命运抉择摆在中国人面前：是拒绝使用计算机呢，还是改用“拼音”不再使用汉字？这是计算机对中国文化一次生死攸关的挑战。

经过5年的艰苦努力，王永民在南阳研究发明了王码五笔字型，五笔字型和后来发明的数字王码，合称为“王码”。“王码”先后获得了中、美、英三国专利，还被联合国全面采用，是全世界唯一广泛应用的“汉字编码”输入技术。

新华社评价“王码”是“在中国文化史上其意义不亚于活字印刷术”的重大发明，国家邮政总局发行了“当代毕昇——王永民”的邮票。在中科院院长路甬祥主编的《科学改变人类生活的100个瞬间》一书中，称王永民为“把中国带入信息时代的人”。

在2000年的历史发展过程中，由于文字的确立、规范和普及，再加上造纸术和印刷术的发明，使古人为我们留下了数量巨大的中医古籍文献，中医药也因此具备了深厚的文化底蕴。

（二）中国第一部字典《说文解字》及其对医学的价值

中国第一部字典是东汉时许慎所著的《说文解字》（简称《说文》），大约成书于公元100年。许慎是东汉汝南郡召陵人，即今河南省漯河市郾城人。《说文》按汉字的形体和偏旁结构，将全书所收的9353个字，“据形系联”，分为540部，首创部首编排法；用“六书”的理论解释文字，确立了六书的体系；保存了篆文的写法系统和汉以前的古训古音，为古文字学、汉语词源学和古音学提供了重要参考资料，是研究先秦古籍和古文字学的典籍。

《说文》虽然不是医学著作，但是它对中医学的研究有着重要的价值。《说文》共收字9353个，其中重文1163个（即异体字），经初步统计，其中与医药学直接相关的文字将近1300个，如果去掉重文1163个，实际将近占全书收字的六分之一。

其大体分布是：生理方面的有674字，病理方面的有427字，药物方面的有150字，经络及针灸方面的有42字。其中表示病名的有359字，仅“疒”字旁的字就有102个。全书保存了丰富而系统的医药文字资料。众所周知，两汉时期是中医药发展史上的第一个高峰，而成书于东汉后期的《说文》一书，正从一个侧面展示了那个时期辉煌的医学成就。对今人研究中医药学有着深刻的启迪意义。

1.《说文》中有关医药学词语的记述

我们举一些实例作以简要介绍：

（1）对人体部位和生理现象的描述。如“脬（páo，抛），膀胱也。”“题，额也。”“脚，胫也。""涕，泣也。""闻，知声也。""筋，肉之力也。""瞤，目动也。""睡，坐寐也。""髀，股也。""咳（hāi），小儿笑也。""吻，口边也。""自，鼻也。""洟，鼻液也。"

（2）对症状证候的描述。如"眇，一目小也。""眚，目病生翳也。""蔑，劳目无精也。""胖，半体肉也。""吃，言蹇难也。""噎，饭窒也。""羸，瘦也。""烦，热头痛也。""喘，疾息也。""涽（tūn），食已而复吐也。"

（3）对病因病机的描述。如"痱，风病也。""瘀，劳也。""瘁，气不定也。""鼽，病寒也，鼻窒也。""厥，逆气也。""瘀，积血也。""瘹（chóu），腹中有水气也。""悸，心动也。""酒，沉于酒也。"

（4）对病名的记述。如"瘿，颈瘤也。"俗称大脖子病，即甲状腺大一类的病。"瘰，颈肿也。"相当于今天所说的淋巴结核。"痔，后病也。""后"指肛门。说明已认识了痔疮病。"疸，黄病也。"此指黄疸病。"癫，小儿瘛疭病也。"属于痫病，俗称抽风。小儿易发生。《说文》对疟疾病的解释更为精彩。"疟，寒热休作病。"指出是寒热交替发作的疟疾。"痁，有热疟。"指有热无寒的疟疾。"痎，二日一发疟也。"精确说明是两日一发作的疟疾。"疠，恶疾也。""疫，民皆病也。"说明已认识了流行性传染病。《说文》对肠道寄生虫病也有清楚的描述。如"蛊，腹中虫也。""蛔，腹中长虫也。""蛲，腹中短虫也。"

（5）对诊断的记述。如"妊，孕也"，"娠，女妊身动也"，"胚，妇孕一月也"，"胎，妇孕三月也"。这与现代胚胎学颇为近似。可见，汉时对妊娠诊断及胚胎学的认识已很发达。

"寸，十分也。人手却一寸动脉，谓之寸口。"寸的本义为寸口，也称寸脉。"脉（衇），血理分衺行体者。"意为运行在体内的血脉。

（6）关于药物的记述。如"药，治病草也。"说明凡是治病的草均属药的范畴。同时也说明中药基本上是以草木植物为主。"芐，地黄也。""桔，桔梗也，药名。""釜，黄釜也。"即黄芩。"萸，茱萸也。"这些在当时就是常用药物。"丹，巴越之赤石也。"说明朱砂是产于巴蜀和越地的矿物药。"参，人参，药草，出上党。""姜，御湿之菜也"，"芝，神草也"，"芺（ào），味苦，江南食以下气"。"萱，令人忘忧草也。"以上记载了药物的功用及性味。"芫，鱼毒也"。告诉人们芫草的别名叫鱼毒。据说，此草煮后投入水部，鱼则死而浮出，故名。

此外，在《说文》的木部、酉部、虫部、石部、鱼部、金部等，均涉及一些药物。

（7）对针灸疗法的记述。如"砭，以石刺病也。"说明用石针治病。"剽，砭刺也。"也是一种针刺疗法。"灸，灼也。"说明是用艾炷烧灼或熏熨人体穴位的一种疗法。"臑，臂羊矢也。"（羊矢即羊矢穴）

（8）关于阴阳五行学说的记述。《说文》涉及阴阳五行的地方很多。如对性情的解释是："人之阴气有欲者"谓之情，"人之阳气性善者"谓之性。对于数、天干、地支也用阴阳解释，如"四，阴数也"，"甲，东方之孟阳气萌动"，"丙，位东方，万物成炳然，阴气初起，阳气将亏"，"已，已也，四月阳气已出，阴气已藏"，"五，五行也，从二，阴阳在天地交午也"。

对于五行学说中的东方甲乙木应肝，南方丙丁火应心，西方庚辛金应肺，北方壬癸水应肾，中方戊己土应脾，都记载得非常清楚。如"庚位西方，象秋时万物庚庚有实也"，"辛，秋时万物成而熟，金刚味辛也"。关于五脏，完全用五行学说作解释。"肺，金藏也"，"肝，木藏也"，"肾，水藏也"，"心，火藏也"，"脾，土藏也"。

从以上实例可以看出，《说文》不仅真实地记录了汉以前的医学成就，而且成为后世解释医学词语的依据和规范。

2.《说文》在中医词语训诂中的指导作用举例

（1）煮、煎、熬。这三个字在现代汉语中意思大体相同，如果说"煮药""煎药""熬药"，几乎没有什么区别。可是在古医书中含义就不一样了。

煮，《说文》云："或从火，或从水在其中。"煮药，即把药物和水一起加温，这同今天的用法是一致的。

煎，《说文》云："熬也。从火前声。"段玉裁注云："凡有汁而干谓之煎。"煎药，就是把煮好的药汁去掉渣滓，再加温浓缩。

"煮"和"煎"的意思都好理解，此不赘述。关键是"熬"的含义，与之明显不同。

熬，《说文》云："熬，干煎也。从火敖声。"扬雄《方言》云："熬，火干也。凡以火而干五谷之类，自山而东，齐楚以往，谓之熬。"可知"熬"有干煎、火干、焦干之意，它是专用火制，而不兼水制的。熬药，就是把药物炒干或烤干。"熬"与"煎"的区别在于"煎"是有汁而干，而"熬"是干煎。"熬"与"煮"的含义则大相径庭。在成书于秦汉之际的《神农本草经》《伤寒论》等医籍中，在许多药物之后，如芫花、水蛭、虻虫等药后，往往注有"熬令赤色""熬令黄色"，甚至"熬黑"等语，这显然是指"火干""炒干"而言，绝不是加水煮。"熬"的这种用法，在先秦两汉的典籍中相当普遍。如《周礼》

《仪礼》《礼记》三礼中有关丧礼的内容中，多有"熬谷"的记载，但无一例外的都是把五谷"焙干"或"炒熟"，而不是煮熟。如《仪礼·士丧礼》："熬黍稷各二筐。"《礼记·丧大记》："熬，君四种八筐，大夫三种六筐，士二种四筐。"汉代郑玄注曰："熬者，煎谷也。将涂设棺旁，所以惑蚍蜉，使不至于棺也。"唐代孔颖达疏云："熬者，谓火熬其谷使香，欲使蚍蜉闻其香气，食谷不侵尸也。"都是讲殡丧时，将五谷炒熟，放于棺旁，以惑蚍蜉，能起到防腐的作用。而盛之以"筐"，显然不用加水煮。

新版《辞源》第 1949 页"熬"的义项注为"文火慢煮"，所举例证却是《周礼·地官·舍人》："丧记，共饭米熬谷。"这就错了。此处"熬"也是"炒干"之义，绝不是用"文火慢煮"。

（2）关于"乳"和"字"。司马迁《史记·仓公列传》中有这样一段话："菑川王美人怀子而不乳，……饮以莨菪药一撮，以酒饮之，旋乳。"有人译为："菑川王的一个妃子怀孕后不下奶汁，……给她服用一撮莨菪药，用酒伴服，很快就下奶了。"译者望文生义，把"乳"理解为"乳汁"。甚至有人还据此向世人介绍司马迁记载的所谓下奶良方。按《说文》云："人及鸟生子曰乳。""乳"是生育的意思。"不乳"为"难产"，"旋乳"为"很快生下孩子"。由于不明"乳"的本义，竟把催产药说成催乳药。若照此用药，岂不贻误病家吗？其实"乳"的这一含义在古籍中颇为常见。

如《金匮要略·妇人产后病脉证治》："妇人乳，中虚，烦乱，呕逆，安中益气，竹皮大丸主之。"意思是：妇人产后，中气亏虚，出现心烦意乱，呕吐气逆，应当安中益气，用竹皮大丸主治。有人不知在"妇人乳"后点断，总是讲成"妇人奶中虚"云云。这也是不明"乳"的本义的缘故。

又如，《汉书·霍光传》："（霍光妻显）私使乳医淳于衍行毒药杀许后。"此处"乳医"是指妇产科医生。至于"乳子""乳虎""乳牙""乳名"都是由"初生"义而来的。

"字"的本义也是"生育"，《说文》云："字，乳也。""乳"和"字"是同义词。

如《山海经·中山经》："其上有木焉，名曰黄棘，黄华而员叶，其实如兰，服之不字。""不字"即"不生子"。

正因为"字""乳"本义相同，所以在本文中可对举和连用。如《论衡·气寿》："妇人疏字者子活，数乳者子死。"意思是说，生孩子稀少的容易养活，生孩子太频繁的不容易养活。这是古人对优生的认识。句中"字""乳"同义对举。又如《论衡·气寿》："所怀子凶者，字乳亟数，气薄不能成也。""字乳亟（qì）数"意思是生育频繁。"字乳"和"亟数"均为同义复用。

至于"字"的"爱""抚养""待嫁""文字""表字"等义项，几乎都是由"生育"这一本义辐射引申出来的。此不赘述。

（3）关于"久"和"灸"。一提到"久"，人们一般都认为是指"时间长"，包括《辞源》《辞海》等多种工具书均把"长久""时间长"作为"久"的本义，多举《论语·述而》"久矣，吾不复梦见周公"为例证。其实"时间长"并不是"久"的本义，只是一个常用义。"久"的本义是"灸灼"，即中医的一种古老的治病方法，灸灼治病。《说文》云："久，从后灸之，象人两胫后有距也。""久"字像用艾炷在人后熏灸之形，是一个象形字。因灸灼治病要有耐性，直到灸处出汗而起到调补身体、发散毒邪的作用为止，故又用以指时间长，借以表示抽象的时间义。段玉裁注释说："'迟久'之义行而本义废矣。"后来又增加形符"火"，另造一个"灸"字来表示"灸灼"义。《说文》云："灸，灼也。从火久声。"形声兼会意。

近代著名学者杨树达先生在他的《积微居小学述林·释久》一文中早已指出："古人治病，燃艾灼体谓之灸，久即灸之初字也。"精确地说明了"久""灸"二字的关系。即"久"是初文，"灸"是后起字，二者是古今字。今天，我们从出土的竹简中可以找到例证。如1978年文物出版社出版的《睡虎地秦墓竹简·封诊式·贼死》云："男子丁壮，析（晳）色，长七尺一寸，发长二尺；其腹有久故瘢二所。"大意是说：男子系壮年，肤色白，身高七尺一寸，发长二尺，其腹部有灸疗旧疤痕两处。此处"久"义为灼灸、灸疗，用的正是本字本义。它是"灸"的古字，而不是通假字。

通过对以上几组实例的分析，可以看出，正确地解读古典医籍并不是一件容易之事。特别是中医的经典著作《黄帝内经》《伤寒论》等书，均成书于两汉时期，属于上古汉语，保存了大量的古字古义。这就要求我们，除了必备的医药学知识以外，还必须掌握一定的文字学、音韵学和训诂学知识，才能正确地解读古医籍，进而整理古医籍。而许慎的《说文解字》根据象形、指事、会意、形声四种构形方法，通过形、声、义三结合来分析汉字、探索字源，寻求本义，这对我们进行中医药词语的训释工作，有着重要的指导意义。同时，对我们进一步开展中医研究，整理发掘这座伟大的宝库，有着重大的价值。

我们要正确地阅读中医药古籍，发掘中医药这座伟大的宝库。从殷墟甲骨文到许慎的《说文解字》，汉字从形成、确立到规范，其发展过程中的主要阶段都是在河南完成的，对中医药文化的传承起到了巨大作用。这充分显示了中原古代文化对华夏文明所做的贡献。

十、医圣仲景确立的辨证论治法则，是中医学术的核心思想，成为中医药文化的诊疗模式

生于东汉末年的张仲景，在当时瘟疫大流行、人民死亡惨重的背景之下，弃官从医，"勤求古训，博采众方"，将《黄帝内经》的理论用于临床实践之中，写出了中医的经典之作《伤寒杂病论》，创立了"辨证论治"体系。

张仲景根据错综复杂的病情所表现出的各种证候，运用古代辩证法思想，加以分析研究，找出其中的属性、部位、邪正消长和病态表现，用阴阳、表里、寒热、虚实概括并区分病证（后人总结为八纲，作为辨识疾病的大纲，去认识疾病发展过程中各个阶段的普遍规律）。张仲景又以三阴和三阳来归纳疾病所呈现的不同类型，通过"六经"辨证，全面地把握疾病的发展变化的普遍规律和特殊现象，以对疾病做出正确诊断。他在认真辨证的基础上，根据病变的表里先后和轻重缓急，随证施治，相应地制定出汗、吐、下、和、温、清、补、消等多种治疗方法（清人程钟龄总结为八法），从而使辨证论治体系更加系统完备。这一体系不仅为诊疗一切外感病提供了纲领性的法则，同时也为中医诊疗规律做出了明确的示范，成为中医药文化的诊疗模式。这一诊疗模式，一直为后代医家所遵循。在此后近2000年的岁月里，历代有成就的医家无不继承了这种中医药文化的诊疗模式。

不仅如此，张仲景根据与辨证论治原则，还创制了一系列相应的方剂。这些方剂配伍精当，医理深奥，疗效显著，被后世尊为"经方"。经过历代医家的发扬光大，这些经方已不局限于治疗仲景所述之疾病，而是远远超过其应用范围，广泛用以治疗各种疾病。历代医家在运用经方的过程中，根据其组方思路及病情需要，通过加减药味和改变药量等方法，又衍化派生出了许多有效方剂，在临床上发挥了重要作用，为人类的健康做出了巨大贡献。

总之，张仲景以其创建的学术体系和高尚的医德，成为历代中医的楷模和中医药文化的最优秀代表，理所当然地被尊为"医圣"。仲景之学一直是中医的主流之学，他为后代学者提供了一个常读常新、常用常新的广阔平台，从中不断地生发出新的价值，始终保持着旺盛的生命活力。历代医家聚集在仲景之学的旗帜下，不断地继承和发展，形成了最大的中医学术流派。正如日本学者丹波元胤在《中国医籍考》中所说："如日月之光华，旦而复旦，万古常明。"

十一、几千年的古都文化，促成了中原中医药文化的发达，并在全国起到了示范和引领作用

一个值得特别注意的现象是在古代中原多处被定为国都。几千年的古都文化在中原地区扎根最深、影响最大，一次次在中原建都后更激发了中原的繁荣发展，形成了中原文化的独特风采。因为国都是每个王朝政治、经济、科技和文化中心的标志。

如前所述，从传说中的三皇五帝时起，直到北宋末，先后有淮阳、新郑、濮阳、郑州、登封、巩义、禹州、偃师、安阳、洛阳、开封等作为国都，特别是郑州、安阳、洛阳、开封曾多次被定为国都。全国八大古都，河南占其四。

且不说伏羲制九针；炎帝神农氏尝百草，一日遇七十毒而创立了中药学；黄帝穷妙血脉，参变阴阳，发明了针灸；雷公请问其道，乃坐明堂以授之；禹叙六极（即六种凶恶之事）以辨疾；以及商汤的名相伊尹撰《汤液经》等优美的传说，直接推动了中医药的发展。而历代入主中原的王朝对医药的重视，则不同程度地促使了中医药文化的发展。几千年的国都文化，促成了中原中医药文化的发展。

下面以北宋政府为例，做简要说明。

自秦汉以来，经过千百年的文化积淀，宋代文化出现了空前的繁荣，达到了中国古代文化的高峰。在"兴文教，抑武事"的政策背景下，北宋政府对医药学高度重视，制定了一系列促进医药学发展的正确措施，使宋代的医药文化呈现出一派生机勃勃的景象。

1.广泛征集医药文献

北宋皇帝充分认识到图籍的价值，特别重视医药文献的征集。据《宋史》记载，太平兴国三年（978年），宋太宗赵光义诏："翰林医官院各具家传经验方以献，又万余首。"太宗不仅下令征集医书，而且还身体力行"收得妙方千余首，无非亲验"。（见司义祖校订《宋大诏令集》）太宗的言行为以后的皇帝树立了榜样。后来宋真宗为防止医籍外流，还在景德三年（1006年）诏令：禁用医书与外国交换货物。上述措施，都促进了医书征集工作的开展。

宋仁宗嘉祐五年（1060年），曾设购赏科，"以广献书之路。应中外士庶之家，有收馆阁所阙书籍，许诣官送纳。如及五百卷，当议与文武资内安排，不及五百卷，每卷支绢一匹。"（见《宋大诏令集》）

神宗元丰中（1078—1085）诏令："天下高手医，各以得效秘方进……"（见丹波元

胤《中国医籍考》）徽宗于政和二至四年（1112—1114），再次命访天下遗书，求道教仙经，"天下应有奇方善术，许申纳本州，逐州缴进以闻。"（见《宋大诏令集》）宋代五帝先后十多次颁布求购书诏令，因而使征集工作出现了空前局面，为医籍的整理编纂提供了重要条件。

2. 建立各种国家医疗机构

宋朝建立有太医局、惠民和剂局（制药）和校正医书局（专门整理医书等国家医疗机构）。熙宁九年（1076年）在东京开封设立的"熟药所"是我国最早的官办药局。宋太宗早在登基之前，便非常留心医术方药。经多年辛苦收集，竟"藏有名方千余首，皆有验"。当时潭州人释洪蕴，以医鸣人，赵光义闻讯，以皇太子身份，拜释洪蕴为师，请他为己讲解方药知识。特别是仁宗时设立的校正医书局在整个封建时代是绝无仅有的。在这里集中了一流的学者，掌禹锡、高保衡、林亿和孙兆四人为校正医书官，整理了《素问》《伤寒论》《金匮要略》《千金方》《脉经》《外台秘要》《甲乙经》《诸病源候论》等十多部重要医籍，使其成为指导临床应用的范本。校正工作十分认真。如对《素问》的校勘，就"正谬误者六千余字，增注义者二千余字，一言去取，必有稽考"。（见林亿《新进素问表》）由于朝廷重视，且皇帝（如太宗、徽宗）亲自参与整理编纂，便产生了很大的激励作用，因而使宋以前散失的文献得到空前征集。经过精心校正，促进了医学知识的总结、交流，推动了医学事业的发展。

3. 多次修订本草

宋代是修订本草最多的朝代。早在开宝元年（968年），宋太祖赵匡胤命刘翰等人整理，后又命李昉刊定，修成了《开宝重定本草》，收药983种，较前增药100多种。

宋仁宗嘉祐二年（1057年），又命掌禹锡、苏颂等人修成《嘉祐本草》，增药82种。

1061年，政府又命各地将所产药物绘图呈上，由苏颂编辑成《图经本草》。

北宋末年，通仕郎艾晟（shèng）将唐慎微编的《经史证类备急本草》略加修订，改名为《大观经史证类备急本草》，由国家刊行。在《本草纲目》之前，此书一直被奉为范本。

可知北宋政府四次修本草，为历朝之冠。

4. 组织编撰多部大型方书

978—992年，经过14年努力，翰林医官王怀隐（商丘人）奉诏编成《太平圣惠方》，宋太宗亲笔作序。1046年宋仁宗命何希彭将此书缩编成《圣惠选方》60卷，作为教科书。据载，在编《太平圣惠方》的同时，还编有另一部方书《神医普救方》，已佚。

宋太宗晚年还下诏创办了御药院，其职责是专门掌管帝王用药及保管国内外进献的珍贵药材，并且整理出了我国第一部宫廷内的成方制剂规范——《御药院方》，计 11 卷，对后世颇有影响。宋真宗在位 24 年，他受到太宗的影响，也有一定的医术。当时高相国有疾，他针对病情，亲自查阅《御药院方》，选"生犀丸"赐给高相国，以祛痰清目而进饮食。

据《本草纲目·卷三十四·苏合香》记载：宋真宗曾因太尉王钦若气弱多病，便面赐药酒一瓶，云"可以和气血，辟外邪"，令空腹饮之。王饮后"大觉宽健，次日称谢"。宋真宗说："此苏合香酒也，极能调和五脏，却腹中诸疾。"并且他还在朝上向大臣们详述该酒的制备方法。

1102 —1106 年，宋徽宗崇宁年间，政府药局编制了《和剂局方》作为制剂规范的手册，南宋时更名为《太平惠民局方》，这是我国历史上第一部政府颁发的成药药典。今天方剂书中讲授的许多方剂都出自此方书。如二陈汤、十全大补汤、牛黄清心丸、四君子汤、至宝丹、八正散、附子理中丸、逍遥散、藿香正气丸、平胃散、人参养荣汤等等。

北宋末年，徽宗赵佶诏集海内名医编写《圣济总录》，收方 2 万多首。是当时方剂的集大成者。

5.发展针灸并规范针灸穴位

1023 —1032 年，宋仁宗赵祯接受王惟一的建议，命其创铸针灸铜人两尊，并著成《铜人腧穴针灸图经》（简称《图经》）3 卷，使针灸穴位得以统一和规范。1027 年 10 月铜人铸成，1030 年又把《图经》范刻于石板上，陈列于市中心的大相国寺内，供人自由参观学习，这对针灸知识的普及有极大促进作用。石刻的题篆为宋仁宗亲笔御书，并指令大学士夏竦为《图经》作序。

另外，宋代还大力兴办医学教育并实行禁巫兴医。

北宋政府的这一系列政策，对后世产生了深远的影响。由于大宋统治者对医学的重视与提倡，文人知医、通医成为风尚，"儒医"现象成为大宋一道独特亮丽的风景。人们认为医为仁术，儒者之事，"医国医人，其理一也"，"不为良相，则为良医"，大批儒士进入医学领域，一代又一代儒医的涌现，使医学队伍的素质明显得到提高，促进了从医人员知识结构的更新和医学研究效率，无论是对医药理论的发展还是对临床经验的总结提高，都起到了重要的作用。

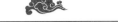

十二、灿烂的中原古代文化造就了一大批著名医家，他们的医疗实践及其留下的宝贵著作，构建了中原中医药文化大厦，极大地彰显了中医药文化

光辉的中原古代文明彰显了灿烂的中原古代文化，而这种灿烂的古代文化，又推动了中医学的迅速发展，孕育造就了一大批著名医家。

自汉武帝依从董仲舒奏议"罢黜百家，独尊儒术"之后，儒家思想成了中国古代文化的核心，而这个时期正是中医的发展时期。儒家最根本的道德原则是孝，其最高的道德标准是仁，而修身齐家治国平天下则是儒家的人生理想，其中又以济世利天下为最高理想。

医者，仁术也。在古人看来，做官与行医，为良相与做良医，都是济世利天下，其本质是一致的。因而掌握医术往往被看作是每一个人，特别是儒士们的一种义务。所以张仲景在《伤寒论序》中说"怪当今居世之士，曾不留神医药，精究方术"。晋代皇甫谧说得更深刻："夫受先人之体，有八尺之躯，而不知医事，此所谓游魂耳。若不精于医道，虽有忠孝之心，仁慈之性，君父危困，赤子涂地，无以济之。"（皇甫谧《甲乙经序》）正是基于这一点，张仲景弃高官而不做，潜心于医学，"勤求古训，博采众方"，写出了不朽的《伤寒杂病论》，实现了他"上以疗君亲之疾，下以救贫贱之厄，中以保身长全，以养其生"（《伤寒论序》）的愿望。

中州自古多名医。在这块土地上，除了伟大的医圣张仲景之外，还有许多杰出的医学家。早在商代初期，就有商汤的宰相伊尹著《汤液经》发明了汤剂。早期的医方大家，晋朝的范汪是颍阳（今河南许昌）人，一说南阳顺阳（今河南内乡）人，他著有《范汪方》。继《黄帝内经》之后，较早的中医基础理论著作《褚氏遗书》的作者，是南朝的褚澄，他是阳翟（今河南禹州）人。唐代的针灸和中药名家甄权是许州扶沟（今河南扶沟）人，寿103岁。唐代名医张文仲为高宗御医，是治疗风病专家，曾著《疗风气诸方》，为洛州洛阳（今河南洛阳）人。对瘵病（结核病）提出独到见解，著有《骨蒸病灸方》一卷的崔知悌是许州鄢陵（今河南鄢陵）人。中国现存最早的食疗专著《食疗本草》的作者，唐代的孟诜是汝州（今河南汝州）人。北宋著名的医方类书《太平圣惠方》的作者王怀隐是宋州睢阳（今河南商丘）人。宋代著名的儿科专家阎孝忠是许昌（今河南许昌）人，他为恩师编写《小儿药证直诀》一书，使儿科大师钱乙的学说得以传世。北宋仁宗时，校正医书局中整理古医书的高手有好几位河南人。如撰《嘉祐本草》的掌禹锡为许州郾城（今河南漯河市郾城区）人，完成《重广补注黄帝内经素问》的孙兆、孙奇，均为卫州（今河南卫辉）人。特别是校正医书局的重要人物林亿，是开封人，约出生于北宋真宗咸平、景德年（998—1007），历仁宗、真宗、神宗三朝，十余年间，校勘医籍成就尤为突出。他的《新校正》备受后人推崇。北宋医家王贶是考城（今河南兰考）人，著有《全生指迷方》，《四库全书提要》评价说："此书于每证之前，非惟详其病状，且一一详其病源，无不辨其疑似，剖析微茫，亦可为诊家之枢要。"北宋末期的著名医家，《鸡峰备急方》（又称《鸡峰普济方》）的作者张锐是河南郑州人。南宋的伤寒大家，《伤寒补亡论》的作者郭雍是洛阳（今河南洛阳）人。南宋法医学家郑克是汴京（今河南开封）人，他著的《折狱龟鉴》是与宋慈的《洗冤集录》齐名的一部法医著作。金元四大家之一，攻下派的代表金代张子和是睢州考城（今河南兰考县，一说民权县）人。元代名医滑寿祖籍是襄城（今河南襄城县），他著有《读素问钞》《难经本义》，对《黄帝内经》和《难经》的研究做出了巨大贡献；他著的《诊家枢要》和《十四经发挥》分别是诊断学专著和针灸专著，均在中医发展史上占有光辉的一页。明太祖朱元璋的五皇子朱橚，就藩在开封，为周定王，他著的《救荒本草》，以河南的灾荒为背景写成，开创了对野生可食植物的研究，对后世产生了深远影响。著名的医史专家、明代的李濂是祥符（今河南开封）人，他的《医史》十卷，是我国首次以"医史"命名的医学史专著，书中为张仲景、王叔和、王冰等人补写了传记。清代名医，《嵩崖尊生全书》的作者景日昣，是登封（今河南登封）人。清代温病学家的北方代表人物，《寒温条辨》的作者杨栗山是中州夏邑（今河南夏邑）人。清代著名的植物学家吴其濬，是河南固始县人，他撰写的《植物名实图考》和《植物名实图考长编》，不仅是植物学的一部名著，也是继《本草纲目》后最重要的本草类著作，对世界医学曾产生过重要影响。还有很多，不再一一列举。据不完全统计，史传和地方志中有籍可考的河南古代医家多达1000余人。《周易·系辞上》曰："子曰：'书不尽言，言不尽意。'"这些著名的医家，犹如璀璨的群星，照亮了中医学发展的历史道路。

中原古代医药名家留下的宝贵著作，积淀了数以千年的中医精华，养育了难以计数的杏林英才。他们的医疗实践及其留下的宝贵著作，构建了宏伟的中原古代中医药文化大厦，极大地彰显了中医药文化。

为了保护和传承这笔宝贵的文化财富，让广大读者顺利阅读这些古籍，并进一步深入研究中原医学，我们组织了一批中医专家和从事中医文献研究的专家，整理编写了"中原历代中医药名家文库·典籍部分"。计划出版40余部，首批校注出版19部，随后陆续整理出版。此套丛书，每本书前都有对该书基本内容和学术思想的介绍及校注说明，在正文中随文出校语，做注释，注文力求简明扼要，以便读者阅读。

校注整理的"中原历代医药名家文库·典籍部分"书目列表如下：

"中原历代医药名家文库·典籍部分"第一批校注书目（已出版）

书名	著者	祖籍
《褚氏遗书》	南齐·褚澄	阳翟（今河南禹县）
《食疗本草》	唐·孟诜	汝州梁（今河南临汝县）
《伤寒补亡论》	北宋·郭雍	洛阳（今河南省洛阳市）
《太平圣惠方》	北宋·王怀隐等	睢阳（现河南商丘）
《铜人针灸腧穴》	北宋·王惟一	
《济世全生指迷方》	北宋·王贶	考城（今河南兰考县境内）
《儒门事亲》	金·张从正	睢州考城（今河南省兰考县）
《诊家枢要》	元·滑寿	许州襄城（今河南省襄城县）
《十四经发挥》	元·滑寿	许州襄城（今河南省襄城县）
《读素问钞》	元·滑寿	许州襄城（今河南省襄城县）
《救荒本草》	明·朱橚	河南开封
《医门八法》	清·刘鸿恩	河南尉氏县
《针灸易学》	清·李守先	河南长葛市茶亭人
《寒温条辨》	清·杨璿	中州夏邑（今河南省夏邑县）
《嵩崖尊生书》	清·景日昣	河南登封市
《植物名实图考》	清·吴其濬	河南固始县
《植物名实图考长编》	清·吴其濬	河南固始县
《王氏医存》	清·王燕昌	河南固始县
《眼科百问》	清·王子固	河南原阳县

"中原历代医药名家文库·典籍部分"第二批校注书目（即将出版）

书名	著者	祖籍
《易筋经》二卷	南齐·达摩祖师	河南登封少林寺
《天隐子养生书》	唐·司马承祯	河内河阳（今河南温县）
《千金宝要》六卷	唐·孙思邈撰 宋·郭思编	郭思河阳（今河南温县）
《钱氏小儿药证直诀》	宋·钱乙撰 阎孝忠辑	阎孝忠许昌（今河南许昌），一说大梁（今河南开封）

续表

书名	著者	祖籍
《鸡峰普济方》三十卷	宋·张锐	河南郑州
《产育宝庆集》二卷	宋·李师圣、郭稽中	李师圣河南濮阳
《医经正本书》一卷	宋·程迥	应天府宁陵（今河南宁陵县）
《折狱龟鉴》八卷	南宋·郑克	河南开封
《伤寒类证》三卷	金·宋云公	河内（河南沁阳）
《原机启微》二卷	元·倪维德	河南开封
《滇南本草》三卷	明·兰茂	河南武陟（一说洛阳）
《仙传外科集验方》十一卷	明·杨清叟编，赵宜真集	赵宜真，河南开封
《本草原始》十二卷	明·李中立	河南雍丘（今杞县）
《加减十八剂》	明·房文实	河南省汝阳县
《医史》十卷	明·李濂	河南开封
《（新编）注解病机赋》一卷	明·刘全备	河南内黄
《（新编）注解药性赋》一卷	明·刘全备	河南内黄
《太素心法便览》四卷	明·宋培	河南长垣
《植物名实图考长编》二十二卷	清·吴其濬	河南固始县
《医学集要》六卷	清·刘璞	河南沈丘
《保赤推拿法》一卷	清·夏云	河南息县

说明：在中原问世的中医经典著作：《素问》《灵枢》《难经》《神农本草经》《伤寒论》《金匮要略》，已多次整理出版，存世者较多，故仅列书目。

对中医古籍的整理研究，既是对中医学术的继承，又是对中医学术的发展；既是对前人经验的总结，又是对后人运用的启示；既可丰富基础理论，又可指导临床实践。其意义深远，不可等闲视之。为了"振兴中医"和实现"中原崛起"这伟大历史使命，我们这些生于斯，长于斯的中原中医学子，愿意尽一点绵薄之力。

十三、中原武术文化、少林伤科和禅医文化，展现了中原中医药文化的独特色彩，它与中医药文化息息相通，相互影响

禅宗祖庭在河南登封少林寺，太极拳圣地在河南温县陈家沟。少林武术和太极拳创造了灿烂的武术文化，它们和中医药文化互相依存，交相辉映。

武术的格斗，必然导致人体的创伤，因此武术与医学犹如一对孪生姐妹，武术伤科

就这样从武术和医学当中派生出来。比如，疾病的"疾"字，就象征带有箭伤而卧床之意。

武术与中医的产生和形成都源于中国传统文化，并在中国传统文化的大环境中发展完善。二者息息相通，互为渗透。武术伤科是中医的重要组成部分，中医里的阴阳五行、穴位经络、子午流注等思想，同样也贯穿在武术文化当中。中国武术包含着博大精深的中国传统文化思想，少林功夫与少林寺特殊的佛教文化环境及 1500 多年的历史紧密联系在一起，形成了一个庞大的武术体系，从而为少林伤科的发展奠定了坚实的基础。

早在南朝宋齐时代，释僧深所著的《僧深药方》便有关于跌打损伤之处方用药，是中国佛教医学首论骨伤疾患之方书。僧深还撰有《梅师方》《梅师集验方》，载论骨伤颇多。至唐代会昌年间，蔺道人撰《仙授理伤续断秘方》，为佛家骨伤流派的形成打下了基础。蔺氏传人彭叟以《理伤续断方》所载方药疗病，屡治屡验，活人甚众。从元代医书中也可以看出蔺氏的学术思想对后人的影响。元代李仲南《永类钤方》几乎全部载录了《理伤续断方》中治法的内容和一半以上的方药。这一脉相承的骨伤疗法，人们称之为中国佛家伤科学。所谓少林伤科学派就是在此基础上发展起来的，事实上，少林伤科学派就是佛家伤科学的延续。其代表人物就是明代的异远真人及其传人。综上所述，少林伤科以中医学的大背景为基础，继承了佛家伤科学的特色，以经络气血传输为理论依据，以脏腑经络、穴道部位为辨伤基础，以独特的少林寺秘传内外损伤方、点穴疗法及正骨夹缚为治疗方法，从而形成了一套完整的治疗体系。它既是中医学的一部分，又独具特色，自成体系，反过来又推动了中医学，特别是中医伤科学的发展，在中华文明史上占有光辉的一页。

不仅如此，少林医学还深受佛学的影响。自汉代经中原传入中国的佛学至魏晋以后广为流行，迅速渗透到社会各个领域，为中国所固有的文化融合与吸收，成为中国传统文化的重要组成部分。与此同时，佛学东渐必然对以中国传统文化为依托的中医学产生深远的影响。佛学与中国老庄哲学、魏晋玄学相结合，形成了禅宗，强调"明心见性"，即强调直观领悟；而中医学崇尚"天人合一"，用直觉来把握世界，感悟生命，诊治过程中强调直观外推和内向反思，也就是望闻问切四诊合参，不受外表某些症状的影响，找出疾病的本质，也是一个悟的过程。禅宗独特的思维方式与中医学的直觉体验不谋而合，因此，思想上禅和医可以互相融通，形成了一种禅医文化。佛教的禅定对中医的养生学产生的影响可以概括为两个方面：一是清净调神，强调心灵为一切身心现象的主宰，使各种欲念归于静止；二是祛病强身的佛家气功，这是一种延年益寿的养生方法。

佛教的参禅让人们摒弃杂念，安静专一，修炼身心，这实际上也是一种佛家气功。历代医家从佛教汲取了很多积极有益的东西，从而进一步丰富了中医气功养生的内容。

在少林寺的发展过程中，少林僧人长期参禅打坐，习武导引，并且充分利用嵩山当地的药材治疗僧众和附近居民的各种疾病，因而形成了独特的少林禅医文化。少林禅医不同于我国传统中医流派之处在于具有"禅"的特质。少林禅医是在佛教医学和中医药学的基础上形成的医学流派，禅医突出以禅定为基础法门，运用气化、导引、点摩等为治疗手段，以提高生命力、激发潜能、改变体质为旨归而自成医学体系。

少林寺的名字早已唱响全世界，少林寺及少林寺文化已被联合国教科文组织列为世界文化遗产。这是中国人的幸事，更是河南人的光荣。

太极拳发源于河南省温县陈家沟，至今已有300多年的历史。是由温县陈家沟的陈奏廷初创。明朝末年，陈家沟人陈奏廷（字王廷）根据祖传拳术，结合导引、吐纳和中医经络学说，创编一新的拳种，按阴阳转换之意取名太极拳，世称"陈式太极拳"。数百年来，太极拳已由陈氏一家的独得之秘，衍变出杨式、武式、吴式、孙式、和式等。太极拳讲究阴阳开合、刚柔相济、以意顺气、以意催形，不仅是中华传统文化的瑰宝，更是武苑中的一朵奇葩，是中华民族对人类文明的杰出贡献。

太极拳是集技击、强体、健身、益智和修性为一体的独特的运动方式，蕴藏着东方哲学的深刻内涵。它将阴阳、动静、正反、有无、形神等对立统一的哲理和宗教、哲学、伦理、武学、医学、艺术等精神资源融入武术之中，以符合人体运动规律的演练形式强体健身，体现了中华民族生生不息的活力，受到了全世界的关注。

太极拳拳理来源于《易经》《黄帝内经》《黄庭经》等中国传统哲学、医学、武术等经典著作，并在其长期的发展过程中又吸收了道、儒、释等文化的合理内容，故太极拳被称为"国粹"。

目前，温县已建成太极拳景点20个，发展武校30余所。2006年，太极拳被列入首批国家级非物质文化遗产名录；2007年，温县被中国武术家协会、民间文艺家协会正式命名为"中国武术太极拳发源地""中国太极拳发源地"和"中国太极拳文化研究基地"；2010年，温县被世界华侨华人社团、中华文化促进会、国际休闲经济促进会联合授予"中国十大文化休闲旅游县"荣誉称号；2011年，温县被评为"中国武术之乡"。

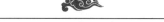
十四、河南现存的众多中医药文化遗迹展现了中原古代中医药文化的光辉

中原中医药文化源远流长，中医药文化遗迹星罗棋布。几年来，中原中医药文化遗迹与文物考察研究小组，在河南省中医管理局的直接领导下，深入各市县对河南中医药文化遗迹和中医药老字号进行了认真的考察研究。深深体会到，河南现存的众多中医药文化遗迹展现了中原古代中医药文化的光辉。参见各篇考察文章，此处从略。

十五、结语

河南位于华夏九州之中，境内多平原，故又称中原。它历史悠久，文化厚重，是中国历史的缩影。"若问古今兴废事，请君只看洛阳城"，"一部河南史，半部中国史"就是河南生动的写照。

中医药文化是中华文化的瑰宝，是中国正在申报的世界非物质文化遗产之一。而中医药文化之根在中原。从火祖燧人氏点燃华夏文明之火，到酒圣杜康发明酿酒；从殷墟甲骨文到许慎的《说文解字》；从伏羲制九针、岐黄论医道、伊尹创汤液，到道圣老子尚修身养性、庄子倡导引养生、神医华佗妙用麻沸散、医圣张仲景论六经辨证而创经方，中医的经典著作《黄帝内经》《伤寒杂病论》《神农本草》等纷纷问世；从佛教于汉代传入中国，直到禅宗祖庭少林寺融禅、武、医于一体而形成的禅医文化及温县太极拳等武术文化，这一切均发生在中原大地。几千年的中原古都文化促进了中原中医药文化的发展，并在全国起到示范和引领作用；灿烂的中原古代文化造就了一大批著名医家，他们的医疗实践及其留下的宝贵著作，构建了宏伟的中原古代中医药文化大厦，极大地彰显了中医药文化。正如曾担任河南省委书记的徐光春同志在《中原文化与中原崛起》的论述中所说："中医药文化起源于中原，中医药大师荟萃于中原，中医药文化发达于中原，中医药巨著诞生于中原。"（《中原文化与中原崛起》，2007 年 4 月河南人民出版社出版）

寻根溯源，我们深深感到，是光辉灿烂的中原文明孕育了中华瑰宝中医药文化。经过几千年的历史积淀，中医药文化在中原文明的沃土中生根开花、发展壮大，并从儒、释、道及华夏文明的多个领域中吸取精华和营养，逐渐在九州大地兴旺发达，一直传到五湖四海。为华夏文明增添了绚丽的色彩，为人类的健康做出了杰出的贡献。作为后人，作为中医药文化的传承者，不能忘记，这是我们的历史，这是我们的根脉。

注：此文曾以《中原古代文明与中医药文化》为题，刊于《中医学报》2009 年第 5

期；后以《中原古代中医药文化简论》为总标题，在《中国中医药报》2010 年 3 月 4 日至 3 月 17 日连载 6 期。

2007 年 10 月第 1 稿

2010 年 1 月第 2 稿

2013 年 1 月第 3 稿

2014 年 7 月第 4 稿

许敬生　陈艳阳

宋元医药文化中心南移的研究

一、引言

历史发展到宋代，在文化方面，经过几千年的积淀，结出了丰硕的果实。许多大型工具书问世，各种学说纷呈，理学逐渐形成并且盛行；科学技术高度发达，尤其是活字印刷术的发明，提高了书籍的出版速度和书写质量，扩大了书籍在文化传播方面的影响。在医学方面，成就更是灿烂辉煌，宋政府极为重视医学，在汴京成立了太医局、惠民和剂局、校正医书局，令大学者林亿、孙奇等编纂、校注出版了大量的医学著作，涌现出大量的儒医与名医，如著名医家王怀隐、钱乙、张锐、林亿、成无己、王惟一等。1127年"靖康之变"，南宋建都临安，北方处于金人的统治之下，虽然战乱频仍、社会动荡、饥饱失时、瘟疫频发，医学仍取得了突破性的进展，先后出现了刘完素、张元素、张从正及李杲等著名医家，从多方面丰富并完善了中医基本理论与治疗方法，活人无数，对后世影响巨大，北方医学发展达到了顶峰时期。

宋室南迁后，随着政治中心的南移，经济文化中心也转移到了以江苏、浙江为中心的长江以南地区，医药文化的中心也逐渐转移。如雨后春笋般，南方出现了一系列著名的医学流派，如新安学派、永嘉学派、滋阴学派等，其中尤以朱丹溪为代表的滋阴学派的出现，对后世的影响最大，标志着医学中心南移的最终完成。可以说从元以后，一直到明清，南方的医学舞台上是群星璀璨，百家争鸣，医学中心完全转移到了南方，而北方医学却逐渐失去往日的辉煌。中医药文化作为中国文化的组成部分，必然受着当时政治、经济、文化等多种因素的影响，那么，它们之间又存在什么样的关系呢？从深层次探究促使医药文化向长江以南地区转移的原因，有助于我们进一步了解和掌握宋元时期医药文化发展的盛况，以及形成著名医家的基础与条件，并为医史研究增添有价值的资料。

二、北宋时期北方医学的高度繁荣与南方医学的相对落后

（一）北方医学的高度繁荣

在北宋"兴文教、抑武事"的政策背景下，学术环境相对自由，大量的读书人通过科举考试进入社会上层，形成了一个包括皇帝在内，上自朝廷重臣，下至各级官吏及地方乡绅的庞大的有文化教养的阶层。在言论相对自由的社会氛围和文化事业发达的条件下，这批人讲学论道，著书立说，热心于文化发展事业，使宋代的文化蓬勃发展，在哲学、文学、史学、科技、艺术、宗教、教育、出版等各个文化领域都表现出极大的创造力，

留下了光辉灿烂的业绩。涌现了胡瑗、孙复、范仲淹、欧阳修、周敦颐、"二程"、张载、司马光、"三苏"、朱熹、陈亮、叶适、文天祥、王应麟等一批大学者，出现了"濂学""洛学""关学""荆公新学""永嘉之学""闽学""蜀学"等很有影响的学派。一部《宋元学案》，95% 是宋代的。宋代的这种学派纷争的风气，自然会对医学产生影响，促使形成了金元医家学术争鸣的局面。无怪乎清代大学者纪晓岚在《四库全书总目·序》中说："儒之门户分于宋，医之门户分于金元。"

宋代编写的大型工具书"宋初四大类书"《太平御览》《太平广记》《文苑英华》和《册府元龟》最为出名。宋词亦发展到顶峰时期。同时，两宋科学技术的发展达到了前所未有的高度。火药、指南针与活字印刷术三大发明的逐渐完成与实际应用，给医药学的发展带来了千载难逢的机会。宋代文化、经济、科学技术呈现一片繁荣景象。史学大师陈寅恪先生曾说："华夏民族之文化，历数千年之演变，造极于赵宋之室。"（《金明馆丛稿二编〈宋史职官志考证〉序》）历史研究大家邓广铭先生也认为："宋代文化的发展，在中国封建社会历史时期之内达于顶峰，不但超越了前代，也为其后的元明之所不能及。"（《谈谈宋史研究的几个问题》）这样的评价实在是不为过的。

在经济繁荣、文化昌盛的有利条件下，无论是官办医学还是民间医学，北方都呈现出一片生机勃勃的景象，大量著作问世，名医辈出，显示出北方先进的中医药文化。

早在宋初，宋太宗就下旨："大搜京城医工，凡通晓《神农本草》《黄帝内经》及善针灸药饵者，校其能否，以补翰林医学及医官院候"，京城汴京集中了全国一流的医学人才。各种国家医疗机构如校正医书局、太医局、惠民和剂局等亦设在此。在北宋政府发展医药的政策之下，官方的医事活动呈现出一派丰富多彩的景象。这些工作的规模与影响之大远远超过任何个人的成就。

1. 官方医学的兴盛

宋政府多次下诏全国征集图书，尤其关心医学书籍的征集和整理，在古医籍的整理与医学知识的普及方面，北宋政府做出了很大的贡献。宋以前的主要经典著作得以流传至今，不能不说宋校正医书局有很大的功劳。经他们校正的医书所发挥的作用，也是不言而喻的。

（1）鉴于本草的混乱，着手进行本草著作的整理。开宝元年（968 年），宋太祖诏令刘翰和道士马志等人整理，后又命李昉等重新刊定为《开宝重定本草》，收药 983 种，较前增加了 100 多种药物，而且在药物分类上也较前进步。宋仁宗嘉祐二年（1057 年），政府又命掌禹锡、苏颂、林亿等人，历经四年，修订而成《嘉祐本草》，增药 82 种。1061 年，政府又令各地将所产药物绘图呈上，由苏颂编辑成《图经本草》。北宋末年，通仕郎艾晟将唐慎微的《经史证类备急本草》略加修订并作序，改名为《大观经史证类备急本草》，由国家刊行。在《本草纲目》问世前，该书一直是本草学的范本。仁宗时期，设置校正医书局，任命直集贤院、崇文院检讨掌禹锡、高保衡、林亿、孙兆等四人为校正医书官，对历代重要医籍进行了系统的搜集、整理，于熙宁年间（1068—1077）刊行问世。主要有《素问》《伤寒论》《金匮要略》《千金要方》《脉经》《外台秘要》等十多种。

（2）宋政府还组织医家编撰多部大型方书。978—992 年，翰林医官院医官王怀隐奉诏负责整理前代方书，编成《太平圣惠方》，书成后，颁发各省（州）置医学博士掌管，并于 1046 年令何希彭缩编成《圣惠选方》60 卷，作为教科书数百年。据记载，在编撰《太平圣惠方》的同时，还编辑了另一部方书《神医普救方》，达 1000 卷，已佚。徽宗崇宁年间（1102—1106），政府药局编制了《和剂局方》，作为制剂规范的手册。以后陆续在大观、绍兴、宝庆、淳祐年间做了增补，影响很大。北宋末年徽宗赵佶诏集海内名医，并出御府所藏 200 卷，共载方两万多首，定名为《圣济总录》，是集治疗学大成的一部专著。

（3）针灸学的辉煌。1023—1032 年，宋仁宗赵祯接受王惟一的建议，敕令王适考订针灸经略，并先后铸铜人两尊，在中医教育和医疗史上是个创举。同时，王氏还著成《铜人腧穴针灸图经》3 卷，由政府颁行。北宋校正医书局刊印医书后，医学书籍大量普及，各科临床及伤寒学研究的专著增多，医学教育亦不断向前发展。医学人才的增多、疾病诊断水平的提高及临床各科的进步不能不说是政府重视的结果。官方医学的兴盛，同时造就了大批名医，如林亿、王怀隐、王惟一等。

北宋历朝皇帝对医学之重视，是史无前例的。在他们的影响下，一些文臣武将也多关注医学，如掌禹锡、欧阳修、王安石、曾公亮、富弼、韩琦、夏竦、宇文虚中都参加古医书之整理，苏轼、沈括、陈尧叟、孙用和均有个人收集的医方著述。据统计北宋现存的医方与临床各科医书约近百种。宋医家、文人亦形成著书之风，王衮（北宋医家，太原人）积二十年临床经验，广集良方，遴选五百辑成《王氏博济方》。原书已佚，今有辑佚本。张锐（北宋医家，居郑州）编集的《鸡峰普济方》载效验之方三千。王贶（宋医家，河南兰考人）编著《全生指迷方》，传本已佚，今有辑佚本。

2. 民间医学的主要成就

官方医学繁荣昌盛，民间医学也兴旺发达，出现了很多有影响的医家。如《伤寒论》

研究大家成无己，宋聊摄人（今山东省茌平县），是注解《伤寒论》的首创者，注解后一直作为官定本流传至今，成为历代医家学习和研究《伤寒论》不可缺少的重要版本。郭雍，宋洛阳人，后隐居于峡州（今湖北宜昌市东南）。他研究《伤寒论》，多于极平凡处，提出标新立异的见解，著《伤寒补亡论》，补仲景之缺略。钱乙（约 1034—1113），郓州（山东东平县）人，是宋代著名的儿科学家，被《四库全书》誉为"钱乙幼科冠绝一代"，其书《小儿药证直诀》受到很高评价。清代《四库全书提要》评此书曰："小儿经方，千古罕见，自乙始别为专门，而其书亦为幼科之鼻祖。后人得其绪论，往往有回生之功。"张锐，宋医家，蜀人，后居郑州。以医知名，任官太医局教授，撰《鸡峰备选方》及《鸡峰普济方》，治病有胆识，影响甚广。

（二）南方医学的相对落后

长期以来，南方经济文化远远落后于北方，社会上还严重存在着巫术，干扰和影响医学的普及和进步。如宋神宗时（1068 —1085 ）江西卢州的巫师多达"三千七百家"。北宋前知江西洪州的夏竦在其《洪州请断妖巫奏》中指出："民病，（巫师）则门施符咒，禁绝往还，斥远至亲，屏去便物。家人营药，则曰神不许服；病者欲饮，即云神未听食；率令疫人死于饥渴。"不仅"荆楚之俗尚鬼，病者不药而巫"，而且整个南方地区也都严重地存在着"氓疾不治、遏巫代医"的社会问题。南方巫术的盛行，反映出文化的薄弱、医学的落后。巫术活动猖獗，广泛参与社会生活，阻碍了医药文化的发展。

当然，在北宋政府的重视下，南方亦出现了许多名医，如《伤寒论》研究大家庞安时、朱肱、许叔微等。 庞安时（约 1043—1100），宋蕲水人，以善治伤寒名闻江淮间，曾有"庞安时能与伤寒说话"的传说，可见其疗效的显著。所著《伤寒总病论》及研究《伤寒论》的创见，远远超出了仲景《伤寒论》的范围。对明清温热学派的形成，产生了积极的影响。朱肱，字翼中，北宋吴兴人。徽宗时授奉议郎、医学博士。他用综合分析的方法研究《伤寒论》，取得了一定成就，所著《南阳活人书》颇为医林推崇。许叔微（1079 — 约 1154），字知可，宋真州（今江苏仪征市）人。曾为翰林学士，成年后发奋钻研医学，活人甚众。所著《普济本事方》又名《类证普济本事方》，书中共收录方剂 300 余首，该书文辞典雅，每多新见，为后世医家所重。又著《伤寒百证歌》《伤寒发微论》等，阐发仲景论治思想。颇有成就的药物学家唐慎微（约 1056—1093），成都华阳人，世业医。唐氏对医药造诣颇深，经多年广采博辑，编成《经史证类备急本草》，增添大量新药，集北宋以前本草学之大成，是宋代药物学的最高成就，在中国药学史上占有重要地位。

与北方医学的蓬勃发展相比，南方医学成就显得薄弱和落后，此时，北方占据了全国医药文化的主导地位，是医药文化中心的所在地。这是中国长期以来经济文化发展的产物，也是北宋政府重视的结果，究其原因，我们可以从以下几点进行探索。

其一，北方长期以来形成的经济文化优势。社会物质财富和精神财富的开发及发展状况，决定了医学前进的步伐。汉代以前，中国的政治和文化中心大体在黄河中游流域的陕西、河南一带，中国几个最著名的文化古城长安、洛阳、开封等均分布在这一轴线上。至北宋时，我国政治经济文化中心仍在黄河中下游流域，开封和洛阳是当时两个文化高度发达区，汇集了全国一流的学士文人。南方文化起步晚，与北方相比，长期处于落后状态。虽然经过不断发展，许多地区改变了文化贫困面貌，但还难以与北方抗衡。

经济发达导致政治和文化上的优势，三公九卿、儒林文苑、医林名人主要集中在黄河中下游地区，南方则相对缺乏。南方医学不发达，究其原因，与早期地域生产力发展水平及经济文化开发程度有着直接联系。

其二，北宋政府对医学发展的重视。统治阶级对科学技术的态度、政策等，虽然不是科学技术发展的决定力量，却常常对科学技术发展起到延缓和促进作用。因此，在影响医学事业发展的诸因素中，政策因素是最直接的，因为政策因素直接关系到医学事业的人、财、物的保障。近代学者谢观曾说过："中国历代政府重视医学者，无过于宋。"的确，在中国古代没有一个王朝比宋代尤其是北宋更重视医学的。在医政制度、编修本草和医方方面，特别是创设校正医书局校正印刷古典医著等，政府都给予了较多的支持和关注。北宋统治者爱好医药，亲自收集医药，对医学的关注、扶持、倡导，对宋代医药发展产生了不容忽视的影响。石韫玉在《洪氏集验方》序中言："宋祖宗之朝，君相以爱民为务，官设惠济局，以医药施舍贫人，故士大夫亦多留心方书，如世所传《苏沈良方》、许学士《本事方》之类，盖一时风尚依然。"医家集多年经验，结合自家心得，名人雅士博采良方，去芜存精，择其菁英，争相著书，付之剞劂。不仅如此，宋政府还重视医学教育，注意培养医学生，同时也十分注意从民间选拔优秀者充实翰林医官院。雍熙三年（986年），太宗下诏诸州，令各地送医术优者入翰林医官院。徽宗政和三年（1113年）也"诏天下贡医士"。京城集中了全国一流的人才。

其三，特殊的政治环境下，儒医结合促进了医学的发展。宋代政治的重要变化就是发展了文官统治，注重文士的培养和选拔。如京师设国子学、太学，培养一般官员的后备人才，另设律学、算学、医学等，培养相关专业人才。这些文士具有古籍整理所必备的传统文化知识，其中一部分文士进入医学队伍，参加医籍的整理研究工作，极大地提高了医药队伍的文化水平。而著名政治家范仲淹提出的"不为良相，当为良医"的观点，将医与相并列，改变了人们的传统观念，医生的地位得到提高，形成宋代"重方药"之风。宋代士人知医，已成为一种时尚，涌现出大量的儒医，推动了医学理论的发展和临证经验的提高。加之政府极为重视医学，编纂、校注出版了大量医学著作，为医学的发展奠定了良好与坚实的基础。

三、北金南宋对峙时期是医药文化中心南移的过渡时期

（一）金代医学的兴盛，说明医药文化中心仍处于北方

1127 年，金灭北宋，赵构偏安江南形成宋金对峙局面。在女真族的残暴统治之下，北方医学并没有因为朝代的更替而停止发展的步伐。刘完素、张元素、张从正、李杲的出现，开创了金代医学新局面，历史上称之为"北方医学"，标志着北方医学发展到了一个新的高度，代表着当时最先进的医药文化。刘、张、张、李四家，作为开创北方医学新局面的杰出人物和一代名医，各以自己的特色，独当一面。勇于革新的医家们，扬其所长，自立一说，各树一帜，自成体系。刘河间之于火热，张洁古之于病机，张子和之于攻邪，李东垣之于补土，由于师承授受、传习方式的不同、他们分别形成了以刘完素和以张元素为代表的两大学派，即河间学派和易水学派。

刘完素（ 1110 —1200），字守真，金代河间（今河北省河间市）人。著有《素问玄机原病式》《素问病机气宜保命集》《宣明论方》《三消论》等。刘氏在学术上以首创"火热论"著称，创造性发展了许多具有独特见解的医学理论和治疗方法，力图矫正当时用温燥药治疗热性疾病的风气，变革当时"多赖祖名，倚约旧方，耻问不学，特无更新，纵闻善说，反怒为非"的保守思想，以敢于创新的精神，创立了"寒凉派"，成为医学流派再次兴起的先导。刘氏的"寒凉派"作为金元学术流派之一，不仅在当时有革新意义，也确为后人所取法，对明清温病学派的形成，有着积极而深远的影响。

与河间学派媲美者，是以张元素为首的易水学派。张元素（1151—1234），字洁古，金代易州（今河北省易县）人，27 岁科考，因犯讳黜落，从此弃仕途而发奋学医，终成一代名医。他的著作不少，保存下来的以《医学启源》和《脏腑标本寒热虚实用药式》

为代表。其子张壁，门人李杲、王好古，深得其传，并大有补充和发展，使其影响长达200年。

自刘河间、张元素首倡，张从正继承了刘完素的学术思想，力主以寒凉药物攻邪，他针对当时社会尚温补的特点，旗帜鲜明地倡导"汗吐下"祛邪论，在当时，这是医学上的一次大改革，疗效卓著，盛名于世，时人称其为"神医"。李杲受业于张元素，尽得其学，益加阐发，创立了"脾胃学说"，是补土派的创始人，是著名的金元医家之一，为"易水学派"的中坚和主将。著有《内外伤辨惑论》《脾胃论》《兰室秘藏》等。

这两派之间互相影响、互相促进，名医辈出，师承发扬，尤其在医学各科的进步及学术争鸣上，更获得了突飞猛进的发展，标志着我国医学学术思想水平在金代已达到了一个新的更为活跃的阶段。这是以往任何时期医学成就所不能比拟的。对于这一时代的医学成就，历史学家做了充分肯定，如明代王祎说："金氏之有中原也，张洁古、刘守真、张子和、李明之四人著作，医道乎于是中兴。爰及近时，天下之言医，非刘、李之学弗道也。"（引自王祎《青岩丛录·论医》，见《医部全录》卷五〇二）在金人统治之下的北方，社会动荡，战乱频仍，饥困劳役，民不聊生，经济文化受到了严重的摧残。可是这个时期却医学大家辈出，不同学派纷呈。这种奇特的现象实在耐人寻味。这个时期的"医道中兴"，颇值得研究。这说明中医药文化并非只有在北宋初期那种"太平盛世"的环境下才能发展，而是有它自身的发展规律。分析起来大致有以下几个原因：

其一，宋代学术昌明，特别是理学成为儒、道、佛三教合一的新儒学，这种占统治地位的哲学思想必然对中医药文化进行渗透和影响。其结果导致了医学理论的学术争鸣，各种新学说犹如花叶递荣，交相辉映。特别是以刘完素为首的河间学派和以张元素为首的易水学派，整整影响了北方医学1个多世纪。所开创的学术争鸣之风，一直延续到清代，为中医学的理论发展揭示了一条正确道路。

其二，当时社会动荡，变乱很大，大批病人急需救治。天灾人祸，饥困劳役，疾病丛生，促使医生钻研医技，救死扶伤，客观上造就了医学的发展。

其三，医家个人所处的环境不同，临床经验亦异。见仁见智，开展争鸣，自然就活跃了学术气氛，新学说、新成果不断涌现，形成灿烂多姿、异军突起的中医学繁荣时期。

其四，与医家个人的素质有关。纵观金代刘完素、张元素、张从正、成无己等医学名家，均有深厚的文化素养。如张元素"八岁试童子举，二十七试经义进士"；李杲则"受《论语》《孟子》于王内翰从之，受《春秋》于冯内翰叔献"，亦有着高尚的品格，身怀救世之心，在金人的统治下，他们不愿入朝做官，"不为良相，当为良医"，便深研岐黄之学，救民众于水火。

其五，金朝不同程度和形式的民族歧视政策的结果。金朝统治者任用掌握兵权、钱谷官吏，规定了先女真、次渤海、次契丹、次汉人的四等级顺序，而且，女真人为官的相对人数比汉人为官的相对人数多得多。据《金史·百官一》的统计，明昌四年，"见在官一万一千四百九十九，内女真四千七百五员，汉人六千七百九十四员。"绝对数量上，汉族官员多于女真官员，但相对数量上则远远不及。这样，金朝统治者便从官吏任职上牢牢把关，使汉族士人不能染指实权，因而许多人被迫拒于仕门之外。儒士放弃仕途，大多转入医门，如李庆嗣"举进士不第，弃而学医"，纪天锡"早弃进士业学医"（《金史·方伎传》），麻知己虽"博通五经"（《金史·文艺下》），但亦科场失意，转而隐居习医，与名医张从正等交游；张元素亦是对科举衷心向往，"八岁试童子举，二十七试经义进士，但犯庙讳下第"（《金史·方伎传》），由此而开始习医。金代医学的发达，固然有多方面的因素，其中，政治方面的歧视，也有着一定的关系。

综合而言，是民族的苦难造就了这一代医学大师。

（二）南宋时期南方医学的逐渐兴盛

1. 科举取仕，南方人才的优势，为南移打下了人才基础

南方古称为蛮夷之地，经济文化向来落后。到北宋时有了较大改观，发展速度明显加快。尽管南方文化迅速发展，当时的政治文化中心仍回旋在洛阳、开封两京东西轴线上。北宋统治者"竭三吴以奉西北"的政策反映了当时南北方政治文化与经济状况的对比。然而，由于南方的政治文化地位已随着经济力量的上升而提高，在及第进爵的刺激下，南方的知识分子猛增，文化水平相应显著提高。至北宋末年，在进士考试中已取得了绝对的优势，为政治文化中心的南移打下了基础。

以福建为例，进士数量的不断增长即是标志。自唐中宗神龙元年（705 年）至五代后唐明宗天成年间（926—929）的 220 多年间，福州中进士者仅 36 人；自宋太宗太平兴国五年（980 年）至宋哲宗元符元年（1098 年）的 118 年间，即有各科录取者 302 人（另有恩科 81 人）；自宋徽宗建中靖国元年（1101 年）至宋孝宗淳熙八年（1181 年）的 80 年间，则有 1037 人（另有恩科 481 人、医学 1 人），是以前 300 多年总和的 3 倍多。即便排除宋代科举录取名额持续增加的因素，宋代福建被录取人数日盛一日的势头也是

显而易见的。宋仁宗嘉祐年间，王安石的舅舅江西人吴孝宗指出："古者江南不能与中土等。宋受天命，然后七闽、两浙与夫江之东、西，冠带诗书，翕然大盛。人才之盛，遂甲天下。"（《容斋四笔》卷五《饶州风俗》）文化普及，平民百姓、凡夫俗子都有不同程度的文化水平，如"蜀人好文，虽市井胥吏辈，往往能为文章"（《杨公笔录》）。

政治中心具有代表性人物籍贯分布的改变，是文化中心迁移态势的外在表现。据统计，《唐宰相世系表》中宰相总计人数369人，其中十分之九皆为北人。北宋太祖、太宗两朝，将相重臣几乎全是北人。北宋中叶以后，南人当宰相的多见。浙江曾有24人担任宰相，北宋时有4人，南宋时20人。根据与科举势力和文化最有关的各地状元的分布，我们亦能窥之一二。北宋时，状元分布人数按多少排列，北方地区总计35人，南方地区总计30人，北方多于南方。再者，据分期统计，北方状元在北宋前期有24人，中期8人，后期仅3人，呈日益减少趋势。南方在北宋前期有7人，中期13人，后期10人，在北宋中期超过了北方。南宋时，两浙的状元数量遥遥领先，凡23人，占南宋状元总数49人的46.9%。福建13人，名列第二。朱熹亦十分敏感地注意到中国学术中心的南移。他说："岂非天旋地转，闽浙反为天地之中？"（《朱子语类》）

2. 南方经济的繁荣为南移打下了物质基础

文化中心渐移的同时，南方经济亦迅速发展。南方地区气候潮湿，雨量充沛，地多丘陵，土质坚实，有利于发展种植业。在以农业为主的时代，毫无疑问，南方占有的自然条件比较优越，随着经济发展速度的加快，南方尤其是江浙一带在全国占据的位置越来越重要。如文献记载：隋时京师粮需已开始转给于东南；唐贞元年间韩愈更说"当今赋出于天下，江南居什九"。而到了宋代，时人说"东南诸郡，饶实繁盛"，又说"今之沃壤，莫如吴、越、闽、蜀"。"国家根本，仰给东南"。江浙经济的发展及在全国的影响也越来越大，到北宋时已成为国家经济税收的重要来源。如北宋时，杭州以山水之胜、人口之繁被誉为"东南第一州"（《方舆胜览》）。元祐年间（1086—1094）杭州人沈括言"杭为大州，当东南百粤之会，地大民众，人物之盛，为天下第一"，可见其经济的发达。实际上，南方经济文化的兴起从北宋时即开始，到南宋时已占据上风。尤其是东南地区势头迅猛，于北宋后期终于赶上并超过了北方地区。1127年宋高宗赵构南下，改都临安。从时间上来说，这是中国政治文化经济中心南迁的真正分野。地域文化格局发生了历史性的巨变，经济文化中心移向东南地区，由此奠定了地域文化的新格局。这意味着北方文化难以独领风骚，黄河流域凝聚力减弱。这给南方文化的发展带来了很大的影响。

3. 北方先进文化的传入，加速了文化中心的南移

金兵灭亡北宋，引起了历史上又一次北方人口大迁移。史家所称的"建炎南渡"，即包含着这一内容："中原士民，扶携南渡，不知几千万人"（《建炎以来系年要录》卷八十六，绍兴五年闰二月壬戌），结果是："建炎之后，江、浙、湖、湘、闽、广，西北流寓之人遍满。"（《鸡肋编》卷中）南下的人群中，以官僚士大夫、富人和有气节的士人、有一技之长可易地谋生的工商业者居多；文化素质较低、离开土地就无法生活的农民迁移者较少。数量巨大，有较高文化素质的北方人布满南方各地，对南方文化无疑是一次新的冲击，有力地促进了南方文化的发展。随着北方人的到来，南方短期内就发生了巨大变化。其变化的指向，主要是改变了当地一些陋俗，提高其文化素质。李光说："自兵兴以来，北人多流寓二广，风俗渐变，有病稍知服药，不专事巫祝之事。"（《庄简集》卷十七《跋再刊初虞世必用方》）海南岛文化在北宋时几乎是一派原始蒙昧状况。南宋初，"近年风俗稍变，盖中原士人谪居者相踵，故家知教子，士风浸盛，应举终场者凡三百人，比往年几十倍。"（《庄简集》卷十六）反映出北方文化传播的效果非常显著。因而南、北人才的转迁亦以宋政权的南渡为转折点。南渡以后的南方，称作人才的渊薮，无论在政治上、文化上，南方都占了绝对优势。南方在此基础上大力发展文化事业，效果显著。宋室南渡初，包括图书在内的物品几乎可以说一无所有，因而大力收购图书："令监司、郡守各谕所部，悉上送官，多者优赏，自是多来献者。"当然，也有不少地区自宋初即有许多藏书，但从整体上看，南方地区的图书事业发展于北宋中期，至南宋蓬勃兴旺，超过了北宋时的北方地区。两浙官方藏书之富，首推南宋时的都城临安。南宋时两浙文人才士层出不穷，文化普及，叶适有"家藏《诗》《书》"之语，陈傅良有"浙间人家家有《春秋传》"之语，表明普通居民家大多拥有一些书籍。同时全民文化普及，居民整体文化素质较高。叶适有"今吴、越、闽、蜀，家能著书，人知挟册，以辅人主取贵仕"之说，虽然有夸张的成分，但也反映了南方文化发展的欣欣向荣气象。北宋时即形成了东京、浙江、四川、福建、江西五大刻书中心，到南宋时，刻书的坊肆遍及全境，犹以浙、蜀、闽、赣、皖为盛，为两宋古医籍的校订、出版及当时医书的大量刊行提供了便利条件。指南针的发明与应用，加上造船业的发达，更进一步促进了中外药物贸易、中外医生及医书的交流，对中医药学的广泛传播及自身内容的充实起到了重要作用。

北方人口大量南移，起着重大的作用。不但给南方带来了大量的劳动力，也带来了北方先进的生产技术。南方相对稳定的环境，统治者采取各种措施包括兴修水利、扩大

耕地面积、安抚流民等，促进了南方经济开始出现飞跃式发展。《宋史·食货志》说：
"高宗南渡虽失旧物之半，犹席东南地产之饶，足以裕国。"说明南方在劳动力大量增加、
农业生产发展情况下，其经济力量支持了这个王朝达一百五十年之久。当时就有"苏湖
熟，天下足"或"苏常熟，天下足"的说法。再从南宋人口增加速率之大，也可反映出
当时经济上升的情况。据统计，绍兴三十年（1160 年），为 19299008 人，至嘉定十六
年（1223 年）为 28320855 人。从南渡后人口繁殖的速度，也能充分反映出这种情况，
1160—1223 年的 60 年间，人口增加了 42%。这一方面固然有很大一部分人从北方陆
续南移，但是人口的增加与经过休养生息之后，南方经济迅速恢复发展也是不可分的。
通过以上对比，我们可以清楚地看到，宋金对峙的中国经济文化，南北差距日益增大。
人口是人类社会一切发展阶段上的基本生产力，常年的战争，尤其是"靖康之变"彻底
改变了北方的优势。南方人口的增加对南宋王朝是非常有利的，有了足够的劳动力，南
方的进一步开发就具备了可靠的保证。虽有南宋政治日趋腐败和阶级压迫日益沉重等不
利于经济文化发展的因素，但是由于人民的辛勤劳动和热情创造，加上社会环境相对安
定，文化的发展在南北对峙的特定历史条件下更显繁荣，并取得了突出的成就。这一时
期的南方，成了全国经济文化的重心，南方经济文化的繁荣和发展与北方经济文化的凋
敝和萎缩形成了鲜明的对照，南方经济文化的优势地位也空前地显著和巩固。

4. 南方经济与文化的发展，为中医药发展带来了有利的条件

经济的发展使得大量社会底层的人群有较多活动机会，使国内每一个丰衣足食的小
康之家，都要令其子弟去读书应考，争取科名。科名虽只有小部分人能够争取得到，但
在这种动力之下，全社会人们的文化素质得到了大大提高。受当时"尚医"之风的影响，
为医药的发展提供高素质的人才，儒而兼医日益兴起，也成了必然。优越的经济条件客
观上对南方医学事业的普及、医著的刊行、医学辅助设施的改进等有着直接的推动作用。
南方经济的发展，大大促进了文化事业的空前进步。南方文化的兴盛，一扫过去落后的
巫术，更重要的是为医学的发展提供高质量的人才。

同时，早在北宋时期，政府就提倡和重视医学，针对南方地区巫术普遍盛行，实行
了倡医禁巫的政策，多次颁布了禁巫的法令，制定鼓励和推进医学的政策，使得医学各个
方面都得到更加显著的发展，取得了一些前所未有的成绩。宋太宗淳化三年（992 年），
颁布一条诏令："两浙诸州先有衣绯裙、巾单、执刀吹角称治病巫者，并严加禁断，吏谨
捕之。犯者以造谣惑众论，置于法。"这是中国历史上第一条禁止巫师治病的法令。宋仁

宗天圣元年至三年（1023—1025），宋廷在整个南方地区都实施了禁止巫师治病的法令。宋真宗时（998—1022），戎州僻处川南，"其俗尚鬼，有病辄不医，皆听巫以饮食，往往不得愈"。周咱通判戎州，"禁俗之习为巫者，又刻方出于石"。戎州民众"自是始用医，病者更得活"。南宋时禁巫政策相沿不改，提倡医学，普及医方，宣传巫医的危害，以抑制并削弱巫医的影响。宋宁宗时（1195—1218），傅伯成出知漳州，"创惠民局，济民病，以革礼鬼之俗"。宋廷因"外无善医"，乃下令编撰医方、医理著作颁行天下，"以救民疾"。这些措施对普及医药知识、提高南方地区的医药文化水平，做出了非常大的贡献。从而为医学的发展扫除了障碍，有力地促进了当地医学的发展，缩小了南北医药文化的差距，为南方医学最终赶上并超过北方医学奠定了基础。此时东南地区的名医增加，南方出现了一大批著名的医家。如对中医脉学做出较大贡献的严用和（约1206—1268），庐山（今江西九江）人，所撰《济生方》和《严氏济生续方》影响颇大。著名的妇科及外科专家陈自明（约1190—1270），字良甫，临川（今江西抚州）人，撰写《妇人大全良方》，为妇科名著，《外科精要》重视辨证论治，甚有益于外科临证。王执中，东嘉（今浙江温州）人，著名针灸学家，精岐黄术，医疗经验丰富，所著《针灸资生经》影响很大。法医学家宋慈（1186—1249），建阳（今属福建）人，撰写《洗冤集录》，是我国现有第一部法医学著作，远传国外，颇受重视。此外，医学史上空前的两本脏腑解剖图谱《希范五脏图》与《存真图》均诞生于南方。南宋淳熙至淳祐（约1174—1244）年间，浙江温州地区也形成了以陈无择为龙头，以陈氏弟子王硕、孙志宁等为骨干，以《三因方》为理论基石，以《易简方》为学术中心的"永嘉医派"。这一学派，围绕编著、增修、校正、评述、批评《易简方》，开展热烈的学术研究和讨论，曾广受欢迎，风靡一时，流传域内。陈无择撰写的《三因极一病症方论》亦是影响久远的病因学著作。在大力提倡医学的情况下，南方医药卫生保健等亦全面发展，如清洁环境、灭蚊除害、推广火葬、开办商业性浴室、制定卫生法规等，都较前代有明显的进步。南方人们医药卫生知识的提高，是医学水平提高的标志之一。针对当时《局方》一统南方天下，大量医家及医著的出现，虽然无法改变整个学术形势，但是它是政府重视及有利的经济文化条件下医学发展的结果。正因为有了南宋时期医药文化的逐步发展，才有了元代南方医药文化突破性的进展。

四、元代医药文化中心南移的完成

（一）元代医药文化发展的情况

元朝的确立，全国大一统的环境，促进了南北医学的交流，北方先进的医学迅速传入南方。同时南方经济的领先地位，深厚的文化底蕴，使南方医学在原有的基础上，取得了突破性的进展，出现了许多著名的医家及重要的医学理论。如著名的骨伤科医家危亦林（1277—1347），南丰（今属江西）人，经十年撰成《世医得效方》十九卷，该书在骨科治疗上多有创新，为我国骨科学的发展做出了贡献。再如杜本（1276—1350），元代清江（今江西）人撰写的《敖氏伤寒金镜录》，为我国最早的舌诊专著。小儿科医家沈好问，钱塘（今浙江杭州）人，先世业小儿医，并以针灸供职北宋太医院，南渡后徙居于杭，杭人誉为"沈铁针"，犹善治痘证，后授太医院院判。与此同时，北方先进的医学理论迅速南传，为南方医学发展做出了很大的贡献，特别是那些南渡的北方人功不可没。其中首推罗知悌。罗知悌，浙江钱塘人，他虽为宫廷寺人，但精通医学。南宋末年，随三宫被俘虏至燕京生活，一直到元泰定中（约1324年之后），约40年才被释放回杭。在这漫长的岁月中，他一直处在北方政治、经济、文化中心的燕京，得金刘完素之再传，而旁通张子和、李东垣两家之说。后独赏朱丹溪之诚，授之以刘、张、李之学，成为北方医学传于江南的有功之人，培养了朱丹溪等一代名医，促进了南北医学的交流与融合。冉如中州名医、浙西提判李判官，授刘完素、张元素之学，传于吴中葛应雷、葛可久父子，"率与他医异"。《绍兴府志》谓滑寿医能决生死，与朱丹溪、彦修齐名，滑寿祖籍是河南许昌襄县，后南渡江浙，《绍兴通志》称"滑寿医通神，所疗无不效"。苏州名医倪维德亦求金人刘完素、张子和、李东垣三家书读之，治病无不效，所编《原机启微》为今存较早之眼科专著。北方和南方学术在元朝的南方最大限度地融合，取得了巨大成就，对南方医学的发展产生了深远的影响。从此，刘、张之学大行于江南，而朱丹溪的承前启后尤为出色，成为南方医学崛起的标志。

此时北方地区也出现了像王好古、罗天益等很有影响的医家，他们汲取张元素、李东垣两家之长，继承和发展易水之学，是易水学派的中坚人物。但到王好古弟子如皇甫黻、张沌、宋延圭（文之）、张可、戈毂英等，易水学派就已接近尾声、影响几无了。忽思慧、忽泰必烈等少数民族医家，在少数民族医药文化上做出了一定的贡献。如忽思慧，总结十多年御膳房经验，所著《饮膳正要》是食疗和营养学的最早专著。但和迅速发展的南方医药文化相比,北方医药已是辉煌不再。一盛一衰,医药文化中心的南移是必然。我们亦可以从《元史》《明史》等所载的名医中了解到:从元代开始,南方即占有很大的优势。如被载入《明史》中且有著作流传,从而对后世医学有影响者,凡十一家,如滑寿、葛可久、吕复、王履、倪维德、戴元礼、王纶、汪机、李时珍、梁希变、王肯堂等。其中元末明初之际者,即占半数以上,他们都在江浙一带行医。可见从医学人物与著作的多少与影响来看,从元代开始,南方已占据了上风,南方成为医药文化的中心。纵观整个医药文化发展史,对历代名医及名著做一统计,亦能清晰地看到医药文化发展的轨迹。

表 1　历代著名医家的地理性分布

区域		秦汉前	秦汉	魏晋	南北朝	隋唐	五代	宋金	元	明	清	合计
北方	中原	4	1									5
	陕西	2	1			8				1		12
	河南		1	2		4		2		1	1	11
	河北	1						5	3		2	11
	山西									1		1
	山东		1			1		2		1	1	5
南方	四川					1		2		1	1	5
	湖北					1		1		2		4
	安徽		1	1						9	3	14
	江苏			5		2		1	4	9	14	35
	浙江					1		4		13	14	32
	福建			1				3		1	2	7
	江西							1	1	3		5
	广东							1			4	5
	云南									1		1
总计		7	5	9		18		22	8	42	42	
北方/南方		7/0	4/1	3/6		13/5		9/13	3/5	4/39	4/38	

注:本表以李经纬、程之范主编《中国医学百科全书·医学史》所载医家为统计对象,籍贯不详者,以主要活动地为依据。由于上古时代医家活动地较广,但基本上在黄河流域一带,难以用一省概括,故概以中原统括之。

表 2　历代医籍的地理性分布

区域		秦汉前	秦汉	魏晋	南北朝	隋唐	五代	宋金	元	明	清	合计
北方	陕西		1			41		3		22	87	154
	甘肃		3	4				1		4	28	40
	河南	1	9	7		39		35	15	49	242	397
	河北			2		13		37	15	20	169	256
	山西	5		3		7		12	4	25	105	161
	山东		4	52		7		17	7	64	449	600
南方	四川		4	5		11		15		19	268	322
	安徽			10				2	4	123	370	509
	江苏		1	47		5		26	21	318	1199	1617
	浙江			4		8		43	43	378	827	1303
	湖北	1	1			11			1	75	171	260
	湖南							6	1	17	264	288
	江西			8				32	18	72	405	535
	福建					28		1		50	179	258
	广东					5		4		23	160	192
	广西										61	61
	云南									12	49	61
	贵州									4	52	56
总计		7	23	134		172		245	129	1275	5085	
北方/南方		6/1	17/6	68/66		107/65		105/140	41/88	184/1091	1080/4005	

注：本表以郭蔼春主编《中国分省医籍考》为统计对象，其中时代不明者除外。

医学知识培育了医学人才，医学人才又促进了医学知识的积累，两者是辩证的统一。因此，表1、表2所反映的结果基本上是一致的。

据表1、表2统计，宋代以前，北方医家是南方的2.3倍，医著是南方的2.4倍。至宋代，从医著、医家的数量上看，医学文化出现了南北对峙的局面。北方以河北、河南为中心，南方以浙江、福建为中心。这种南北均势是医学文化中心转移的必然过程。但从医家的质量及北方医著在中国医史上的地位而言，此期的北方医学仍占有传统上的优势。即使到了南宋，金元四大家中金代三大家全部位于北方，这与我们前面所论的是一致的。而从元代开始，南北方的医家与医著之比，南方已明显处于优势。到明清时期，这种优势进一步强化，北方无论从哪方面都远远落后于南方。

纵观整个医药发展史，我们亦能得出元代为我国医药文化发展的分水岭，标志着医药中心由北向南转移。南方医药文化能取得如此大的成就，是在前代基础之上的继续发展，是当时特殊的政治环境和南方发达的经济文化等因素综合作用的结果。在蒙古族的统治下，民族歧视政策更加露骨。根据不同的民族和被征服的先后，元朝统治者把全国人民分为蒙古、色目、汉人、南人四等，实行民族分化政策，在官吏任免、法律地位、科举名额等方面都存在着等级区别。政治上的极不平等，造成大批仕子游离于仕途之外，即"至人不居朝廷，必隐于医"；另一方面，蒙古兵攻城后，尽管杀戮极重，但医生被视为匠艺而得幸免，医学亦得以保存。元分人为十级，医生列于第五（一官、二吏、三僧、四道、五医、六工、七匠、八娼、九儒、十丐），当时还规定医户得免一切差役。这些措施不仅提高了医生的积极性，而且对那些儒生文人也产生了很大的吸引力，于是出现了"弃向所习举子业，一于医致力焉"（戴良《丹溪翁传》）的风潮，或者科举不第，干脆业医。

大批儒士入医门，为医学的发展提供了知识广博的优秀人才，他们的道德修养、知识结构、思维方式等都有别于大多数墨守成规的家传者，这无疑为医学的发展提供了条件，正如元代名士傅若金之《赠儒医严存性序》中道："儒者通六籍之义，明万物之故，其于百家之言，弗事则已，事之必探其本始，索其蕴，极其变故，勿异夫庸众弗止焉，……"（《钦定四库全书·傅与顾全诗文集》）正因为儒医具有这种"探其本始，索其蕴，极其变故"的修养，才使医学有较大的飞跃。儒医结合促进了医学的发展，同样也说明医生地位的提高，士人把医学作为放弃仕途后的首选。据戴良《丹溪翁传》载，丹溪少时"从乡先生治经，为举子业"，后又从许谦治理学，然两试于乡不售，之后，乃悉焚弃所习举子业，专致于医。

同时，人口问题是影响南北发展的重要因素。当女真族不断在北部扩张掠夺的时候，北方人民所受的种族压迫是十分严重的。因而北宋末年的"靖康之变"，引起了我国历史上又一次大规模的人口南迁。从金兵开始南侵至《绍兴和议》签订 17 年间，宋、金直接冲突共七次，其他边境上的小接触不计其数。于是，其间常有大批流民不断向南移动，每次移动，又和战争局面的紧张密切地配合着。例如：1126 年汴京两次告急，首都人口即波动两次：一次在靖康元年正月，当徽宗南逃镇江时，百姓潜逃的也很多，在京的亲贵、官僚、地主南逃甚众；又一次在同年十一月，汴京沦陷，"衣冠""士族"百姓、诸军夺门南奔的有数万。同时金兵侵略两河，八月河东抗战失败，九月太原陷，十月真定陷，今山西、河北一带人民，纷纷渡河南奔，西北州县为之一空。

金元时期北方由于战争、瘟疫、天灾造成的死亡人数难以统计，其状惨不忍睹，实皆是由战争所起。连年战争使得北方人口持续南迁，疾病流行，造成人口大量流亡和死亡，生产力持续下降，经济与文化遭到空前浩劫。这从总体上改变了中国人口的布局，南方人口密度明显高于北方，人口密集地区转移到江浙地区，福建、江西人口以前所未有的速度在增长，尽管金统治者设法加以阻止，但其效果是十分微弱的。经济文化的发展不仅涉及人口数量，还与人口的素质有关。金朝统治时期，由于文化落后的女真贵族实行暴虐统治和贪婪掠夺，以及蒙古军队日渐频繁的侵扰，乃至于社会凋敝，民不聊生，经济文化谈不上有多少进步。当时蒙古族是一个比女真族更原始和野蛮的民族，经济、文化水平远远落后于宋朝，而在同等条件下，要由一个落后的民族达到汉民族的经济文化水平，大约需要几十年。因此，无论是在数量上还是质量上，人口问题都制约着北方经济的发展。金元政府虽然也采取各种措施，吸收汉民族优秀文化，培养各方面的人才，但总体来说，数量较少。各类技术人才集中在南方，北方高层次的人才少，各方面发展停滞不前，南北差距日益拉大。北方先进的医学思想带到了相对落后而又正在发展的南方地区，使南方医学迅速崛起。北方社会由于经济衰败、文化荒芜、人口稀少，在此基础上的中医药发展也严重受阻。河间、易水学派在盛行一百多年之后，因后继无人，很快就衰落下去，从此北方医学繁荣不再，面对迅猛发展的南方医学，已难以望其项背。因而，医药文化中心转移到南方是历史发展的必然趋势。

（二）以丹溪学说为标志的医学文化中心南移的完成

1.朱丹溪医学思想的形成

朱丹溪（1281—1358），名震亨，字彦修，元代浙江义乌县人。因其故后有条溪，名为丹溪，遂称之为丹溪翁。朱震亨早年并非学医，而是师从许文懿学习理学，戴良《丹溪翁传》中对此有详细记载："翁自幼好学，日记千言。稍长，从乡先生治经，为举子业。后闻许文懿公得朱子四传之学，讲道八华山，复往拜焉，遂为专门。"可以说，朱丹溪在理学上已取得比较大的成就，传记中亦详细地记载了他学医的原因及经过："一日，文懿谓曰：'吾卧病久，非精于医者，不能以起之。子聪明异常人，其肯游艺于医乎？'翁以母病脾，于医亦粗习，及闻文懿之言，即慨然曰：'士苟精一艺，以推及物之仁，虽不仕于时，犹仕也。'乃悉焚弃向所习举子业，一于医致力焉。"丹溪中年开始学医，四处拜访名师，终遇罗知悌，"罗遇翁亦甚欢，即授以刘、张、李诸书，为之敷扬三家之旨"，丹溪翁"居无何，尽得其学以归"，朱丹溪"以三家之论，去其短而用其长"，并结合临床实践，撰写了大量的著作，如《格致余论》《局方发挥》等。因为朱氏"遇病施治，不胶于古方，而所疗则中，然于诸家方论，则靡所不通，他人靳靳守古，翁则操纵取舍，而卒与古合，一时学者咸声随影附，翁教之亹亹忘疲，学者多诵习而取则焉"，在当时影响颇大。朱震亨学兼刘完素、李杲及张从正三家之长，儒医兼备，成为一代名医，有着其客观和主观的原因。

（1）理学的影响：宋代理学盛行，而其中集大成者，当推南宋之朱熹。元仁宗1313年发布的国家主课考试以朱熹的《四书集注》为官方解释之命令，更使朱子之学登上至高至尊的神龛，全国士人的思想几乎完全受其支配与控制。新儒学占据正统之文化地位，它对民族医学产生作用是必然的，而它的影响、渗透、制约主要是通过医生来实现的。朱丹溪就是理学渗入医学的首创者，他的医学思想的形成深受理学影响。朱丹溪曾拜朱熹的四传弟子许谦为师。他对许谦所授理学，潜验默察，"每宵挟册，坐至四鼓"，后"自悔惜日之沉冥颠踬，汗如雨下"，坚持攻读理学四年，日有所悟，学业大进，成为一位学问渊博的理学家。这对他后来转攻医学，奠定了坚实的哲学理论基础。理学主张清心寡欲，节制声色嗜好，"格物""穷理"思想，对中医学的"相火"理论有深刻的影响。从"天地阴阳之升降盈虚未尝暂息，阳常盈，阴常亏"（程颢语）中嬗变而来的"阳常有余，阴常不足"（《格致余论》）的观点，就可以看到朱氏医学理论中理学的痕迹。他的著作《丹溪心法语录》，"心法"即《大学》"诚意正心"之义，"语录"亦宋元以来理学家所习用的名词，可见他对理学是修养有素的。宋元理学对丹溪学术思想，对医学畅开宏论，是起了一定的作用的。

（2）《素》《难》诸经的启示：丹溪重视经典著作，他在《格致余论序》中说："三十岁时，取《素问》读之，三年似有所得"，"至四十岁，复取而读之，故以质纯，遂朝夕钻研，缺其所可疑，通其所可通"。他特别强调《素问》是载道之书。他穷究《素问》《难经》诸书，提倡医学理论，欲以救时弊而立治学之风，针对当时《局方》盛行，丹溪先生悟曰："操古方以治今病，其势不能以尽合。苟将起度量，立规矩，称权衡，必也《素》《难》诸经乎！"同时取则仲景之方，而融会仲景之理与法，"使方而不使于方"。可见，丹溪先生是非常重视经典著作的。

（3）医学师传的熏陶：丹溪师事罗知悌学医，罗氏虽然是河间的再传弟子，但他并未专守一家之言，而是富于革新精神、敢于汲取众长的一位医学家。他曾对丹溪说："医学之要必本于《素问》《难经》，而湿热相火为病最多，人罕有知其秘者，兼之长沙之书，详于外感，东垣之书，详于内伤，必两尽之，治疾方无所憾，区区陈、裴之书（指《局方》——引者注），泥之且杀人。"（《宋濂集》）丹溪拜师之后，"因见河间、戴人、东垣、海藏诸书，如悟湿热相火，为病甚多，又知医之为书，非素问无以立论，非本草无以立方。"（《格致余论·序》）后之医家，在评价金元四大家的时候，常说朱丹溪集诸家之大成，实际上，他的老师罗知悌已身兼三者之长（再传金代刘完素之学，更旁通张戴人、李东垣之长），为丹溪学说的形成奠定了思想理论基础。

2. 丹溪学说对当时和后世的影响

金元时期，新说肇兴，百家争鸣，开创了学术史上的新局面。这一时期，河间、易水之学在北方盛行了整整两个世纪，而丹溪学说几乎独占了元朝中后期的医学。不仅如此，明代前期医学也为丹溪一派所垄断，丹溪弟子们继承、发展、传播丹溪之学，构成了明代前期医学的主要势态。其学说于元末明初之医学界占有重要地位，影响之大，几与仲景相埒。如方广说："求其可以为万世法者，张长沙外感、李东垣内伤、刘河间热证、朱丹溪杂病数者而已。然丹溪实又贯通乎诸君子，犹号集医道之大成也。"（《丹溪心法附余序》）被尊为"医道之宗工，性命之主宰"（《丹溪心法序》）。正因为丹溪学说影响的深远，才成为中医史上南方医学中心形成的标志。丹溪学术，源远流长，影响巨大，与他丰富的著述及众多弟子有着重要的关系。

在著述方面，除亲撰有《格致余论》《局方发挥》等数种名著外，门人冠以"丹溪"二字为名著作，不下数十种，如《丹溪心法》《丹溪手镜》等。在授徒传学方面，如戴仲积、戴元礼父子，尤其是元礼作为丹溪学派之中坚，是继承、发扬师说最得力者，确实是无愧于师，功不可没。再如刘氏父子，父叔渊受业于丹溪之门，为彦修之高弟，子刘纯继之，医道大行，声名大着，洪武中，居咸灵，把丹溪之学传于西北。如王纶所说："丹溪南医也，刘宗厚世其学，以名于陕西。"以及赵良本和赵良仁兄弟、王安道、赵道震等均为丹溪高徒，名于江浙一带。至于私淑丹溪的就更多，较著名的有方广、刘纯、徐用纯、王纶、汪机、虞抟等。师从丹溪的医家几乎都集中在江、浙、皖一带，特别是上述人物，大都是仕途明公、社会名流，又是医界闻人，学多擅长。他们不但促进了南方医学的发展，而且把丹溪学说推向各地，使之风靡全国，盛极一时。丹溪学说甚至影响到日本，于明朝时输入日本，直到现在日本还有丹溪学社。

作为元代著名的医学大家，朱丹溪的学术思想及其医学经验，不论是对当时还是对后世，尤其对南方医学的发展，其成就和影响是十分巨大的。主要表现在：其一，纠正了宋元时期滥用温燥的弊病，恢复了辨证论治的传统。其二，滋阴降火说的创立，为明清时期温病学的形成和发展奠定了基石，后世温病学派受其影响颇深。其三，杂病方面，阐明了气、血、痰、郁等病机，丰富了临床医学内容，经门人发挥，使朱氏之学对后世内科学的发展产生了深远的影响，因此后世称"杂病用丹溪"。其四，后世在丹溪学术思想的基础上，进一步发扬光大。如明嘉靖年间，休宁名医方广，历经五年星霜倾注心力，辑勘、阐释丹溪之学，编著而成《丹溪心法附余》；吴师朗在探索丹溪的滋阴法后加以创新，提出补脾阴的治法。此外，程正道、程国彭、吴正伦等诸多医家也特别垂青于丹溪之说，心得与发挥并进，著述与实践同行，成就颇大。

（三）宋元医药文化中心滞后于经济文化中心南移的原因

如前所述，1127年"靖康之变"标志着我国政治经济文化中心的最终南移。医药文化作为中华文化的组成部分，必然受着政治、经济、文化诸多因素的影响，那么，在南宋朝廷建立之后，医学中心为何没有南移，而是慢了一拍，一直到元代才完成，这里有以下几点不容忽视的因素。

其一，政治中心的转移具有独立性、快速性和瞬间性，它往往是随着都城而定。因为都城是一个国家最高权力机关所在，它的迁移也就意味着政治中心的转移，它对经济、文化有着非常重要的影响，但可以不与经济、文化的发展同步。经济、文化中心的转移也是一个潜移渐进的过程，与医学中心的转移是协调的，而只有南宋时期是例外。这与当时特殊的政治环境及我国的文化体制有着很大关系。中国古代的文化教育与科举考试紧密结合在一起，尤其是强调文治的宋朝，大学士、大文人往往同时也是大官僚。因此，由于军事上的失败与政治上的妥协，宋王朝被迫南迁时，当时的文人名士及达官贵人也几乎跟着倾巢南下，一时间，北方文化上出现空白，这就形成了时间上文化中心南迁的明确分野。

医学虽然属于中华文化的组成部分，但却有其特殊性，医学事业是民众的事业，更多的名医深入扎根在民众之间，宋室南迁时，只有宫廷的御医需要跟随转移，那些民间的医生是不可能也没有必要跟着一倾而下的。因而一段时间内，医学还是按原步伐发展，形成了慢了一拍的情况，这种情况只会在日后的医学发展中逐步得到协调。

其二，南宋崇经尊古之风阻碍了中医学的创新和发展，而北方战争灾荒不断、疫疾频繁流行的现实，激发了医家穷究病源救民于火的使命感，形成了医学争鸣创新的局面。

中国古代在政治思想领域中占有绝对统治地位的是儒学，到南宋时理学开始占据统治地位，但皇权至上、崇经尊古习惯的影响依然非常大，凡是古贤及御制的医方、方术都成了神圣不可侵犯的东西。这种狭隘性的一面，阻碍了中医学的创新和发展。宋朝廷偏安南方，造成了南方地区《和剂局方》的盛行，正如朱丹溪在《局方发挥》中批评说："据证验方，即方用药，不必求医，不必修制，自宋迄今，官府守之以为法，医门传之以为业，病家持之以立命，世人习之以成俗。"这种说法虽然有全盘否定之嫌，但是也指出了当时医生因循守旧、墨守成规，泥于《局方》，造成温补香窜流弊成风的状况。在这样的情况下，医学理论要想有所突破，当然是比较困难的。

与此同时，北方地区为女真人所统治，由于战事频繁，统治者无暇顾及，对于医药学的发展采取比较开明的态度。广大医家在新文化、新习惯的冲击下，思想有所解放，敢于怀疑"古方"及宋朝廷编修的"御方"，产生"古方不能尽治今病"（张元素语）的革新思想，刘完素从伤寒论治的束缚下脱离出来的"火热论"，张从正提出的"汗下吐三法"，李杲的"脾胃论"，呈现出生动活泼的医事盛况，到了元代，朱丹溪才开始打破南方这种沉闷的气氛，导致了中医学突破性的发展，最终成为医药文化中心南移的标志。这在《丹溪翁传》中有详细的记载："时方盛行陈师文、裴宗元所定大观二百九十七方，翁穷昼夜是习。既而悟曰：'操古方以治今病，其势不能以尽合。苟将起度量，立规矩，称权衡，必也《素》《难》诸经乎！'然吾乡诸医鲜克知之者，遂治装出游，求他师而叩之，居无何，尽得其学而以归。乡之诸医泥陈、裴之学者，闻翁言，既大惊而笑且排，独文懿喜曰：吾疾其遂瘳矣乎！……翁以其法治之，良验。于是诸医之笑且排者，始皆心服口誉。数年之间，声闻顿著。"

在灾荒接连不断、疫疾频繁流行及缺医少药的情况下，激发了时代赋予医学界穷究病源和图强更新的紧迫使命，儒术独尊的沉闷学风被打破，继之形成争鸣创新的局面，促使中医学术呈现飞跃性的突破。这实际上也反映了战争对医学发展的双面影响。短时间内，由于战乱、疫疠盛行，对医学的发展提出要求，促进了医学的发展；但战争、灾荒等带来生产力的破坏，又将严重地阻碍医学文化的发展。这是动乱社会中医药学发展的特殊的一面，也是南宋北金时期真实的写照。战争后北方医学长期的衰落也反映了这一点。

其三，医学文化中心滞后于整个经济文化中心的转移，还与医学自身的特点有关。与其他文化相比，医药文化的发展需要更长时间的积累，所谓"医不三世，不服其药""三折肱为良医"，尽管对此有多种理解，但可以说明一点，医学人才之难成。医学发展具有继承性的特点，要想成就一批名医，形成有影响的医学流派，绝不是短时间内所能完成的。尤其对于医学长期落后的南方，要超越北方医学的发展，成为全国医药文化中心，是需要一段时间的。医学作为一门实践性极强的科学，除了医学知识的传授外，更重要的是在临床实践中不断探索。宋金时期，北方战乱频繁，疾病流行。社会的需要为北方医家提供了更多的实践机会，这也是医学文化中心没能在宋金时期完成转移的重要原因。医药文化中心未能在南宋实现转移，还有一个重要的旁证。据元代戴良所著《丹溪翁传》中记载："（丹溪翁）遂治装出游，求他师而叩之。乃渡浙河，走吴中，出宛陵，抵南徐，达建业，皆无所遇。"可见，直到元初，江、浙、皖一带名医仍然十分稀少。

因此，将医学文化中心的转移点划归于宋代或南宋均是不确切的。我们认为，医学文化中心的南迁，应稍迟于整个中国文化中心的南迁，以元代朱震亨为代表的滋阴派在医学舞台上的独领风骚、声震朝野，标志着医药文化中心南移的完成，此时无论是医家、医著的数量还是质量，南方医学均占有绝对的优势。尽管此期的易水学派在河北仍有一定的势力，但影响远不如滋阴派，南北医学发展的兴衰对比已明确无疑。元朝成为我国南北医学发展的分水岭。明清时期，医学的继续发展也证明了这一点。

五、医学文化中心南移对后世医学的影响

医药文化中心南移以后，对后世医学的发展产生了深远的影响。元明清时期，南方医学加快了发展的步伐，学派林立，名医辈出，呈现一派兴盛的景象。我们可以从以下几个方面看出：

首先，形成于明清时期的温病学说，使温热病最终从伤寒病的束缚中脱离出来，成为与伤寒学说相辅相成的一大学术派别。其中江浙医人是做出了巨大贡献的。吴有性（江苏吴县人），于1642年著成《温疫论》一书，创立"戾气"学说，对温病病因提出了伟大创见，突破了历代的固有认识，把温病与伤寒明显地区分开来，在温病学发展史上，写下了极为重要的篇章，是温病学说的奠基人。在吴有性《温疫论》的基础上，清代著

名的温病学大家叶桂、薛雪、吴瑭、王士雄继续对此进行研究，最终形成了完整的温病学体系。其他一些为温病学发展做过较大贡献的医家如张凤逵、程衍道、陈平伯、张璐、余霖、周扬俊、戴天章、柳宝诒等也都是南方人，他们在学术上相得益彰，极大地丰富和发展了温病学说。温病学说的创立，纠正了 1000 多年以来"温病伤寒混称"的现象，拯救了无数人的性命，在全国产生了很大的影响。温病学说的形成，不是偶然的。与当时该地区经济、文化、科学的发达，以及交通便利、人口流动大、温病流行频繁等因素密切相关，更是元以来医学中心南移到苏、皖、浙一带的表现，标志着南方医学发展到了一个新的高度。

其次，明清时期另一个极有影响的流派——温补学派起源、兴盛于南方。其代表医家薛己、李中梓、赵献可、张景岳等都是南方人氏，主要集中在江浙一带。温补学派重在滋补脾肾，针对明清时期滥用"丹溪之说"造成的寒凉流弊，起到了一定的纠偏作用。作为八大医学流派之一，和温病学派一样，温补学派也是南方医学中重要的医学流派。它的出现不是偶然的。各位医家或师承家学，如薛己等；或儒医兼备，如李中梓、张介宾、张璐等，均显示出个人深厚的医学功底和浓厚的医学氛围，反映了当时医学发展的兴盛。

再次，新安医学的兴盛不衰。"新安医学"是指新安地区（今安徽南部六县及江西婺源一县的古称）医家对中医理论与临床应用成就的概括，是我国南方医学中很有影响的一个地方医学派别。新安医学肇自东晋，成于北宋，止于清末，昌盛不衰达数百年，其历史持续之久，学术创新之丰，医家之众，医籍之多，影响之大，在医学发展史上是空前的。难怪当代著名医家余瀛鳌叹"新安医学之医籍在以地区命名之中医学派中可谓首富"。它对于南方医学，甚至中医学的发展与进步所起的推动作用，一直为历代学者所公认。新安医学人才济济，名医辈出，传世之作层出不穷，在基础医学、临床医学、方剂本草学各个领域都取得了具有全国影响的成果，为当时及后人瞩目。据统计，名医 668 人，医著 460 部。其中元代 11 人，医著 8 部；明代 153 人，医著 153 部；清代452 人，医著 292 部。明清徽版医籍 250 多部，155 种。出现了张杲、程汝清、王国瑞、程充、汪机、吴正伦、吴昆、程衍道、江瓘、方有执、孙一奎、张守仁、徐春圃、陈嘉谟、方广、丁瓒、程林、汪昂、程国彭、吴谦等一大批著名的医家。产生一大批有相当影响的医学著作，如张杲《医说》是最早医史著作，吴昆《医方考》为第一部医方注释专著，江瓘《名医类案》属第一部医案专著，徐春圃《古今医统大全》、程兴轩《医述》被列入清代十大医著，以及《素问吴注》《医方集解》《石山医案》《重楼玉钥》《医宗金鉴》

《赤水玄珠》《医学心悟》《杂证会心录》等医学名著。

新安医学能取得如此大的成就，与徽商的兴起、经济的发展、深厚的文化底蕴是分不开的，如道光《徽州府志·艺文志》载徽州明清两朝治经的情况：明时经 162 部，史 185 部，子 237 部，集 514 部；清时经 310 部，史 121 部，子 278 部，集 579 部，共计 2386 部。进一步说明元明清时期新安地区医学、文化、经济的兴盛与发达。

再者，孟河医学亦为一著名的地方医学流派。明清时期，苏、浙、皖地区的医学在全国范围内处于领先水平，而孟河更是名医辈出的地方。近代名医丁甘仁曾说："吾吴医学之盛，甲于天下，而吾孟河名医之众，又冠于吴中。""伯雄祖先尚有，岳瞻、文纪，略晚于费尚有的法徵麟、法公麟，乾隆年间的沙晓峰、沙达因、费士源均名重一时。"与费伯雄家族同时的费兰泉、晚清马培之等均以各自独特的诊疗经验享誉医林，当时这个江南小镇居然容纳了十几家中药房，足见其医事之繁盛了。

除此以外，南方出现的医学流派和著名医家还有很多，如吴县医学等。至于著名医家就更仆难数了。如王肯堂、李时珍、陈实功、孙一奎、缪希雍、喻嘉言、徐大椿、赵学敏等。此时的医学发展已达到相当的水平，限于篇幅，不可能将医家著述一一举例叙述。

在此我们借助几组数据来说明这种情况。如在甄志亚主编的《中国医学史》"公元 1368—1840 年（明至清鸦片战争前）"这一章节中共提到医家姓名 128 人次，除去籍贯不明 16 人次，重复 23 人次（其中北方人只有王清任一人被重复一次），共提及医家 89 人，只有张淡是山东人，武之望是陕西人，傅山是山西人，王清任、李廷昰是河北人，共 5 个北方人，再除去朱橚是朱元璋第五子及受命于朝廷而编辑医书的吴谦、蒋廷锡，剩下 81 人全是南方人，其中江苏人氏 24 人，浙江人氏 23 人。再如，俞慎初《中国医学简史》"明代著名医药学家"与"清初（1840 年之前）著名医药学家"两节中共提到医家 69 人，除去 3 人籍贯不详，南、北方人氏之比例为 60∶6，江苏人氏 18 人，浙江人氏 22 人。陈邦贤《中国医学史》"明代的著名医学人物"与"清代的著名医学人物"两节中提到的 14 位医家则全是南方人，与其他文献反映的数量资料看来，结论是一致的。所以，此时的医学中心落在以苏—杭为轴心的江南地带是无可争议的事实。总之，明清时期的南方，几乎垄断了当时各个有影响的医学流派，名医辈出，著作累累。

而此时的北方经济文化已难以与南方抗衡，从明初的科举考试亦能反映出其文化的荒芜。1397 年 2 月，明朝例行会试，出榜之后，人们发现本科进士 52 人，全为南方人，大江以北竟无一人登第，主考官刘三吾道出了实情，他认为北方在元朝的残酷统治下民不聊生，文化受到极大摧残，历数十年来，北方举子文章不如南方举子文章，这已是众所周知的事实，南北同榜，必然会出现南优北劣的局面。最后不得不在科举考试中采用南北卷，南北为六四之比，以勉强维持南北人数的均衡，方才平息了这场科举史上的"南人北人"之争。所以到清初，朴学大家顾炎武评论北方文化的衰落时说："今日北方有二患，一曰地荒，一曰人荒。"地荒是物质文化的退步；人荒是缺乏人才，是精神文化的落后。与顾炎武的话相映成趣的是康熙帝的诗句："东南财赋地，江左人文薮。"以财赋而言，明代苏州一府垦田数不足全国的九十分之一，而税粮的征收却几乎占全国的十分之一；以人文而论，有清一代江苏的状元约占全国一半，而苏州的状元又近乎江苏的一半。南北人物多寡的差异十分显著，与先秦时相反，明清时期北方人才已是月落星稀。经济的落后、文化的荒芜，医学也失去了发展的基础和动力，衰落成为必然。元代以后，北方地区不曾形成有影响的医学流派，就是有名的医家也寥寥无几。南北医学差距之大、对比之鲜明，已是一目了然。

六、结语

宋元医药发展史就是整个医药文化中心由北向南转移的历史，宋元时期是医药文化发展的转折点，是一部浓缩了的中医药南北兴衰史。

宋元时期是中医学发展史上一个重要时期。历史发展到北宋，科学技术高度发达，三大发明广泛应用，尤其是活字印刷术的发明更是促进了文化的发展。文化繁荣昌盛，经济持续发展，宋政府高度重视医药的政策使两宋医学获得了长足的进展。尤其是代表着全国政治、经济、文化同时也是中医药文化中心的开封—洛阳一带，更是集中了全国一流的人才，宋政府在此设立了太医局、惠民和剂局、校正医书局，校注出版了大量的医学著作，使一些濒临灭绝的古籍重新刊行；北方医学迅速发展，涌现出大批名医。到了金朝，著名医家刘完素、张元素、张从正、李杲的出现，使北方医学的发展达到了巅峰，尤其河间与易水之说，整整影响了北方医学一个多世纪。至此，北方医学的兴盛与繁荣已达到前所未有的程度，是全国医药文化的中心。

1127年，随着"靖康之变"，宋室南渡，临安迅速成为全国的政治中心。文化的高度发达，为医药学的发展提供了高素质的人才；经济的日益繁荣，为医学的发展奠定了坚实的物质基础。南方医学开始摆脱落后的状况，向前发展，出现了陈无择、宋慈、严用和等一大批有名的医家。以上所述，并不意味着以临安南宋王朝的建立为标志的汉文化中心南移现象的出现，就可以作为医学中心南移的分野。此时的南宋医学与北金相比，还存在一定的差距，河间与易水之说，代表着当时最先进的医学，是全国影响最大的学派。南方医学这时无论是从数量还是从质量上说，都无从与先进的北方医学抗衡。但毫无疑问的是，南宋是南方医学发展的重要时期，是全国医学中心的过渡时期，它的发展酝酿着医学高峰的到来。

元朝的确立，全国大一统的环境，促进了南北医学的交流，北方先进的医学迅速传入南方。一代名医朱丹溪，作为"金元四大家"最晚出者，身兼李、刘、张之学，取长补短，结合自己的临床实践，提出了"阳常有余，阴常不足"的观点，创立了滋阴学派。丹溪医学成就之卓越、著述之丰、弟子之多、影响之广，远远超过了其他三大家。整个元代后期，甚至到明前、中期，医学界几乎都由朱丹溪医学思想所主宰，因此以朱丹溪为代表的滋阴派的出现，标志着南方医学中心的确立。

从此，南方成为全国医药文化的中心，医学发展更为迅速，名医辈出，学派不断涌现。温病学派、温补学派在南方兴起，其代表医家全部来自南方，尤其集中在苏、浙、皖地区；新安医学、孟河医学、吴县医学成为有名的地方医学，名医更是数不胜数；而此时的北方，由于常年战乱的影响，文化和经济备受摧残，河间、易水之说也因后继乏人，辉煌不再，北方医学呈现一片萧条景象。一直到明清时期，重大医学流派不再产生，著名医家也屈指可数，和蓬勃发展的南方医学相比，北方医学有如日落西山，两者差距日益增大，医学中心处于南方已是一目了然。

综观其转移的过程，我们可以得知，医药的发展受着政治、经济、文化、战争诸多因素的影响，政治中心作为国家权力机关的象征，往往是人才荟萃之地，经济的繁荣是医药学得以发展的基础，文化的发达为医学提供高质量的医学人才。因而，元以后，医学中心的转移不是偶然的，而是多种因素综合作用的结果。其中，经济因素是主要的。但医学的发展也有其特殊性，它与政治、经济、文化中心有时也不完全同步。元、明、清三朝均建都于北方，由于当时的生产水平所决定，南方地区在经济发展上有着天时、地利、水热、运输等各方面的优势，何况三朝中有两朝是少数民族统治。所以，经济中心一直在南方。在此期间，虽然政治、文化、军事活动的中心又落在北方，医药文化中心却一直在南方，长达数百年不衰。医药中心与政治、文化中心的分离，又一次显示了医药学发展的独立性和特殊性。这将给我们有益的启示。医药学的发展受政治、经济、文化等多方面的影响，但为何又不能完全统一，这之间有着何种联系？这是我们需要探讨的另一个问题。

参考文献：

[1] 范文澜. 中国通史 [M]. 北京：人民出版社，1949.

[2] 严世芸. 宋代医家学术思想研究 [M]. 上海：上海中医学院出版社，1993.

[3] 丁光迪. 金元医学评析 [M]. 北京：人民卫生出版社，1996.

[4] 甄志亚. 中国医学史 [M]. 上海：上海科学技术出版社，1995.

[5] 鲁兆麟. 中医各家学说 [M]. 北京：北京医科大学中国协和医科大学联合出版社，1996.

[6] 刘时觉. 永嘉医派研究 [M]. 北京：中国古籍出版社，2000.

[7] 李济仁. 大医精要——新安医学评析 [M]. 北京：华夏出版社，2000.

[8] 徐衡之. 宋元明清名医类案 [M]. 天津：天津市古籍书店影印，1998.

[9] 浙江省中医药研究室文献研究室. 丹溪医集 [M]. 北京：人民卫生出版社，1999.

[10] 姜春华. 历代中医学家评析 [M]. 上海：上海科学技术出版社，1999.

[11] 李志庸. 张景岳医学全书 [M]. 北京：中国中医药出版社，1999.

[12] 黄英志. 叶天士医学全书 [M]. 北京：中国中医药出版社，1999.

[13] 任继愈. 中国哲学史简编 [M]. 北京：人民出版社，1973.

[14] 柳诒徵. 中国文化史 [M]. 北京：中国大百科全书出版社，1998.

[15] 李良松. 中国传统文化与医学 [M]. 厦门：厦门大学出版社，1990.

[16] 钟明善. 中国传统文化精义 [M]. 西安：西安交通大学出版社，1999.

[17] 顾建华. 中国传统文化 [M]. 长沙：中南工业大学出版社，1998.

[18] 杨东莼. 中国学术史讲话 [M]. 上海：上海东方出版社，1996.

[19] 李经纬. 中国古代文化与医学 [M]. 武汉：湖北科学技术出版社，1990.

[20] 周振鹤. 中国历史文化区域研究 [M]. 上海：复旦大学出版社，1997.

[21] 张家驹. 两宋经济重心的南移 [M]. 武汉：湖北人民出版社，1957.

[22] 清·陈梦雷. 古今图书集成·医部全录（点校本）[M]. 北京：人民卫生出版社，1991.

[23] 易守菊. 金元医学发展的政治增变因素 [J]. 中医文献杂志，2001（1）：34.

[24] 李孝刚 . 宋代医家方书初探 [J]. 上海中医药杂志，1995（8）：2.

[25] 范仲淹 . 范文正公集 [M]. 见：四库全书：卷一五二 [A]. 北京：中华书局，1965.

[26] 郑兰英 . 北宋三位政治家医学教育思想评述 [J]. 福建中医学院学报，1999（4）：42.

[27] 王九林 . 医学文化中心的南迁 [J]. 南京中医药大学学报，1997，13（5）：293.

[28] 方春阳 . 朱丹溪弟子考略 [J]. 中华医史杂志，1984，14（4）：209.

[29] 蔡捷恩 . 宋朝禁巫兴医述略 [J]. 医古文知识，1997（3）：6.

[30] 徐洪兴 . 千秋兴亡——宋朝 [M]. 长春：长春出版社，1999.

[31] 薛益明 . 论金元时期学风的转变 [J]. 中医文献杂志，2001（2）：156.

2002 年 2 月初稿

2002 年 10 月定稿

2014 年 7 月修订

＊此文于《江西中医学院学报》2003 年第 2 期至第 4 期连载。在写作过程中，曾得到李成文、李具双、梁润英等老师的支持和帮助，谨在此表示感谢。

第二章　中医药文化中原寻源

火祖燧人氏在商丘点燃了华夏文明之火

——商丘市燧皇陵和阏伯台

中原中医药文化遗迹与文物考察研究小组

许敬生 尹笑丹 执笔 尹笑丹 配图

商丘自古就有"火都""火墟""大火之乡"的称谓,火已成为商丘的标志和象征。《人民日报》于 1992 年 10 月 9 日,2005 年 7 月 15 日、16 日曾发表文章,对商丘为火文化的源头给予了肯定。

1992 年国际旅游观光年"黄河之旅"首游式在燧皇陵举办了取火仪式,燧皇陵之火被国家旅游局命名为"中华第一火种"。

2006 年 4 月,中国首届火文化研讨会在商丘睢阳区召开,与会专家达成共识:"燧皇陵在商丘,商丘是古黎丘,是燧人氏作为天皇时,在瞿水、睢水流域的中心都邑。"

2007 年 5 月,燧皇陵景区的"火神祭祀"被河南省文化厅列入非物质文化遗产名录。

2009 年 3 月 12 日,中国民间文艺家协会正式把"中国火文化之乡""中国火文化研究中心"两块牌匾授予商丘,实至而名归。(以上四则资料,均见《燧人取火传天下中华文明照神州》一文,2009 年 3 月 20 日《中国艺术报》)

一、燧皇与火

《韩非子·五蠹》说:"上古之世,人民少而禽兽众,人民不胜禽兽虫蛇……民食果蓏蚌蛤,腥臊恶臭,而伤害腹胃,民多疾病。有圣人作,钻燧取火,以化腥臊,而民说(悦)之,使王天下,号之曰燧人氏。"燧人氏"钻燧取火,以化腥臊",教民熟食,这是人类历史上一个划时代的进步。

燧人氏,是我国上古帝王(部落首领)之一,因相传他发明了"钻燧取火",故被后世尊称为"燧皇",又因其创始造火之法而被奉为"火祖"。

火的发明,是人类文明进步的标志。传说黄帝轩辕氏制作釜甑(zèng,蒸食炊器),教百姓"蒸谷为饭""烹谷为粥"。从此,我们的祖先"火食之道始成",我国才真正进入了烹饪时代。火的运用,改变了先民的食性,促进了人类体质的改善,更是医学食养、食疗的开端。同时,火的应用也成为中医学灸法、焫(ruò)法、熨法等治疗方法的起源,也直接促成了中医药汤剂的发展。

二、燧皇与商丘

商丘,古"商"族的发源地,又因商汤曾建都于此(史称南亳)而得名。商丘不仅是"商"文化的发源地,更是上古"火文化"的发源地。

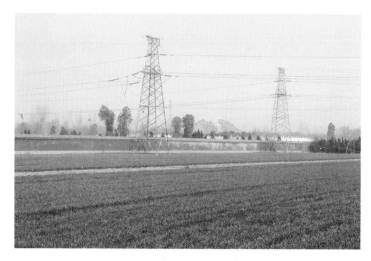

图 1　燧皇陵远景

在商丘有一个流传很广的传说，数万年以前，商丘这个地方叫燧明国。燧明国有一种树，叫燧木，燧木高大挺拔，云雾在树枝间出没升腾。有种类似于猫头鹰的鸟，常用

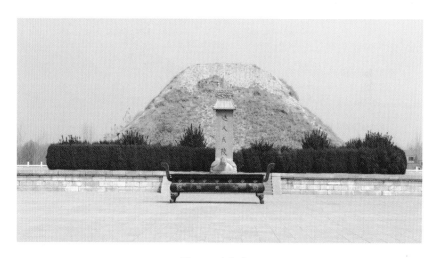

图 2　燧皇陵

嘴去啄击燧木，燧木就发出灿烂的火花。有位圣人从中受到启发，便折下燧木枝来钻燧木，终于生出了火。这位圣人把火种保存下来，并把这种取火方式传授给了大家。大家对他无比尊崇，便称他为燧人氏，商丘的燧人氏后人们更尊称他为"火祖"。

燧人氏首创钻木取火，具体是在什么地方呢？根据目前的史料和相关民俗，可以做出这样的结论：燧人氏首创钻木取火于商丘，商丘为火文化的源头。2006 年 4 月，中

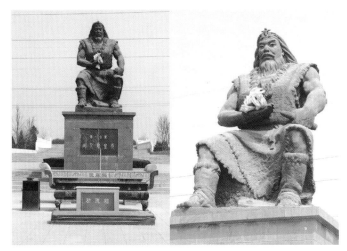

图 3　燧皇像

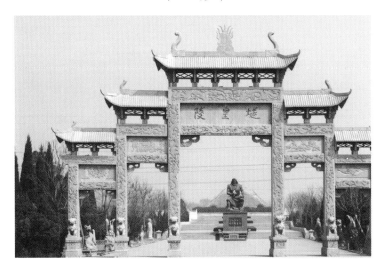

图 4　石坊

国首届火文化研讨会在商丘睢阳区召开，与会专家达成共识："燧皇陵在商丘，商丘是古黎丘，是燧人氏作为天皇时，在瞿水、睢水流域的中心都邑。"

据传，燧人氏不仅在商丘地区发明了钻木取火，死后更是葬于今商丘睢阳地区。商丘睢阳区现存燧皇陵一座，该墓位于今商丘古城西南 1.5 公里处。

据清代《归德府志》记载："燧皇陵在阏伯台西北，相传为燧人氏葬处。俗云土色皆白，今殊不然。"燧皇陵始建时间已不可考，墓冢呈方锥形，长、宽各 82 米，高 13.9 米。

据当地管理人员讲，燧皇陵原有大殿、东西厢房等等建筑，后均毁于战火。1992 年起，当地政府逐步对其进行了整修，修复墓冢，重塑燧人氏雕像，整修原有神道及石像生。

2004年又先后扩建石牌坊、神道、祭台等，并在墓前修有火文化广场。

燧皇传说与遗迹的留存，同时也成为商丘以火为特色的民俗文化的源头。

三、火正阏伯与火神台

商丘还有一位与火密切相关，被后世广泛祭祀的传奇人物——阏（è）伯。阏伯是中国有文字记载的第一位天文学家，他是黄帝的第四代孙，帝喾高辛氏的儿子，曾辅佐大禹治水。传说继颛顼以后，帝喾为商地的部落联盟酋长，就让自己的儿子阏伯到这里任"火正"。阏伯尽职尽责，辛辛苦苦地为保存火种做了许多事情。他死后，后人遂奉

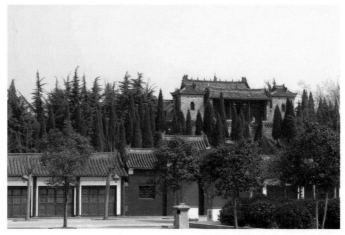

图 5　阏伯台远景

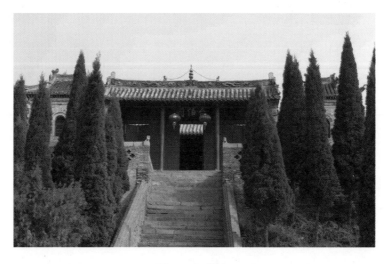

图 6　火神台

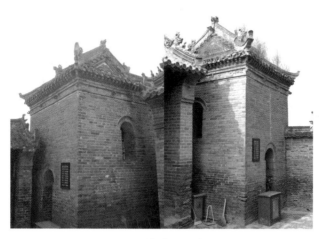

图 7　钟楼与鼓楼

其为火神而建庙祭祀。人们就在他保存火种的土台上修了火神庙，或称阏伯祠、阏伯台，亦称火星台、火神台，后来通称为火神台。

该台位于今商丘市古城西南，与燧皇陵毗邻，二者相距 200 米。

火神台外形如墓状，台基周长 270 米，直径 56 米，顶部直径 20 米，台高 35 米。据考古发现，该台全为夯土筑成，夯土中出土不少汉代的瓦片和陶片，由此推断，最早的火神台可能是汉代所筑。

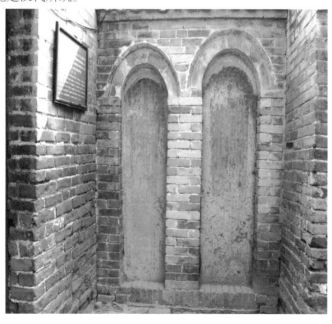

图 8　清代碑刻

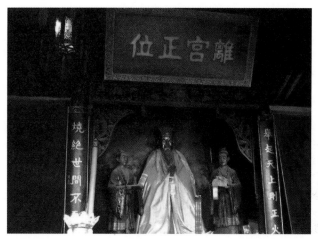

图 9　正殿

台上建筑为元朝大德年间（1297—1307）由提举范廷璧所建，距今已 700 多年。现存大殿、拜厅、大禅门、东西禅门、东西配房、钟楼、鼓楼，以及台下的山门。

据当地管理人员介绍，整个火神台完全依据八卦建造，明天干（十间），暗地支（十二间），外圆内方形如古铜钱，象征着天圆地方、阴阳合气。大殿东墙镶嵌碑刻两方，均立于清光绪年间，碑文年久多有残损。

在庙内大殿中供奉着火神爷阏伯的塑像，两边各有一名侍从，东西两侧还各站着两位护法。西配房是商祖祠，东配房原先摆着商星的泥塑图腾，由于年代太长破旧不堪，在 2001 年被撤除了。

火神阏伯的传说在商丘地区流传已久，从而形成了以阏伯台和燧皇陵为中心的火神台庙会，当地群众每年旧历正月初七都要到火神台祭祀，由此形成规模盛大的庙会，旧有"天下第一会"的说法。据清康熙四十四年《商丘县志》记载："正月七日，俗传阏伯火正生辰，男女群集于阏伯台及火神庙进香，车马阗咽，喧嚣累日。"清光绪十九年《归德府志》也有类似。从这些记载中可以得知，商丘正月初七朝台、祭祀、赶庙会的风俗是由来已久的，并且影响范围比较广。

正如北京收藏家协会研究员李福昌先生在《人类用火方式的研究与收藏》一文中所说："现今河南商丘仍耸立着有 35 米高的火神台，是历代人民纪念火正阏伯的火神庙。4000 多年前，阏伯在此一边守护火祖——燧人氏的陵墓，一边在台下照看保护火种，同时观察火星的运动，研究历法，指导农耕。这里的火种代代相传，人称'中华第一火种'。"（班琳丽《大商文化的强"商"之道》，2010 年 10 月 16 日《京九晚报》）

3月20日，考察组一行在参观了燧皇陵与阏伯台后，大家非常兴奋，许敬生教授欣然写诗记之：

> 燧皇取火文明开，阏伯恭守火神台。

> 商丘自有火文化，高举圣火照未来。

燧皇陵与阏伯台，燧人氏与阏伯，成为商丘独特的文化景观。商丘有"火都""火墟"的称谓。商丘"火神节"是商丘人生活中不可分割的一部分。"火"成了商丘的古代图腾。

火的发明和利用是人类社会发展史上的一个里程碑。燧人氏的钻木取火，才真正是人类主动掌握火的时代的开始，燧人氏曾在这里点燃起中华民族的神圣之火，并用这把圣火将中华民族带进了文明时代。

四、结语

燧皇陵与阏伯台，反映了先民对火的崇拜与对先贤的敬仰。以火神台、燧皇陵等古迹为中心的商丘火文化，与本地深厚的文化底蕴和历史传承有着密切的关联，不仅形成了当地独特的民俗文化，也为河南中医药文化建设添上了浓重的一笔。

通过调研可以发现，当地对火文化的宣传，仅仅强调了对饮食文化及中华文明的贡献，但并未涉及中医药内容，显然忽略了火的发现与利用对中医药文化的促进作用。事实上正因为火的利用，才促成了中医汤液的发展，从而使汤液疗法成为中医学治疗的主要手段。在火文化中添加中医药文化内容，才能全面反映火对中华文化的促进作用，这也是一个弘扬中医药文化的窗口，可以为古老的商丘庙会文化增添新的亮点。

2013 年 4 月 5 日

附：相关考察资料

考察时间：2013 年 3 月 18 日—3 月 20 日

考察地点：商丘市睢阳区燧皇陵　阏伯台　火文化广场

考察人员：许敬生　尹笑丹　李新叶　周立凡

采访对象：商丘市卫生局中医科科长郭丽霞、商丘市卫生局中医科杜胜利、商丘市睢阳区卫生局办公室主任张俊洪、商丘市睢阳区卫生局中医股股长王珍。

新密岐黄文化考论

中原中医药文化遗迹与文物考察研究小组

叶磊　执笔

一、绪论

（一）研究背景

新密是郑州所辖六个县级市之一，位于郑州南部，东邻新郑，西接登封，南连禹州。新密原称密县，1994 年 4 月 5 日经国务院批准撤县立市。"密"之得名，盖因境西南有座密岵山。《尔雅·释山》曰："山如堂者曰密，多草木者曰岵。"密岵山山形似堂，草木繁茂，在新密西南部双洎河南岸，为群山之首，最为高大。故《名胜志》云："密，山名，亦国名也，盖因山以名城矣。"新密市地处嵩山低山丘陵区，为嵩山东部余脉所在，地势西北高，东南低，北、西、南三面环山，中部丘谷相间，主要河流有双洎河（洧水）、绥水、溱水等。最高海拔 1108.5 米，最低海拔 114 米。全县东西长 48 公里、南北宽 37 公里，面积 1001 平方千米，人口 82 万人。

2008 年 12 月至 2009 年 6 月，中科院考古所联合郑州市文物考古研究院对横跨河南登封、新密、新郑三市的"溱洧流域"的 88 处先秦时期聚落遗址进行了调查和复查，结果显示这一区域遗址星布，丰富多样，包括裴李岗文化遗址 18 处、仰韶文化遗址 37 处、龙山文化遗址 46 处、新砦期遗址 14 处、二里头文化遗址 28 处、商代二里岗文化遗址 23 处、商代殷墟文化遗址 7 处、西周文化遗址 4 处（赵春青、江旭《悠久的历史与美丽的传说》，文载 2010 年 11 月《岐黄文化高层论坛论文集》），仅新密境内就有自新、旧石器时期绵延至夏商周各个时期文化遗址近 30 处，显示了新密丰厚的文化积淀和完整的早期文明发展链条。其中古城寨遗址和新寨遗址被"中华文明探源工程"列为四个预掘点之中的两个，凸显了新密在研究史前文明中所处的重要地位。"中华文明探源工程"的一项重要内容就是追源五帝时代。新密遂因其史前文明遗址密集和涉及伏羲、黄帝活动的遗址、遗迹丰富而成为近年研究文明史的宠儿，从而拥有巨大的发掘价值。

但是，物类考古之外，"文化考古"似乎受重视程度有限。在新密及周边县市不仅密布着史前文明遗址，而且涉及伏羲、女娲、黄帝及其臣子的民间传说和民俗事象也极为丰富，其中蕴含了大量文化信息，比如岐黄故里之谜、《黄帝内经》著者之谜等等，也许借由此类研究会有更进一步的认识。为弘扬地方文化，自 1996 年新密黄帝文化研究会成立以来，魏殿臣、范金中、王衍村、李顺卿、刘峰亭、郑观州、郑国顺、李国臣等 12 人（当地号称"十二愚"）从自发进行到政府支持对新密当地的岐黄文化事象和遗址遗迹进行了初步的调查和整理。所有这些乃成为本课题组投入研究的直接背景。

因此，进行本课题研究，在全面了解新密岐黄文化遗迹和遗址的现状，梳理岐黄时代的文化事象，探讨中医药理论的发祥缘由方面具有重要的理论意义；同时，该课题在深入挖掘和开发利用新密中医药文化遗址，助益于新密地方经济的转型，打造具有影响力的"岐黄文化园"，推广新密地道药材的知名度，打造当地文化旅游产业品牌，提升新密乃至我省的文化软实力方面也具有一定的实际意义。

（二）关于岐黄文化的说明

说到"岐黄文化"，就不能不提到《黄帝内经》这本书。《黄帝内经》是中医界公认的传统宝典，是它确立了中医学独特的理论体系，成为中医药学发展地理论基础和源泉。全书内容以黄帝同岐伯、伯高、少俞、少师、鬼臾区、雷公六位臣子问答的形式展开。其中岐伯的回答和论述占了大部分篇幅，在这些老师中当之无愧的占着首席地位，因而在《素问·上古天真论》等篇目中，岐伯被黄帝尊称为"天师"。而"岐黄"也在后世成为中医学的代名词。那么"文化"冠之以"岐黄"，就当指与传统中医药相关联的一切文化，具体而言，就是指中医药在产生和发展的漫长历程中以医籍、文物、遗址、遗迹、民俗、传说等形式所传承着的文化的总和。就其内涵和事实而言，岐黄文化虽以岐伯、黄帝为宗，但又不宜只限指岐黄时代，而是包罗更广泛的时空范围和更丰富的内容。基于此，我们对新密岐黄文化的研究、考察，就本着以岐黄为宗、为主而又波及其流的思想而进行。

二、岐伯、黄帝考论

在实地考察之前，我们先对课题涉及的关键问题从文献角度做了一番梳理研究，以便明确三个问题：一是了解岐伯、黄帝的基本情况；二是分析他们有无在新密一带活动的可能性；三是从考古学方面看看有无印证。当然，理论上还有个他们是否在历史上真实存在过的问题。对此，我们认为，岐伯在医学史上如同黄帝在上古史中一样影响巨大，这些人物既然在文献中是一种真实的存在，相传又生活在远古时代，具有某种不可考性，他们能名留青史，多半靠的是口耳相传，在没有确凿证据否定他们的存在之前，后人还是应该尊重古籍，设定他们的存在。只不过就其具体情节可做合理阐释乃至修正。以下将书面研究情况汇报如下：

（一）关于岐伯

1. 岐伯的司职

岐伯之名最早见于《史记》，但未明确指出岐伯是医家。以岐伯为医中名家而又可信的文献，以班固《汉书·艺文志》为首。其"方技略"曰："方技者，皆生生之具，王官之一守也。太古有岐伯、俞拊，中世有扁鹊、秦和，盖论病以及国，原诊以知政"，并在前文"医经"中列有《黄帝内经》十八卷，《外经》三十七卷；"神仙"中列有《黄帝岐伯按摩》十卷。其中岐伯、俞拊赫然与扁鹊、秦和并列而为名医。以今存文献观之，视岐伯为远古大医盖以此为滥觞。其后仲景《伤寒杂病论·序》承其绪曰："上古有神农、黄帝、岐伯、伯高、雷公、少俞、少师、仲文，中世有长桑、扁鹊，汉有公乘阳庆及仓公。"晋代王叔和《脉经·序》言："今撰集岐伯以来，逮于华佗，经论要诀，合为十卷。"晋代皇甫谧《帝王世纪·黄帝》云："黄帝有熊氏命雷公岐伯论经脉，傍通问难八十一为《难经》，教制九针，著《内外术经》十八卷。"又《针灸甲乙经·序》云："黄帝咨访岐伯、伯高、少俞之徒，内考五脏六腑，外综经络血气色候，参之天地，验之人物，本性命，穷神极变，而针道生焉。"唐代张守节《史记正义》称："岐伯，黄帝太医。"南宋郑樵《通志·三皇纪》称："(黄帝)察五运六气，乃著岐伯之问，是为《内经》。"其间说法，一脉相承，岐伯之为医祖，言之凿凿。

2. 岐伯乡籍之谜

虽然在岐伯为中华医祖方面人们的认识高度一致，但是他的乡籍，却纷争不已，迄今仍为谜。影响比较大的有岐山、庆阳、盐亭三说。

岐山一说，最早见载北宋张君房所辑《云笈七签》中。其《纪传部·轩辕本纪》言："时有仙伯，出于岐山下，号岐伯，善说草木之药性味，为大医，帝请主方药，帝乃修神农所尝百草性味以理疾者，作《内外经》。……帝问岐伯脉法，又制《素问》等书及《内经》……玄女授帝《如意神方》，即藏之崆峒山。帝精推步之术于山稽、力牧，著体诊之诀于岐伯、雷公，讲占候于风后先生，救伤残缀金冶之事，故能秘要，穷尽道真也。"这大概于岐伯也算是文献中比较具体的记载了。另外一处广泛引证的材料是南宋罗泌的《路史》："古有岐伯，原居岐山之下。黄帝至岐见岐伯，引载而归，访于治道。"南宋郑樵《通志》记载："岐氏，周故都也，今凤翔岐山是也。太王居之，至文王始迁于丰，其支庶留岐，故为岐氏。又古有岐伯，为黄帝师。"

庆阳说集中见载于南宋人著作中。如潘自牧《记纂渊海·卷二十四·郡县部》载："庆阳郡号安化。"同书《人物·上古》又载："岐伯，郡人。黄帝尝与论医，有《素问》《难经》行于世。"郑樵《通志·艺文略》载："古有岐伯，为黄帝师，望出安化。"南宋邓名世《古今姓氏书辩证·卷三》有"安化岐氏"之论，罗泌《路史》云："古有岐伯，至古公避狄，迁岐之阳。"又引《琴操》曰："文王初为岐侯。"元代梁益《诗传旁通·卷十三》也引《路史》云："古有岐伯，至古公避狄，迁岐之阳……桓谭《琴操》云：'文王初为岐侯。'岐亦作歧，一分为二曰岐。"安化郡，为唐时设置，之前叫庆州。庆阳府，宋时所置，明清因之，民国时期复废府改称庆阳县（见《中国古代地名大辞典》）。其后明清及民国时期当地所编方志一仍其说。

　　至于盐亭说，持据多用《山海经》。《山海经·海外南经》称"有岐舌之国"，郭璞注云："岐舌国，其人舌皆岐，或云支舌也。"《吕氏春秋·功名篇》载："南方有反舌国，舌本在前末倒向喉。"持论者认为所谓"岐舌、支舌、反舌"，当是对图腾为龙（蛇）部族的曲折表述；《山海经》又云："西南黑水之间有都广之野，后稷葬焉。"明代四川新都人杨慎补注《山海经》时说"都广之野"即今成都平原。成都平原以东的氐羌族，自古恰以龙（蛇）为图腾，如《山海经·海内经》曰："伯夷父生西岳，西岳生先龙，先龙是生氐羌。"《殷墟卜辞》称："龙来氐羌。"古代龙蛇浑称，岐舌国被认为或是其中一支，并引北宋《元丰九域志》"盐亭一时已多氐语，可见旧日氐人之盛"为辅证。此外，《抱朴子》所述岐伯足迹所至之缙云山即在此区域内，而传说中他行迹所至的青城山、峨眉山均距此不远。持论者遂联想此岐伯当为岐舌国通晓医术之长者[1]。

　　以上诸说除引用文献证明外，还从人类发生学及考古学等角度，举当地文明发祥之早、胜迹传说之富及人文景观之备以佐证之，皆言之有据，观之有理，使岐伯里籍之争，遽难断于一说。

　　三说之外，2009年10月经医史人类学家郑怀林教授实地考察，又提出新密为岐伯第二故乡的观点[2]。新密本土流传的众多和岐伯有关的文化事象和地名遗迹似乎为此做了佐证。

3. 岐伯的事迹传说

　　就文献所讲，似乎岐伯的事迹、贡献主要表现在四方面：

　　（1）传承并精研本草之学

　　查考古书，有岐伯为炎帝孙的记载。比如宋人谢维新所撰《古今合璧事类备要·外集》

卷十三云："岐伯为炎帝之孙。"明代彭大翼《山堂肆考》卷一百六十二也有类似记载。另有一条广为征引的例证是北宋高承的《事物纪原》。其卷二载："《山海经》曰：炎帝之孙因鼓遂为钟。又曰：伯岐生鼓延，是始为钟。"文中"伯岐"以是岐伯，实则为"伯陵"，是高承的笔下之误。该文出自《山海经·海内经》，"伯岐"诸本作"伯陵"。

炎帝和神农是什么关系，迄今仍不甚清楚。《世本》认为是一个人，《史记》《吕览》和贾谊的《新书》则视作两人，其他如《庄子》《周易》《商君书》和陆贾《新语》只谈神农不谈炎帝，而《国语》中的《周语》《晋语》只谈炎帝不谈神农[3]。《记纂渊海》和元代王义山的《稼村类稿》似乎呼应了《世本》的说法，后者卷七曰："自神农使岐伯尝百草，而始有药，时未有医也。"如果这种假设成立，那么岐伯就是本草大家神农的嫡传了。而在《帝王世纪》中，说的更为直接："黄帝使岐伯尝味草木，定《本草经》，造医方以疗众疾。本草之名，盖始于此，药虽有草木玉石鱼鸟兽诸种，而草类最多，故举此以概其余也。"文中把《本草经》的编定权都归于岐伯了。

（2）汇通医、药、针、方、脉，创立早期医学

据载，岐伯的医学知识是有师承的。《黄帝内经素问·移精变气论》中岐伯告诉黄帝说："色脉者，上帝之所贵也，先师之所传也。上古使僦贷季，理色脉而通神明，合之金木水土，四时八风六合，不离其常，变化相移，以观其妙，以知其要，欲知其要，则色脉是矣。"明代徐春甫撰《古今医统》云："僦贷季，黄帝时人，岐伯师也。"是岐伯精于脉学也。《路史》则曰："神农命僦贷季理色脉……僦贷季，岐伯之师也。天师岐伯对黄帝云：我于僦贷季理色脉已二世矣。"僦贷季的时代虽异，为岐伯师的说法则无异议。

《天中记》卷四十云："黄帝稽首受针于岐伯。"《事物纪原》卷七谓"黄帝命雷公、岐伯教制九针，盖针灸之始也。"《渊鉴类函》卷三百二十二引《帝王世纪》云："黄帝有熊氏命雷公、岐伯论经脉，旁通问难八十一为《难经》，教制九针，著《内外术经》十八卷。"是岐伯精于针术也。

又，《帝王世纪》谓岐伯"造医方以疗众疾"，《玉海》卷一百二十五亦谓岐伯"主方药也"。《云笈七签·轩辕本纪》中说岐伯："为大医,帝请主方药。"是岐伯精于方剂也。

古书中的岐伯就是这样一个在医理、药论、针术、方剂、脉学各方面都兼善并长、融会贯通的智者，从这点来说，由他在总结炎帝、黄帝两大部族医药知识的基础上创生早期医学，并在内容上成为前文本时期的《内经》的渊源，也是极有可能的。

（3）著"书"立说，光大医学

仅据《四库全书》收录情况来看，著录和岐伯相关的文献就达23部，其中合著者12部，单独署名的11部[4]。其中见于《汉志》的有三部，分别是《黄帝内经》十八卷、《外经》三十七卷、《黄帝岐伯按摩》十卷。其中不少当为托名之作，但其学术或渊源于岐伯也未可知。

（4）谱写军乐，扬德建武

传说中，岐伯除拥有中华医学鼻祖的地位外，还是古代军乐的发明者，如《云笈七签·纪传部·轩辕本纪》云："帝以伐叛之功，始令岐伯作车乐鼓吹，谓之箫铙歌，以为军之警卫。《枫鼓曲》《灵夔吼》《雕鹗争》《石坠崖》《壮士怒》《玄云》《朱鹭》等曲，所以扬武德也，谓之凯歌。"《宋书》亦云："鼓吹盖短箫铙歌。蔡邕曰：'军乐也。'黄帝时岐伯所作，以扬德建武，劝士讽敌也。"司马光《资治通鉴》云："黄帝命岐伯作镯铙、鼓角、灵髀、神钲以扬德而建武。"又，《隋书·音乐志》云，东汉明帝时，乐有四品，"其四曰短箫铙歌乐，军中之所用焉。黄帝时岐伯所造，以建武扬德，讽敌励兵。"可见，从时间上讲，岐伯是文献中记载的中国最早的音乐家。

4. 分析和思索

对岐伯里籍歧说深入分析后，我们认为，造成这种现象的原因有二：其一，岐伯或非一人之指。据前文，庆阳、岐山两县自古俱有岐姓；而伯者，"长也。从人白声。"（《说文·人部》）段玉裁注："凡为长者皆曰伯。"或许当年的"岐伯"，只是对岐姓老者通用的敬称，而这些传世老者皆精于医道。就如同"扁鹊"上古时为名医美称，其人本不止一个，因《史记》而秦越人独传。另，"伯"还可以解释为"世袭"的爵位，比如上文《路史》《诗传旁通》皆引征桓谭《琴操》说古时的岐伯"文王初为岐侯"。此"岐侯"或即为某岐伯之后。由于史前文明在流传中有层累叠加和衍生包裹的特点，遂使若干个岐伯的事迹集中附着于某黄帝时之岐伯。其二，《史记·五帝本纪》言黄帝一生，南征北战，"天下有不顺者，黄帝从而征之，平者去之，披山通道，未尝宁居。""东至于海，登丸山，及岱宗。西至于空桐，登鸡头。南至于江，登熊、湘。北逐荤粥，合符釜山，而邑于涿鹿之阿。迁徙往来无常处，以师兵为营卫。"若其果有智者天师岐伯，必然随行往来。而据上文《云笈七签·纪传部·轩辕本纪》所记，似乎作为黄帝臣子的岐伯的确参与军事，则各处留下有关岐伯的传说及胜迹，亦在情理之中了。不过，岐伯虽极有可能非只一人，下文为了行文方便，我们仍笼而统之地称之为"岐伯"。

多个岐伯之所以能复合为一，共性是他们都精研医药。前文字时代，人类知识的积累主要靠口耳相传。传续之大宗，除了本族历史、谋生技能外，就要数和生命息息相关的医药卫生知识了。我们知道，三代时的巫事是由专职人员担任的，出于巫事和医事紧密相连的考虑，远古时期，医事也极有可能是由专门人员来传承、总结和布散的，而"岐伯"作为一个爵位或者类似"长老"一类的称呼，或其职责正在于此。我们在古书中绝少见到岐伯和易学、巫蛊、农事等同样来历久远的知识体系发生关联，许多原生态的民间传说和各处纪念岐伯的庙祠中，岐伯也都是以医圣、药王的姿态出现，从另一个侧面折射出远古岐伯的史影，提示着岐伯和医学密不可分的关系。

作为医药知识的传人，理当是个头脑清晰、思维冷静、记忆力超群的智者。《路史·黄帝纪》谓黄帝"师于大填，学于封巨、赤诵，复岐下见岐伯，引载而归，访于治道"。据《通志》记载："岐氏，周故都也，今凤翔岐山是也。太王居之，至文王始迁于丰，其支庶留岐，故为岐氏。又古有岐伯，为黄帝师。"由于岐伯精于医事、才华出众，又有经世之才，才被诸事鞅掌、求贤若渴的黄帝看中拜为老师至于"引载而归"的方位则必与黄帝所趋相同。

（二）关于黄帝

1. 黄帝其人

传说中的黄帝既是华夏民族的始祖，创兴文明的先驱，也是中医理论的奠基者之一。《庄子·盗跖》有云："世之所高莫若黄帝"，一语道出自古黄帝在国人心目中的崇高地位。所以在历代文献中留下大量相关记载。其中以《世本》《竹书纪年》《史记》《帝王世纪》为早，以《广黄帝本记》《云笈七签》《通志》《路史》《轩辕黄帝传》《事物纪原》《古今事物考》《广博物志》等书为多。

史载黄帝为少典之子，复姓公孙，名曰轩辕。"生而神灵，弱而能言，幼而徇齐，长而敦敏，成而聪明。"（见《史记》）"受国于有熊，居轩辕之丘，故因以为名，又以为号。……一号帝鸿氏，或曰归藏氏，或曰帝轩"（见《帝王世纪》），亦称缙云氏（见《云笈七签》）。

《史记·五帝本纪》言黄帝一生，"东至于海，登丸山，及岱宗。西至于空桐，登鸡头。南至于江，登熊、湘。北逐荤粥，合符釜山，而邑于涿鹿之阿。迁徙往来无常处，以师兵为营卫。"这或指天下安定之前四方征战的非常状态，或是黄帝部落早期游牧生活的隐晦表述。其中"丸山、岱宗、空桐、鸡头、熊、湘"皆为山名。《史记集解》引《地理志》曰："丸山在郎邪朱虚县。"《史记正义》引《括地志》曰："丸山即丹山，在今青州临朐县界朱虚故县西北二十里，丹水出焉。"岱宗，即今泰山。空桐（即崆峒），《史记集解》引韦昭注曰"在陇右"。鸡头，《史记索隐》曰"在陇西"。《史记正义》引《括地志》曰："空桐山在肃州福禄县东南六十里。"又曰："笄头山一名崆峒山，在原州平高县，《禹贡》泾水所出。"关于熊、湘，《史记集解》引《封禅书》曰："南伐至于召陵，登熊山。"《史记正义》引《括地志》曰："熊耳山在商周上洛县西十里……湘山一名艑山，在岳州巴陵县南十八里也。"《史记集解》引《地理志》曰："湘山在长沙宜阳县。"则熊山有召陵、商洛二说，湘山有益阳、岳阳二说。关于釜山，《史记正义》引《括地志》曰："在妫州怀戎县北三里。"今属河北怀来县。

"万国和"（语出《史记》）之后，黄帝举风后、力牧、常先、大鸿、太山、容成以治民，顺天应时，播谷劳勤，节用材物，有土德之瑞，故号黄帝。《河图挺辅佐》也说："黄帝修德立义，天下乃治。"

黄帝还是早期医学的创立者，仅以《汉书·艺文志·方技略》为例，以"黄帝"冠名的医书就有九部，如《黄帝内经》十八卷《黄帝外经》三十七卷等，真和黄帝有关也好，托名也好，这些记载昭示了黄帝和中医学难分难解的关系。

2. 黄帝身世多谜的解释

黄帝既是华夏始祖，也是迷雾层绕的传说中人物，关于他的故里、生活时代可谓众说纷纭。比如故里，自古就有天水、寿丘、姬水、黄陵、涿鹿、新郑诸说，今人又有长沙说[5]、四川盐城说[6]和蒙古高原说[7]等等。再如生活年代，高其国认为距今约1万年左右（见《轩辕黄帝评传》），杨亚长认为距今8000多年（见《炎帝、黄帝传说的初步分析和考古学观察》），民国时期的《中部县志》（今陕西黄陵县）认为距今6728年，唐兰认为距今6000多年（见《西周青铜铭文分代史微》），董立章认为距今5712~5312年（见《三皇五帝断代史》），赵国鼎认为距今5003年（见《黄帝甲子纪年录》）。如此异说纷呈的原因，除了史前时代蒙昧难考之外，是否还存在别的原因呢？我们说黄帝"多世说"当是一个合理的解释。

据北宋刘恕《资治通鉴外纪》卷一记载："帝榆罔，元年壬辰，在位五十五年。自神农至榆罔四百二十六年。临魁至榆罔七帝，袭神农氏之号，三百年。《春秋纬命历》曰：炎帝传八世，五百二十岁，或云三百八十年。《吕氏春秋》曰：神农有天下十七世，谯周曰：神农至炎帝一百三十三姓。"又，《礼记正义·祭法》引《春秋命历序》云："炎帝号曰大庭氏，传八世，合五百二十岁。黄帝一曰帝轩辕，传十世，二千五百二十岁。次曰帝宣，曰少昊，一曰金天氏，则穷桑氏，传八世，五百岁。次曰颛顼，即高阳氏传二十世，三百五十岁。次是帝喾，即高辛氏，传十世，四百岁。"又云："黄帝传十世，千五百二十年；颛顼九世，三百五十年；帝喾十世，四百年。"

结合古书材料和这两则文献来看，传递给我们一个重要信息，那就是远古时代，黄帝、炎帝之名不仅指始祖一人，继其后者均可称用；不仅指具体的人，还作为氏族名号使用；不仅原来的黄帝主族使用，其分支流裔亦可自称。所以，才会在甘肃、陕西、山西、河北、山东、河南、湖北、四川、辽宁这么广大的地区同时流传着丰富的黄帝时代的各类传说。在漫长的发展过程中，随着黄帝族势力的不断扩大，民族融合的日益加强，有关各时期各支脉的黄帝事迹杂糅一起，传到后世史家那里，难免前后抵牾、纠缠不清了。史载黄帝多所创制和发明，比如井、火食（熟食）、衣裳、冠冕、釜甑、陶器、舟楫、车、杵臼、宫室、棺椁、伞、镜、货币、几案、天文之书、婚丧嫁娶制度、分土建国、礼法制度、市场、兵法、弓箭、阴阳之事，还有中医基础理论等等，试想黄帝若果一人，于南征北战，冗务缠身之余，竟还创制百出，以有涯之身，何其多才至此耶？明乎此，则上述黄帝其人其事当非一人所具。还有黄帝族的图腾问题，历来主要的有熊、龙、云、鼋之争，何以知其不为同族异支所各具乎？《尸子》中子贡困于"黄帝四面"之说，以为不可信，孔子也强为之解，殊不知这止是对黄帝多世说的一种曲折反映。

3. 分析和思索

上述观点对我们考察岐黄文化遗迹是非常重要的。一则说明在黄帝时空界定方面学术界出现种种差异是非常自然的现象，我们看待各种说法不必非此即彼，强求统一，也许只有这样，我们才能摒除成见，在一个更为广阔、更为客观的视野下研究包括岐黄时代在内的上古历史。二则我们在将黄帝时代和考古文化相对应时就不该局限于一个静止的点面，而是要在一个更大的时段、区域内去观察其动态流变。

（三）有熊国与轩辕丘

上面的问题明确以后，我们再来看看关于有熊国和轩辕丘的记载，这是黄帝曾居新密的最直接的文献证明。古籍中这类记载颇为丰富，比如：

《大戴礼记》及《史记》："黄帝居轩辕之丘。"西汉焦延寿《焦氏易林》："黄帝，有熊国君少典之子。有熊，即今河南新郑是也。"

《史记集解》引徐广说"黄帝号有熊"，并引皇甫谧的说法："有熊，今河南新郑是也。"《史记索引》为裴骃补充说："号有熊者，以其本是有熊国君之子故也。亦号轩辕氏。皇甫谧云：居轩辕之丘，因以为名，又以为号。"《史记正义》则引《括地志》云："涿鹿本名彭城，黄帝初都，迁有熊也。"

宋范晔《后汉书·郡国志·河南尹》："新郑，《诗》，郑国，祝融墟"条，李贤注引《帝王世纪》："古有熊国，黄帝之所都。"皇甫谧《帝王世纪》曰："黄帝有圣德，受国于有熊，居轩辕之丘。"晋代王嘉《拾遗记》："轩辕出自有熊之国。"南朝梁元帝《金楼子》："黄帝……受国于有熊，居轩辕之邱。"

《水经注·洧水》："（洧水）又东过郑县南"条，郦道元注引《帝王世纪》："或言县故有熊氏之墟，黄帝之所都也。"

唐李泰《括地志》卷六："新郑县，本有熊氏之墟也。"唐代李吉甫《元和郡县志》卷九："新郑县，本有熊氏之墟，又为祝融之墟。"

北宋时期乐史所著《太平寰宇记·河南道·新郑县》："昔黄帝都于有熊，即此。其地又为祝融之墟。"

南宋欧阳忞《舆地广记·新郑县》："古有熊国，黄帝所都也。亦为高辛氏火正祝融之墟。"

南宋郑樵《通志·三皇纪》："作都于有熊，故曰有熊。"

至于明清及近代方志中的同类叙述就更多了，此不赘述。

综合以上材料来看，古代的学者们普遍认同黄帝为有熊国君、居轩辕丘、地望在"古新郑"的说法。《史记·周本纪》有"阅夭之徒"求"有熊九驷"的记载，张守节仍注为"新郑"之"有熊"，说明"有熊"作为一个邦国直到商代末年还存在。

那么轩辕丘和"有熊国"又是什么关系呢？元代胡一桂的《十七史纂古今通要》卷一："黄帝有熊氏，姓公孙，有熊国君少典之子。都于轩辕之丘，以土德王。"顺治、雍正年间的《河南通志》，也俱有黄帝"都于轩辕之丘"之语，再律之三代时老丘（夏都之一）、帝丘（商都之一）、楚丘（春秋时卫国之都）诸"丘"之义，很多学者认为，黄帝所居的轩辕丘即指有熊国国都。那么，轩辕丘到底在哪里呢？清《古今图书集成·方舆汇编》记载道："新郑，汉旧县，春秋时郑国，至韩哀侯灭郑，自平阳徙都之，有溱洧二水，祝融之墟，黄帝都于有熊亦在此也，本邻国之地。"可见，祝融之墟、有熊之都（即轩辕丘）、邻国故地俱在新郑，位于溱洧流域。

综上所述，我们认为，不管上古时期新郑、新密一带是不是黄帝的出生地，某个时期的黄帝携岐伯"引载而归"来到新密（新郑），因长期活动于此而留下相应传说，从文献角度来看是成立的。

（四）黄帝时代和考古学文化的时代对应关系

文献材料和考古实物相结合，是学界研究上古史的共识。然而，由于材料本身的复杂和考古学中文明标准的认知不同，研究之路可谓荆棘密布。就如黄帝时代，古书中的记录很不一致，究竟该如何界定？对应的考古序列是哪一阶段？谁也不敢断言。如果摒弃那些将黄帝当作一个具体的人来确定年代的算法，学界有影响力的观点有三种：一种以许顺湛先生为代表，他认为黄帝时代约当公元前 4420—公元前 2900 年，所对应的考古学文化正当仰韶文化中晚期[8]；一种以李民先生为代表，认为："把黄帝时代定在距今 5300~4500 年更为合适，此即考古学上的仰韶文化晚期和庙底沟二期文化时代。"[9] 还有一种观点广泛流行，可以李先登[10]、曹桂芹[11]二位先生为代表，认为黄帝时代约当龙山时代中期。

根据魏殿臣、曹桂岑二位先生统计，新密境内共有裴李岗文化遗址 14 处、仰韶文化遗址 9 处、龙山文化 17 处，以及二里头文化、夏商周文化遗址多处，表明早在 8000 年前远古先民就已绵延不息地生活劳作在这片热土上，文明进程从未间断。所以不管是哪种观点，由于新密境内史前遗址密布而典型，它在文明探源方面的重要地位无可撼动，并从考古方面印证了黄帝在此活动的可能性。

当然，观点不同就可能出现不同的解读。检索十几年来有关新密的考古研究资料，我们发现在试图将黄帝文化和新密的考古材料对应时，古城寨遗址和黄帝轩辕丘的关系越来越成为争论的焦点。

古城寨遗址位于新密市东南方曲梁乡的大樊庄村。平面为长方形，东西长 500 米，南北宽 370 米[12]。遗址位于溱水东岸的河旁台地上，东、南两面和新郑搭界，溱水自北而南注入双洎河（洎河）。

此处原经社科院考古所赵芝荃先生初步考证，为西周郐国都城故址，自 1997 年重新挖掘以来，随着揭露面积不断扩大，人们发现它竟然是一座目前中原地区面积最大、保存较好、带有都邑性质的龙山时代城址。该遗址内外总面积为 270 多万平米，城内

176500 平方米。规模宏大，高墙深池，气势雄伟。各种文化错综复杂，内外包含有仰韶文化、龙山文化、二里头文化、二里岗文化、殷墟文化、战国文化和汉代等各时期的文化遗存，但以龙山文化早期、晚期遗存为主。由于古城寨城址的重大发现，2000 年尚在发掘之中就被评为"全国十大考古发现"之一，并于次年被确定为全国重点文物保护单位。

关于古城寨的文化面貌，学术界争论不一，目前有三种不同看法：一种是结合文献记载和发掘资料，从时空方面进行对比分析，认为古城寨城址很可能就是历史上的"祝融之墟"，沿用至西周则为鄁国故城 [13]；一种就其考古文化所显示的社会特征及其和二里头文化宫殿基址和廊庑基址的源流关系，认为它是夏代文化遗存 [14]；另有一些学者大胆提出新密古城寨遗址就是黄帝所都轩辕丘的观点 [15]。看来，最后的定论还有赖于考古研究的继续深入。

参考文献：

[1] 四川省社会科学院历史研究所.岐伯文化与旅游资源开发研究报告 [R].巴蜀文化研究通讯，2004，1.

[2] 郑怀远.新密——华夏医药史诗胜地的中央大舞台 [J].陕西中医药,2010,28（01）：36.

[3] 高光晶.神农、炎帝和黄帝考辨 [J].湖南师范大学社会科学学报，1995,24（02）：50.

[4] 李良松.《四库全书》中的岐伯文献通考 [C].新密：岐黄文化高层论坛暨中华医学会医史学分会常务委员会论文集，2010，11：43.

[5] 刘俊男.黄帝生于长沙考——兼论华夏文明源于湖南 [J].株洲师范高等专科学校学报，1999（4）：38-44.

[6] 林河.中国巫傩史 [M].广州：花城出版社，2001：323-324.

[7] 唐善纯.中国的神秘文化 [M].南京：河海大学出版社，1992：36-37.

[8] 许顺湛.五帝时代研究 [M].郑州：中州古籍出版社，2005："序言"第 3 页.

[9] 李民.夏商周三族源流探索 [M].郑州：河南人民出版杜，1998：3.

[10] 李先登.五帝时代与中国古代文明的起源 [J].中原文物，2005（5）：8.

[11] 曹桂芹.黄帝轩辕丘考 [C].新密：黄帝古都轩辕丘研讨会专辑，2003，11：73.

[12] 曹桂岑.古城寨龙山文化城址始建年代的探讨 [C].新密：岐黄文化高层论坛暨中华医学会医史学分会常务委员会论文集，2010，11：16.

[13] 马世之.新密古城寨城址与祝融之墟问题探索 [J].中原文物，2002（6）：23-26.

[14] 蔡全法.古城寨龙山城址与中原文明的形成 [J].中原文物，2002（6）：27-32.

[15] 许顺湛.黄帝居轩辕丘考 [J].寻根，1999（3）：4-6.

2011 年 6 月 30 号初稿

2011 年 7 月 28 日修改

附：相关考察资料

考察时间：2011 年 6 月 22 日—6 月 25 日

考察地点：新密市苟堂镇岐伯庙　大隗镇洪山庙　来集镇李堂村药王庙、黄帝宫　浮戏山、具茨山（即大隗山）等

考察人员：许敬生　叶磊　刘文礼　范敬　马鸿祥

采访对象：新密市黄帝文化研究会会长郑观洲，新密市黄帝文化研究会副会长刘峰亭，新密市黄帝文化研究会秘书长杨建敏，新密市黄帝文化研究会范金中、魏永森，新密民俗学者张儒彬，药王庙管理人员吕长友，新密中医院刘刚、陈根柱、于朝峰，新密市曲梁镇卫生院院长王明钦，新密市大隗镇卫生院张长江等人。

新密岐黄文化遗迹

中原中医药文化遗迹与文物考察研究小组

许敬生　叶磊　刘文礼　范敬　马鸿祥　执笔　尹笑丹　配图

一、引言

研究史前历史和文字时代不同，文献之外，尚需借助考古和传说的研究。但是对于传说在史前研究领域内的价值，人们评价不一。我们认为，远古先民在没有文字或记录尚不发达的时代，通过口传心记、代代相袭而留下来的神话、传说、逸闻、轶事，虽然在不断重复中会有嬗变、附会、变形的现象发生，但总还会保留些许的史影，对于研究史料奇缺又矛盾重出的远古历史给予宝贵的借鉴。这也是我们努力收集口传素材的原因所在，这些也是早期医学史探源研究的重要资料。通过辨伪存真，也许我们会逐步地还原历史真相。

新密市历史悠久，源远流长。上溯至远古，神秘的三皇五帝文化，有众多发端于新密者。传说中的人类始祖伏羲氏，有不少学者认为其故里即是新密。新密的浮戏山，就是伏羲山。新密地区即是伏羲氏之王天下，观天象，勘地理，画八卦，教民结网，从事渔猎畜牧的重要活动之地。伏羲氏对医药学有重大的贡献，《帝王世纪》载："伏羲画八卦，所以六气、六府、五藏、五行、阴阳、四时、水火、升降，得以有象；百病之理，得以类推；乃尝味百药而制九针，以拯夭枉。"

新密牛店镇，有三皇时期封国的补国城遗址。史籍有载："炎帝伐补、遂。"说明新密亦为炎帝活动的重要地域。炎帝斫木为耜，揉木为耒，教人播种五谷，于是有麦、稻、粱、豆可食；他教人驯兽为畜，百姓则有家畜饲养。不仅如此，在当时民多疾病的情况下，炎帝尝百草，传说曾一日而遇七十毒，终知药味，以疗民疾，对医学做出了伟大贡献。这在西汉刘安的《淮南子·修务训》和宋代刘恕的《通鉴外纪》中均有记载。

黄帝建都轩辕丘，亦在新密境内。今曲梁乡的古城寨遗址，即轩辕丘。经发掘认为，古城寨是华夏文明的一个重要源头。新密境内的黄帝文化遗迹、遗址多达 46 处，黄帝在新密建造宫室，制作衣裳，教人们挖井，发明舟车。他的史官仓颉发明了文字，他的妻子嫘祖教妇女养蚕、缫丝、织帛。所以可以说，新密是中华民族迈步进入文明时代的起始点。

新密更是岐黄文化的发祥圣地、《黄帝内经》思想的形成地。截至目前，新密境内发现的与岐黄文化有关的地名、山川、庙宇、遗迹众多，如岐伯山、岐伯墓、岐伯泉、岐伯洞、药王庙、黄帝城、黄帝宫、轩辕宫等。岐黄文化在新密之遗址如此众多，至少说明黄帝及岐伯、雷公、桐君、伯高、俞跗、鬼臾区等君臣，长期或曾经活动在新密一带，他们尝草药、制砭石、治百病，为《黄帝内经》的形成提供了理论与临床实践基础。

药王是我国古代民间供奉的医药之神，也是道教俗神，由中国古代历史上或传说中的名医演化而来。在我国民间信仰中，药王的信仰甚为普遍。新密市目前留存有三座药王庙，分别是位于苟堂镇岐伯山上的药王庙（岐伯庙），祭祀的是上古名医岐伯；位于来集镇李堂村的药王庙，供奉的是唐代名医孙思邈、韦慈藏及上古名医俞跗等多人；位于大隗镇陈庄村的洪山庙，供奉的是洪山真人。

二、新密岐黄文化遗迹简介

（一）古城寨遗址与护城河遗址

1997年10月，考古专家在河南省新密市东南35公里处发现古城寨遗址，这一发现在国内外引起巨大轰动，2000年被国家确认为"全国十大考古新发现"之一。古城寨遗址位于新密市东南35公里曲梁乡大樊庄村，溱水、洧水交汇处北1.5公里处，溱水东岸台地上，城址南北城墙基长500米，东西城墙基宽370米，城墙高7~16.5米，城内遗址面积17.65万平方米，城外遗址面积100064平方米；据传古时城外四周有护城河，宽34米至90米不等，时至今日护城河已经踪迹全无。古城寨城址规模宏大，城高沟深，气势宏伟，为中国早期筑城史所罕见。1997年10月，城址遗迹文化层出土了大量玉、石、骨、蚌、陶器，并发现城址遗迹文化层自仰韶、龙山、二里头、二里岗、殷商、战国一直延续到汉代，遗存着各个时期的文化，其中以龙山早期到晚期遗存为主，特别是城址中心部位，建有廊庑建筑的大型宫殿基址。众多文物考古专家认为，古城寨

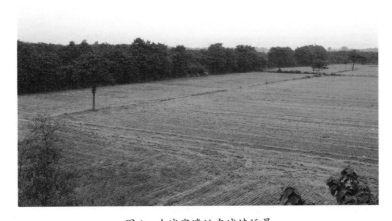

图1　古城寨遗址东城墙远景

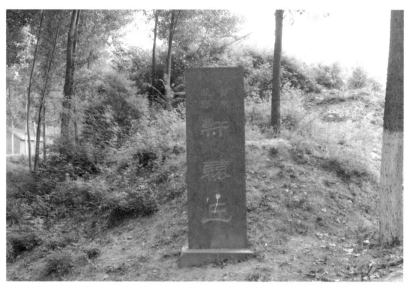

图 2　古城寨轩辕丘碑

遗址是历年发现中规模最大、保存最完好、文化层最丰富、意义最重大的龙山文化时期的一座古都城。

多数专家学者考证后认为黄帝古都在新密，古城寨遗址位于溱水东岸的河旁台地上，溱水自北而南注入颍河支流双洎河（古洧水），古城寨村东、北两面皆为新郑市境，东南距离新郑市区大约 10 公里，正值新密与新郑交界的溱水、洧水的汇流处。

从文献历史资料考证，《史记·五帝本纪》记载："黄帝者，《索隐》：黄帝都轩辕丘。"《正义》引《舆地志》说："涿鹿本名彭城，黄帝初都迁有熊也。"《集解》引皇甫谧曰："受国于有熊，居轩辕之丘，故因以为名，又以为号。"《后汉书·郡国志》："河南尹、新郑。

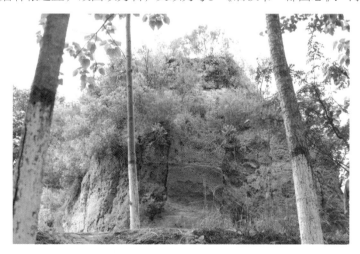

图 3　古城寨遗址北城墙剖面

诗郑国，祝融墟，刘昭注引皇甫谧曰：古有郑国，黄帝之所都。"清乾隆二十九年《大清一统志·卷一百五十》写有："轩辕丘在新郑县西北故城。"故城指的是古城寨遗址，就是新密市曲梁乡大樊庄古城寨村。清代顾祖禹《读史方舆纪要·卷四十七》："新郑县，古有熊地，黄帝都焉，周封黄帝后于此为邻国，春秋时为郑武公之国，曰新郑，以别于京兆之郑也。"唐代李吉甫《元和郡县志·卷八》："新郑县，本有熊之墟，又为祝融之墟，周为郑武公之国都。"唐代杜佑《通典》："郑州、新郑。汉旧县，春秋时郑国，有溱洧二水，祝融之墟，黄帝都于有熊亦在此地，本邻国之地。"河南博物院名誉院长许顺湛先生提出，对轩辕丘记载比较明确的是顺治《新郑县志》：有熊氏之国"溱洧襟带于前，梅泰环拱于后"。说明了轩辕丘在新郑老县城西北，梅山、泰山环拱，溱水、洧水紧紧依靠轩辕丘形成襟带。梅、泰二山在北，其地望在新郑最北的小乔乡，溱水、洧水主要在新密的曲梁和大隗乡并夹辖刘寨乡。

学术界普遍认为文明形成的标志是城市的出现，史前城址的形成是一个不断发展和完善的过程。城市的主要职能，开始是军事防御和政治中心，后来逐渐发展为一个地域性的文化、经济、交通中心。城墙的存在与否，是判断城址的重要标志。古城寨遗址至今仍保存着南、北、东三面城墙，西墙被溱水冲毁。城址位于古城寨遗址的中心区，平面呈长方形，其南墙西临溱水，向东与东墙南端相连，形成城东南宽厚的拐角。中部偏东侧，早年村民起土将地面上城墙挖断一节，形成约20米的缺口。北墙保存较好，没有残断，西临溱水，东接东城墙北段，形成了宽厚高大的东北拐角。北端墙体的起点处，向下挖有基槽，这种筑法是为了提高承受墙体的下压外推能力，这种方法到战国时期仍在使用。其西端是城的西北拐角处，大部分被水冲毁，至今仍是全城的制高点，墙高16.5米，基长500米，基宽约50米。在南北两城墙的中部，有相对的城门缺口，至今仍是村民出入的唯一通路。东城墙是三面城墙中保存最好的，没有断缺。地下基础长353米，基宽约100米。西墙复原长度为370米。南城门缺口的西侧，城墙被破坏一段，致使城门缺口宽达18.7米。北城门缺口的东西两侧也有损坏，大体仍保存了早期面貌，缺口宽10.7米。城基面积17.6万平方米，城内可使用面积为11万多平方米。

城墙的修筑方法也是因地而异，比如城东南部的低洼地带，用夯土筑起宽阔的墙基，然后再修筑东城墙和南墙东段。这些墙基的底部距离现在的地面10米左右，最下部是先用红色黏土掺小卵石和料礓石打出第一层基础层，然后在上面用纯净的黑色黏土夯打出极为坚密的第二基础层。然后层层夯打出地面，起板夯筑主墙体。

护城河是利用来自西北的溱水，直抵入水口的便利，引水顺北墙基外东流，至城东北角南折，流向城东南角，与另一条无名小河汇流，走西南再入溱水，构成了该城城墙之外的又一道重要防御屏障。护城河宽 34～90 米不等，但是大都掩埋于地下，不过河床痕迹隐约可见。其中以东护城河最宽，大约 90 米。

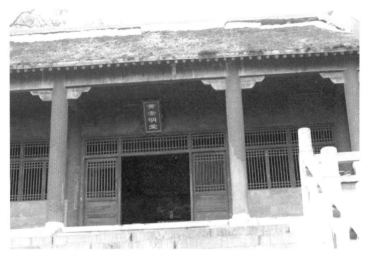

图 4　黄帝宫明堂殿

（二）黄帝宫

黄帝宫，又名云岩宫，其遗址位于新密市东南刘寨镇刘寨村武定湖内东面的孤岛上，遗址东、南面范围均以孤岛四界断崖为界，西、北两面以勘探出的文化层范围为界，整体基本呈西北—东南向长条形，其西北—东南向长约 320 米，南北最长处约 56 米，总面积约 1.73 万平方米。云岩宫遗址四面环水，易守难攻，曾是轩辕黄帝与大鸿、风后、力牧等诸位大臣练兵讲武、研创八阵图的地方，或许与该遗址地势险要有关。清雍正九年《河南通志·古迹下》记载："云岩洞，在密县城东四十里，风后讲武处，洞中有黄帝、风后像及唐人独孤及八阵图碑。"

黄帝宫被誉为"中华人文始祖圣地""天下第一宫"、八阵兵法研创地。宋开宝二年为纪念黄帝在这里屯兵备战、练兵讲武而建。黄帝宫面积 2500 余平方米，坐北朝南，由三进院落组成，前面有三门，中为宫门，左为轩辕门，右为讲武门。三门上面为钟鼓楼，楼内挂有直径 1.7 米，重 800 千克的大钟。三门后为四师殿，殿前有四通高 4 米有余的石碑，左边的为唐朝著名军事家、文学家独孤及撰写的《风后八阵图记》碑，东院有轩辕庙、人祖洞；西院为讲武场。由四师殿向北上十三个台阶是三清殿，殿内有八根木柱，前有白发殿与其相通。三清殿前东西两厢房是藏经楼，再由三清殿向北上十三个台阶是玉皇阁，玉皇阁后是御花园，东有观星台、讲武亭等。黄帝宫历经千年的风雨沧桑，遭到严重的破坏，在1990年以后，在原黄帝宫的基础上，又新建了黄帝宫大门、牌坊、黄帝大殿、长廊等。

根据《史记·五帝本纪》和唐朝独孤及的《风后八阵图记》记载：在5000多年前正值"神农氏世衰"之时，天下大乱，九黎族首领蚩尤作乱，公开和黄帝对峙，并不断侵犯其他诸侯。

传说蚩尤有八十一个兄弟，他们个个兽身人面，铜头铁臂勇猛无比。他们擅长制造刀、

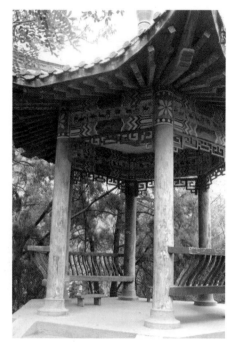

图5 黄帝宫议事亭

弓弩等各种各样的兵器。蚩尤常常带领他强大的部落，攻打别的部落。有一次，蚩尤侵占了炎帝的地方，炎帝起兵抵抗，但他不是蚩尤的对手，被蚩尤杀得一败涂地。炎帝没办法，逃到黄帝所在的涿鹿请求帮助。黄帝早就想杀掉蚩尤，于是联合各部落首领，在涿鹿和蚩尤展开决战，这就是著名的"涿鹿大战"。战争之初，蚩尤凭借着精良的武器

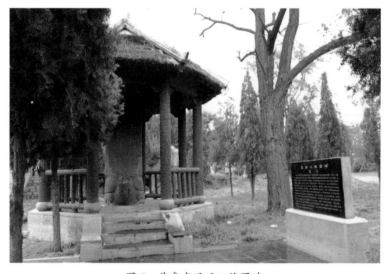

图6 黄帝宫风后八阵图碑

和勇猛的士兵，九挫黄帝。黄帝率兵退居到黄帝宫，屯兵备战，练兵讲武。黄帝和大臣风后在总结历次战争经验的基础上，研制创立了八阵兵法。

黄帝宫东侧有人祖洞，是黄帝及其大臣在此居住、商议天下大事的地方，也是研究发明八阵兵法的地方，在黄帝宫南面有兵俑城，是黄帝实践八阵兵法、练兵讲武的地方。

1. 风后八阵兵俑城

黄帝和其大臣风后在历次战争经验的基础上，研制发明了八阵兵法，在涿鹿一举击败蚩尤，统一了中原地区。为纪念黄帝和风后在军事学上的巨大贡献，再现风后练兵布阵的壮观场面，后人依据历史遗留下来的《八阵兵法图》，在黄帝宫建造了规模宏大的八阵兵俑城。数百等栩栩如生的石俑，神态各异，或持金戈，或负劲弩，排列井然有序，严阵以待。石俑身着八种服饰，手持八种兵器，依次排列成天覆阵、地载阵、风扬阵、云垂阵、龙飞阵、虎翼阵、鸟翔阵、蛇蟠阵等八个阵式。

宋开宝二年修建黄帝宫时，立有唐代文学家、军事家独孤及撰写的《风后八阵图记》碑，后被毁。元世祖忽必烈至元二十七年，也就是公元 1290 年，后人按照史料记载，又重建《风后八阵图记》碑，并刻有大唐常州刺史独孤及撰，云中开逸道人通真子刘道源书，明月先生靳林夫篆刻等题记。碑螭首龟跌，高 4.33 米，碑身 2.13 米，宽 0.92 米。碑文用楷书篆刻，18 行，满行 50 字，字体工整道劲，又不失飘灵俊逸，颇有柳体的风范，此碑现立于黄帝宫山门内的轩辕门、讲武门的东侧人祖洞前。

黄帝宫《风后八阵图记》碑文，清乾隆二十二年《续河南通志·文艺志》卷七十九、清顺治十六年《密县志》、康熙三十四年《密县志》、嘉庆二十二年《密县志》、民国十三年《密县志》均有记载。黄帝宫《风后八阵图记》碑文精辟地总结了八阵兵法在实战中的神奇作用。

春秋时代，魏国使用的鹤列阵、成周使用的熊罴阵、昆阳使用的虎豹阵、郑国使用的鱼丽阵，都是根据黄帝八阵兵法发展完善起来的。到了秦末，项羽得了八阵兵法的奥妙，所向披靡，称霸于西楚；黥布运用了八阵兵法，称王于九江；汉武帝运用八阵兵法，北方平定了匈奴，南方降服了两广地区的瓯越，东方收服了滇貊，西方开拓了大夏，将汉朝推向全盛时期。三国时期，诸葛亮根据黄帝八阵兵法，发明了自己的《八阵图》，为三分天下立下了不可磨灭的汗马功劳。唐朝诗圣杜甫在凭吊诸葛亮所做的八阵图遗迹时，称颂道："功盖三分国，名成八阵图。江流石不转，遗恨失吞吴。"另外的一位唐代著名诗人刘禹锡也在自己的诗作《观八阵图》中写道："轩皇传上略，蜀相运神机。水落龙蛇出，沙平鹅鹳飞。波涛无动势，鳞介避余威。会有知兵者，临流指是非。"夸赞黄帝杰出的成果和诸葛亮高超的智慧相结合取得了辉煌的军事成就。由此可见黄帝八阵兵法在中国古代军事史上的地位是空前绝后的。

2. 人祖洞

根据清《河南通志》《密县志》及黄帝宫明嘉靖三年十月《重建三清殿碑记》："吾密邵家里有洞曰'云岩'，自古肖轩辕黄帝及风后二像于洞中，即史黄帝杀蚩尤而辟风后之处也。"黄帝宫又称云岩宫，在云岩宫下有个云岩洞，云岩洞又称人祖洞，位于一个高达一百多米的巨大岩石上，放眼望去，好似一座小山。由于石质松软，小细孔多，既能吸收大量的水分，又能散发出白雾般的水蒸气，水蒸气围绕岩石徐徐上升，远远望去云蒸霞蔚，景色瑰丽，故称这块巨石为云岩。云岩上有大小洞十余个，唯云岩洞较深广，藤萝悬垂，清澈的流水在云岩洞周围环绕，岩石后高悬的瀑布约有数十仞，如银练般飞泻而下，岩洞顶上，苍松翠柏，洞下深涧，武定湖水与长天相互交映，可谓是"上下天光，一碧万顷"，此番美景让游人流连忘返。

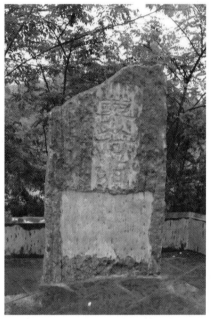

图 7　黄帝宫葬符洞碑石

5000 多年前，黄帝在云岩宫练兵讲武，屯兵备战，就居住在人祖洞里。黄帝和大臣们就在人祖洞里商讨家国大事，研究军事战术，创制了我国最早的军事八阵法。后人为了纪念黄帝的功绩，就在人祖洞中塑建黄帝、风后的肖像。

新密市黄帝文化研究会秘书长杨建敏先生考证认为，人祖洞即为早期的黄帝明堂，晚期的黄帝明堂在轩辕丘。

3. 葬符洞（涧）

武定湖北岸悬崖峭壁上有个山洞，人称葬符洞，其下的深涧称为葬符涧。传说5000 多年前黄帝在涿鹿大败蚩尤，赢得了天下。但是黄帝总会想起战争导致众多将士死亡，造成无数家庭破裂，给人们的生活带来了无尽的哀痛，也给生产造成巨大的破坏，因此黄帝便把他调动军队使用的兵符埋藏在武定湖北岸的山洞里，表示要永不动兵，给天下百姓们一个安定祥和的生活环境。清代诗人钱青简游览葬符洞后，题诗写道："战败蚩尤犒旅徒，云岩深涧藏兵符，千秋永罢干戈事，蔓草寒烟锁阵图。"

（三）伏羲山

伏羲山又称浮戏山，因三皇之一伏羲在此活动而得名。在我国最早的地理文献《山海经·中山经·中山七经》中记载：在泰室山东北方向有"浮戏之山，汜水出焉，而北流注于河，其东有谷，因名曰蛇谷，上多辛"。伏羲也称"宓戏"，因而伏羲活动的山叫"宓山"，后来沿用成"密"（《名胜志》）。伏羲山上有天皇山、地皇山、人皇山，建有伏羲女娲祠、始祖庙等，伏羲山是伏羲活动的主要区域。

伏羲（xī）又作宓羲、庖牺（亦称庖牺氏）、包牺、伏戏，亦称牺皇、皇羲、太昊、包犠，《史记》中称伏牺。后世尊奉其为"人祖"。

伏羲在传说中也往往与医药有着紧密的联系，《帝王世纪》关于"伏羲制九针"的记载，便是使用针具的最早传说。传统中医药取象比类的思维方式，也来自于伏羲。新密市境内有关伏羲的地名有十多处，市西北的浮戏山的诸多槽状岩刻线条，经河南大学张振犁教授考证后，认为伏羲受这些岩刻的启发而创先天八卦，而卦象中的阴爻和阳爻衍生了朴素哲学思想的阴阳概念，正是传统中华医药的重要基础理论，为中华医药的诞生奠定了哲学基础。

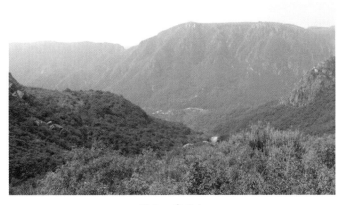

图 8　浮戏山

（四）新密药王庙

1.岐伯山、岐伯庙

现存最早的中医学经典著作《黄帝内经》大部分采用黄帝与其大臣问答的形式编撰而成，阐述了中医学的阴阳五行、脏腑经络、病因病机、诊法治则、预防养生及腧穴刺法等等。岐伯是其中最重要的人物，在《素问·上古天真论》中写道："黄帝坐明堂，始正天纲，临视八极，考建五常，请天师而问之"，这里被黄帝尊为"天师"的就是岐伯。岐伯是黄帝时代人，岐伯之名始见于西汉司马迁的《史记》。《史记·司马相如列传》："属岐伯使尚方。"《集解》引徐广曰："岐伯，黄帝臣。"裴骃案："汉书音义曰：'尚，主也。岐伯，黄帝太医，属使主方药。'"说明岐伯是黄帝的太医，且使主方药。

东汉班固在《汉书·艺文志·方技略》中写道："方技者，皆生生之具，王官之一守也。太古有岐伯、俞跗，中世有扁鹊、秦和，盖论病以及国，原诊以知政。"班固明确地告诉人们古时确有岐伯其人，并且是通过分析和诊断疾病，阐述治国为政的道理。

东汉末年医圣张仲景在《伤寒论序》中说道："上古有神农、黄帝、岐伯……"，张仲景作为医圣，治学态度严谨，在其代表作中提到岐伯等诸位医学家，说明岐伯也是确有其人，并且是以医家身份出现的。

《帝王世纪》云："岐伯，黄帝臣也，帝使伯尝味草木，典主医病经方，《本草》《素问》之书咸出焉。"

宋代高保衡在《黄帝内经素问序》说："岐伯上穷天纪，下极地理，远取诸物，近取诸身，更相问难，垂法以福万世。"

北宋《云笈七签·纪传部·轩辕本纪》写道："时有仙伯出于岐山下，号岐伯，善说草木之药性味，为大医。帝请主方药。帝乃修神农所尝百草性味，以理疾者，作《内外经》。又有雷公述《砲炙方》，定药性之善恶。扁鹊、俞附二臣定《脉经》，疗万姓所疾。帝与扁鹊论脉法，撰《脉书上下经》。帝问岐伯脉法，又制《素问》等书及《内经》。帝问少俞针注，乃制《针经》明堂图灸之法，此针药之始也。"宋代史学家宋樵在《通志·氏族略》中写道："岐氏，周故都也，今凤翔岐山是也。太王居之，至文王始迁于丰，其支庶留岐，故为岐氏，又，古有岐伯，为黄帝师。"南宋罗泌的《路史》记述了上古以来有关历史、地理、风俗、氏族等方面的传说和史事。《路史》上自三皇五帝，下迄夏桀，对于中国姓氏源流有精辟见解，是远古洪荒史的代表作。其中写黄帝为治国救民，西巡访贤，"至岐见岐伯，引载而归，访于治道。"还记载："黄帝咨于岐（伯）雷（公）而《内经》作，谨候其时，著之玉版，以藏灵兰室，演仓谷（长寿久安之术），推贼曹，命俞跗岐伯雷公察明堂，究息脉，谨候其时，则可万全。"《路史·国名记》又说："高辛之后，古有岐伯。"

至于皇甫谧、孙思邈、张志聪、张介宾等诸多著名医家在其著作里提到岐伯更是数不胜数，大量可信史料证明上古时期的岐伯是真实的存在。

新密市内有着大量岐伯、黄帝活动的遗迹，境内大鸿山的对面有座小山叫岐伯山，山上有岐伯庙、岐伯泉、岐伯墓，山下有岐伯养老湾。岐伯山海拔473米，位于新密市苟堂镇大鸿山东北侧，在方沟村与槐树岭交界处，龙马道之尾，属大鸿山余脉。岐伯山南北走向，自槐树岭古坡以北绵延至马关河以南，属于伏牛山外方山系嵩山余脉大鸿山的延伸部，南北长4公里，东西宽2.5公里，总面积10平方公里，地势南高北低，起落自然，相对差高214.4米，土质类型丰富，适宜多种树木和药材生长，岐伯山西南大鸿山，东南风后山，东北大隗镇，北临讲武山，西北空洞山，当地研究者统计岐伯山共有植物药170余种，动物药5种，矿物药2种。如丹参、半夏、南星、益母草、防风、仙鹤草、泽兰、远志、金银花、菊花、爬山虎、凤仙草、车前草、沙参、怀牛膝、绞股蓝、茵陈、瓜蒌、花粉、何首乌、牡丹皮、白芍、赤芍、草乌、厚朴、苏叶、谷精、青蒿、蒲公英、菖蒲、茼蒿、苦菜、葛根、决明、苜蓿、樱桃、地丁、生地、地骨皮、五加皮、菟丝子等等，药物分布比较集中。

2011年6月23日，在新密市黄帝文化研究会会长郑观洲老师及大隗镇中学张儒彬老师的带领下，我们跟随许敬生教授和叶磊副教授到岐伯山进行田野考察。

据新密市黄帝文化研究会秘书长杨建敏讲述，相传5000年前，黄帝与蚩尤发生战争，九战九败，遂退居到云岩洞（宫），练兵讲武。大鸿向黄帝禀告由于连年征战，士卒伤亡甚多，而国中没有良医，并且药物奇缺，故对战斗力有极大的损害。夜晚，黄帝心中还牵挂着受伤士兵的伤情，辗转反侧，难以入眠，朦胧中看见一只紫色小龟匍匐于面前，龟背上星星点点，似有文字，仓颉上前仔细辨认，念道："具茨岐伯，圣手回春。"语音刚落，紫龟就化作一股轻烟散去，黄帝醒来竟是做了一个梦。次日，黄帝召集群臣解梦议事，仓颉说："曾经听说世上有神医岐伯，高寿一百二十岁，今托梦于帝，可以去寻找。"风后说道："听说岐伯居于南部具茨之山。"大鸿也说道："龟是长寿的象征，神龟托梦，看来受伤的将士们有救了。"黄帝于是派大鸿去寻访神医岐伯。大鸿费尽千辛万苦终于请得岐伯到黄帝军中，而岐伯运用平生所学，精心治疗调养将士们的创伤和疾病。

岐伯被黄帝请到中原腹地之后，首先面对的问题就是军队的士气问题。由于黄帝九战九败于蚩尤，士兵们士气低迷。黄帝请教于岐伯该如何鼓舞军心，岐伯说："治兵先治心，励兵先鼓其气，气实则斗，气夺则走。而治心者，莫过于乐。乐者，药也，乃治心实气之药也。"《隋书·音乐志》："乐有四品，其四曰短箫铙歌乐，军中之所用焉。黄帝时岐伯所造，以建武扬德，讽敌励兵。"《云笈七签》卷一百《纪传部·纪一》之《轩辕本纪》记载："帝以伐叛之功，始令岐伯作车乐鼓吹，谓之箫铙歌，以为军之警卫。《悯鼓曲》《灵夔吼》《雕鹗争》《石坠崖》《壮士怒》《玄云》《朱鹭》等曲，所以扬武德也，谓之凯歌。"《资治通鉴》云："黄帝命伯作镯铙、鼓角、灵髀、神钲以扬德而建武。"由此可见，岐伯发明了多种乐器，教导出一支鼓乐队，把音律用于战争之中。岐伯用音乐来鼓舞士气，震慑敌军，并制定了击鼓进攻、鸣金收兵的号令。音乐与人的生理、心理有着密不可分的联系，我国古代有"兴于诗，立于礼，成于乐"的说法，音乐不仅可以鼓舞人心，陶冶情操，还可以治疗疾病。

甘肃学者夏小军在其专著《岐伯汇考》中也收录不少岐伯作为黄帝随军军医的传说，也说明了岐伯和传统医药的密切关系。

相传岐伯在年轻的时候，一次没留神脚被树刺刺穿破，血如泉涌，忙乱中，伤脚又踩到了叶子上长有白尖刺的小草，顿时血流止住，疼痛减轻。于是他忙拔了几棵嫩枝，敷在伤口上，霎时一股清凉感升腾而起。这个偶然的发现，给了岐伯灵感。他把这种草采摘回去，晒干碾成细末，经过反复试治止血，效果奇佳。岐伯给这种草起名为"刺芥草"。在炎帝和黄帝的战争中，岐伯自制的止血药为许多将士治好了创伤。

黄帝与蚩尤作战时，岐伯是随军的军医，同时也是军乐的指挥。在这一年的秋天，漫天遍野的大雾笼罩着大地，黄帝的军队不辨方向，而蚩尤的军队大雾中或隐或现，神出鬼没，只杀得黄帝的军队溃不成军，黄帝命令风后做指南车突围。忽然间拉指南车的马匹连奔带跳，最后卧倒在地，四蹄朝天嘶叫，黄帝的随从及大臣慌作一团。岐伯也没有主意，无意中揪下了路边的草，边嚼边想办法，忽然一股甘微苦性寒的草味提醒了岐伯，他喊道："快给马嘴里喂车前的草。"然后随从们有的给马嘴里喂草，有的拧着草中的水滴灌进马嘴里，这种清热利尿的草药治好了马的结症病，从此这种草就叫车前草。

在阪泉大战中，岐伯经常给民众们看病。一天，岐伯利用同一种草药治好了三个人的三种病。一个农夫外出打柴，不慎被毒蛇咬伤，满身浮肿，岐伯采鲜紫红卵草根捣汁让伤者饮用，然后用药汁敷患处，经过三次的饮药和敷药，救活了伤者。第二位患者是位骨瘦如柴的老人，患了赤白下痢，腹泻得都无力起身，岐伯仍用紫红卵草根加水煮至稠汤灌服，日服三次，治好了赤白下痢。第三位患者是位农妇，患了非经期的阴道内出血，已是昏迷不醒，岐伯仍用紫红卵草根和酸枣煮汁取滓，连服数次，逐渐止住了阴道内出血。大家都说这三人都是入地狱的人，全亏岐伯神医用神草换回了他们的性命，不知道这种神草叫什么名字。有的人说，我们当地人都叫它紫红卵草，岐伯说："有的还叫羽状草，今天大家都说了三人要入地狱，那就地狱克地狱吧，再给起个名，把药用的部分叫地狱，以草药地狱克制人间地狱吧！"天长日久，地狱就改为地榆了，至今地榆仍为凉血止血、清热解毒、消肿敛疮的要药。

岐伯去世后，当地百姓感念他的功德，建庙祭祀供奉他，敬他为药王，庙宇也称为"药王庙"，为新密历史上第一个药王。岐伯墓位于岐伯山上，坟冢高大，群峰相环，东西有河，坟东 50 米是台子地，历代都在这里唱戏，怀念药王恩德，直到"文革"后期，戏台被平整为耕地。药王庙，即岐伯庙，在张家庄大场之南坡，历代香火不断，新中国成立后被拆除。如今在旧址上，又将岐伯庙重建，天师岐伯又重新享受他造福的后代子民的供奉。岐伯在新密、禹州、新郑一带具茨山（即大隗山）上长期活动，留下很多足迹，后人在很多地方建立庙宇祭祀供奉他。如民国《禹县志·山志》记载："东北三里孤峰起，高入云表，曰风后顶，水经所谓大隗山也……北壁悬崖为黄帝避暑洞，其西山腰峰迥处为南崖宫，祀黄帝、岐伯、雷公。"清顺治十六年《新郑县志·杂志》："轩

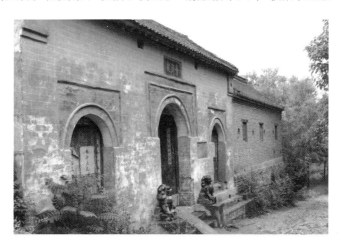

图 9　洪山庙

辕宫在县西南大隗山，祀黄帝、岐伯、雷公。"清雍正九年《河南通志·寺观》记载："轩辕宫，在新郑县城西南四十里大隗山，祀黄帝、岐伯、雷公。"

据苟堂镇文化站长张丙章同志的介绍，岐伯山上还有许多有关岐伯的遗迹，比如在岐伯山东延有岐伯泉，相传是岐伯采药栽种、浇药所留。泉水四季清冽甘甜，雨水再大也不会溢出，天气再干旱也不会枯涸，何时喝泉水都不会腹泻。直至今日村里人还是喝岐伯泉水。在当地还流传着这样一个故事，很久以前，天下风调雨顺，五谷丰登。许多人就浪费粮食，玉帝知道后勃然大怒，命令龙王不许行雨，让天下大旱三年，颗粒无收。岐伯为了救助此山子民，就向玉帝恳求，粮食可以不收，但是得下三场雨浇药，否则药草枯死，无法治病救人。玉帝命令龙王大旱的三年，每年都要在岐伯山行三场雨，让岐伯浇药。大旱过后，这一规矩一直没有变，龙王每年都给这座山多行三场雨。这都是岐伯之功。

另外在张家庄老庄前，炭窑坡之上，一连三个土场，相传因岐伯在此晾晒和挑拣中药而得名。

2. 大隗镇洪山庙及洪山真人

（1）洪山庙及洪山真人简介

洪山庙（又名普济观）位于新密市东南25公里处大隗镇陈庄村，因背依洪山土岭所建，且庙中所供奉者为宋代中州神医洪山真人，故名洪山庙。洪山庙创建于元代，明清两代均有修葺。庙宇坐北朝南，顺山势起伏而筑，现存山门、大殿、寝殿、药王殿、祖师殿、钟鼓殿等建筑16座，共44间。

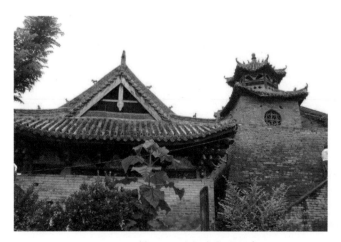

图10　洪山庙大殿一角

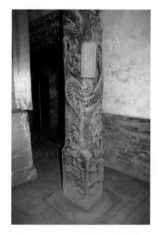

图11　洪山庙大殿内石柱

洪山庙山门正中上方，镶嵌着大明万历二十五年密县知县杨爱题写的"普济观"石匾一块，笔锋苍劲古朴。走进山门，是一个方正庭院，院内东西两株松树左右相对而立，古碑林列。与山门迎面相对的是洪山真人大殿，此殿建于大明正德六年，保存完好，在洪山庙建筑群中最为雄伟。面阔五间，挑角雕梁，斗拱飞架，黄瓦饰顶。进入殿内，洪山真人高坐神台，神情矍铄，慈眉善目，左右侍者二人。殿上方巨大的木质结构由 24 根高约 4 米的柱子擎立，三梁起架，两架大梁均粗约 1 米，相传为嵩山上两根巨大的酸枣根做成，彩饰龙凤图案。其中四根蟠龙柱每根粗约 1.3 米，上浮雕两条或升或降的蟠龙。八条蟠龙形态各异，或似腾空入云，或似探海潜渊，或似飞云流火，或似呼风唤雨，条条张牙舞爪，活灵活现。前檐和内檐上绘有 42 幅人物故事和禽兽图案，现有 27 幅保存完好，绘画风格及人物服饰均有明代特点，形神兼备，栩栩如生，被专家称为国宝。现庙中留存有明清以来碑刻 30 余通。1987 年 3 月，被郑州市人民政府列为郑州市文物保护单位；2008 年 8 月，被河南省人民政府列为河南省重点文物保护单位。

洪山真人，本姓顾，原籍河北，生于宋代末年，曾举进士，因感天下纷争，世事变乱，吏治腐败，不堪其扰，于是决定远离故土，隐居避世，途经密县大隗镇洪山，有感此地"大隗呈祥，溱洧环秀，天桥如带，诚水秀山名之处，地灵人杰之邦"（明隆庆六年《重修洪山庙台基记》），况"累代将相如风后、力牧、留侯、刘先、刘广等固多而仙尤为首出"。山中更有仙人洞，代有贤达隐居，如"黄帝时有广成，别号大隗，周有鬼谷，汉有赤松，晋有监岩，……潜修于此洞"（明隆庆六年《重修洪山庙台基记》）。遂心驰神往，驻足忘返。其间，有感于当地牛马牲畜常为疫病所困，死病无数，于是究心医学，初则医兽，医名日盛，久则乡里贫病之人亦委求疗疾，遂成良医，远近求治者日众。由于患者日增，所需药材愈多，难备一时之需，为感真人恩德，乡人遂四处采药以供真人疗病之用。当此

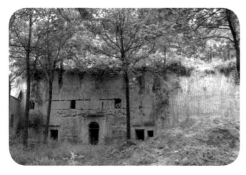 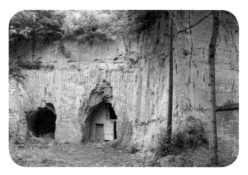

图 12　"一溜台"

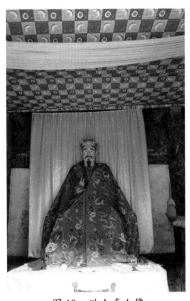

图 13　洪山真人像

之时，四方往来药商亦闻及真人医病之能，渐渐开始驻足于此提供药材，久之，此地遂成药商汇聚、交易药材之所。而由此也带动了洪山庙药材交易大会的形成，并成为禹州药材交易大会的发源地。至今洪山庙东北数百米处仍留有古代药材交易场所遗址"一溜台"，台为高出地面十余米的土岭，背依土岭建有数十间窑洞式古建筑，为古代药材交易经营场所，门窗建造精巧，现多残破。

真人医名远播，曾奉御召为宋太后诊病，有起死回生之效，后又被召为京城兵马疗疾，无不获效。皇帝赐其金帛而不受，获封为护国真牧灵应真人。因久居洪山，百姓亦俗称为洪山真人。后仙逝于洪山，遂葬于此。乡人为感念真人救死扶伤之恩，于元代初年在洪山真人墓冢旁建庙立祠常年祭祀。由于洪山真人生前医术精妙，乐善好施，德施行教，深受敬仰；传说逝后又曾多次显灵，为信众消灾避祸，因此神威大振，清明时节前来祭祀者络绎不绝，于是日渐形成了大规模的清明庙会。

四方信众朝拜洪山庙，每年清明时节祭祀洪山真人，求神拜药，兴起了影响深远的药材交流大会，随之把洪山药王信仰传播到了四面八方。外地香客为了方便祭祀洪山真人，自明代开始，纷纷在自己的家乡建立起洪山庙。明隆庆六年（1572年）《重修洪山庙台基记》载："释达洪山名寺，道注普济真人，四方建庙甚多，此处乃根本之地、栖身之所也。"明清时期，洪山庙已遍及豫东、豫南各县乃至省外。而新密洪山庙则成为众庙之祖庭。因为"此处乃根本之地、栖身之所也"。

（2）关于洪山真人事迹，有充足的史料印证

据《古今图书集成·博物汇编神异典·神仙部·洪山真人》载："按开封府志，洪山真人，密县人，元初，混迹耕牧，为人佣工，以所得易豆饲牛，或不行，跪拜于前，不用鞭策，牛即解意力拽。后得道，趺坐于汜水之金谷堆，瞑目而逝，汜人称为使牛郎，因立庙焉。"

又，嘉庆二十二年（1817年）《密县志·卷七·建置志》载："洪山庙，在县东五十里。旧碑：神生于宋，举进士，以世乱隐居洪山，活人济世，尤惜物力。常驱牛耕田，牛

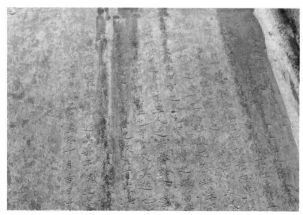
图 14 明成化碑刻局部

卧于地，不事鞭笞，匍匐牛旁，牛便起行。尝奉召，医宋太后、疗兵马，投方辄愈。赐金帛不受，诏封护国真牧灵应真人。及卒，葬洪山。元始建庙祀之。牛马疫疠，祷之辄应，因称牛王。逮至国朝，灵应有著，有司奉敕致祭。"

又，嘉庆二十二年（1817 年）《密县志·卷六·山水志》载："牛王冢，在双楼东洪山真人庙五里许。大冢高三丈余，周围六十余步，土人相传为牛王冢，当即洪山真人也。"

另据庙内所存清乾隆三年（1738 年）《敕封洪山普济观真人墓碑》载："洪山庙真神，宋末元初之隐君子也，庶人不知，以牛郎论之太过矣。"

据庙中所存明成化元年（1465 年）《密县感应洪山神庙之碑记》载："迨及今朝灵风大振，而四方之民，凡有嗣续之艰、备产之耗以及疫病患难，不远千里络绎而来。祷于祠，四时灯柱荧煌，篆烟缓缓，无顷刻之息，而其间如云集蜂拥之盛，尤在每岁之清明焉。"又据庙中所存明隆庆六年（1572 年）《重修洪山庙台基记》载："冢其惠者，清明之日不约而同祀者数千人余。"

据庙中所存清乾隆二十九年（1764 年）《重兴清明盛会碑记》载："密东之有洪山庙，由元明迄今照临四百余年，每逢清明佳节，人丛八方不减，齐门毂击，商来千里，何啻梁苑药笼，盖盛会甲中州云……商人闻之莫不于于而来，一呼百应，动若鸣雷。"另据禹州十三帮会馆所存《十三帮创始碑记》载："禹郡药材会之行也，盖始于乾隆二十七年（1762年），州副堂何公精堪舆……，谋诸绅金以密邑洪山庙药栈请至禹，定议每年夏、孟秋、仲冬十一月，三期会以倡之，

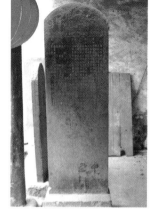
图 15 《重兴清明盛会碑记》

此期滥觞也。"

综上可知，洪山真人，生活于宋末元初，密县人，因避乱而隐居洪山，从事耕牧农事，与牛马牲畜相熟而遂谙于医，因医名而获封真人，死后葬于洪山，当地群众为之建庙以祭祀追念，明清两代清明庙会规模日盛。以上文献不仅记载了洪山真人的生平，而且展示了洪山真人仁慈博爱、以医济世、普救众生的博大情怀。所以日渐被神化而深受景仰。

明万历五年九月曾更名"普济观"，时任密县知县杨爱题写门额。洪山真人大殿后墙建有祠垌，并有遗骨，"文革"期间，村人为保护其不受破坏装棺掩埋，近年又安葬原地，名为"仙人洞"，洞内供奉有洪山真人像。

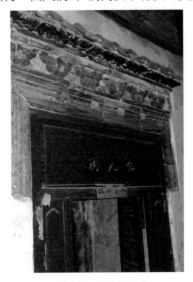 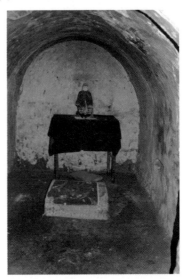

图 16　仙人洞门额　　　　　　　图 17　仙人洞内洪山真人像

至于洪山真人生前隐居、卒后所葬之地洪山之名，当地群众认为因古代此地多洪水，人们为避洪水而移居山上，故山名洪山。但此地经宋代至今以"洪山"为名至少已千余载，那么为什么在大隗山（具茨山）脚下的这片土山会被称为洪山呢？察其地形，此地为东西之丘，北邻洧水，南有净肠河，面积约 5 平方公里。其地理位置之特殊，不禁让人想起遥远的黄帝时代。

据《水经注》载："黄帝登具茨之山，升于洪堤，受《神芝图》于黄盖童子。"此处所云"洪堤"依地理位置而言，与今之洪山颇为相近。且 20 世纪 90 年代在大隗镇陈庄村洪山庙北考古发现了新石器洪山庙遗址，属龙山文化，与新寨遗址隔河相望，面积约 220000 平方米。可谓将洪山与洪堤关系拉近的又一有力佐证。新密为岐黄文化发源地，洪山庙所处的大隗山（具茨山）是中国远古文明的重要集散地，是岐黄文化的重要阵地，这里人杰地灵，风景秀丽，民风淳朴，洪山真人选择此地隐居，可谓深受岐黄文化的影响，并通过自己以医济世的医学实践使得岐黄文化得到了有力的传承。

3. 来集镇李堂村药王庙

李堂药王庙位于新密市老城东南 7.5 公里来集镇李堂村，创建时间已无从考，据现存庙中可看到的最早的古代碑刻为明嘉靖十一年（1532 年）《重修药王庙神祠碑记》。除此之外尚存有明清以来古代碑刻 30 多通。可见药王庙最晚在明代已经极为兴盛，此后数百年屡经重修扩建。2008 年 3 月李堂村药王庙庙会被列为第一批郑州市市级非物质文化遗产名录。

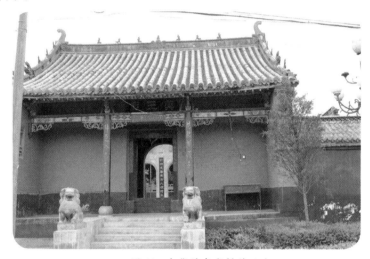

图 18　来集镇李堂村药王庙

据药王庙管理人员吕长友介绍：药王庙始建于唐朝，后经历代重修，药王庙规模日益扩大，药王大殿中最初祭祀有唐代名医孙思邈与韦慈藏，孙思邈精于医术，著有《千金要方》《千金翼方》，被后世尊为"药王"。相传他为拜祭大医岐伯，来到新密，曾在此一带采药、行医和著书，药王死后，李堂村民为怀念药王，于是建庙祭祀。韦慈藏，初为道士，精于医术，曾为武则天侍御医。据《古今医统》载："世仰为药王，医家多祀之。"据明嘉靖十一年（1532 年）《重修药王庙神祠碑记》载："邑东南十里许李家堂有大堂韦真人、孙真人庙，创建于何时无残碑可考也。"近人则于药王庙中主祀孙思邈和华佗。华佗是东汉沛国谯（今亳州市）人，著名医学家，行医遍及安徽、河南、山东、江苏等地。李堂药王庙明清以后日益兴盛，尤其是在清朝乾隆年间，因农历九月十五是药王孙思邈忌日，所以每年农历这一天当地都要举行隆重的祭祀活动，以缅怀药王，久则逐渐形成了古庙会，并发展成为药材交易大会。药王庙所在之地交通十分便利，自古

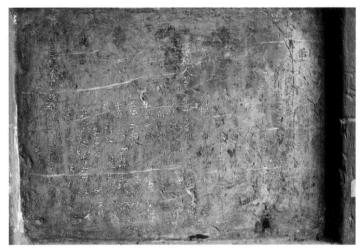

图 19　药王庙明代碑刻

以来，密县城东南通往新郑县、禹县的官道都从庙东集市上直穿而过，而来自全国各地的药材商人、名医圣手也都汇聚于此，在药王庙庙前广场上经营药材生意，一时药材云集，药香四溢，生意红火；尤其是禹州药材行在庙会上设立固定摊点，大量收购中药材，会后运回禹州加工炮制。当时李堂药王庙药材交易大会还吸引了来自广州、河北、四川、安徽、东北、山西等省外的药材商人聚集这里进行贸易，一派繁荣景象。

李堂药王庙规模宏大，现存戏楼、山门、仁寿门、拜殿、大殿、玉皇阁、祖师殿、火神殿、关帝庙、圣母祠、瘟神殿等建筑数十间。每年农历九月十五为药王庙庙会，庙会当日会举行隆重的祭祀活动。据清嘉庆二十二年（1817 年）《密县志·卷九·典礼志》

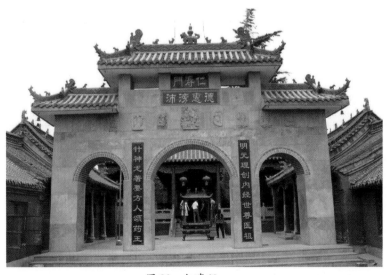

图 20　仁寿门

载："药王庙，每年九月十五日祭。陈设同上（帛一、羊一、豕一、爵三、飨案一）。仪注：行二跪六叩礼。"庙中所祀除药王之外，可谓众神备具。尤其是在玉皇阁内还奉祀伏羲、神农、黄帝等"三皇"为药王，另陪祀岐伯、鬼臾区（大鸿）等上古名医。可见岐黄文化在新密地区的传播和普及之兴盛。

新密是岐黄文化的发源地，数千年来，这一文化内涵在不同历史时期以丰富多彩的载体形式进行着系统传承。无论是为纪念岐伯而建的位于新密岐伯山的岐伯庙，还是主祀洪山真人的洪山庙，抑或主祀孙思邈、华佗的来集镇药王庙，都体现了岐黄文化源远流长的传承轨迹。"黄帝使岐伯尝味草木，典主医药"（《帝王世纪》），而启华夏医药之源，使新密孕育积蓄了深厚广博的岐黄文化底蕴。所以有唐代孙思邈为拜岐伯而由陕西辛苦跋涉行医密邑，有宋代洪山真人钦服岐伯而来新密洪山庙一带行医。

三、 结论和建议

如果说书面研究中，新密的史前文化之胜令我们称奇不已，实地调查更是给我们留下了深刻的印象。那里山灵水秀，民风古朴醇厚，岐黄文化事象随处可见，史前文明遗迹星罗棋布，实在是一座早期文化的天然博物馆，挖掘传统文化的一处风水宝地。在我们采访的人中，有乡贤，有教师，也有村妇和田家翁，说起古事，俱能娓娓道来。比如在古城寨遗址，当地群众就告诉我们：这座城的来历已经很久很久了，关于它的故事，老辈人说上三天三夜也讲不完，只可惜随着他们的过世，好多故事传说也被带走了。这不能不令人顿生紧迫之感，有紧迫之感的不仅是我们，还有新密市政府和当地许许多多的有识之士，近十年来，在他们的大力推动和共同努力下，打造"岐黄文化圣地"的工程已初见成效。先后成立了黄帝文化研究会、古都学会、溱洧文化学会等民间学术团体，主办了绵延近十年的《溱洧文化》系列刊物，还召开了"黄帝古都轩辕丘研讨会"（2003年11月）、"中国聚落考古的理论与实践暨新砦遗址发掘三十周年学术研讨会"（2009年12月）、"岐黄文化高层论坛暨中华医学会医史学分会常务委员会"（2010年11月）等大型学术会议，引起了全国范围内的广泛关注。岐伯相关遗迹和黄帝宫也得到初步开发而跻身于文化旅游胜地。新密市厚重的文化资源和在史前文明研究中占有的重要地位正被越来越多的专家学者所关注。2008年11月26日，由中国民间文艺家协会、河南省民间文艺家协会等单位在新密举行授牌仪式，命名新密为"中国羲皇文化之乡"和"中国羲皇文化保护基地"。2010年12月27日中国民族医药学会、中华医学会医学分会在新密举行授牌仪式，命名新密为"岐黄文化发祥圣地"。2011年3月新密方面提出的"岐黄文化园项目"也被列入"十二五"《郑州市经济发展规划草案》，"岐黄文化开发项目"也在具体实施之中，这一切必将加快促进新密文化旅游事业的发展。

寄望未来，立足当今，我们也借此次考察和研究对新密岐黄文化品牌的打造提出一些建言。

（一）正视现状，明确优势

从优势因素来说，新密三面环山，一面平原，溱洧二水，源远流长。山环水抱、山水相依的自然环境孕育了清新灵秀的自然风光。从地缘上看，新密北靠交通枢纽郑州，尽得交通地利之便。黄帝故里新郑、千年古刹少林寺、钧瓷之乡禹州、开封清明上河园都相距不远，容易形成客源辐集连带效应。自然地理位置非常理想。

新密历史悠久，人文灿烂，历史文化和民俗文化资源琳琅满目、丰富多样，为多方位、多层次满足不同游客的不同需求，提供了天然便利，既可为打造岐黄文化旅游品牌烘云托月，也可和其他特色旅游彼此呼应。

就不利因素来说，发展文化旅游在新密是近年刚刚起步的新兴产业，比之于渐成气候的甘肃庆阳、陕西黄陵及近邻新郑，不可谓不晚矣。尤其新郑市"黄帝故里"品牌效应的成功确立，给新密带来了不小的发展压力。对此，明确自身优势，树立信心就显得非常重要。与新郑相比，两市在文化资源和地理位置上固然相似，但是新密有以下五点优势是新郑所不具备的。

其一，新密的古都文化无与伦比。在新密可以确认的有都邑性质的遗址有补国遗址、密国遗址、郐国故城、古城寨遗址、新砦遗址、和新郑共有的古郑城和古韩城遗址。在一个县级市分布着这么密集的古都城遗址，十分罕见。认清这样一个优势，并加大宣传和研究力度，对提升新密的地方形象和文化品位势将起到事半功倍、难以估量的效果。

其二，新密、新郑两地流传着很多有关黄帝的神话、传说，但是黄帝文化的遗址、遗迹主要在新密。比如以刘寨镇的轩辕黄帝宫为中心，方圆3公里内密布的有关黄帝的文化遗迹就达20余处。这对规划主题旅游提供了极为有利的条件。

其三，黄帝文化遗址之外，新密还拥有岐伯文化遗址，药王庙和洪山庙遗址也颇具影响，岐黄文化的交相辉映给新密发展中医药养生文化带来绝好机会。

其四，新密的浮戏山既是传说中人文始祖伏羲、女娲的故乡，又是新密多种地道药材的大本营。《山海经》中提到的"亢木""少辛"（细辛）等药材迄今犹盛。医不离药。这些又为打造密药品牌效应提供了宝贵而生动的宣传资源。

其五，新密的超化镇是历史上著名的佛教重镇，虽然扒塔毁宝让超化镇付出过惨痛代价，但是，历史还在，佛光宛然，超化寺倩影犹存，超化塔也已修复。痛定思痛后仍是大有可为。如果能够把挖掘潜在的佛教资源、重塑经典的佛事活动、弘扬修身劝善的佛教文化和久处喧嚣闹市中的现代人渴求心灵宁静的诉求结合起来，通过精心设计的佛理宣讲、佛事体验，来追求难得的恬静安泰的精神体验，将中医养生和佛教养心有机结合起来，必然会给游客带来更为厚重的文化感受。

（二）科学规划，合理定位

文化旅游是一项极其复杂的系统工程，牵涉到万千旅客的食（饭店）、住（旅馆）、行（修路）、游（交通）、购（商店）、娱（设施）等一揽子问题，从物质到精神层面无一不包含在内。所以在发展之前，一定要摸清家底，搞好研究，反复论证，通盘考虑，长远规划，有条不紊，逐步实施。要经得起专家的推敲和评议。

切忌草率行事和简单复制的现象。还要把发展旅游业和发展经济、美化城市、保护文物、绿化环境等问题密切结合起来同步进行，逐步营造出一个文明洁净、鸟语花香的绿色大空间，才能更多地吸引游客，增加美誉度，走上健康稳步可持续发展之路。

新密与周边县市在某些文化资源方面具有相似性，比如洪山庙药市与禹州药市颇材类似，柴窑与钧窑题材类似，黄帝文化与新郑、灵宝等处共享，等等，所以在策划文化旅游时，扬长避短、选准题材、突出个性和区域性就非常关键。比如近来新密致力于"岐黄文化园"的打造，大力弘扬岐黄文化，就是一种智慧的体现。

具体来说，设计旅游方案时，应以精品线路、特色景点为依托，主次分明，以点带面。比如"明堂"所在的黄帝宫景点群天然具备主题旅游的优势。又如大隗镇的洪山庙遗址，檐宇嵯峨，屋堂蔚然，洪山真人的经历十分丰富，旁边"一道沟"的古药市遗迹犹在，的确是人文旅游的良好资源。再如建构浮戏山生态游，可将游山玩水的闲适、拜祖追宗的情结和观识天然药材的乐趣相结合。如果说黄帝宫的开发是宽幅式的，洪山庙是纵深式的，浮戏山就是多维式的。还有方沟村和槐树岭交界处的岐伯山，草药遍布，小气候甚好，是一处天然的"密药"生长基地，各类植物药达100余种，山上有岐伯泉、岐伯墓，山下有岐伯庙和岐伯洞，周边有养老湾、龟山等地名传说，很有开发价值。这些选点各具特色，可作为现阶段发展岐黄文化旅游的四个主题，如此因地制宜，突出亮点，才能形成区域旅游优势。

（三）深化内涵，提升品位

随着社会进步，受教育程度的提高和人们精神方面需求的日益增多，传统旅游中存在的单一化、形式化、机械化和过分商业化的局面日渐令人反感，文化旅游形式就此应运而生。所谓文化旅游，核心在文化，文化体验的理想与否是评判一个文化旅游项目成功与否的最直接标准。许多文化旅游设计的失败至少存在以下三个弊端：

其一，文化的表现形式单一，热衷于制造地标式建筑和雕像。

其二，在设计文化旅游上重感官刺激，轻感性体验；重外形的宏大刺激，轻内涵的深层震撼。

其三，文化主题本身的挖掘不够，不能深刻揭示文化的内涵和底蕴。

以上三个问题归结起来都是文化的层次提升问题。所以，岐黄文化旅游要开发成功，就要深刻理解文化旅游的宗旨，精心设计人文关怀，避免出现这些毛病。

尤其史前文明，一般可视化内容比较少，专业性比较强，游客不容易看出门道，也就影响了体验效果，无形中增加了开发难度。这就需要我们站在游客角度，精心营造可视化的旅游环境，尽量满足他们获取知识、体验历史的旅游需求。在这方面可以借鉴河南省地质博物馆的做法，利用现代技术制作高水平的影像资料甚至三维影像，变虚为实，变静态为动态，强化体验感受。相关的文字介绍、平面图片、解说词的创作要下大功夫，既要把情况介绍出来，又要发挥技巧性、照顾趣味性，像《探索和发现》节目一样，利用人们对史前文明的好奇心，布设谜题，环环相扣，引人入胜。当然，现场旅游和观赏电视不同，但我们可以利用设置不同的主题馆的方式，殊途同归。比如岐伯山下可择地建设道地药材博物馆、《黄帝内经》宣讲坛，还可建设各类养生主题馆，把生活中诸如失眠、焦虑、脾胃不好、肝火旺盛、腰酸腿疼、头晕眼花、多饮善醉、鼻塞牙疼、疲劳倦怠、腹泻、便秘等常见症状编进不同的"病种"体验馆，由经过培训的人员现场讲解示范，教会游客运用一些中医常见的推拿手法、穴位按摩来治疗、缓解症状，以此激发游客的兴趣，增加旅游的附加值，形成良好的口碑效应。又如在黄帝宫旁设置相应主题馆，把钻燧取火、煮茧抽丝、骨针缝兽皮、手工制陶器等史前生活场景变成人们可亲身参与的体验馆，寓教于乐，得娱于游。这些活动虽然不属于医药文化范畴，但可以借力打力，烘云托月，强化趣味性，丰富旅游感知。再如浮戏山生态园的开发，也一定要照顾旅客的求知欲望，山上的典型药材要有文字说明，介绍主治功用。山上山下可择地建设道地药材博物馆、《黄帝内经》宣讲坛，或是春夏秋冬药馆。尤其后者种些金银花、菌菇、铁棍山药等普适性药材，既可采摘选购，也可就地加工，回去还可馈赠亲友，一举数得，何乐而不为？

（四）不懈宣传，持续研究

近年在新密召开了几次大型学术会议，凡是与会专家无不对新密悠久的文明历史和厚重的文化底蕴留下深刻印象。这就给我们以启示：专家们是在深度接触了新密的历史文化信息，满怀敬远追先之情进行考察，才获得了深刻而难以言传的内心感受的。由此足见有效宣传的重要性。要想使旅游宣传真正成为旅游事业发展的"催化剂"，必须综合采取多种渠道，广泛运用网络、电视、电影、广告、录像、幻灯、新闻报道、摄影展览、举办学术会议、印发专题小册子等一切形式进行宣传，不断努力地塑造新密历史文化名城的良好形象，使新密古往今来的厚重历史、独特不俗的文化意蕴为越来越多的人所了解、所熟悉，以此提升新密的知名度、美誉度和亲和力。

文化旅游是一项朝阳产业，属于精神消费，较之山水旅游，人文因素极为重要，它的成功离不开各项研究。全局规划、项目策划、媒体宣传、形象打造、景观设计、内涵介绍、资源整合、设施配套、优化服务、科学管理、客源情况、需求对接等等无不需要专业人士、行家里手进行前瞻性研究。研究得越细致、论证越充分，成功的可能性就越大。

不仅如此，还要善于发挥学术团体的作用，大力支持他们进行对口的学术研究，连续性举办相关的学术会议，增强新密和专项文化研究的关联性，让人们一提到岐黄文化就想到新密，一提到伏羲女娲就想到新密，一想到古都文明就想到新密……，让新密和这些文化焦点在公众视野中被牢牢绑定，这在打造新密的城市品位、提升旅游消费的文化档次、吸引高素质研究型的客源乃至拥有更多的话语权方面都有着积极深远的意义，是难以用任何金钱买到的无形效应。这是打响品牌的基础，也是"岐黄文化"的魂之所在。

（五）加强保护，完善法规

"超化塔，十八层，天仙庙，滴水棚；密县城，真可夸，琉璃迎壁玉石塔。"这是流传在新密大地的一首千年童谣，拥有1400多年历史的超化塔曾经是新密人的骄傲，却在1968年的特殊年代毁于愚昧和无知。这样的历史再也不能重演。新密境内大量的史前遗址、文化古迹既是无价之宝，也增加了保护的难度。此次我们去考察，在古城寨、药王庙等处，都亲眼看见一些保护不力甚至毁损文物的现象。破坏是蚕食性的，积久就会造成难以挽回的损失，尤其是尚未得到开发的地方。所以，如何保护祖先留给我们的文化财产，完善文物保护法规，做好当地群众的宣传工作，使文物保护的理念深入基层，应该是一项值得深入研究、常抓不懈的工作。此外，对有价值的遗址、遗迹应努力提高其文物保护级别，比如魏长城遗址迄今已有2000多年的历史了，还只是市级文物保护单位，再如黄帝宫（又称云岩宫）也是市级文物保护单位，这和它们的真正价值极不匹配。申报更高级别，不仅可以扩大影响，也是另一种形式的保护措施。

（六）区域联合，实现双赢

近年来，由于文化旅游带来的巨大的经济效益，使人们对文化资源所蕴藏的潜在价值有了深刻认识，于是名人之争也就愈演愈烈。比如炎帝之争、尧帝之争、姜子牙之争、墨子之争、皇甫谧之争、诸葛亮之争、李白之争、曹雪芹之争，就连西门庆也要争一争。这种恶性循环严重扰乱了文化视听，掩盖了历史真相，把最该纯粹高雅的文化行为庸俗化、浅薄化了，也给文化旅游蒙上了阴影，影响了它的健康发展。

在新密和新郑之间，也存在着黄帝文化、溱洧文化共有的问题，发生了溱水之争、轩辕丘之争等不愉快的事情。历史的真实不会改变，互相掣肘只会渔翁得利，与其徒费口舌，不如从大局和长远利益出发，搞好地区合作，各定其位，优势互补，联手开发区域性文化旅游，共同打造相关文化经济共同体，使岐黄文化、黄帝故里文化交相辉映，实现双赢。

（七）开发密药，拓展市场

新密地处中原的腹心之地，丘陵、山地、河谷、平原，地貌特征丰富多样，气候相对湿润，河流港汊围绕，不仅宜于人居，也是各类植物的生长乐园，在中药开发利用方面具有悠久古老的历史，药王庙、洪山庙的药材交易曾经盛极一时。在时机成熟之后，就可依托于当地丰富的药物资源和岐黄文化的品牌效应，大力发展道地药材的种植和深加工产业，使文化旅游、中医产业、药材交易成为拉动新密经济转型的三驾马车。

我们相信在市委、市政府的领导下，借由中原经济区建设的契机，岐黄文化必将在新密这一得天独厚、物华天宝的所在焕发出新的光彩，岐黄文化园也必将结出累累硕果。

也希望我们的研究和考察起到抛砖引玉的作用。

2011 年 6 月 30 号初稿

2011 年 7 月 28 日修改

附：相关考察资料

考察时间：2011 年 6 月 22 日—6 月 25 日

考察地点：新密市苟堂镇岐伯庙　大隗镇洪山庙　来集镇李堂村药　王庙　黄帝宫　浮戏山　具茨山（即大隗山）等

考察人员：许敬生　叶磊　刘文礼　范敬　马鸿祥

采访对象：新密市黄帝文化研究会会长郑观洲，新密市黄帝文化研究会副会长刘峰亭，新密市黄帝文化研究会秘书长杨建敏，新密市黄帝文化研究会范金中、魏永森，新密民俗学者张儒彬，药王庙管理人员吕长友，新密中医院刘刚、陈根柱、于朝峰，新密市曲梁镇卫生院院长王明钦，新密市大隗镇卫生院张长江等人。

新密洪山庙及洪山真人考

中原中医药文化遗迹与文物考察研究小组

许敬生 刘文礼 执笔

郑州新密市是中原腹地，历史悠久。这里是黄帝古都轩辕丘的所在地，上古时期，世称"三皇"的人祖伏羲氏、炎帝神农氏、黄帝轩辕氏，曾长期在这里生活、创业，留下了诸多遗迹，古代名医岐伯、大鸿（鬼臾区）、孙思邈和洪山真人等曾在此采药行医、著书论道，形成了丰富多彩的中医药文化。因此，这里被称为岐黄文化发祥地。药王信仰或者说药王崇拜，就是其中的一个显著特色。

药王是我国古代民间供奉的医药之神，也是道教俗神，由中国古代历史上或传说中的名医演化而来。在我国民间信仰中，药王的信仰甚为普遍。新密市目前留存有三座药王庙，分别是位于苟堂镇岐伯山上的药王庙（岐伯庙），祭祀的是上古名医岐伯；位于来集镇李堂村的药王庙，供奉的是唐代名医孙思邈、韦慈藏及上古俞跗等多人；位于大隗镇陈庄村的洪山庙，供奉的是洪山真人。

下面我们要介绍的就是供奉洪山真人的洪山庙。

一、洪山庙及洪山真人简介

洪山庙（又名普济观）位于新密市东南25公里大隗镇陈庄村，因背依洪山土岭所建，且庙中所供奉者为宋代中州神医洪山真人，故名洪山庙。洪山庙创建于元代，明清两代均有修葺。庙宇坐北朝南，顺山势起伏而筑，现存山门、大殿、寝殿、药王殿、祖师殿、钟鼓殿等建筑16座，共44间。

洪山庙山门正中上方，镶嵌着大明万历二十五年密县知县杨爱题写的"普济观"石匾一块，笔锋苍劲古朴。走进山门，是一个方正庭院，院内东西两株松树左右相对而立，古碑林列。与山门迎面相对的是洪山真人大殿，此殿建于大明正德六年，保存完好，在洪山庙建筑群中最为雄伟。面阔五间，挑角雕梁，斗拱飞架，黄瓦饰顶。进入殿内，洪山真人高坐神台，神情矍铄，慈眉善目，左右侍者二人。殿上方巨大的木质结构由24根高约4米的柱子擎立，三梁起架，两架大梁均粗约1米，相传为嵩山上两根巨大的酸枣根做成，彩饰龙凤图案。其中四根蟠龙柱每根粗约1.3米，上浮雕两条或升或降的蟠龙。八条蟠龙形态各异，或似腾空入云，或似探海潜渊，或似飞云流火，或似呼风唤雨，条条张牙舞爪，活灵活现。前檐和内檐上绘有42幅人物故事和禽兽图案，现有27幅保存完好，绘画风格及人物服饰均有明代特点，形神兼备，栩栩如生，被专家称为国宝。现庙中留存有明清以来碑刻30余通。1987年3月，被郑州市人民政府列为郑州市文物保护单位；2008年8月，被河南省人民政府列为河南省重点文物保护单位。

洪山真人，本姓顾，原籍河北，生于宋代末年，曾举进士，因感天下纷争，世事变乱，吏治腐败，不堪其扰，于是远离尘世，隐居密县大隗镇洪山。其间，有感于当地牛马牲畜常为疫病所困，死病无数，于是究心医学，初则医兽，医名日盛，久则乡里贫病之人亦委求疗疾，遂成良医，远近求治者日众。由于病人日增，所需药材愈多，难备一时之需，为感真人恩德，乡人遂四处采药以供真人疗病之用。当此之时，四方往来药商亦闻及真人医病之能，渐渐开始驻足于此提供药材，久之，此地遂成药商汇聚、交易药材之所。而由此也带动了洪山庙药材交易大会的形成，并成为禹州药材交易大会的发源地。至今洪山庙东北数百米处仍留有古代药材交易场所遗址"一溜台"，台为高出地面十余米的土岭，背依土岭建有数十间窑洞式古建筑，为古代药材交易经营场所，门窗建造精巧，现多残缺。

真人医名远播，曾奉御召为宋太后诊病，有起死回生之效，后又被召为京城兵马疗疾，无不获效。皇帝赐其金帛而不受，获封为护国真牧灵应真人。因久居洪山，百姓亦俗称为洪山真人。后仙逝于洪山，遂葬于此。乡人为感念真人救死扶伤之恩，于元代初年在洪山真人居处建庙立祠常年祭祀。由于洪山真人生前医术精妙，乐善好施，德施行教，深受敬仰；传说逝后又曾多次显灵，为信众消灾避祸，因此神威大振，清明时节前来祭祀者络绎不绝，于是日渐形成了大规模的清明庙会。

四方信众朝拜洪山庙，每年清明时节祭祀洪山真人，求神拜药，兴起了影响深远的药材交流大会，随之把洪山药王信仰传播到了四面八方。外地香客为了方便祭祀洪山真人，自明代开始，纷纷在自己的家乡建立起洪山庙。大明隆庆六年（1572年）《重修洪山庙台基记》载："释达洪山名寺，道注普济真人，四方建庙甚多，此处乃根本之地、栖身之所也。"明清时期，洪山庙已遍及豫东、豫南各县乃至省外。据新密炎黄文化研究会理事杨建敏同志介绍，目前在登封市唐庄、汝州市煤山办事处葛庄村、禹州市老城、尉氏县岗李乡、开封县曲兴镇、通许县历庄乡、夏邑县车站镇、许昌市魏都区丁庄乡、鄢陵县只乐乡、漯河市召陵区青年乡、郾城县阴阳赵乡、太康县大许寨乡、西华县艾岗乡、沈丘县槐店镇、正阳县汝南埠镇、平舆县洪山镇以及郏县、汝南县、安徽省亳州市谯城区等地均保存有洪山庙。而新密洪山庙则成为众庙之祖庭。因为"此处乃根本之地、栖身之所也"。

二、有关洪山真人的史料依据

关于洪山真人事迹，有充足的史料印证。

据《古今图书集成·博物汇编神异典·神仙部·洪山真人》载："按开封府志，洪山真人，密县人，元初，混迹耕牧，为人佣工，以所得易豆饲牛，或不行，跪拜于前，不用鞭策，牛即解意力拽。后得道，趺坐于汜水之金谷堆，瞑目而逝，汜人称为使牛郎，因立庙焉。"

又，嘉庆二十二年（1817年）《密县志·卷七·建置志》载："洪山庙，在县东五十里。旧碑：神生于宋，举进士，以世乱隐居洪山，活人济世，尤惜物力。常驱牛耕田，牛卧于地，不事鞭笞，匍匐牛旁，牛便起行。尝奉召，医宋太后、疗兵马，投方辄愈。赐金帛不受，诏封护国真牧灵应真人。及卒，葬洪山。元始建庙祀之。牛马疫疠，祷之辄应，因称牛王。逮至国朝，灵应有著，有司奉敕致祭。"

又，嘉庆二十二年（1817年）《密县志·卷六·山水志》载："牛王冢，在双楼东洪山真人庙五里许。大冢高三丈余，周围六十余步，土人相传为牛王冢，当即洪山真人也。"

另据庙内所存清乾隆三年（1738年）《敕封洪山普济观真人墓碑》载："洪山庙真神，宋末元初之隐君子也，庶人不知，以牛郎论之太过矣。"

据庙中所存大明成化元年（1465年）《密县感应洪山神庙之碑记》载："迨及今朝灵风大振，而四方之民，凡有嗣续之艰、畜产之耗以及疫病患难，不远千里络绎而来。祷于祠，四时灯柱荧煌，篆烟缓缓，无顷刻之息，而其间如云集蜂拥之盛，尤在每岁之清明焉。"又据庙中所存大明隆庆六年（1572年）《重修洪山庙台基记》载："家其惠者，清明之日不约而同祀者数千人余。"

据庙中所存大清乾隆二十九年（1764年）《重兴清明盛会碑记》载："密东之有洪山庙，由元明迄今照临四百余年，每逢清明佳节，人丛八方不减，齐门毂击，商来千里，何啻梁苑药笼，盖盛会甲中州云……商人闻之莫不于于而来，一呼百应，动若鸣雷。"另据禹州十三帮会馆所存《十三帮创始碑记》载："禹郡药材会之行也，盖始于乾隆二十七年（1762年），州副堂何公精堪舆……，谋诸绅金以密邑洪山庙药栈请至禹，定议每年夏、孟秋、仲冬十一月，三期会以倡之，此期滥觞也。"

综上可知，洪山真人，生活于宋末元初，河北人，因避乱而隐居密县洪山，从事耕牧农事，与牛马牲畜相熟而遂谙于医，因医名而获封真人，死后葬于洪山，当地群众为之建庙以祭祀追念，明清两代清明庙会规模日盛。以上文献不仅记载了洪山真人的生平，而且展示了洪山真人仁慈博爱、以医济世、普救众生的博大情怀。所以日渐被神化而深受景仰。

明万历五年九月曾更名"普济观"，时任密县知县杨爱题写门额。洪山真人大殿后墙建有祠垌，并有遗骨，"文革"期间，村人为保护其不受破坏装棺掩埋，近年又安葬原地，名为"仙人洞"，洞内供奉有洪山真人像。

至于洪山真人生前隐居、卒后所葬之地洪山之名，当地群众认为因古代此地多洪水，人们为避洪水而移居山上，故山名洪山。但此地经宋代至今以"洪山"为名至少已千余载，那么为什么在大隗山（具茨山）脚下的这片土山会被称为洪山呢？察其地形，此地为东西之丘，北邻洧水，南有净肠河，面积约 5 平方公里。其地理位置之特殊，不禁让人想起遥远的黄帝时代。

据《水经注》载："黄帝登具茨之山，升于洪堤，受《神芝图》于黄盖童子。"此处所云"洪堤"依地理位置而言，与今之洪山颇为相近。且 20 世纪 90 年代在大隗镇陈庄村洪山庙北考古发现了新石器洪山庙遗址，属龙山文化，与新寨遗址隔河相望，面积约 220000 平方米。可谓将洪山与洪堤关系拉近的又一有力佐证。新密为岐黄文化发源地，洪山庙所处的大隗山（具茨山）是中国远古文明的重要集散地，是岐黄文化的重要阵地，这里人杰地灵，风景秀丽，民风淳朴，洪山真人选择此地隐居，可谓深受岐黄文化的影响，并通过自己以医济世的医学实践使得岐黄文化得到了有力的传承。

三、关于洪山真人的民间传说

据当地民俗学者张儒彬同志和周围群众介绍，在新密洪山庙一带，流传着有关洪山真人的许多传说。今从张儒彬收集整理的资料，摘取一二。

其一　洪山真人

顾三（洪山真人原名）治好宋太后的多年沉疾，皇上龙颜大悦，要加封官职，并赐重金，他坚辞不受。他不满朝廷苟安媚外和官场的黑暗腐败，独自一人悄然出京，一路西行来到密县。

这一日，顾三涉过洧水，来到一个叫谢村的小山村。只见村后一座土山像一只巨凤东西而卧，村民称其为洪山。山中有一古崖洞，洞门上方刻着"神仙洞"三个大字，有古碑数通立于洞前，碑上记述着黄帝时风后、力牧、广成子、周朝的鬼谷子及汉代张良、赤松子等人在此隐居修行的故事。顾三见此地钟灵毓秀，就决心在此潜修。

顾三隐居神仙洞，开始了新的生活。白天帮人佣耕，晚上读书作画，闲时与村民谈天论地。村民见他知书达礼，为人诚恳朴实，渐渐都喜欢上了这位远道而来的客人。一天，顾三正在麦场打场，忽然从不远处王家传来号啕大哭声，不知发生了什么事，顾三扔下家什就跑过去，只见王妻怀中抱着的孩子脸色发青，两眼直瞪，一动也不动。顾三拨开众人，从怀里掏出几枚银针，在孩子的人中、指尖等处扎了几下，孩子哇地一下哭出了声。顾三站起来说："好啦，没事啦！这叫小儿惊风，病来得急，不及时治，会要命的……"王家夫妇扑通一下子跪在顾三面前，说不出话来。

"洪山神仙洞有位活神仙，能把死人医活！"一传十，十传百，迅速传遍了四邻八村。找顾三看病的人越来越多。

顾三不但会医人病，而且还会给牲畜治病。邻村一家的白水牛病了，不吃不喝不倒沫，耷拉着头，肚子胀得像两面大鼓，可把一家人吓坏了，就请顾三诊治。顾三看后，让老汉找了一把椿菇菇（椿树开花结的角），熬了一锅汤给牛灌下，又叫折一根椿棍让牛衔在嘴里，迫使牛咀嚼。然后让老汉牵着牛在村里遛了大半夜，第二天，牛竟然好啦。

此后，四方之人，隔县跨州，不远千里前来求医，总是药到病除。人们都说他是"活神仙"。

由于来洪山神仙洞求医问药的人太多，光靠自己采药是供不应求的，于是四方来送药贩药的人就多起来。说也蹊跷，只要中药在洪山神仙洞前放一放，治病效果就特好。附近州县的医生也都喜欢到这里采购药，这里就逐渐形成了一个药材市场。后来药商共议，每年清明节为洪山药材交易大会。

顾三晚年无疾而终，端坐于神仙洞仙逝。乡民远近恸哭，皇上得知此事，也深为感动，下旨封顾三为"洪山真人"，并为顾三建洪山庙。千百年来洪山庙香火旺盛，远近闻名，渐渐地人们把谢村的村名淡忘了，庙名代替了村名，谢村由此演变为洪山庙村。

其二 鲁班显灵

顾三去世后，皇上封其为"洪山真人"，万民倡议，立祠以寄永怀。

"要为洪山真人立祠建殿啦！"这消息像长了翅膀，迅速传遍了大河上下。四面八方的铁匠、木匠、泥瓦匠、油漆匠、雕塑师如蜂而聚。工地上，工匠各司其职，一派繁忙景象。

这一日，工地上来了一位拄着破拐尺、手托烂墨斗的老人，他银须皓发，衣衫褴褛，找领工的要活干。领工的上下打量着他，皱了皱眉头，就有心赶他走。老人见工头犹豫，忙说："怎么，不认识我了，咱可是老相识了……"工头仔细打量老人，确似有相识的感觉，究竟是谁，却想不起来。但又不好意思说不认识，便随口说："认识，认识，咋会把您老人家忘了呢？"可工地上还一时找不到适宜老人干的活，他一抬头，看见前日锯下来的两个大槐树疙瘩在一旁扔着，就对老人说："师傅，你估摸着这两个树疙瘩，能做点啥，就做点啥吧。"说完就走了。

从此，老人和大伙一样，昼作夜息，每天拿着破拐尺烂墨斗，在这两个树疙瘩上比比画画。就这样时间一天天过去了，大伙再看看两个树疙瘩，还是外甥打灯笼——照舅（旧）。工匠们窃窃私语，指指戳戳，看他笑话。

有几个年轻人还用脚踢着树疙瘩挖苦说："老师傅，活做得不赖呀，明儿收俩徒弟吧！"不管大伙说什么，老人就跟没听见似的，一言不发。

一天，老人突然不见了，那两个大槐树疙瘩，仍原样躺在地上。一个年轻人抡起斧头照着两个树疙瘩就砸了下来，只听"哗啦、哗啦"两声，两个树疙瘩全裂开了，一个裂成了一堆大大小小的木楔子，一个裂成了一堆雕刻着各种图案的小木板。人们惊呆了，把雕刻图案的小木板拼装对接，呵，各种图案跃然而出：有飞龙，有凤凰，有麒麟，有仙鹤……图案精雕细琢，形象逼真，栩栩如生，正是建殿所需。

工地上的人围了里三层外三层，都争着看稀罕。这时工头突然想起老人的话："你不认识我了，咱们可是老相识了。"恍然大悟，不由喊道："鲁班爷显灵啦！"工头的喊叫声惊醒了大伙，人们扑通扑通全都跪下。那几个年轻人边叩头边祷告说："祖师爷，小徒有眼无珠，万望您老人家宽宏大量！"

鲁班爷雕的各种图案，把大殿装饰得恰到好处，鲁班爷砍的那堆木楔，组装起来严丝合缝，而且一个不多，一个不少。

其三　铜牛铁马的传说

在洪山庙洪山真人像前，原先左边卧着一头铜牛，右边站着一匹铁马。那铜牛，双眼微闭，牛嘴上下微微翕张，似安闲倒沫状；那铁马，双目圆睁，鬃毛直竖，扬头挠尾，似嘶鸣状。它们日日夜夜守候在真人左右两侧，同享人间烟火。关于这对铜牛铁马的来历，还有一段动人的传说。

传说黄龙在与白虎争夺南岭风水宝地的战争中，龙王的两位公子被白虎咬伤了龙爪。常言说"虎咬一口，入骨三分"，龙王请了许多神医调治，但不见轻，红肿的伤口开始发黑溃烂，两位龙公子没日没夜地嗷嗷乱叫，痛不欲生。龙王急得抓耳挠腮，无计可施。这时，龟丞相给龙王出了一个主意，说："仙界医生治不好，何不到人间招贤？"龙王正心急火燎，一听此话，便不加思索地说："行！谁能治好我儿的伤，龙宫百宝随便取，让我儿为他当牛做马一辈子。"龟丞相便按照龙王的旨意，四下张贴招贤榜，召人间名医为龙子治伤。

龙王贴招贤榜为龙子治伤的消息惊动了一个人，正是医好了宋太后的顽疾，辞官谢金隐居谢村神仙洞的顾三。

顾三隐居神仙洞，农忙帮人佣耕，农闲采百草为药，悬壶济世，医人疗畜，扶危助困，一心为百姓分忧。他看了龙王的招贤榜，心里盘算，假如治好了龙子的伤，让他们给自己当牛做马，就能为无牲畜的乡亲耕田打场，解除百姓困扰，于是便揭榜应召。

这一天，龙王和群臣正在龙庭为龙子的伤情发愁，忽听虾将禀报，隐士顾先生求见。龙王将顾三请上龙庭，顾三将榜文呈上说："大王榜文所写可是真的？"龙王说："君无戏言。"顾三说："那就请出两位公子，在下要查验伤情。"龙王让左右搀扶出二位公子，顾三只见他们的伤口发黑，恶臭扑鼻，不禁皱了皱眉头。龙王忙问："可治否？"顾三说："伤口发黑，毒所致也；久不愈口，风乘而袭也。此为风邪寒热兼作，口噤肢僵，二位公子旦夕命危也。"龙王听罢，深施一礼，说："先生只要治好我儿之病，有何要求，本王定能满足。"于是，便命人抬出龙宫珍宝，请顾三随便自取。顾三谢辞不受，说："我什么都不要，只要龙王实践诺言，让二位公子给我当牛做马一辈子就行。"事已至此，龙王面有难色。龟丞相急附龙王耳旁说："大王，仙界一天，人间一年，顾先生已五六十岁了，即使他活上百年，二位公子在人间也不过三四十天，一个多月光景，只当是二位公子到人间玩耍了几天，有何忧呢？"龙王转忧为喜。二位公子一来感谢先生救命之恩，二来巴不得到人间玩些时日，便高高兴兴地答应了。

二位龙子一位变作了大黄牛，一位变成了大黑马，跟着顾三来到神仙洞。顾三让他们给穷苦的乡邻耕田、拉车、打场。黄牛、黑马颇通人性，大伙都非常喜欢它们，喂它们上等的草料，让它们饮洁净的山泉，把它们的毛梳得油光发亮。自从有了黄牛、黑马帮乡邻干活，顾三就潜下心来钻研医术。他医技精进，声闻九州八十三县。玉皇大帝闻知，便下旨说："顾三生前行善，殁后为神，列为仙籍，永享人间香火。"封顾三为"洪山真牧灵应真人"，召到天上为仙。

顾三成仙上天，二位龙子也就不能返回龙宫，黄牛变成了铜牛，黑马变成了铁马，立在洪山真人香案前。听老人传说，从此之后，四乡无牲畜的百姓需耕田耙地，只要在洪山真人像前烧上一炷香，说明心愿，当天晚上把犁耙工具放到地头，第二天一早，地就犁耙好了。农忙时，还能摸到铜牛铁马身上那湿漉漉的汗呢！

其四 净肠河的传说

洪山庙村外有一条小河名为净肠河，为什么叫净肠河呢？有一个凄美的传说。

顾三为躲避战乱，远走他乡，行至密县大隗镇洪山，深感此处山水幽静，民心淳厚，如人间之净土，似世外之桃源，于是决定避居此地。为图生计，顾三就帮当地的农户做佣工，耕地种田，牧牛放羊。终日辛勤劳作，与当地百姓相处和睦，就连农户家的牲畜也和顾三熟稔起来。顾三经常把自己做佣工得来的钱换些料豆喂那些没有足够饲料吃的耕牛，即使耕牛因为偷懒不肯耕田时，他也不忍用鞭子抽打它们，而是用慈爱的眼神看着它们，再用手轻轻抚摸它们的脊背，于是耕牛被他真诚的举止打动而任劳任怨地耕作。村民们看到他驯牛的本事那么大，就给他起了个别称，叫"使牛郎"。

就这样，顾三在洪山的生活可谓和乐融融，直到有一天，洪山来了一位致仕回籍的官员，这位因贪贿著称的赃官一到洪山就大肆圈占农户的土地，顾三无奈就成了他的佣工。这位贪官为人苛刻刁钻，有一天，他去田间巡视农户耕作，当走到顾三劳作的田里时，发现顾三犁地时刻意空出一小块长满草的田地而不耕，就以为他故意偷懒而大声呵斥他。顾三轻扯了一下缰绳在牛头上轻拍了三下，耕牛停住了脚步，低头啃起田埂上的杂草，顾三回过身来，俯下身子，伸手在那块地上的草堆里扒了几下，一个用干草编就的鸟窝露了出来，三颗白色的鸟蛋安卧在里面。顾三小心地又把草堆整理成原来的模样，轻声说道："鸟蛋虽小，但每个都可能孕育出鲜活的生命。为了不惊扰它们，我想等孵出鸟儿，再把这块地好好犁过。"赃官迟疑了一下，慢慢地点了几下头，一句话也没说就转身回去了。

当晚，顾三正在家中吃饭时，门外传来一阵脚步声，原来是贪官家的仆人来了，手里还提着一个竹篮，进门就说："主人看大家犁地辛苦，特地吩咐给大家加菜。"说完，从篮中取出一盘菜放在桌上，不屑地笑了两声就走了。顾三虽然感到不解，但因为辛劳一天，腹中饥饿难耐，于是就大口吃了起来。正在这时，门外又走进一人，边走边笑，笑声中满是幸灾乐祸的味道，正是那位日间一言不发就离去的赃官。他指着那盘送来的菜，看着已被吃干净的盘子，更加得意地说："顾三，吃了孕育着新生命的鸟蛋，别有味道吧。"顾三一时惊愕，看着赃官轻蔑的笑，他终于明白了。他不顾一切地冲出家门，趁着夜色跑到田间那块草堆边，扒开一看，鸟窝早已不见踪影。悔恨、悲痛之情在心中交织，他跌跌撞撞地在田野上奔跑着，不知不觉来到村外的一条小河旁。望着波光闪闪的河水，他更觉愧对被自己吃进肚子的鸟蛋和它们的鸟妈妈，他抑制不住内心的悲伤一步步走向河中央，解开衣带，从腰间取出随身携带的一把小刀，忍痛在自己腹部划开一道口子，从中扯出肠腑，将其中的食物尽数取出，在河水中洗净。身边的河水被染成了红色，顾三也因剧痛而昏厥过去。

或许是他的义行感动了苍天，顾三幸被一位路过的村民救起，连夜请名医救治才得以保全性命。村民们得知事情原委，都对顾三的舍身义举而钦佩不已，他们就把村外的那条小河更名为"净肠河"，以纪念洪山真人的义行。

四、结　语

通过以上考察，我们得到以下四点启示：

其一，药王崇拜思想有深厚的群众基础，它反映了人民的心愿。

"药王"一名，最早见于东晋时佛经译本中的药王菩萨。药王菩萨慈悲为怀，救人危难，他曾发誓要消除众生的一切痛苦，愿救众生之病源，治无名之顽疾。著有《药师经》。故民间常把同样能救人危难的医生比喻成药王，奉作医神。洪山真人不慕官场，不爱金帛，甘过隐居生活，他医术高超，能医人医畜，一心为民解忧，自然受到人民的敬仰。人民崇拜这位能救人危难的医生，在他的墓前建洪山庙，虔诚地祭祀他，期望他能永远给人民带来福祉，消灾除祸。这样，药王不仅体现了人民对名医的纪念心愿和尊崇之情，同时也成为人们祈求安康、祛病禳灾的精神寄托，这正是药王崇拜思想的群众基础。

其二，不同时代、不同地区所祭祀的药王，其原型亦有所不同。

当然，不同时代、不同地区所祭祀的药王，其原型亦有所不同。明清各地的药王庙众多，庙中的药王也非指同一神。如前所述，新密的三座药王庙所供奉的药王就各不相同。像河北任丘药王庙祭祀的是战国时名医扁鹊；陕西铜州市耀州区小五台山（清以后称药王山）的药王庙祭祀的是孙思邈；百泉药王庙供奉药王三真人，即神农氏、长桑君、孙思邈。

北京药王庙是由元代三皇庙演变而来的，除祭祀三皇之外，还祭祀历代名医。其中药王孙思邈、韦慈藏列于诸名医之首。韦慈藏，唐代医家，名讯，京兆（今陕西西安）人，初为道士，精于医术，于武则天时任侍御医（684—704）。《古今医统》说："韦讯，道号慈藏，善医术，常带黑犬随行，施药济人。元宗重之，擢官不受。世仰为药王，医家多祀之。"后来称为韦真人。他的腰上系有几十个葫芦，"广施药饵，疗人多效"。

厦门海沧区青礁慈济官供奉吴夲（tāo），是世界各地保生大帝的祖庭，属国家文物保护单位。吴夲（979—1036），北宋时名医，字华基，号云冲，福建泉州同安县人，常济世活人。明洪熙元年（1425年）明仁宗封之为慈济灵应妙道真君、万寿无极保生大帝，后被奉为道教神话人物。

中国几大药材基地所祭祀的药王各不相同。河南禹州祭祀的是洪山真人，安徽亳州祭祀的是华佗和洪山真人，江西樟树祭祀的是上古三皇、葛玄和孙思邈等，而河北安国药王庙祭祀的则是邳彤。邳彤（前45—30），字伟君，汉信都（今河北冀州）人，出身世家，自幼拜名医为师，青年时即行走于乡间里巷为百姓消灾祛病，成为远近闻名的神医。河北中部一带至今仍流传着许多邳彤妙手回春治愈百姓痼疾的故事。后为救民于水火而从军，成为光武帝刘秀二十八宿将之一，为建立东汉王朝立下了汗马功劳。卒后葬于祈州（今河北安国），尊为"本州土神"，常年祭祀，香火不断。北宋年间，传说药王邳彤屡次显灵，被追封为"灵祝侯"。南宋咸淳六年又被加封为"明灵昭惠显右王"，建庙于临安。明永乐年间，仿原临安药王庙，以邳彤墓为中心，建成今存的安国药王庙。

清代以后民间所称的药王多为唐代名医孙思邈。根据民间有关孙思邈的传说，药王的塑像大多为孙思邈坐虎针龙之雄姿。

其三，药王庙及其所祭祀的历代药王，彰显了道家珍惜生命、以民为本、全性葆真、养生尽年的情怀和精神。

不论是新密洪山庙祖庭及各处洪山庙，还是全国各地大大小小的药王庙，虽然都不同程度地融入了儒释道的影子，蕴含着各家的思想，但可以说都是道教建筑。各地药王庙，通过祭祀历代精诚高道大医，弘扬了他们淡泊名利，精心为百姓消灾祛病的至美品德和高超技术。从洪山真人和孙思邈等名医身上，就可以充分看到这一点。与此同时，这一个个庙观，也彰显了道家珍惜生命、以民为本、全性葆真、养生尽年的情怀和精神。这在中国道教史上应占有光辉的一页。

其四，众多药王庙的建立，催生了大大小小的药材市场，促进了中药业的发展。

各地众多信众朝拜药王庙，特别是在每年清明时节庙会之际，祭祀药王，求神拜药，必然促使药材的流通，顺理成章，自然就兴起了影响深远的药材交流大会。随之又进一步把药王信仰传播到了四面八方。洪山庙药市的兴盛，传到了相邻且交通便利的禹州，于是，洪山庙成为明清之际中国三大药材市场之一的禹州药城的发源地，这就是有力的证明。众多的药材市场，促进了中药业的蓬勃发展，自然成就了一大批药材商人，使他们富甲一方。当然，财自道生，利缘义取，诚信为本，这是大商之境界，也是经商之根本。那些贪图小利、不讲诚信的商人是无法企及的。这些给人以深刻的启示。

参考文献

[1] 许敬生. 中原古代文明与中医药文化 [J]. 中医学报，2009，24（5）：1-6.

[2] 郑观洲. "岐黄文化重要发祥圣地" 之河南新密考 [J]. 中医学报，2011，26（1）：35-36.

[3] 郑观洲. 梳理新密岐黄医家及中医药文化 [J]. 中医学报，2011，26（2）：152-153.

[4] 杨建敏. 河南新密药王信仰与药王庙考证 [J]. 中医学报，2011，26（3）：291-294.

（本文载于《中医学报》2012年第2期）

这里是中医药文化的根脉

——在新密市岐黄文化高峰论坛上的演讲

许敬生

今天我们来到中原腹地，中岳嵩山脚下的新密市，参加岐黄文化高峰论坛，我感到精神振奋，非常高兴。

新密是一片神奇的土地，这里是河洛文化的核心区域，有着极其丰富的历史文化资源。近年来有许多考古新发现，比如新密古城寨，保留了龙山文化时期完整的古城风貌，有古城墙，有古宫殿；前几年发现的新寨遗址，经夏商文化研究权威专家北京大学李伯谦等人研究，认为是夏代开国之君夏启在此建都，被称为华夏第一个王朝都城；又如，2009 年十大考古发现之一的新密李家沟文化遗址，距今 1 万年左右，比裴李岗文化早了 2000 年。这一发现有着重大意义，它填补了裴李岗文化之前的空白，处于新石器文化与旧石器文化之交。它与北京山顶洞人（约 2 万多年）→许昌人（8 万~10 万年）→北京猿人（约 50 万年）一脉相承，形成了一个有机的链条，打破了中国人种是从非洲而来的传统神话。

岐黄文化就是中医药文化，截至目前，新密境内发现与岐黄文化有关的遗址、遗迹五十余处。新密有十二位老人，出于对传统文化的挚爱之心，他们自筹资金，多年来不辞辛苦，跋山涉水，足迹遍及新密的各个角落，考察岐黄文化遗迹，取得了丰硕的成果，被人誉为"十二愚公"。听说有几位先生已经作古了。他们的行为，深深感动了天地。"天"就是党和政府，"地"就是广大群众。他们取得的成果得到了新密市政府领导和群众的大力支持，也受到了有关学者的密切关注。

值得一提的是，医史人类学家、中华医史学会常务理事、陕西中医药研究院郑怀林教授及岐黄文化研究学者、陕西文化厅影视编导宋书云先生等人，他们不远千里，几次到新密考察，进行认真的学术研究，写出了《关于新密岐黄文化的考察报告》，得出了令人信服的结论，并促成了此次会议。在这里，我提议，请大家以热烈的掌声向"十二愚公"和郑怀林教授等人，表示崇高的敬意！

新密市有大量关于轩辕黄帝活动的遗迹和传说，如轩辕丘和黄帝宫等；更有黄帝时期著名的上古医家岐伯、大鸿（鬼臾区）等活动的遗迹，如岐伯泉、岐伯山、岐伯庙、岐伯洞等等。众所周知，《黄帝内经》是托名黄帝而作，但这个托名绝不是空穴来风，而是同黄帝确有关系。应该说是黄帝与岐伯、鬼臾区等臣子在一起讨论医道，经过口耳相传，一代又一代先贤们不断地补充完善，到了战国和秦汉之际，终于使《黄帝内经》成书，成就了中医的经典之作。

据南宋罗泌的《路史》记载，当年黄帝曾西巡访贤，"至岐见岐伯，引载而归，访于治道。"又据北宋真宗天禧年间张君房编辑的《云笈七签·纪·轩辕本纪》所载："时有仙伯出于岐山下，号岐伯，善说草本之药味，为大医，（黄帝）请主方药，……作《内经》。"可以推想，是黄帝西行把岐伯从陕西岐山一带，引载到自己的部落有熊氏所在地，拜为医学之师。而新密正是黄帝和岐伯等名臣讨论医学之道的主要活动场所之一，因此可以说新密是《黄帝内经》思想诞生、形成的主要地区之一，当然也就可以说新密是岐黄文化的主要诞生地。因而，在新密举办岐黄文化高峰论坛有着重要的历史意义和现实意义。

中医药是中华文化的瑰宝，是中国正在申报的世界非物质文化遗产之一。而中医药文化之根在中原。从火祖燧人氏点燃华夏文明之火，到酒圣杜康发明酿酒；从殷墟甲骨文到许慎的《说文解字》；从伏羲制九针、岐黄论医道、伊尹创汤液，到道圣老子尚修身养性、庄子倡导引养生、神医华佗妙用麻沸散、医圣仲景论六经辨证而创经方，中医的经典著作《黄帝内经》《伤寒杂病论》等纷纷问世；从佛教于汉代传入中国，直到禅宗祖庭少林寺融禅、武、医于一体而形成的禅医文化，这一切均发生在中原大地。

寻根溯源，我们深深感到，是光辉灿烂的中原文明孕育了中华瑰宝——中医药文化。经过几千年的历史积淀，中医药文化在中原文明的沃土中生根开花、发展壮大，并从儒、释、道及华夏文明的多个领域中吸取精华和营养，逐渐在九州大地兴旺发达，一直传到五湖四海。为华夏文明增添了绚丽的色彩，为人类的健康做出了杰出的贡献。作为后人，作为中医药文化的传承者，不能忘记，这是我们的历史，这是我们的根脉。

2010 年 10 月 20 日

"河图洛书"寻踪

中原中医药文化遗迹与文物考察研究小组

尹笑丹 执笔/配图

相传洛宁、孟津两县分别为"洛出书""河出图"之点所在。2013年4月9日~12日，考察组一行前往洛宁、孟津进行学术调查，寻求"河图洛书"的踪迹。

一、洛宁 "洛出书" 处寻踪

发轫于《周易》的阴阳学说、象数思维及整体观，奠定了医易会通的基本格局。而河图洛书又与《周易》的形成有着密切的联系。

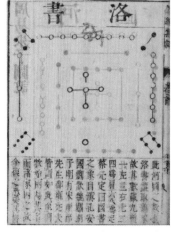

图1 洛书（选自《周易本义》）

"洛书"，相传为大禹之时，洛河中浮出之龙首神龟所献，龟甲上背负"戴九履一，左三右七，二四为肩，六八为足，以五居中"的图像，故称为"洛书"。大禹得到此图后，依此图治理水患，划定天下九州。又依此图制定九章大法，治理社会，天下大治。《易·系辞上》所说"河出图，洛出书，圣人则之"，就是指这两件事。

2013年4月9日上午，考察组一行到达洛宁。洛宁县卫生局马清涛、王洪吉、程青军和洛宁县中医院全明钦同志热情接待了我们，并组织了由相关领导和当地两位研究专家参加的座谈会。两位专家，一位是孟津县原宣传部副部长、县广播电视局局长曲少波先生，曲先生对洛宁文化遗迹如数家珍，先后出版过多部河洛文化研究著作。另一位是县教育局原主任，现年66岁的李念东先生，李先生曾任教于洛宁县一中，从教多年，也是当地著名文化学者，他是曲先生的老同学。

座谈会上，曲、李二位先生以自身多年的研究为基础，从洛宁县的历史沿革，史书地志的相关记载，现存古碑刻遗迹的留存过程与保护，以及洛宁当地的民间传说等几个方面，阐述了洛宁即为上古"洛出书"之地的依据。

曲先生说，洛书真貌，虽然众说纷纭，但洛书出于洛宁，洛出书处就在洛宁的确是有据可查的史实。现今存于洛宁县

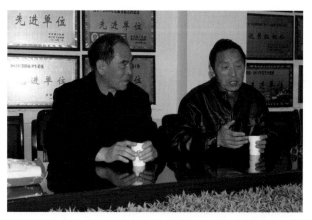

图2 李念东与曲少波先生

西长水村的专记洛书之源的两通古碑，就是"洛出书处"的有力证据。而这两通古碑也是洛河流域唯一能够证实"洛出书处"的实物证据。

曲先生特别提到，在长水村村西，玄沪河与洛水交界处的山中尚存有"龟窝"遗迹，相传为神龟出世的所在，且有摩崖刻石为证。刻石是明代广东道状元西蜀刘武臣专程来洛宁探访"河出图处"与"龟窝"所留的诗记。此外还提到数十年如一日精心守护古碑刻的老村民符建林。

2013年4月9日下午，考察组一行与洛宁县卫生局中医科王洪吉、程青军在曲少波、李念东两位先生的引领下一同驱车前往西长水村实地考察。

自洛宁沿郑卢路西行约20公里，即到达西长水村。穿过竹林掩映的村口，我们一行来到了一处宁静的豫西小院落，这里就是保存"洛出书处"古碑的地方。

小院位于村南一条小街的路北，看似普通的农家小院，惹人注目的却是门楣上方镶嵌的"洛出书处"四个大字，古碑即立于院内。

全碑通高约2米，砂石质，无碑额、碑座，圆首方足，立于土中，上有阴刻屋状纹理，又像是古代玉圭的形状，碑文居中而书，由于年代久远，风化严重，碑文仅存一"洛"字，书风古朴苍劲。院内尚有土屋一间，挂有"洛神庙"的匾额。

小院西邻是一个简陋的小屋，屋内有一口老式水井，辘轳、井绳一应俱全，井水清澈，水面如镜，映人影像。正对门的墙壁上，镶着一通书有"洛出书处"四个大字的石碑，碑石约高1.7米，青石质，圆首方足，阴刻有双龙碑额，双龙环拱"大清"二字，下为

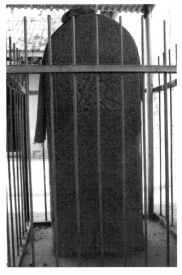

图3　"洛出书碑"

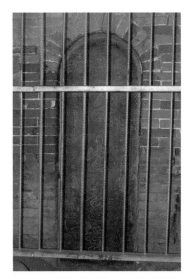

图4　清代碑刻

"洛出书处"四个行书大字，右侧题"河南尹张汉书"，左侧题"雍正二年间腊月永宁县令沈育立"。

据曲先生介绍，西长水村依洛水而建，处于洛河上下游分界处，往上游去多系高山峡谷，下游则一马平川，西长水村即建立在洛水下游的平原之上。两块碑刻原立于村东洛河上下游交汇处，后被移置当时的县城所在地今西长水村保存，移存时间，从立于旁边的清代雍正石刻来看，要早于清代之前了。碑刻原来所在地，西依龙头山，有"灵龟负书处"的玄沪河，龙头山山顶有"禹王庙""洛河龙神庙"和"洛书赐禹之地碑"等古遗迹。山南则有紫盖寺遗址及明代吏部尚书耿裕墓，其南临洛河，对面石壁上有"岳武穆行军至此"的石刻和武穆营遗址，其相邻为"仓颉造字台"。西长水村可谓是一块风水宝地。

对于碑石仅剩"洛"字的原因，曲先生认为，可能因该碑最初被立在洛水边，由于河水涨落泛滥长久冲刷所致，故而使得原本刻有"洛出书处"的古碑只剩下一个"洛"字，甚或也磨灭了题名落款。

提到古碑的保护，曲先生说，这两块古碑的保护留存，符建林老先生做出了重大贡献，并请出了已85岁高龄的符建林老先生。老人精神矍铄，一身朴素的布衣，操着浓重的乡音，为我们讲述了自己护碑的经历。他生于1928年，1948年参军入伍，1951年10月入党，先后参加了解放战争和湖南、广西等地的剿匪工作。1952年，符建林复员回乡。机缘巧合，两块石碑所在的土地被划给符建林家作为宅基地使用。就这样，本着一腔热情，本着对历史文化的尊重，符老开始了义务守护这两块石碑的工作，这一守就是60多年。在符老的精心呵护下，石碑先后躲过了被挪用、拆毁的劫难，从而留存至今。

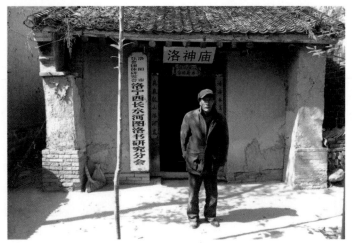

图5　符建林老先生

在参观完"洛出书处"石碑，告别了符建林老人后，我们一行又驱车前往龙头山玄沪河"龟窝"参观。

我们出长水村，驱车来到长水电站引水渠首，这里便是玄沪水汇入洛河的交汇处，又称"洛汭"。

曲先生介绍到，龟窝这一称呼，在史志中有明确的记载。据明代《河南府志》记载："永宁县（即今洛宁县）西有玄沪水。黄帝时，史臣仓颉从帝南巡，临于此水，水开一窝有龟出焉，厥背赤甲青文。"明代《河南通志》记载："龟窝，在永宁县西洛水北岸水滨，乃夏禹治水洛龟呈瑞处。"玄沪河分下、中、上部分，分别称为上涧槽、中涧槽、下涧槽，当地民谣称："上涧槽、下涧槽，金银财宝在中槽。"之所以这样说，主要是因为龟窝、石壁诗都在玄沪河中段。

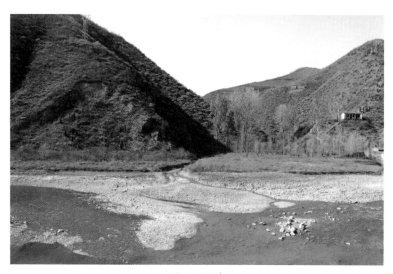

图 6　洛汭

此时已是下午三点半钟，在曲、李二位先生的带领下，我们一行 6 人进入深涧。

沿玄沪河逆流而上，两侧峭壁耸立，涧水清澈，山谷蜿蜒，小路崎岖。下涧槽由于处于山底，相对容易行走，但过了下涧槽，山路则越来越难走。陡坡高崖处处皆是，我们不得不互相搀扶，攀岩而上。

来到中涧槽，这里豁然开朗，涧水在这里形成一个深池，呈椭圆形，直径约 10 余米。曲先生说此地就是龟池。

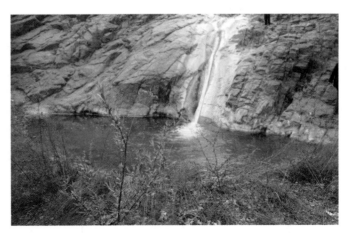

图7　龟池

原来池边石壁上刻有龟池的石刻大字，可惜早年间山崖坍塌，现在已杳不可寻。

顺"龟池"攀崖而上，就到了我们欲寻找的摩崖诗刻。诗刻于一侧山壁，楷书，题目为《游龟窝至此偶成》，诗曰："引蔓缘崖步涧泉，鸟声正尔弄清妍。潜踪莫遣惊飞去，留与游人当管弦。"署名是"广东道进士西蜀刘武臣书"。刘武臣是四川宜宾人，明朝弘

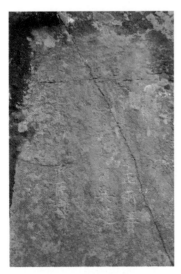

图8　摩崖题诗

治六年（1493 年）进士，曾官广东道监察御史。500多年前，交通极为不便，刘武臣能远行千里，抵达洛宁游览"龟窝"，可见，明代之时，人们已普遍认为此地为神龟负书，也即"洛出书"的所在地。

一番考察、研读、拍照之后，天色渐晚，我们即原路返回。由于进山较晚，研读古碑又耽误了些时间，更不幸的是一路攀岩涉涧，曲先生劳累过度而心脏病发作，加之早春时节日落较早，我们走走停停。天黑之时，我们一行被困在了中涧槽的最后一道崖壁间。后多蒙洛宁县卫生局领导带领当地村民将我们解救，详见许敬生教授的《洛书龟池寻踪历险记》。

二、孟津"龙马负图寺"

2013 年 4 月 11 日，考察组一行经过简单休整，在孟津县卫生局王来发和孟津县中医院朱宏伟两位同志的带领下，来至孟津县会盟镇雷河村，该村因"龙马负图寺"而扬名。

>

相传，上古伏羲氏之时，黄河中有龙鳞马身的神马"负图"献瑞，该图二七居上，一六居下，三八为左，四九为右，五十居中，奇者为虚点，偶者为实点，因出自黄河，故称"河图"。伏羲氏按照龙马所献"河图"演绎出乾、坤、艮、震、坎、离、巽、兑八卦，从而成为后世诸经之首的《周易》来源。

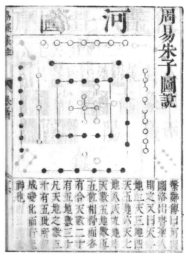

据《礼记·礼运》载："河出马图。"郑玄注："马图，龙马负图而出也。"《汉书·五行志》说："刘歆以为虑羲氏（伏羲氏）继天而王，受河图，则而画之，八卦是也。"刘勰《文心雕龙·正纬》也提道："龙马出而大《易》兴。"这些文献资料都说明，人文始祖伏羲系依河图而画八卦，开启了《周易》哲学时代。

图9 河图（选自《周易本义》）

今雷河村尚存有多种与"河图"相关的地名，在雷河村南部有条源于孟津县向东南汇入黄河的图河，沿河岸分布有卦沟、负图、上河图、下河图、孟河、马庄等村名。相传该地域就是当年伏羲氏降服龙马、受河图而画八卦的地方。

龙马负图寺，又称"伏羲庙"，即位于雷河村。相传就是伏羲氏时代"龙马负图"献瑞的圣地，该寺也因而得名"龙马负图寺"。

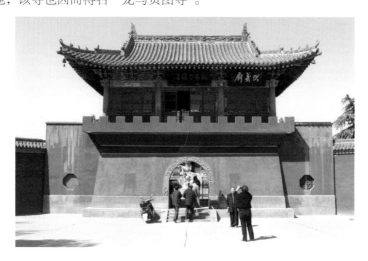

图10 龙马负图寺

该寺北临黄河，南依邙山，寺前紧邻图河故道，始建于晋穆帝永和四年（348年），系时人为感念"人文之祖"伏羲的功绩而建，用以祭祀伏羲的一个场所。今寺内尚存的明嘉靖四十四年（1565年）孟津县令冯乾嘉撰立的《新建伏羲庙记》载："县治西北五里许，地名曰浮图，寺名曰龙马。父老相传为伏羲时龙马负图之处。晋永和四年，僧名澄者于寺前建伏羲庙三楹，梁武帝因以龙马寺名之，俱遗碑可考。"这说明伏羲庙始建于东晋永和四年（348年），梁武帝时改名龙马寺。唐高宗麟德年间更名为"兴国寺"，明嘉靖四十二年仍叫"浮图寺"，清乾隆十九年又改"羲皇庙"，民国后又称其为"负图寺"，现今多称为"龙马负图寺"。

该寺屡建屡废，自1998年以来，孟津县县委县政府多次投入重资加以修整，形成了现在的规模。修复后的龙马负图寺，紧邻图河故道，占地40余亩，规模宏大，山门峻拔，供殿巍峨。

该寺为三进院落结构：一进为山门与鼓钟楼，山门悬挂有当代著名易学家、中国周易学会会长刘大钧教授亲笔题写的"龙马负图寺"寺名和中国道教协会会长任法融书写的"伏羲庙"三字，两块匾额，字体遒劲有力，与峻拔巍峨的山门、古朴大方的钟鼓楼相映生辉。山门内为一龙头马身，踏波而行的龙马雕像。

二进为伏羲殿，单檐歇山式建筑，琉璃瓦覆顶，屋脊饰有吻兽，砖木混合结构。殿内镶嵌有碑刻题记二十余通，"一画开天""图河故道""古河图""渊源"等古碑刻，字迹苍劲，刀法古拙，可谓稀世珍品。"伏羲圣像""伏羲庙全图"，还有历代文人学士撰写并书丹的诗文碑碣（如程颐、朱熹、邵雍、王铎、张汉等），都为"龙马负图"出世即在孟津的有力证据。

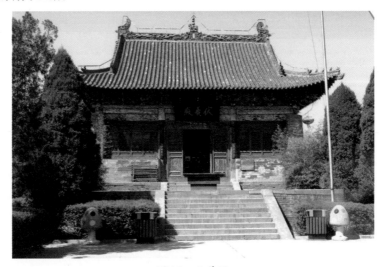

图11　伏羲殿

三进为正殿——三皇殿，重檐庑殿顶结构，建于高台之上，殿高 21 米，宽 30 米，进数为明七暗五，殿内供奉伏羲、炎帝、黄帝三皇像，伏羲居中，炎黄二帝分列左右。大殿顶部据《易经》"圣人观天象于天"一语，设为天蓝色，中有伏羲六十四卦方位圆图，卦象黑白相间，中为金色北斗七星图，斗柄回转，暗寓四季。又据《易经》"时乘六龙以御天"一语，顶部两侧各绘金龙三条，四角分别以篆书写有元、亨、利、贞四卦语。殿侧东西碑廊内刻有刘大钧教授校点的《周易》经传全文，气势恢宏浩大。刘大钧教授还为此碑刻经传全文撰写了一篇文辞优美的前言。

过去，寺内香火鼎盛，远近驰名。来此拜谒的多是达官显贵和文人雅士，清河南府尹张汉有诗云："性癖耽奇古，重游河水隈。行过负图里，接近读书台。七月初阳发，先天一画开。归时夸父老，亲见伏羲来。"民国二十一年（1932 年）元月四日，蒋介石偕宋美龄由陈继诚陪同，游览负图寺，并题"河图洛书"四字。

以伊洛盆地为地域中心，以河图洛书为文化核心的"河洛文明"，构建了早期的中华文明，是中华文化的源头所在。导源于"河图洛书"的天人相因相应模式、象数思维模式及气运法则，对中医天人思想、脏象学说、脏气升降学说都有深刻影响。如何进一步探讨作为《周易》源头，乃至中华文化源头的"河洛文明"与中医学的关系，更好地释读中医理论，进一步推进中医理论的现代发展，值得我们认真思考。

附：相关考察资料

考察时间：2013 年 4 月 9 日—4 月 11 日

考察地点：洛宁　孟津

考察人员：许敬生　叶磊　李新叶　尹笑丹　周立凡

采访对象：洛宁县宣传部原副部长、县广播电视局局长曲少波，洛宁县教育局原主任李念东，洛宁县卫生局副局长马清涛，洛宁县中医院院长全明钦，洛宁县卫生局中医股股长王洪吉，洛宁县卫生局中医股股长程青军，孟津县县志办主任梁志立，孟津县文物局副局长李建欣，孟津县卫生局副局长王振才，孟津县卫生局医政科科长王来法，孟津县中医院办公室主任朱宏伟等。

洛书龟池寻踪历险记

中原中医药文化遗迹与文物考察研究小组

许敬生 执笔 尹笑丹 配图

河图洛书是中华民族原始文明的渊源，已被世界公认为是"中华民族文化的标志"。河图洛书最早的文字记载见于《周易·系辞上》："河出图，洛出书，圣人则之。"相传河出图处在孟津，洛出书处在洛宁西长水。

2013年4月9日，我同中原中医药文化遗迹考察研究小组的几位同志，前往洛宁县考察"洛出书处"遗迹。

上午，洛宁县卫生局专门为我们组织了由相关领导和专家参加的座谈会，下午，由卫生局中医股王洪吉、程青军同志和两位洛书研究专家陪同我们进行实地考察。两位专家，一位是孟津县宣传部原副部长、县广播电视局局长曲少波先生，曲先生是新闻记者出身，系河南省作家协会会员，出版过多部文化考察研究著作，对洛书文化遗迹如数家珍。一位是县教育局原主任，现年66岁的李念东先生，李先生曾担任过多年县一中老师，是当地著名文化学者，也是曲先生的老同学。

在城关参观了刻有"洛出书处"字样的两座古碑后，随即前往位于该县西长水村的洛水与玄沪河交汇处的"洛出书处"参观考察。这里是洛水的上游，水量不大，但水质清澈。就是在这里流传了"洛书"的千古佳话，不由得让人产生无尽的遐想。

曲先生指着玄沪河的入口介绍说："传说当年驮洛书的神龟就居住在玄沪河的深涧里，那里有一个龟池，我们称'龟窝'。早在明朝年间，有一位广东道进士、蜀人刘武臣，曾不远数千里来到此处，由当时的县吏董信陪同，披荆斩棘，前往龟窝游览，并写诗刻

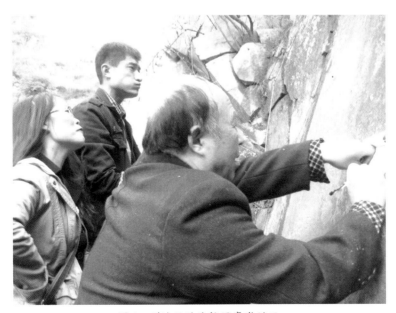

图1　到达目的地抄写摩崖刻石

在附近的山崖上，留下一段佳话。"

我问："龟窝有多远？"

曲先生说："有二三公里，山路不太好走，大约一个多小时即可到达。你们若想去，我愿意陪同。"

我想，400多年前的大明进士，尚且不辞远途艰辛，专程来此察看，我们为何不能实地考察，取得第一手资料呢？于是便欣然前往，大家一致赞同。

此时已是下午三点半钟，在曲部长和李老师的带领下，我们一行6人往深涧前行。谁知山涧之路，越走越难行。其实，涧中根本就没有什么路，不是荆棘，就是山崖，一不小心，就会踩在水里，有几个人的鞋袜全湿了。在这乍暖还寒的季节，踩在冰冷的山溪中，甚为难受。队中的两位女同志，真有点动摇了。而此时的曲部长和李老师，则精神抖擞，领着我们披荆棘，攀崖壁，一直谈笑风生。

经过两个多小时的艰难跋涉，终于到达了龟池，并看见了摩崖石刻。大家兴奋异常，争相阅读碑迹漫漶的刻石，并拍照留念。这时，彼此相视，才发现均已蓬头垢面，满身棘刺，不觉好笑。

天色渐晚，我们又原路返回。打算抢在天黑之前，翻过几处最危险的崖壁。此时，突然发现，曲部长脸色铁青，豆大的汗珠从脸上落下，两只手冰凉。原来他患有心脏病，由于过度兴奋和劳累而发作。我正好带着速效救心丸，立即让他含服。青年教师尹笑丹不停地为他按内关、合谷穴，才缓解下来。曲先生非常坚强，稍事休息，依然陪着我们艰难前行。大家深感不安，后悔让老先生陪行，遂不得不放慢速度。

当我们正翻越最后一个崖壁时，天色完全黑下来。真是伸手不见五指，漆黑一团。我们伏在崖壁上，寸步难行。此时，山上冷风阵阵，下面深潭水响，鸟鸣虫吟，不免让人有些心惊胆寒。无奈之际，只好打电话向县卫生局和当地长水乡政府求援。

得知情况后，县卫生局副局长马清涛同志和县中医院金明钦院长及中医科王洪吉、程青军等同志，立即带着救护车赶来，长水乡两位副乡长颜海涛和王虎芳同志、乡卫生院副院长贾伟同志带着一群村民打着大手电筒一同赶来救助我们。

在黑暗的夜空，当看到一束束电筒的亮光时，我们高兴地喊起来。直到把我们全部接下山，已是夜里十点多了。我们含泪同乡亲告别，深深感受到了质朴的真情和大爱。

此次考察，虽然经受了一些艰险，但是感到非常值得，将使我们永生难忘。

特写诗记之。

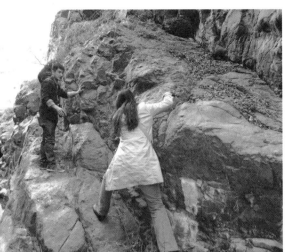

图 2　在崖壁上攀爬

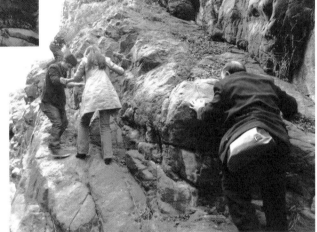

图 3　在崖壁上艰难行走

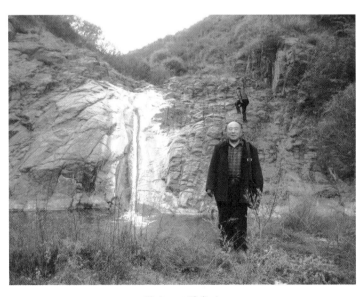

图 4　玉瀑龟池

久闻洛书神话传，千里寻迹洛水间。

龟池深居玄沪①谷，摩崖刻石②有遗篇。

千沟万壑未见踪，披荆攀崖跃山泉。

蓬首垢面满身棘，湿履衣破不堪言。

精诚所至金石开，玉瀑龟池呈眼前。

潭卧清池荡涟漪，鸟飞长空鸣琴弦。

碑迹漫漶难辨认，争识不觉天已暗。

精疲力竭相扶持，心焦步蹇归途难。

悬壁临潭身受困，风鸣虫吟心胆寒。

乡亲闻讯急相救，灯光火把人声喧。

涉流攘臂终助归，夜暗灯明笑语欢。

含泪握别千叮咛，质朴大爱真情传。

2013 年 4 月 10 日

注：①玄沪：即玄沪河，是洛水的支流。在洛宁县长水乡处与洛水相交。　②摩崖刻石：此指明代广东道进士刘武臣刻在洛书龟池附近石壁上的诗《游龟窝至此偶成》。诗曰："引蔓攀崖步洞泉，鸟声正尔弄清妍。潜踪莫遣惊飞去，留与游人当管弦。"

附录 1

考察历险记

曲少波

玄沪考证洛书源，跳涧攀崖步履艰。

神龟潭右看水势，鳄鱼石侧观纪年。

飞悬瀑后探龟窝，竖削岩表解诗涵。

最难黑夜困绝壁，超级营救大爱篇。

（2013 年 4 月 11 日）

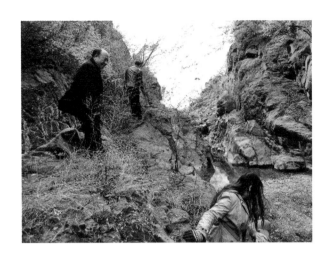

附录2

考古团队进山被困悬崖　深夜上演"超级营救"

□记者　张弢　实习生　贺亚冬　文／图

考察中，带路老部长心脏病发作

4月10日，由河南中医学院许敬生教授（原全国医古文学会会长）负责的中原中医药文化遗迹考察研究项目组一行5人，到洛宁县考察洛书出处。下午两点多，到洛水与悬沪河交汇处考察。

陪同项目组的当地文化名人、原洛宁县宣传部长曲少波说，玄沪河河谷向北3公里处，就是传说中神龟驮"洛书"献大禹的地方。他4年前曾去过传说中的"龟窝"，发现明弘治年间曾有一位进士在此勒石刻诗一首。

许教授听后，非常想到"龟窝"实地考察。许教授今年69岁，6年前因肺癌摘除一叶肺。面对许教授的执着，曲少波很感动，就隐瞒了自己的心脏病史，决定和同伴李念东一同前去。一路上，道路受雨水、河水冲刷，非常难走。4年前只有一道峭壁，如今增加到四道。3公里的山路，原以为1小时就能到，但6人足足走了3小时。

"说是走，其实是在爬，爬上爬下的，还有河水、荆棘，到达目的地时，天已经快黑了。"昨天下午，返回郑州的许教授告诉记者。现场察看、记录、拍照后，已是晚上7点。正准备返程时，医生叮嘱不能做剧烈运动的曲少波，突然脸色发白、嘴唇发紫。考察组中一位医生发现，他的脉搏几乎不跳了。此时，许教授从兜里掏出速效救心丸喂他吃了5粒，照顾他往回走，一路上竟然吃了3次。

困悬崖，黑夜里发短信求助

众人走走歇歇，当走过三个悬崖，来到最后一个悬崖时，天黑了。

"可以说是伸手不见五指，我们都趴在石头上不敢动，下边就是两丈的深潭。"许教授回想起来仍心有余悸。

此时，多数人的手机都没电了。大家商量，是否等到天亮后再走。手机还有一点电的曲少波，抓紧时间给洛宁县卫生局局长、长水乡党委书记发短信求助，告诉他们考察组遇到的困境，并特意提醒，一定要带上当地一个叫付少武的农民，"只有他了解这个路，能找到我们"。

急救援，20 多人连夜趟水进谷

县卫生局局长接到短信后，立即联系了六七个人，叫上救护车，并叫上已经睡下的付少武，于当晚 10 时许赶到事发地附近。与此同时，事发地长水乡的党委书记也已安排两个副乡长，带着 7 个农民向考察组被困地点赶去。在付少武的带领下，十几人组成的救援队手举火把、手电，趟着水进入山谷。见到火光，许教授一行立即大喊招呼。最终，许教授一行平安走下悬崖，走出河谷。此时已是夜里 11 点了。

随行考察的李女士激动地告诉记者："救援场面太感人了！山沟里漆黑一片，所有人都趴在悬崖上不敢动，我们距悬崖边缘只有一尺，下面是两三丈的深潭，掉下去肯定会没命的……曲部长舍命陪君子，和洛宁县教育局 60 多岁的李念东两人，为不让我们趟水，在来回途中把大石头铺在水里，再扶着我们过去。他们俩在酸枣林和荆棘丛中为我们开路。还有那些救助我们的农民，见到我们后，跳到河水里把我们从山崖上一个个扶下去……"

原载 2013 年 4 月 13 日《大河报》

巩义『洛汭』与『河图洛书』

中原中医药文化遗迹与文物考察研究小组

尹笑丹 执笔/配图

"河洛文化"产生于河南，其地域包含以洛阳、巩义为中心，西抵潼关，东至开封，南达汝颍，北越黄河太行山区一带的广大地区。"河洛文化"以其巨大的扩散性与包容性，被公认为中华文明的源头之一，对中医学，乃至中国文化都产生了深远的影响。"河图洛书"是"河洛文化"的重要内容，相传巩义也是"河图洛书"的发祥地之一。

2014 年 10 月 20 日，我们考察组一行在著名文史学者孙宪周先生的陪同下，来到巩义洛口村"洛汭"进行考察。

巩义，旧称巩县，始建于秦代，1991 年撤县建市，改称巩义。巩义市北临黄河，南依嵩山，东有青龙山，西接九朝古都洛阳，属邙山余脉，境内河流纵横，也是洛河汇入黄河的交汇口。

在前往"洛汭"的路上，伴着蒙蒙秋雨，孙先生为我们讲解了"洛汭"的历史及"洛汭"与"河图洛书"的关系。

孙宪周先生首先为我们讲述了一个流传久远的故事。相传于上古伏羲帝在位的某年夏秋之交，连日大雨，河洛暴涨，伏羲关心部落人民的疾苦，巡视河洛水流涨势。但见黄河波涛汹涌，浊浪排空，大有怀山襄陵之势。往昔洛水流注黄河，清浊异流的景象荡然无存。急浪滚滚，无边无岸。伏羲为了看清水势，便登上洛口村东山岭上的一个高台。奇怪的是这时忽然风平浪静，一碧万顷，水天一色，河上泛起一片祥瑞的金光。突然从黄河里走出一只龙首马身的怪物来，它身生龙鳞，形似骆驼，左右有翼，背上旋毛组成纹点，宛如图形，伏羲便将其背上的图点画于石上。他又转身西南，望洛水缓缓而来，碧澄如玉，流至山脚下汇入黄河。在这洛水入河处，神光四散，奇景万千。更奇怪的是从洛河里爬出一只棕褐色大龟，背上许多白点，伏羲照样也把这些白点组成的图形画了下来。伏羲站在高台之上，面对这两幅黑白图形，他仰则观象于天，俯则观法于地，近参乎身，远取诸物，明阴阳，洞天机，从天地万物的变化中感悟出了一个道理，经过思考，把龙图与洛书融合起来，创制了八卦，以通神明之德，以类万物之情。由于伏羲台在连山之畔，所以后来即命名其创制的八卦为"连山易"。

孙先生进一步介绍道，河洛交汇之处，古称"洛汭"，亦称"什谷""洛口"。《水经注》卷五："洛水于巩县而东迳洛汭内，北对琅邪渚，入于河，谓之洛口矣。"又卷十五："洛水又东北流，入于河……谓之洛汭，即什谷也。"清代胡谓《禹贡锥指》引《传》："洛汭，洛入河处。"唐代孔颖达《尚书正义》："洛入何处，河南巩县东也。"唐·李吉甫《元和郡县图志·河南府·巩县》："洛水东经洛泊……入河，谓之洛口，亦名什谷。张仪说秦王：

'下兵三川，塞什谷之口'即此也。"

　　洛汭，就在今天的洛口村，而洛口村的命名，就来自于洛河汇入黄河的河口，也就是出现"河图洛书"的地方。《水经注》卷十五又转引《竹书纪年》："黄帝东巡河过洛，修坛沉璧，受龙图于河，龟书于洛。"就是说，黄帝巡视黄河，经河洛汇流处，即洛汭，而接受"龙图""龟书"，也唯有洛汭这个地方才具备既"受龙图于河"又受"龟书于洛"的地理条件。北魏·郦道元注《水经》，把黄帝受"龙图""龟书"事注在洛水入河处的洛汭之下，表明郦道元也认为"河出图，洛出书"发生在洛汭。又根据《帝王世纪》的记载："尧率诸侯群臣沈璧于河洛，受图书。"西晋·张华《博物志》卷十四也有"禹受河图"的事迹。显然，"河图洛书"不仅出现于"洛汭"，也是历代上古帝王传授"图书"的所在。直到今天，河口村还有"伏羲台"遗址，相传就是当年伏羲帝得到"河图洛书"并参演八卦的地方。

　　伏羲台遗址，也叫八卦台，位于今河洛镇洛口村的山岭上，高出黄河河面约 80 多米，站在台上，河洛交汇之形尽收眼底。历经千年的风雨剥蚀，八卦台仅剩一座土台，约呈椭圆形，东西长 150 米，南北宽 100 米。高台东侧下面有一个 15 平方米的洼地，当地人称为"羲皇池"。隋文帝开皇二年（582 年）曾于此敕建"羲皇祠"，元代樵国公曹锋又于此建"河洛书院"。时至今日，这些建筑早已荡然无存，融进了历史的长河。

　　通过近年的考古发掘，在此地发现了以裴李岗文化、仰韶文化为主，一直延续到龙山文化早期的新石器时代遗址，并伴有商、周遗存，遗址范围近 40 万平方米，先后发现有祭坛台基、房基、灰坑及用于祭扫的完整的猪骨架等重要遗迹、遗物，采集文物标本万余件。这说明早在 8000 年前以洛口村为核心的"洛汭"就有了人类的活动，而这个时期大体与传说中的伏羲、神农时代相吻合。古文化遗址的发现与发掘，为研究伏羲台提供了充分的物质证据。

　　更为奇特的是，黄河、洛水，一条暗黄混沌，一条明亮清澈，一明一暗的汇流色调交织成一种非常奇特的现象，远远看去，极像一个完整的太极图形。可惜的是，由于近年黄河水质的改善，两河径流的变小，这种自然的"太极图像"已很难看到了。

附：相关考察资料

考察时间：2014 年 10 月 20 日—10 月 21 日

考察地点：巩义洛口村

考察人员：许敬生　李新叶　尹笑丹　周立凡

采访对象：巩义市卫生局医政科郜银卿、巩义市卫生局闫雪峰、巩义市文史学者孙宪周。

伊尹故里琐谈

中原中医药文化遗迹与文物考察研究小组

许敬生 执笔 尹笑丹 配图

在中国历史上享有"思想家""政治家""第一贤相""元圣""帝王之师""中华厨祖""中药汤剂之祖"等诸多美誉的伊尹，关于他的出生地一直存有争议。现在全国各地有好几处伊尹故里，如河南开封杞县，洛阳嵩县、伊川县、栾川县，山东曹县，山西万荣县等，至于伊尹祠及相关遗迹更是不胜枚举了。当地人都对伊尹是在本地出生深信不疑，而且常常能讲出点历史依据，说得头头是道。现在一般认为，伊尹故里是在河南，而河南省就有四个地方在争这个名头。

自 2011 年以来，我们中原中医药文化遗迹考察研究小组先后到河南嵩县、伊川县、栾川县、开封县、杞县、虞城县等地，对伊尹故里及相关遗迹做了一些实地考察，采访了多位专家和相关人员。现根据考察的情况谈一些认识。

就地域而言，以上可分为两组。嵩县、伊川县、栾川县均属于豫西的洛阳地区，开封县、杞县、虞城县属于豫东的开封和相邻的商丘地区，这两组地区都相对较近，有着交错的地缘关系。我们不妨将前者概括为"豫西说"或"洛阳说"，将后者概括为"豫东说"。今简要叙述之。

一、豫西说

（一）"豫西说"简介

1. 文献记载

关于伊尹的生地和身世，不管哪一种说法，都要引用《吕氏春秋·本味》的一段记载："有侁（莘）氏女子采桑，得婴儿于空桑之中，献之其君。其君令烰（庖）人养之。察其所以然，曰：'其母居伊水之上，孕，梦有神告之曰：臼出水而东走，毋顾。明日，视臼出水，告其邻，东走十里，而顾其邑尽为水，身因化为空桑。'故命之曰伊尹，此伊尹生空桑之故也。长而贤。汤闻伊尹，使人请之有侁氏。有侁氏不可。伊尹亦欲归汤，汤于是请取妇为婚。有侁氏喜，以伊尹为媵女。"[1]

这虽有点神话传奇的色彩，但从上文可知，伊尹诞生在伊水之滨，由伊水而得姓，并且他的生母分娩之后就死在那里。一个有侁（莘）氏的女子采桑叶时，在空心的桑树中得到婴儿伊尹，便将其献给国君。国君命庖人把伊尹抚养成人。伊尹成长后很有才能，后作为有侁氏女儿随嫁的媵臣被送至商汤那里。这里有几个关键词值得注意，即有侁（莘）

氏、伊尹、伊水、空桑、庖人和商汤。特别是其中的"有侁（莘）氏""伊水""空桑"到底在哪里呢？自古以来争议不断。

北魏郦道元所著《水经注·伊水》有较详细考证："伊水又东北，涓水注之，水出陆浑西山。……水上承陆浑县东禅渚，渚在原上，陂方十里，佳饶鱼苇。……世谓此泽为慎望陂，陂水南流，注于涓水，涓水又东南注于伊水。昔有莘氏女采桑于伊川，得婴儿于空桑中，言其母孕于伊水之滨。其母化为空桑，子在其中矣，莘女取而献之，命养于庖，长而有贤德，殷以为尹（官职），曰伊尹也。"[2]

《水经注·伊水》中的"伊水"显然是指洛阳地区的伊水。洛阳伊川籍学者、北京大学政府管理与产业发展研究院研究员翟智高先生撰写《烹饪鼻祖、第一名相——伊尹》一文说："莘女采桑得婴儿之地，为伊尹诞生地。地在陆浑县故城北、陆浑县东、新城县南。陆浑故城在今嵩县田湖镇上古城村，新城县在今伊川县平等乡古城村。大莘店位于嵩县田湖镇上古城以北。伊川县平等乡古城村南，即今伊川县平等街，古称大莘、有莘。附近有莘子湖，沼泽地，即'慎望陂'。这里是伊水之旁最大的一片平坦沃野，伊水支流银河注于伊水，十里平原，'佳饶鱼苇'，名不虚传。"

后来，一些权威工具书多采用了《水经注》的这一观点。如民国版《辞海》"伊"字解云："有莘氏女采桑伊川，得婴儿于空桑中，即伊尹也；母居伊水，故姓伊，见《水经注·伊水》。"新版《辞源》"伊"字解云："姓，相传伊尹居伊水，因以为姓。见《水经注·十五·伊水》。"

此外尚有不少古籍及地方志持这一观点。例如：

《列子·天瑞篇》张湛注："传曰：伊母居伊水之上……"

《史记·殷本纪》："既葬伊尹于亳。"唐·张守节《史记正义》引唐·李泰《括地志》云："伊尹墓在洛州偃师县西北八里。"（偃师县西北在今伊川县一带）

《明一统志》云："空桑涧在嵩县南，有莘氏女采桑伊川，得子于空桑中。长而相殷，是为伊尹。"

光绪《嵩县志·卷十七》载："明知府陈宣记伊尹古圣人也，由商至今，庸人、孺子无不景仰而乐道之。嵩县南有空桑涧，世传为伊尹所生之地，历代祠祀礼也。明尚书胡濙即其地重建祠，明正统年间知县何新重修。明弘治年间，知府陈宣重修。明崇祯年间，邑人屈动重修。"

同书又载："尹姑冢在伊水南洛沟，山间幽邃，一冢巍然，方五亩许，为伊尹母墓。

商相伊尹之母卒于此，狂风卷沙掩其尸。伊尹拜为相，不忘母恩，封土上坟，年年相复，变为巨冢。"

著名国学大师、历史学家钱穆在其所著的《古史地理论丛》一书里，明确指出："有莘国亦在河南嵩县，与伊水地望相近。昔有莘氏女采桑于伊川，得婴儿为伊尹。"[1]

中国社会科学院历史研究所研究员，中国先秦史学会秘书长孟世凯先生著《夏商史话》，在第四章讲到伊尹生地时写道："伊尹出生在伊水边（有说在今河南伊川）。"[3]

2. 祠、墓、碑刻等遗迹

今嵩县城南纸房乡白土窑村有纪念伊尹的"元圣祠"，又称"伊尹祠"。明宣德二年（1427 年），礼部尚书胡濙曾写有纪念伊尹的诗，立有"题伊尹祠碑"。另在今嵩县饭坡乡洛沟村有伊姑冢，相传为伊尹之母墓地。

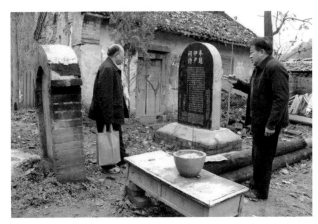

图 1　嵩县伊尹祠
（左起：许敬生、张运生）

伊川县大莘店《伊尹故里》碑文曰："新城县南涓水东北为莘女采桑得婴处，其地乃昔之大莘。伊、银二水交汇于此，其谐音乃伊尹命名之所依也，史籍载伊尹以水命名，信然有据矣。伊、银二水发洪水，伊尹母逃命中生子，情急时置婴儿于桑树空洞，母身力竭，随洪水而去，莘女采桑得婴儿，非神话也。"

清乾隆三十年，嵩县知县康基渊在县城东关立碑一方，上书"商相伊尹伊陟故里，嵩县知县康基渊立石"。

光绪《嵩县志》载："明宣德二年八月，分巡河南道礼部尚书胡濙在县南空桑涧重修伊尹祠。明正统年间，知县何新重修伊尹祠。明弘治年间，知府陈宣重修伊尹祠。明崇祯年间，进士屈动重修伊尹祠。祠五楹，左一德堂，右三聘堂，前道义门，外阿衡坊。"

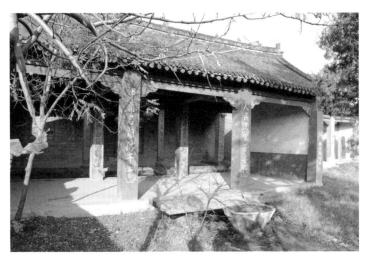

图 2 伊川县伊尹祠主殿

3. 民间传说

在嵩县流传着许多和伊尹有关的传说，传说的内容与《吕氏春秋》的记载大体一致，不过更加完善。在嵩县的传说中，伊尹的母亲并没有化为空桑，而是在空桑中生下了伊尹。眼看洪水冲来，这位疲弱的母亲无力保护婴儿，只好弃婴儿于树洞中，只身翻山越岭向东逃命。她思儿心切，边跑边回头张望，心情焦灼而愧疚。最后到了一座山岭前，狂风骤雨、雷电交加，再无力越过，最终倒在地上，为泥石流所淹没。后来伊尹出生的地方，因沾染了伊尹母亲的鲜血，成为"红土坡"；伊尹所生的沟，名叫空桑涧，后改名沙沟。伊尹母亲回头望子的高地，名唤"望子台"，伊尹母亲逃过的山岭沟谷，分别被称为"念

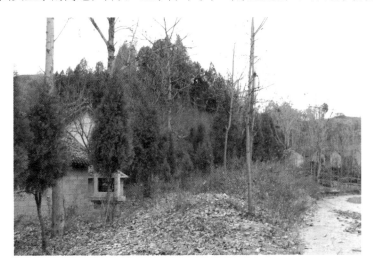

图 3 嵩县侁姑冢

子沟、焦沟、扬长沟、抱子沟、落沟"等，均成了地名。伊尹母亲死去的地方，天然形成了一个大墓冢，名为"伊姑冢"，据清代《嵩县志》记载，伊姑冢"墓冢高七丈五尺，周长一百三十五丈"。至今在饭坡乡洛沟村仍保留着伊姑冢遗迹。

生活在亳（bó）地（今属洛阳偃师市）的商部落首领商汤，四方求贤，有伐桀灭夏之志。商汤听说生活在伊河上游的伊尹才能卓异，就带着玉、帛、马、皮三番五次来到有莘国寻访伊尹。商汤在嵩县饭坡乡的曲里温泉附近安营扎寨，在温泉沐浴更衣，以见伊尹，曲里温泉因此又被称为"汤池"。

在今嵩县空桑涧西南，有个平兀如几的小山，世传是商汤聘请伊尹的三聘台，而在城南沙沟龙头村的"元圣祠"右厢房则专修有"三聘台"以供后人凭吊。由于有莘王并不答应商汤聘任伊尹，商汤只好娶有莘王的女儿为妃。于是，伊尹便以陪嫁奴隶的身份来到汤王身边。

传说伭姑是伊尹的养母，伊尹出生后就被遗弃于今洛阳偃师一带一处桑林中，伭姑恰经于此，听到孩子的哭声，顿生怜悯之心，于是把孩子抱回家，母子二人居住于伊水之滨，所以他的名字叫伊，尹是官名。伊尹之所以成为一代名相，与伭姑的教诲是分不开的。人们为纪念她教子有方，特建此殿。因为伊尹谥号"（商）元圣公"，所以他的母亲称"圣母伭姑"。

伊川县大莘店有"拜尹台"（群众称"百音台"）有商周车马坑大墓等与伊尹同时代的遗物遗迹，尤其是大莘店是伊河与银河（因其水色呈银白色）相交汇的地点，又位于新城故城附近，新城以南的伊水流向为东北西南向，与史载伊尹母居伊水之西有莘氏，伊尹以水为姓名紧密相关。

栾川县城西南2公里处，有一块台地叫漫子头。漫子头位于伊水（即鸾水）之南，这块台地群众称"莘原"，遐迩闻名的"耕莘古地"就在这里。世传商初贤相伊尹生于鸾水之上，躬耕于此。清代栾川划属卢氏管辖，道光六年（1826年），朱阳巡检张懋忠追问卢氏知县刘应元伊尹之事，刘不知而受申斥，后刘应元在莘原立石，名曰"耕莘古地"，石碑犹存。碑下署"道光己酉冬十一月谷旦，朱阳巡检张懋忠立石，知卢氏县事刘应元书"。

（二）对"豫西说"的认识

那么，伊尹故里昔日的"有伭（莘）氏"和"空桑"到底在哪里呢？

嵩县县政府办公室退休干部、嵩县伊尹文化研究会会长张运生先生，长期从事伊尹文化的考察研究，认为夏末商初的有莘国空桑涧，在今嵩县纸房镇境内，且早有伊尹祠存在；当地遗存有众多有关伊尹母子及伊尹出生的历史地名，如抱子沟、念子沟、扬长沟、落（难）沟等；伊尹生母之"伊姑冢"，立于伊母落难之地（今嵩县饭坡乡落沟村）。他的结论是伊尹故里在伊水之畔的空桑涧，俗称桑涧沟，即今洛阳市嵩县纸房乡龙头村。他撰写有一部 37 万多字的考证伊尹生平的《历史的元圣》书稿，为此，张先生专门撰写了一部详细考证伊尹生平的著作《历史的元圣》，即将完稿出版。

伊川籍学者翟智高先生认为：伊河发源于栾川，在偃师汇入洛河，全流域均在洛阳境内，正是这条河孕育了伊尹，也成就了一段 3600 年的不老传说。伊尹这位奴隶出身的中国"第一名相"，因其官职而得名，因出生于伊水之滨而得姓。他认为伊尹的故里在今伊川县古城村，其南部三里地的平等乡大莘店（大莘店地名因 1927 年冯玉祥置自由、平等县而将大莘改为平等。平等县政府曾设在莘店村邵夫子祠内），村西附近有伊尹祠，祠中过去有供奉牌位，上书"商开国右相有莘氏伊尹之尊位"，祠后有"莘伯（伊尹）墓"。伊尹祠旧址曾出土有古陶片等物，年代久远。伊尹祠大门旧有抱联曰："伊尹耕野几度鸣鹤盘桓九皋去，汤王聘贤五番玉骑奔腾龙门来"，神龛有联曰："伊水遗婴伊川伊尹成汤五聘造就华夏相，莘野慈母莘地莘氏空桑得婴养成河洛贤"。惜伊尹祠内牌位和木匾等文物均被盗丢失。

关于栾川说，栾川县漫子头有一块"耕莘古地"碑，于是就有了伊尹生于此，耕于此之说。然"耕莘古地"碑，系清道光二十九年（1849 年）卢氏县知事刘应元所立，考之前代史籍，并没有伊尹生于栾川的记载。

可以看出，持"豫西说"的共同点是，认为夏末商初的伊尹其故里在洛阳伊水之滨的有莘国空桑，只是对"有莘国空桑"的确切地点有分歧而已。我们不妨简单了解一下嵩县、伊川县、栾川县三县的历史沿革。

嵩县夏时称伊阙，至商称有莘之野，战国时韩国置伊阙新城，才以城名。秦时称新城，两汉及三国分为新城与陆浑，晋宋仍之。隋时称伏流伊阙，唐称陆浑、伊阙、伊阳，五代仍之。北宋时属伊阳，1139 年改为顺州，金皇统元年（1141 年）更名嵩州。明洪武二年（1369 年）废州为县，始名嵩县。

伊川大莘店古属伊侯国，秦、汉置新城（此地自古为有莘氏故地）。东魏改新城为伊川郡，唐改为伊阙，宋熙宁时并入伊阳，随伊阳的变迁而属嵩县。伊川大莘店在 1927

年由国民政府置平等县，从嵩县分出，1932 年平等、自由两县合并重置伊川县，辖区基本上是古代新城伊川的范围。栾川与嵩县毗邻，夏商时栾川为有莘之野。《水经注·伊水》云："世人谓伊水为鸾水，荥水为交水，故名斯川为鸾川也。"汉至北魏置亭，唐置镇，宋徽宗崇宁三年 (1104 年) 始置县，金海陵王贞元二年 (1154 年) 废县改镇，此后元、明、清均置镇。民国时置区，1947 年栾川解放再置县。

可知嵩县、伊川县、栾川县紧密相邻，均在伊水之滨，古代均为有莘之野。而嵩县和伊川县曾属一个县，20 世纪 30 年代初才分开。这样看来，在论述伊尹故里的时候，分不清到底在嵩县还是伊川县，可以统称为伊水之滨的嵩县、伊川县一带。

再一点，北魏郦道元所著《水经注》中的"伊水注"，是持豫西说的主要文献依据，而且是比较有力的依据，对后世产生了重要影响。这一观点已被许多学者所接受，也是不争的事实。

二、豫东说

（一）"豫东说"简介

1. 文献记载

蜀汉谯周《古史考》最早记载"伊尹生于空桑，陈留有空桑故城"。留，原为诸侯国，后为陈所并，故该地称为"陈留"（今开封市祥符区）。这表明，三国时期已有学者认为"空桑"之地在今开封地区。

南宋罗泌《路史》引梁·任昉《地记》："空桑，南杞而北陈留，各三十里，有伊尹村。"表明早在南北朝之前已有了以"伊尹村"为名的聚居地。

之后，唐宋各种史地著作，均沿用谯周之说。例如：

《史记·殷本纪》："为有莘氏媵臣。"唐·张守节《史记正义》引唐初李泰《括地志》云："古莘国，在汴州陈留东五里，故莘城是也。"

唐·李吉甫《元和郡县志》："汴州陈留县古莘城，在县东北三十五里古莘国，此即汤妃所生之国，伊尹耕于是野者也。"

北宋乐史《太平寰宇记》："空桑在雍丘（今开封陈留、杞县地区）。"

南宋学者周辉《北辕录》更有详细记载："自杞西行二十里过空桑，伊尹所生之地。"

《康熙陈留县志·山川》载："伊水，在陈留东北二十里，环绕伊尹故里。"

《乾隆杞县志·地理志》载："空桑城……在雍邱县（今开封杞县）西二十里。"

《乾隆杞县志·重修伊尹庙碑》载："开封属邑曰杞，去邑二十五里有空桑城。《帝王世纪》曰：'伊尹降生于空桑，即其地也……旧尝有伊尹庙，考之建于商、周时。邑人水旱、疠疫无不祷焉……'迨宋大中祥符七年，宋真宗车驾幸其庙，亲洒宸翰，刻序铭于石。"

这些丰富的古籍文献和史志记载都表明伊尹出生地在今开封地区。

2. 祠、墓、碑刻等遗迹

开封杞县西空桑村现存有"宋真宗御制碑"一通，碑额隶书"宋真宗皇帝空桑伊尹庙碑赞"（现藏于杞县文化局）。碑文内容与《杞县志》及《河南杞县伊氏家谱》所录原文一致。

另有三通碑石，一为清乾隆八年河南巡抚雅尔图奉敕重修伊尹庙所刻《商元圣伊尹庙碑记》（现立于西空桑村伊尹广场）；一为残碑一通，仅存碑座及碑身下部，据残存文句推测，也当为重修伊尹庙时所立碑记，但立碑年代已不可考（现立于西空桑村伊尹广场）；一为断碑一通，出土时已断为两截，且碑文及文后题名多模糊不清，据文中有"乾隆七年"字样，可以断定当是清代所立（现摆放于西空桑村伊尹庙廊下）。

2013年2月初，考察组在当地人员的引导下，从开封驱车前往杞县空桑村进行实地调研。杞县东空桑村支部书记项玉豪、西空桑村支部书记楚恒连，详细讲述了当地有

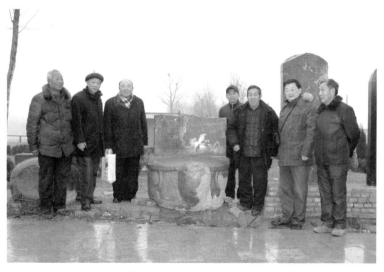

图4　杞县伊尹庙碑刻
（左起：项玉豪、孙润田、许敬生、齐洪喜、楚恒连、韩鹏、王庆宪）

关伊尹的历史与传说，并介绍了该村伊尹纪念广场的修建过程和以后的发展规划。另据空桑村村民讲，该村原有伊尹庙一座，惜已于"文革"时期拆除，原址改建为西空桑小学，三通残碑均出土于原庙址，即该小学内。

开封市著名饮食文化专家、开封饮食有限公司党委书记孙润田先生是研究伊尹文化的专家，早在 2004 年，就由作家出版社出版了他和《汴梁晚报》副刊部主任赵国栋合著的《伊尹与开封饮食文化》一书，系统论述了伊尹的生平及其在饮食文化等方面的贡献。孙先生向我们介绍了杞县西空桑村现存历代碑石的发现过程。20 世纪 80 年代初，他根据《河南通志》《杞县志》等河南地方史志的记载，开始了探访开封伊尹遗迹的工作。孙先生还藏有开封县八里湾镇伊寨村伊姓后人所藏《河南杞县伊氏家谱》复制本，原件现仍由伊姓后人保存。

伊寨村又名伊尹村，村中 400 多人，均为伊姓，已衍续 143 代。据村民讲，他们原居伊庄村（现开封市祥符区罗王乡），后逐渐迁徙至伊寨村定居。该村东一里处有伊姓第 120 代明代伊思礼墓。墓前有清嘉庆九年伊姓 133 代伊六璧补立之碑，刻有"莘野世系"等碑文。伊寨村除保存有"伊氏祖茔"外，伊氏后人尚藏有"伊尹画像""伊尹庙图"、《河南杞县伊氏家谱》等文献资料。

3.《河南杞县伊氏家谱》

《河南杞县伊氏家谱》为清嘉庆九年（1804 年），伊尹第 133 代孙伊六璧所续修，

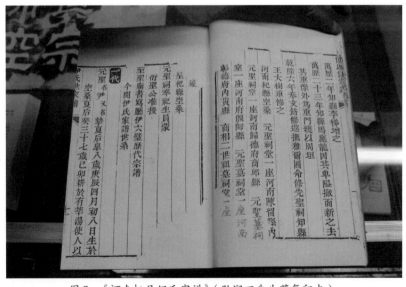

图5 《河南杞县伊氏家谱》（孙润田先生藏复印本）

谱中共记载伊氏后人 134 代 325 人。现存刻本与抄本各一部，刻本略有残缺，抄本保藏较好，二者对校适可补全。卷首依次为清代七十三代衍圣公孔庆镕序、明嘉靖三十五年（1556 年）伊氏 120 代孙伊思礼序、清嘉庆九年（公元 1804 年）伊氏 133 代孙伊六璧的序，历代诗赞十篇（自宋真宗碑赞讫清苏尔冀），明清增修、重修伊尹空桑庙的记载三条，以及空桑、陈留、商丘、偃师、内黄伊氏祠堂的记载，后接历代伊氏世系。

《河南杞县伊氏家谱》历数百年而终未佚失，是研究伊姓传承的重要史料，也为考证伊尹提供了一份全新的资料，具有重要的文物文献价值。

4. 关于开封陈留的"伊水"

开封市文化学者、开封市文化广电出版局副局长韩鹏先生，对开封地区历史文化传承较为熟悉，对中国上古史及伊尹文化进行了深入研究。他认为，把开封市杞县西空桑村作为伊尹的生地即故里，是符合客观实际的。

他撰写了《古莘国、空桑和中华厨祖伊尹》一文，对《吕氏春秋·本味篇》"伊尹其母居伊水之上""伊尹生空桑"等记载，做出了详细解读。认为伊尹之"伊"取自流经古陈留（空桑）的"伊水"。

韩鹏认为，典籍所载"伊水"并非今洛阳地区之伊河，而是今开封汴河的支流，"洛水"也非今洛阳地区之洛河，而是今开封汴水。韩先生之结论，系据北魏郦道元《水经注》考证而得。《水经注·汳水》："浪荡渠，即汳（汴）水"，"其水上承陂水，东北迳雍丘（杞县）城北。又东分为两渎，谓之双沟，俱入白羊陂。陂水东合洛架口，水上承汳水，谓之洛架水，东南流入于睢水"。还记载："汳水又东，龙门故渎出焉。渎旧通睢水，故《西征记》曰："龙门，水名也。门北有土台，高三丈余，上方数十步。汳水又东径济阳考城县故城南，为蓄获渠。"其中"浪荡渠""睢水""汳水"，就是"汴水"，也称"洛架水"，简称"洛水"，为古"伊水"之上游，即东南蜿蜒而行的浚水 [即汳（汴）水]，此水贯穿于今开封县、杞县境内约 50 公里。因为下游的"伊水"在陈留一带圈绕盘转，缓缓东流，所以又称此地为"伊阙""圈章水""淤泥河""八里湾"等。《康熙陈留县志·山川》卷九载："伊水，在陈留东北二十里，环绕伊尹故里。[3]"

韩鹏认为，"伊水"的命名，是因古代"汳（汴）水"流域的河边生长着大量"鼠妇草"而得名，许慎《说文解字》：蛜"作蛜蝛，鼠妇也。通作伊"。"蛜""伊"相通。故也称此水为"伊水"。

5. 商丘虞城县伊尹墓

虞城县伊尹墓位于今河南省商丘市虞城县西南 20 公里的店集乡魏堌堆村，占地面积 4000 平方米，现为河南省重点文物保护单位。墓园有管理员一名，据称其家世居于此为伊尹守墓。

墓园由伊尹祠、伊尹墓、柏林三部分组成，伊尹祠正门前是花戏楼广场。前为伊尹祠，现存大殿三间：东配殿祭祀的是"圣母侁姞"，即伊尹的母亲或为抚养伊尹长大的侁国女子。西配殿祭祀的是伊尹夫人，中间殿内祭祀的则是伊尹本人，其塑像威武刚强，面容较为夸张。

据考证，该祠约始建于北宋时期，是全国建立较早的祭祀伊尹的祠堂。据《康熙商丘县志》所录明代侯有造《重建伊尹殿记略》云："谷熟之南旧县，即古亳故墟……两城之间，有冢亩余三十之广，世为伊冢，冢前建祠，祠设其像，即古巡检李士良率乡耆卜温辈创建。"李士良，北宋神宗时期人，曾任开封府推官。其后，金元皆沿赵宋之旧，每年派员祭祀（见于《康熙商丘县志·艺文志》）。明·张元忠《伊尹墓祠记》："谷熟（今商丘）昔为名镇，乃三亳故墟之一。……世传伊墓在焉，……虽经河患，陵谷变迁，尚未湮没，况金元县治之碑其迹不泯，归德总府岁时遣官祭祀。"可见，北宋之后，此地已成为公认的伊尹墓葬处。

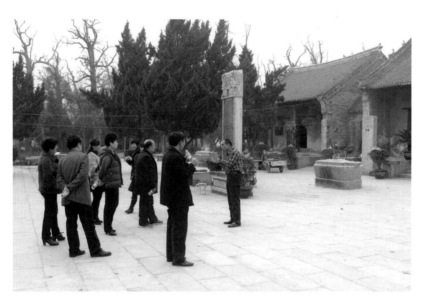

图 6 考察组一行在虞城县伊尹祠

伊尹祠原有祭殿、钟楼、配房等辅助建筑，历经岁月沧桑，均未得以保留，现存伊尹祠建筑系据明代旧址复建，基址所存古砖风化严重，斑驳沧桑。殿侧立有清代及民国碑刻数十通，最早者为清道光年间所立《重修阿衡墓祠记》，惜大部分碑文已磨灭不可辨识。

伊尹祠主殿之后，为一片古柏林，苍劲挺拔，树围粗大，最大一株需数人才能合抱。但各树之间排列横竖不同，疏密有异，当地流传一句俗语"伊尹墓的柏树数不清"。

关于柏树林，虞城县伊尹祠墓园负责人、虞城县伊尹文化传承人毕道亮先生还形象地为我们讲述了许多有趣的传说。

据传，此柏林为唐代名将程咬金所栽。当初，名相魏征死后，葬于今魏固堆村附近，距伊尹墓较近。一日，程咬金带兵打仗行走到这里，听说大哥葬在此处，异常悲痛，领兵连夜栽植柏林以示纪念，由于军情紧急，又是夜间，错把伊尹墓当成了魏征墓，将柏树栽在了伊尹墓周围。

林中柏树枝干虬曲，形态各异，也被人们赋予了美好的象征。在柏林的东南角，有两棵柏树，名"相思柏"。据说在古代，有一对青年男女恋爱不成，遂以身殉情。二人死后，魂魄化为两只鸟，站在这两棵树的顶端，深情相望，日久化为枝干。另有罗汉柏一株，因树身生长有树瘿，形似弥勒佛大腹便便的样子，故而命名为"罗汉柏"。最奇特的是一株"柏抱槐"，一株槐树生长于干枯的柏树树干之中，且生长茂盛。

在柏林的环绕之中，伊尹墓处于其中。该墓保存较为完整，通高 3 米，周长 46 米，

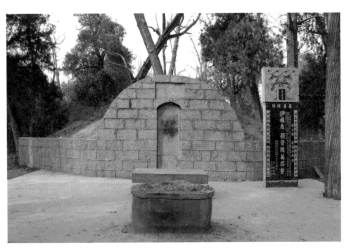

图 7　虞城县伊尹墓

四周砌石，墓碑圆顶方座，嵌于砌石之中，但碑额、碑文均已漫漶不清，碑额上仅存"元"字，但也颇难辨识。碑文的磨损除与自然风化有关外，也与当地民俗有一定关系。民间传闻，伊尹墓碑能治百病，只需拿烧饼等食物在石碑上擦拭，然后再吃下去，即可百病全消。这种民俗传说，反映出当地伊尹信仰的深入与村民们对伊尹的敬仰之情。墓碑上方另有横石一方，楷书"商元圣墓"，无题款，当是后世重建时所立。

2013 年 3 月 19 日，参观了虞城县伊尹祠墓园时，许敬生教授欣然写诗记之：

> 千年陵园春色深，万棵奇树古柏魂。
>
> 敬祀伊尹商元圣，药食贤相第一人。

伊尹祠前每年农历二月初二、四月初八、九月初九及腊月初一都有民俗庙会。百姓在这里除进行拜祭、贸易外，还要在花戏楼前欣赏传统戏曲。

花戏楼位于伊尹祠前，为明清时期古建筑，戏楼上下两层，两耳楼对称，耳楼开以圆窗，窗格为菱花纹饰。顶部以绿色琉璃瓦覆盖，廊柱之间点缀各种走兽，梁栋之上原有描绘，但因年久多已剥落。前往考察期间，当地戏曲工作者正在广场演出地方戏曲道情，台上声情并茂，台下如痴如醉，余音袅袅，不绝于耳。

（二）对"豫东说"的认识

我们认为有以下三点值得一说：

1. "豫东说"所提供的古代文献资料是比较丰富的

从蜀汉谯周《古史考》最早记载"伊尹生于空桑，陈留有空桑故城"，到明清的史志记载，有多种文献资料予以说明。

2. 伊寨村（又名伊尹村）及其保留的《河南杞县伊氏家谱》，为"豫东说"增添了独特的色彩

开封县八里湾镇伊寨村居住着伊尹后裔，他们保存有伊尹画像、《河南杞县伊氏家谱》。从《河南杞县伊氏家谱》序文中可以看出，伊氏后人从汉昭烈帝时为官的第 66 代伊籍和曹魏时期官拜司空的第 68 代伊睿起就开始着意于谱牒的修撰，明伊氏 120 代孙伊思礼增修成谱，清代的伊六璧又于嘉庆九年（1804 年）重修。据伊氏后人介绍，伊氏已在这一带生活了数千年，传了 140 多代。《河南杞县伊氏家谱》历数百年而终未佚失，是研究伊姓传承的重要史料．

3. 商丘虞城县伊尹墓有着重要的历史文物价值

虞城县伊尹墓约始建于北宋时期，"其后，金元皆沿赵宋之旧，每年派员祭祀"（《康熙商丘县志》），是全国建立较早且由官方持续派员祭祀的伊尹祠堂。可见，北宋之后，此地已成为公认的伊尹墓葬处。这里与开封地区相近，虽然并不是伊尹的出生地，但它一千年的存在历史，为伊尹故里"豫东说"提供了一个较为合理的佐证。

4. 关于开封陈留的"伊水"说似显史证不足

韩鹏先生的论证，目前学界并未认可。如前所述，记载伊尹因伊水而得名之事，最早见于《吕氏春秋》一书。而"伊水"之名却出现更早，《山海经·中山经》"蔓渠之山，伊水出焉"，已见"伊水"之名，且明确记载"伊水"发于"蔓渠之山"。另据北魏郦道元《水经注·伊水》条，也记载"伊水"发源于"西蔓渠山"（今在洛阳栾川县），这已被学术界公认。韩先生认为"伊水"为汴水（今开封地区汴河）支流，此说与典籍多有暌违，似显史证不足。

三、伊尹故里纷争琐谈

众所周知，一个人特别是一个伟人、名人，他一生的活动足迹和居住之处可能有多处，但是他的出生地即故里却只有一个。而对于时代久远的古代名人则往往不易搞清楚，夏末商初的伊尹就是一个典型例子。那么，今天为什么有那么多地方的人纷纷去争伊尹故里呢？

1. 古代文献记载不清或记载有异而引起分歧

《吕氏春秋·本味篇》最早有"伊尹其母居伊水之上""伊尹生空桑"等记载，但并未说明"伊水""空桑"具体在什么地方。时代绵渺，后代的学者也就有了不同的解读。

北魏郦道元的名著《水经注·伊水》，明确指出洛阳地区的伊水，即是伊尹出生地，并做了详细考证。其后不少学者便沿用此说。蜀汉谯周《古史考》则说："伊尹生于空桑，陈留有空桑故城。"而陈留在今开封。后来的一些史志则采用这一说法。于是，由于不同典籍对伊尹故里的不同记述，后人也就产生了不同的看法。

上述豫西的洛阳地区与豫东的开封、商丘地区，都是夏商的主要活动地区，伊尹是商汤的宰相，助汤灭夏，叱咤风云，足迹遍天下，自然会受到各地百姓的尊崇。后世学者研究伊尹的生平事迹，根据不同的著作，递相引用，各宗其说，于是形成了不同的观点。时至今日，也就有了"豫西说"和"豫东说"的争论。

我们认为，出现以上不同说法，是正常的历史现象。特别是在缺乏明确的文献记载又无考古实证的情况下，更应采取相互包容的态度。

有时并非古籍文献本身的问题，而是读者或引用者理解有误。如关于伊尹故里，持"豫西说"者往往要引用初唐李泰《括地志》"伊尹墓在洛州偃师县西北八里（偃师县西北在今伊川县一带）"的记载以作佐证。其实这是唐代张守节在《史记正义》中，为《史记·殷本纪》："既葬伊尹于亳。"作注时引用初唐李泰《括地志》的一句话。这只能证明伊尹死后葬于亳（此指西亳，在今洛阳偃师市），并未说伊尹生于亳。有的人不明白《括地志》是李泰撰写的一部中国古代地理著作，甚至笼统地引为《史记正义》或《括地志》云，给人一种错觉，仿佛括地志是《史记正义》的一篇。《括地志》原书已散佚，今存有辑校本（可参见中华书局 1980 年出版的贺次君辑校《括地志辑校》一书）。因此上一段引文，正确的引注方法当写作：

《史记·殷本纪》："既葬伊尹于亳。"唐·张守节《史记正义》引唐·李泰《括地志》云："伊尹墓在洛州偃师县西北八里。"

关于伊尹的出生地，同在《括地志辑校》卷三，还有一段引文：

《史记·殷本纪》："为有莘氏媵臣。"唐·张守节《史记正义》引唐初李泰《括地志》云："古莘国，在汴州陈留东五里，故莘城是也。"这才是指的伊尹故里，与前文引《括地志》云："伊尹墓在洛州偃师县西北八里"一句并不矛盾。这倒是为伊尹故里"豫东说"增添了一条有力的佐证。

2. 出于对圣贤的无比崇敬，以与伊尹同里为荣

伊尹是夏末商初一位伟大的政治家，被后人尊为"商代元圣""第一贤相"。他辅佐成汤推翻了夏桀暴政，建立了商王朝，先后辅佐成汤、外丙、仲壬、太甲、沃丁四代五朝商王，并将不遵汤法的成汤之孙太甲"放之桐宫"，俟太甲悔过后又重新迎回为王。伊尹的一生对中国古代的政治、军事、文化、教育等多方面都做出了卓越贡献。在出土的甲骨文卜辞中多有祭祀成汤和伊尹的文字，之后历代商王均把伊尹作为功臣与先王一同祭祀，由此可看出伊尹的历史地位。

诸子百家中，孟子将伊尹与孔子并列，称伊尹为"圣之任者"，孔子为"圣之时者"。荀子将伊尹与周公并称为"圣臣"，孙子则将伊尹与姜子牙并列，称"伊挚、吕牙古之圣人也"。

《墨子·贵义》里记载了商汤往有莘国礼聘伊尹的故事："昔者汤将往见伊尹，令彭氏之子御。彭氏之子半道而问曰：'君将何之？'汤曰：'将往见伊尹。'彭氏之子曰：'伊尹，天下之贱人也。若君欲见之，亦令召问焉，彼受赐矣。'汤曰：'非女（汝）所知也。今有药于此，食之则耳加聪，目加明，则吾必说（悦）而强食之。今夫伊尹之于我国也，譬之良医善药也。而子不欲我见伊尹，是子不欲吾善也。'因下彭氏之子，不使御。"由此可见商汤对伊尹之推崇，求贤之心切。

　　宋代大文豪苏东坡曾著《伊尹论》，称伊尹是"辨天下之事者，有天下之节者。"夸赞他不以私利动心，"故其才全，以其全才而制天下，是故临大事而不乱"，这些都给我们深刻的启示。

　　伊尹不仅是一代贤相，还是历史上第一个以负鼎俎调五味而佐天子治理国家的杰出庖人，被尊为"中华厨祖""烹饪之圣"。他创立的"五味调和说"与"火候论"，至今仍是中国烹饪的不变之规。

　　《吕氏春秋·本味篇》记述了他给商汤讲述"五味调和与火候"的高妙饮食之道：

　　"凡味之本，水最为始。五味三材（指水、木、火），九沸九变，火为之纪（调节控制）。时疾时徐，灭腥去臊除膻，必以其胜，无失其理。调和之事，必以甘酸苦辛咸，先后多少，其齐（同"剂"，调剂）甚微，皆有自起。鼎中之变，精妙微纤，口弗能言，志弗能喻。若射御之微，阴阳之化，四时之数。故久而不弊，熟而不烂，甘而不哝〔哝，通·(yuàn)，厌也〕，酸而不酷，咸而不减，辛而不烈，淡而不薄，肥而不腴。"

　　伊尹还给商汤列举了一份食单，记载了"肉之美者""鱼之美者""菜之美者""和之美者""饭之美者""水之美者""果之美者"及其烹调方法，由此可见一斑。

　　伊尹对中医学的贡献在于他根据烹调的方法发明了中药汤液。伊尹按照烹调菜肴的方法把多种药物搭配进行煎煮，由此诞生了中药复方也即方剂。汤液方剂的出现，使多味药配合在一起相互协同作用，治疗效果大有提高，同时还促进了中医基础理论与药性理论的研究，意义重大。伊尹从一个厨师变成了发明中药汤剂的医师，编写整理而成了《汤液经》。请看后人的评价：

　　晋朝大学者也是著名医家的皇甫谧在他所著的《甲乙经·序》中说："伊尹以亚圣之才，撰用《神农本草》，以为《汤液》……仲景论广伊尹《汤液》为数十卷，用之多验。"

　　北宋林亿《伤寒论序》写道："夫《伤寒论》，盖祖述大圣人之意，诸家莫其伦拟。……是仲景本伊尹之法，伊尹本神农之经，得不谓祖述大圣人之意乎！"

　　敦煌遗卷中梁代陶弘景所撰之《辅行诀·脏腑用药法要》有《汤液经图》，据陶弘景云："此图乃《汤液经法》尽要之妙，学者能谙于此，医道毕矣。"陶弘景提到的《汤液经法》，就是指伊尹的《汤液》。所谓"尽要之妙"，显然是指《汤液经法》中的方剂配伍原则。据《辅行诀·脏腑用药法要》记载，《汤液》共收录医方360首，仿照《神农本草经》上中下三品药分类法，将所拟医方也分上中下三品，上品120首医方，为服食补益方；中品120首，为疗疾祛邪之方；下品120首，为杀虫、辟鬼邪、疗痈疽等方。陶弘景称赞说，《汤液经》"实万代医家之规范，苍生护命之大宝也"。1988年中国中医研究院中国医史文献研究所马继兴教授主编的《敦煌古医籍考释》、1994年甘肃中医学院丛春雨先生主编的《敦煌中医药全书》均收录《辅行诀·脏腑用药法要》。

北京中医药大学钱超尘教授在2003年第2期《江西中医学院学报》发表《仲景论广伊尹汤液考》长篇论文，以确切的资料证明《伤寒杂病论》是在《汤液经法》一书的基础上撰成。

元王好古撰有《汤液本草》一书，他在该书序一中说："殷伊尹用《本草》为汤液，汉仲景广《汤液》为大法，此医家之正学，虽后世之明哲有作，皆不越此。"可见伊尹在中国医学史上的地位。

面对这样一位伟大的古代圣贤，怎能不让人崇敬有加呢！如果从古籍中得知一些信息，伊尹的故里就在自己的家乡，当然会精神振奋而想一探究竟，因为与圣贤同里自然是让人感到光荣而自豪的事。当今有好几个地方在争黄帝故里，名医扁鹊、王叔和等人均有若干祖籍，恐怕就不难理解了。至今尚无人争秦桧故里，据说清代时秦氏的一位后人到杭州游岳飞庙，留下了两句诗："人从宋后羞名桧，我到坟前愧姓秦"，这正反映了中华民族的传统文化心理。

现在全国很多地方都有华佗庙和纪念孙思邈等名医的药王庙，反映了老百姓求健康的心声和愿望。多建几个伊尹祠也是好事，让更多的人了解伊尹的事迹，将会起到一定的教育作用。伊尹是我们全民族的英雄圣贤，应当永远纪念他，宣传他的伟大功绩。当然，如果为了名利而去牵强附会地制造"古迹"，那就不足取了。

2015年10月20日

参考文献

[1] 许维遹. 吕氏春秋校释 [M]. 北京：中华书局，2010.

[2] 陈桥驿. 水经注校释 [M]. 杭州：杭州大学出版社，1999.

[3] 钱穆. 古史地理论丛 [M]. 北京：九州出版社出版，2011.

[4] 孟世凯. 夏商史话 [M]. 北京：中国国际广播出版社，2007.

[5] 韩鹏，徐莉，乔建华. 洪荒开封 [M]. 郑州：郑州大学出版社，2012.

又记：2016 年 6 月 22 日，于商丘参加全国伊尹中医药文化论坛的代表，前往虞城县伊尹祠隆重拜祭了伊尹。由许敬生教授撰写并宣读祭文。今记于此，以表达对伊尹的纪念。

祭伊尹文

维公元 2016 年 6 月 22 口，岁在丙申，全国伊尹中医药文化论坛代表，伫立于伊尹墓前，备鲜花美酒雅乐，敬祭中华药剂之祖伊尹贤相。祭文曰：

中原巍巍　大河泱泱

岁月悠悠　史事攘攘

斗转星移　几变沧桑

江山永固　华夏繁昌

元圣伊尹　恩比天光

佐汤治国　第一贤相

五味求本　食饮立纲

配伍制剂　汤药首创

阴阳和谐　百姓安康

四方归统　九州效仿

君有大德　何用珪璋

社稷梁木　令名远扬

吾辈后人　传道担当

仰慕之心　情深意长

告慰先贤　伏惟尚飨

附：相关考察资料

至洛阳嵩县、伊川县

考察时间：2011 年 11 月 17 日—11 月 19 日

考察地点：伊川大莘店伊尹祠、嵩县陆浑故址、嵩县纸房乡伊尹祠、嵩县洛沟村伊姑冢等遗迹

考察人员：许敬生 程传浩 尹笑丹 侯光辉 周立凡

采访对象：张运生（嵩县伊尹文化研究会会长、嵩县县委办公室干部）、靳喜斌（嵩县中医院业务院长）、樊乐（嵩县中医院信息科）、朱延红（嵩县中医院医务科）、李曙光（嵩县一高）、翟智高（伊川籍学者、北京大学政府管理与产业发展研究院研究员）、闫延卿（伊川县平等乡卫生院）、冯玉良（伊川县卫生局）等。

至开封杞县和开封县

考察时间：2013 年 1 月 31 日—2 月 2 日

考察地点：开封市卫生局（座谈）、杞县空桑村、杞县伊尹庙、开封陈留等

考察人员：许敬生 王庆宪 李新叶 尹笑丹 周立凡

采访对象：孙润田（开封市文化学者、开封市饮食有限公司党委书记）、韩鹏（开封市文化学者、开封市文化广电出版局副局长）、齐洪喜（开封市卫生局中医科科长）、项玉豪（杞县东空桑村支部书记）、楚恒连（杞县西空桑村支部书记）等。

至商丘市和虞城县

考察时间：2013 年 3 月 18 日—3 月 20 日

考察地点：虞城县伊尹祠、伊尹墓、柏林和伊尹祠正门前花戏楼广场、商丘市睢阳区阏伯台、燧皇陵等

考察人员：许敬生 尹笑丹 李新叶 周立凡

采访对象：商丘市卫生局郭科长、商丘市卫生局中医科杜胜利科长、虞城县卫生局谢局长、虞城县中医院张凤兰院长、虞城县中医股股长王伟杰、商丘市睢阳区卫生局办公室主任张俊洪、商丘市睢阳区卫生局中医股股长王珍、虞城县伊尹祠墓园负责人、虞城县伊尹文化传承人毕道亮等。

上蔡、淮阳蓍草文化寻踪

中原中医药文化遗迹与文物考察研究小组

刘文礼 执笔　尹笑丹 配图

早春二月，草木初兴。我们中原中医药文化遗迹与文物考察研究项目组一行四人驱车前往上蔡县和淮阳县考察蓍草文化。

一、上蔡蓍草文化寻踪

在上蔡县卫生局同志们的陪同下，我们来到上蔡县塔桥镇调研蓍草文化遗迹，此行的目的地是该镇白圭庙村的白圭庙。

白圭庙村位于上蔡县城东 12.5 公里处，村中矗立着一座历史悠久的古庙——白圭庙，故村以庙而得名。驱车沿城乡公路一路前行，沿途不时瞧见路边沟渠岸上初开的簇簇油菜花，看上去和中原多地乡间常见的景象并无二致，但陪同前来的上蔡县卫生局同志却兴致盎然地说道："这条小河，叫蔡河，数千年前人祖伏羲就是在这里寻获白龟和蓍草而参透天机，创制八卦的。"我们不禁感慨，油菜花下静静流淌的这条看似普通的沟渠，便是历史上鼎鼎大名的蔡河了。

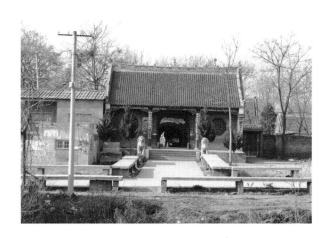

图 1　白圭庙远景

当思绪还在历史的长河中回味着伏羲传奇般的故事的时候，我们乘坐的车子已经到达了目的地。从车窗外，远远看到蔡河对岸一座清代庙宇式建筑。我们从庙前的桥面经过，怀着新奇和敬畏的心情走到庙前。这时，从庙宇东侧传来一阵铃声，一群放学的孩子跟着家长向我们迎面走来。小学依庙而建，可能更能体现当地百姓对人文始祖伏羲的崇敬之情。

庙前有石碑两座，一名古蔡河，由当地县政府立于 2002 年；一名白圭庙，立于 1999 年，碑首题有"县级重点文物保护单位"字样。庙门面阔三间，青砖碧瓦，画栋雕梁，

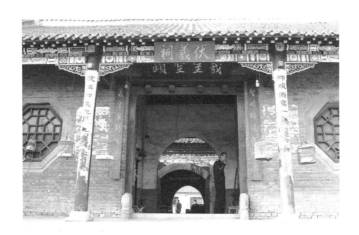

图2　白圭庙正门

门首上方悬有蓝底金字匾额"伏羲祠"，门前两侧挂有对联两副，一题"仰观俯察一画明天地之道，数往知来六爻发古今之藏"，为东汉著名书法家蔡邕所作；一题"圣母抟泥成世象，羲皇画卦破鸿蒙"，为当地著名书法家刘孔名所撰。因传伏羲于此处观白龟、撰蓍草、画八卦而洞察天机，蔡邕曾来此缅怀先圣，并题"伏羲画卦碑"一通流传后世，白圭庙也因此盛名远播。

　　因未值庙会时节，我们到达白圭庙时，庙门并未开放。上蔡县卫生局同志特地给我们联系到了白圭庙的管理人员李木。他为我们一路讲解了白圭庙的历史和现状，虽然未经专业的训练，但这位年过半百的老先生还是头头是道地给我们讲述着白圭庙和伏羲、蓍草之间的渊源和传说，想是接待过很多对伏羲和蓍草感兴趣的访客。

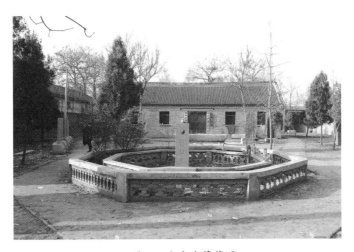

图3　白圭庙蓍草园

　　穿过大门，来到第一进院落，松柏巍巍，庭院静寂，远处立着数通石碑和一排殿宇，面前有一座呈八角形的花园，园子为内外两层，园中所立石碑上阴刻金黄色的"蓍草园"三字，碑首刻有一幅八卦图。因值初春，蓍草尚未成株，我们走近园边，在李木先生的指引下，才得以一睹蓍草初萌时的真容。草芽初生，绿中泛红，团团簇簇，相呼相应。当我们还在犹豫这是否就是传说中形如"龙首凤尾"的蓍草时，李木先生已经开始滔滔不绝地讲起关于蓍草的神奇故事了。关于伏羲因听闻蔡地产蓍草、白龟而苦苦寻求，最终寻获并彻悟玄机的典故，他的叙述基本上和史书一致。而关于伏羲与蓍草结缘后，蓍草开始逐圣人而居，伏羲逝后，蓍草独守蔡河边白圭庙的说法就显得颇为新颖了。他认真地指着我们面前的这个内外两层呈八角形的园子说道，伏羲撰蓍画卦，形成八面，意象八方，蓍草需在呈八边形的园子中方能成活，若从园中移出另植别地，则不能存活。此园内外两层，内层蓍草丛生，外层之地因已非八边之形，所以即使内层蓍草植株高大超出内层时使种子落入外层，也不能生根发芽。看着我们似信非信的迟疑表情，李老先生已经按捺不住，一口气举出之前许多试图移植蓍草而未能成功的例子给我们听，使我们脑海中顿时浮现出一幕蓍草有脚，非八边形不能套牢的场景。

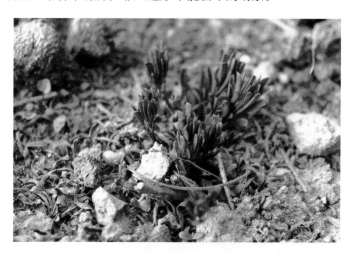

图 4 白圭庙蓍草园蓍草

李木先生说的蓍草移植不易成活的故事，是否与蓍草移植技术不易掌握有关，我们不得而知。但是蓍草在中国历史上和传统文化中傲人的地位是不言而喻的。我们眼前这座占地规模较大、保存相对完整、百姓极为崇敬的白圭庙就足以说明问题。此庙相传建于尧舜之时，有文字记载的史料显示，汉代这里已经颇负盛名。现在这座清代重修后的白圭庙大殿虽然布满了灰尘，但三层院落供奉的天地人三皇及八仙、包公、关公等神明仍然受当地善男信女的景仰。白圭庙第二进院落是接官厅，传说元朝末年庙里收留了一个逃难的少年男子在此出家，后来参加农民起义军，带领军队夺取了江山，立国号为明，此人就是朱元璋。洪武年间朱元璋为报恩，下旨重修白圭庙，庙中开设接官厅以接待政府官员。后来白圭庙因收留过天子而声名鹊起，庙里一些僧侣渐生豪奢之风，为非作歹，朱元璋盛怒之下于庙中处决了恶贯满盈的僧侣，白圭庙重沐春风。朱元璋是否确于此地出家，尚无确切史料，但明代政府对白圭庙的重视确有迹可查。历代政府出于对伏羲的尊敬和追思，多次委派官员来此祭祀，重修白圭庙，使得该庙规模日益壮大。

白圭庙西侧有一处景观，名曰伏羲画卦亭。相传伏羲于此地观龟揲蓍画卦，后世于此处筑亭以作纪念。亭子为八角尖顶式建筑，建于高台之上，飞檐斗拱，古柏萦绕，森森而立，八个拱角周围绘有八条飞龙，昂首腾空，奋起高飞，栩栩如生。挑角顶端瓦当上绘有莲花、蓍草，枝繁叶茂，生机勃发。亭子屋檐下墙上按照八方之位分别刻有"乾坤震巽坎离艮兑"八字，象征伏羲所创八卦之制。亭子门前刻有对联一副，仍为蔡邕所作"仰观俯察一画明天地之道，数往知来六爻发古今之藏"。亭中正面墙上悬挂一幅伏羲画卦图，为近人于 2000 年所绘，画风古朴，浓墨涂抹。苍松之下，怪石之侧，伏羲仰面而视，左手指天，右手拈蓍，画卦于地，旁有白龟逡巡，一派上古圣人探索自然奥秘之景象。亭中地面上嵌有八卦一幅，黑色石板上阴刻八卦图像，黑白分明，与画卦图交相呼应，方寸之中，向世人展示了中国古人探索未知世界的虔诚与执着。

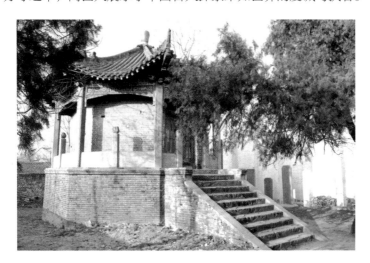

图 5　白圭庙伏羲画卦亭

我们徜徉在历史的长廊中，看似遥远，却清晰可见。在走马观花般的参观后，带着对蓍草神奇传说的迷惑和对当地文史学者或有高见的期待，我们驱车前往上蔡县城参加县卫生局组织的专家座谈会，以求揭开蓍草的神秘面纱。

来到会场，我们见到了县卫生局的领导和几位当地知名学者，介绍我们此行的目的后，大家展开了热烈的讨论。上蔡县姓氏文化研究会的聂臣、盖志、刘孔名等老同志，对我们关注蓍草文化表示感谢，顿生惺惺相惜之情，他们把准备已久的资料和想法和盘托出，把我们对蓍草文化的理解引向了更加深入的境界。

参会的几位老同志可谓饱学之士，他们讲述有关伏羲和蓍草的观点时，多能旁征博引，以史为据，考证翔实客观，让我们见识到了他们对伏羲和蓍草文化的深厚感情，也让我们生出不虚此行的感慨。

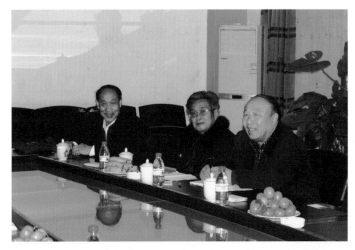

图 6　专家座谈会（左起：盖志、刘孔名、许敬生）

他们首先从"蔡"字的本义讲起，认为该字包含蓍草与蔡龟两层含义。根据《段注说文解字》及《康熙字典》中关于"蔡"字的解释，表明了蔡是草的意思。还根据清乾隆年间《续河南通志》中"伏羲氏因蓍草生蔡地，画卦于此，遂名其地曰'蔡'"而推断"蔡"即蓍草之初名。此外，在《论语》及《左传》等书注中，也提到蔡即蔡龟之说，亦因蔡地产龟而来。史书文献中有大量关于蔡地生蓍产龟的记载，不多赘述。至于伏羲在建都于陈地以后为何来蔡地寻蓍求龟，在座的几位文史学者认为，伏羲带领部族迁徙过程中认识到只有对身边的自然世界有更充分的了解，获取有用的知识，摆脱蒙昧的状态，才能谋求长远发展。于是他经常仰观天象，俯察人事，勤于观察，力求真知。途经蔡地于蔡水边寻获蓍草、白龟，冥思苦想，反复观察，悟出八卦六爻之理，并以此理广而化之，用以解释推敲世间万物兴衰之道，进而实现了对自然奥秘探知的巨大飞跃。

蔡地所产蓍草，俗名锯齿草、蚰蜒草，属菊科，因其经年可生，一本多茎，枝叶如龙似凤，又传曾与蔡龟作为伏羲画卦之物，蓍草也被人们赋予了神话色彩，后常被世人奉为神草而作为占卜祭祀之物。如《周易·系辞上》云："探赜索隐，钩深致远，以定天下之吉凶，成天下之亹亹者，莫大乎蓍龟。"《礼记·表记》亦云："昔三代明王皆事天地之神明，无卜非筮之用，不敢以其私亵事上帝，是故不犯日月，不违卜筮。"伏羲揲蓍草、观龟纹之法因无文字记载，早已无法窥其究竟，但后世仍然流传着操作极为复杂的揲蓍卜卦法。

对于蓍草与伏羲的传说，几位学者客观的考证让我们不禁想起在白圭庙调研时李木所说的蓍草非八卦形园子而不能生长的事情，我们小心翼翼地提出了萦绕心头已久的疑问，蓍草是否只有白圭庙所独有？河南淮阳太昊陵及安阳汤阴羑里城等处蓍草园里的蓍草与上蔡白圭庙蓍草园里的蓍草有何渊源？上蔡县的几位老先生互相看了看对方后，表情有些复杂，沉思了一会儿，其中刘孔名老先生给我们谈了他的看法。他认为，三地学者和百姓中有很多都坚持声称当地的蓍草最正宗，对其他几处包括外省如山东曲阜、山西晋祠等地的蓍草不加认同，充分说明了他们对伏羲始祖的敬重，也从侧面说明或许各地的蓍草在生物属性上并非同一科属。刘先生根据自己多年的研究体会，提出上蔡白圭庙的蓍草与淮阳太昊陵的蓍草科属不同，因此两地民间人士互不认同彼此的蓍草。蓍草并非传说中那么神秘，逐圣人而居亦是人们美好的想象，国内多省均有蓍草分布，科属不尽一致，上蔡也并非白圭庙一处生有蓍草，蔡国故城城墙遗址上也长有不少蓍草，只是百姓多不识此而已。

听了刘老深入浅出的讲解，我们心里的迷惑似乎消弭了不少。到底是否如他所说，可能要等我们到了下一个调研地点——淮阳太昊陵，才能获得更进一步的结论。姑且不论哪家的蓍草最正宗，能让上蔡人引以为傲的不只是这种当地百姓大多未闻其名、未见其实的蓍草，还有那一批因崇尚伏羲所开创的易学文化而诞生的古代蔡州籍易学家，如汉代许曼、晋代郭摩、南北朝周红正、宋代谢良佐、清代张沐和葛孟周等人。

在第二天的行程中，我们又来到上蔡县芦岗乡看花楼村，这里矗立着一座高楼，人称"望河楼"。南朝人吴均在《续齐谐记》中记载了东汉汝南人桓景随费长房游学，因桓景品学端正，费长房对其喜爱有加。当年九月初的一天，费长房嘱咐桓景九月九日家中有灾祸，可采茱萸缝制布囊系在手臂上，并采菊花酿酒，于家乡附近最高处饮酒避难。桓景听从费长房之言，举家登高避难，后返回家中时，发现牲畜悉数病死。于是此后，人们每逢九月九日，皆仿效桓景登高避难之例而成重阳节风俗。据传望河楼就是当年桓景登高之处，故此楼又被命名为"重阳登高处"。2005年12月1日，上蔡县也因此被中国民间文艺家协会命名为"中国重阳文化之乡"。望河楼建于高台之上，上有玉皇殿及登高台，台下丛生雏菊，登高远望，麦田油绿，油菜花黄，怀古之心，人皆有之。先不论河南南阳西峡关于重阳文化起源之说的依据及其对上蔡不产茱萸、登高处并不高的质疑，比之西峡巨资打造重阳文化产品的气魄，上蔡亦有所不及。但上蔡人对于重阳文化的坚守和传承，也值得人们反思重阳文化普及和融入百姓生活的必要性。

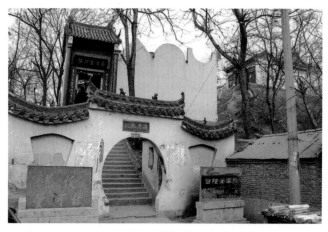

图 7　望河楼

上蔡的蓍草文化和重阳文化看似并无关联，但它们背后所折射出的对于自然世界的探索精神和对于族群关系的融合思想却是一脉相承的。由蓍草所开启的易学文化，为中医学理论体系的形成奠定了哲学基础；由重阳文化所承载的卫生防病经验，为中医学预防思想的完善提供了丰富营养。

从重阳登高处畅然而出，我们乘兴来到一处气势恢宏的所在地——蔡叔度陵园。两日来因未能亲睹蓍草植株茂盛的景象而有美中不足的遗憾，在修葺一新的蔡叔度陵园中因与蓍草的再一次邂逅而得到了些许弥补。蔡叔度本名姬度，是周文王的第五子、周武王的同母弟。武王灭商后，封于蔡（今河南上蔡），故世称蔡叔度，他被奉为天下蔡姓的始祖。近年来蔡氏子孙为表慎终追远之情，慷慨解囊集资重修了蔡叔度的陵园，园中龙柱高耸，山陵奕奕，蔚为壮观。

陵园封土之上，丘垄四旁，蓍草遍布，亦与白圭庙蓍草园中相似，蓍草初吐嫩芽，春意新染。让人倍感庆幸的是，此处的蓍草因僻处野外，少人打扰，去年的枯枝并未被

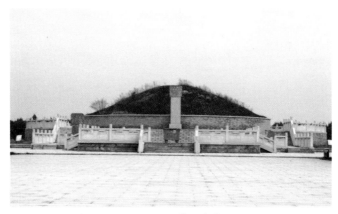

图 8　蔡叔度墓

砍伐，使得我们抱憾之心获得不少宽慰。一根之上数株林立，植株高大，枝条浓密，自下而上，层层递增，犹如凤尾在春风中摇曳飘摆，让人不禁联想起它枝叶繁茂时郁郁葱葱的模样，始信《史记·龟策列传》中关于蓍草形如"龙首凤尾"之论，所言不虚。

　　上蔡之行，是一场关于蓍草的文化之旅。我们顺着伏羲所引领的方向，来到以蓍草、蔡龟闻名的古蔡旧地，虽然往日的蔡河现已形同断流，白龟无影，蓍草疏疏，但当地百姓和学者对伏羲和蓍草的浓浓深情，却让我们对伏羲揲蓍画卦的传说有了不同以往的理解。伏羲为一窥宇宙万物之秘，从自然界的植物和动物中选取形象奇异的耆德硕老——蓍草和蔡龟作为研究工具，通过反复观察、思考、勾画和计算，创造了八卦的图形和理论，这为我们进一步总结蓍草文化的内涵启迪了思路。

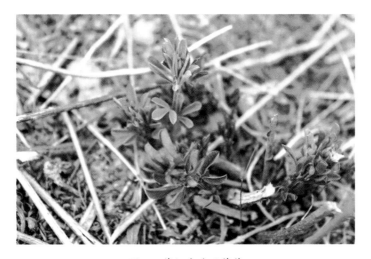

图 9　蔡叔度陵园蓍草

我们此次"蓍草寻踪"之旅的行程安排,将名不见经传的上蔡白圭庙作为首站,而把名闻天下的淮阳太昊陵放在其后,并非厚此薄彼,只是为了避免产生"五岳归来不看山"和"先入为主"的错觉。然而待到身临其境,才切实感受到"羲皇故都"名号可不是随便吹嘘而来的。浩大磅礴的万亩龙湖,虽无接天莲叶、映日荷花,但风吹涟漪,波光粼粼,也别具情趣。

二、淮阳蓍草文化寻踪

踱步龙湖神龙桥边,一座仿古式庭院映入眼帘。拱形门上方悬挂一块黑底金字的匾额,上书"画卦台"三字。随行而来的淮阳县卫生局的同志饶有兴趣地为我们介绍了这座台子的光辉历史。原来这里就是淮阳人引以为豪的人祖伏羲撰蓍观龟画卦之处,与上蔡人对伏羲的执着之情相同,淮阳人也深信淮阳才是伏羲画卦典故的起源地,他们的依据是淮阳境内具备伏羲画卦的所有要素——伏羲陵、蔡河、蓍草和白龟。传说伏羲生于陇西成纪(今甘肃天水市),长大后成为部落首领,由于部落繁衍生息的需要,他带领着部族从故乡来到水草丰盛的淮阳地区,并在此建都,名曰宛丘。逝后葬于此地,后世出于对伏羲的敬重之情,对其墓冢多次修葺,规模日渐庞大,墓丘高大如陵,遂有太昊陵之名。伏羲陵墓在淮阳,且陵园中至今依然有蓍草生长,陵园不远处还有一条名叫古蔡河的河流,这几点让很多学者对伏羲画卦于上蔡之说感到疑虑重重。而1984年一个淮阳少年的意外发现,更让当地人坚信淮阳就是地地道道的伏羲画卦处。

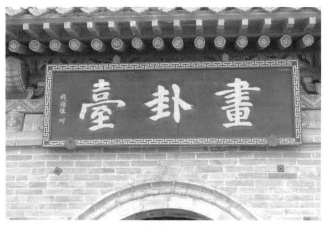

图 10　淮阳画卦台

1984年8月16日早上,淮阳县东关一个16岁的少年王大娃在画卦台前与龙湖相连的白龟池中钓出一只周身乳白色的乌龟,重1.3斤,经有关专家鉴定,此龟龟龄有

250 余岁。专家们对白龟外形进行细致研究后惊奇地发现，龟背及腹部共有甲片 49 片，背部中央有 5 片，中央两侧各有 4 片，龟背外围有 24 片，龟腹有 12 片。各部位甲片的数字与五行、八卦、二十四节气、十二地支的数出奇地一致。这一惊人发现，很快引来了众多新闻媒体的关注，纷纷前来采访报道，一时之间淮阳因白龟再现人间而愈加声名显扬，王大娃也因发现白龟有功，当地政府给予解决了工作。为保护白龟，当地政府还专门建造了养护场所，请专家看护。13 年后白龟颜色转暗且又逢香港回归，县政府决定将白龟放生，放生当日王大娃被邀请到场，亲手将白龟放生龙湖，物归原属。30 年前的白龟再世事件，不仅使淮阳享誉世界，也使得伏羲观龟画卦传说的可能性大大增加。

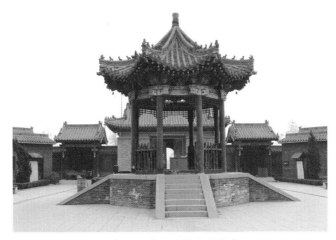

图 11　淮阳画卦台画卦亭

淮阳画卦台始建年代已无可考，《元和郡县图志》中有"八卦台及坛，县北一里，古伏羲氏画八卦于此"的记载，可见画卦台历史之悠久，此后历代均有修筑。由于太昊陵的规模和名气远远盖过画卦台，加之历史上对八卦介于玄幻和科学认识上的起伏等原因，造成画卦台日渐为人们所疏忽，1928 年画卦台本已残旧的地面建筑被淮阳行政长肖楚才全部拆除，仅存一棵据传是伏羲手植的柏树孤独挺立。新中国成立以后，在画卦台旧址上修建了一座八卦亭，但 1994 年夏天的一场龙卷风把整个亭盖旋卷到了龙湖之中。2002 年，当地一位民营企业家捐资在遗址上重建了一座崭新的画卦台，院落规整，殿宇重重，使得画卦台恢复了往昔的盛况。院内除大殿内供奉有伏羲巨型塑像，还在殿前塑有白龟石像，身披黄衣，供人膜拜。

与白龟千年难遇不同的是，太昊陵里的蓍草依然枯荣随时，历经世事。太昊陵在画卦台西北，据传始建于春秋时期，因太昊伏羲氏位居三皇之首，其陵墓被誉为"天下第

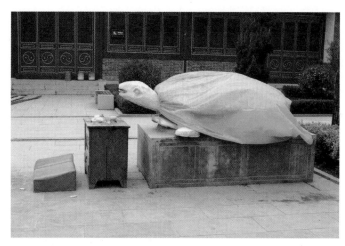

图 12　淮阳画卦台白龟塑像

一陵"，后经历代整修，规模日渐庞大，现存陵园占地875亩，是国家AAAA级旅游景区，全国重点文物保护单位，中国十八大名陵之一。陵园以伏羲先天八卦数理，取古代宫殿建筑格局兴建。全庙南北长750米，分外城、内城、紫禁城三道"皇城"。气势磅礴，蔚为壮观。紫禁城内坐落着伏羲的陵墓，封土高20余米，方座边长182米，呈上圆下方之形，取天圆地方之义。因伏羲位居三皇之首，作为华夏民族的人文始祖，数千年来对他的祭祀活动历久不衰，每年的农历二月初二到三月初三，是太昊陵一年一度的庙会，来自世界各地的华人代表数百万人云集此地祭拜先祖伏羲，香火兴盛。2004年，淮阳县"太昊陵人祖祭典"入选首批国家民俗类非物质文化遗产名录。

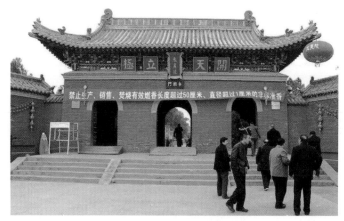

图 13　太昊陵午朝门

伏羲陵墓后方台阶下有一块方形园子，正是我们此次寻找的"蓍草园"，带着在上

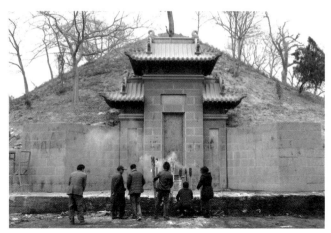

图 14 淮阳太昊陵

蔡还没能圆满解决的关于蓍草真伪的疑问,我们满怀期待快步来到蓍草园边,瞪大眼睛向园中望去,心中暗暗祈祷,希望在这里能够解开谜团,然而紧接着的发现却令我们更加迷惑。

这座有着淮阳八景之一"蓍草春荣"美称的蓍草园,在《淮阳县志》中曾记载其"墙高九尺,方广八十步"。而今九尺高墙已被 1 米多高的石栏杆所取代,在古代神奇而又尊崇并被严加保护的蓍草园,现在也如同"旧时王谢堂前燕,飞入寻常百姓家"一样,与普通百姓拉近了距离,人们可以近在咫尺地观察到它的模样。我们探头仔细观察园里的蓍草,却被满园茂密青翠的蓍草嫩苗所惊呆。淮阳与上蔡同属中原,二者距离不过 125 公里远,早春的气候在两地并没有明显的差异。然而上蔡白圭庙和蔡叔度陵园里的蓍草均是嫩芽初露,草色青青,而淮阳太昊陵蓍草园里的蓍草却已经枝叶舒展、翠色

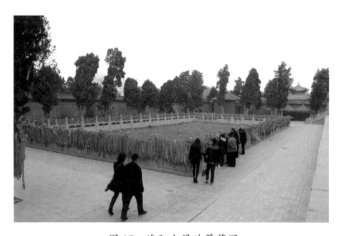

图 15 淮阳太昊陵蓍草园

欲滴了。此外，这里的蓍草叶片形似艾蒿，而上蔡的蓍草嫩芽叶片呈长圆形。为仔细对比二者的区别，我们设法找到了两地蓍草植株壮硕时的照片进行比对发现，二者在枝、叶、茎、花等方面均存在一定的差异，当属蓍草不同的品种。但因二者都属于多年生草本、茎条单一直立且都和伏羲传说紧密相关，因此都是蓍草文化的重要组成部分，自不必计较正宗与否。

又况《史记·龟策列传》中提到"王者决定诸疑，参以卜筮，断以蓍龟，不易之道也。……传曰：'天下和平，王道得，而蓍茎长丈，其丛生满百茎。'方今世取蓍者，不能中古法度，不能得满百茎长丈者，取八十茎已上，蓍长八尺，即难得也。人民好用卦者，取满六十茎已上，长满六尺者，既可用矣"，可见古代用蓍草卜筮十分流行，上至君王，下至百姓都对蓍草有很深的敬畏和崇拜之情，因此古代卜筮对蓍草的需求量，远非淮阳或上蔡一地所产的蓍草足够供应。为了满足不断膨胀的需求，不同地域生产的不同品种的蓍草在古代被人们广泛应用于卜筮活动。而淮阳、上蔡两地部分学者和百姓都坚称当地蓍草最正宗，争论的实质则是纠结于伏羲画卦的地点问题。

三、几点认识和建议

伏羲是华夏民族的人文始祖之一，其足迹又何止淮阳、上蔡两地；揲蓍画卦、参透阴阳从有所思、有所试、有所悟、有所用，亦非一时一日之功，期间所过之地又岂止淮阳、上蔡两地。因此对伏羲画卦的所在地过于耿耿于怀，就不自然地从时间和空间的角度上忽略了伏羲率领部族不断开拓、勇于进取、探索世界是怎样一个漫长而伟大的历程。

就如同老子观水悟道，在总结出"上善若水，水善利万物而不争，处众人之所恶，而攻坚强莫能胜之"这样的至理名言过程中，老子又何尝不是历经多年、身处各地、观遍江河湖海之水后方能有此大悟。今人又何必计较于老子所观之水是洛水，或是汜水，水有其性，老子有智，方能悟此大道。又如牛顿观察苹果落地而获得灵感，从而总结出万有引力定律，那棵苹果树也被视为科学探索精神的象征。殊不知，牛顿悟出这一真理之前又何止只在一处庄园观察过苹果落地。以此可知，蓍草原无须有淮阳与上蔡之分，归根结底，伏羲之有中原，则得以为后世缔造易学与医学之根基；中原之有伏羲，则得以成就其为华夏文明与文化之源头。

无论伏羲揲蓍画卦，抑或老子观水悟道，都说明古人善于从自然中那些看似普通的事物上获取有益的启迪和发现，从而提高对自然和社会的认知与掌握能力，这或许就是所谓的"大道至简"吧！

或许由于伏羲撰蓍画卦传说的传奇色彩和历代文献中所刻画的神乎其神的蓍草形象，使得人们对蓍草文化的认识往往有些虚空。为有效保护、正确继承、合理开发中华传统文化，我们有必要正本清源，科学挖掘蓍草文化的价值精髓。通过对古代文献中涉及蓍草文化的内容进行梳理，结合对上蔡、淮阳等地蓍草文化遗迹的考察，我们根据历史实际，结合时代特点，综合多元层面从以下几点总结蓍草文化的内涵。

其一，蓍草所承载的伏羲画卦传说是中国古人摆脱蒙昧科学认识世界的精神象征。

伏羲撰蓍画卦传说看似玄幻不经，但考察其选取蓍草和乌龟作为研究材料的自然初衷及撰蓍画卦过程的数理推敲逻辑，就会发现蓍草所承载的伏羲画卦传说所揭示的是中国古人不再盲目迷信鬼神，逐渐摆脱蒙昧状态，开始走向文化自觉，学会利用智慧的视角发现、计算、研究自然的奥秘。这种利用有限的条件成就伟大创举的精神从此植根于中华民族的血脉，从而促使华夏大地上的伏羲子孙在此后的各个历史时期创造了众多足以震撼世界的自然科学奇迹。蓍草，作为中华民族科学认识世界的精神象征，应该更加受到现代社会的重视和推崇。

其二，蓍草所蕴含的伏羲信仰是中国传统文化传承不息的文化符号。

无论是淮阳太昊陵、上蔡白圭庙与蔡叔度陵园，抑或安阳汤阴羑里城、山西晋祠、山东曲阜，都有蓍草寄居的身影或说法，说明蓍草在中国多地享有崇高的声誉。蓍草逐圣人而居的说法虽然有些牵强，但它身上所蕴含的伏羲信仰，却反映了历代中国人对自身民族文化的自信和延续。而蓍草也自然而然地成为中华文化传承绵延不息、文化传播枝繁叶茂的一个代表性符号。

其三，蓍草所催生的八卦理论和学说是中医学理论体系建构的哲学基础。

伏羲以蓍草茎秆拼接、勾画、计算，配合对龟甲的观察，绘制而成了八卦图形。以伏羲所创先天八卦为基础而形成的易学理论，具有深邃的科学内涵，其物象所指的太极阴阳、天地水火风雷山泽等形象，将整体观和对立统一的辩证观完美地融合于一体，为中医藏象思想、辨证论治思想的形成奠定了坚实的哲学基础。

对蓍草文化的内涵进行科学梳理和挖掘，有利于充分认识蓍草文化保护和传承的重要性。而通过此次考察，我们发现上蔡和淮阳两地在蓍草文化和遗迹的保护与传承上还存在一些问题，还需要相关部门强化保护意识，制订保护和开发方案。特得出以下几点意见：

其一，蓍草文化内涵认识不清，保护不力，存在玄虚化现象。

由于蓍草和伏羲的历史渊源，两地在蓍草文化内涵认识上表现出对蓍草的神化、玄化的现象，过于强调蓍草的传奇成分，未能从深层次、多角度出发探讨蓍草文化的重要价值和深刻内涵。而对蓍草神化的倾向更促使两地有些百姓和学者产生对蓍草文化垄断的意识，一味强调当地蓍草的纯正性，对他地蓍草持排斥、质疑甚至抨击的态度，这些现象都不利于蓍草文化的保护和传承。

上蔡白圭庙虽然历史悠久，但由于该文化遗迹地处村落，距离县城稍远，旅游参观不便，虽然被列为当地重点文物保护单位，但保护现状并不十分理想，殿宇年久失修，院落稍显凌乱，未能配备专职保护管理人员，临时管理员文物保护意识不强，庙中几通清代碑刻残卧角落荒草与犬粪之间，碑面字迹也因庙会时人畜踩踏严重致使早已消磨殆尽，而残碑近处却安放着数通今人新刻的石碑，新旧对比，处境天壤之别。庙前蔡河水流时断时续，部分河段垃圾堵塞，观感不佳，我们在与当地卫生部门同志和文史工作者交流时也反映了上述情况，也得到了他们的积极回应。

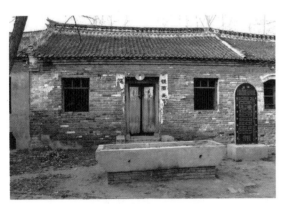
图 16　上蔡白圭庙后殿

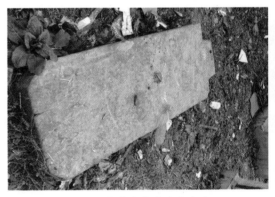
图 17　上蔡白圭庙清代残碑

我们考察组的领队许敬生教授，看到上蔡白圭庙的这种情况以后，随之写了一首《观上蔡县白龟庙》诗，抒发了当时那种惋惜而无奈的心情。

神草白龟观地天，源自蓍城蔡河间。

远取诸物近取身，先天八卦从此传。

昔日圣地今安在？眼前景物不忍看。

经年失修庙已破，古碑残卧荒草间。

蔡水干涸龟隐迹，寂寞空留画卦坛。

万幸菁草种犹在，灵根秀发机盎然。

高朋相聚追往事，共话龟池菁草园。

岁月幽远人祖佑，万古云霄思古贤。

淮阳太昊陵因名声在外，每年都有大量游客慕名而来，尤其是庙会期间更是人声鼎沸，尽管当地管理部门也采取了限制上高香的措施，但是还是有不少游客私带高香入园，烟雾腾腾对于环境质量尤其是园中古柏伤害较大，不少古柏被熏死，殊为可惜。园中景点较多，而菁草园前驻足的游客却并不多，园前关于菁草园的介绍也仅是寥寥数语，未能将菁草文化的深刻内涵阐述完整，没能达到对菁草文化的良好宣传作用。

其二，加大菁草文化宣传力度，加强对文化遗迹的保护和管理。

以制作菁草文化电视宣传片、举办菁草文化高级别学术交流会、邀请菁草文化研究学者和专家开展学术讲座、在大中专院校和小学开展菁草文化进课堂活动、在居民住宅区开展菁草文化进社区活动等多种形式宣传菁草文化，使得更多群众了解菁草文化内涵。

当地政府强化对菁草文化遗迹的保护意识，加大经费支持力度，邀请文物保护专家制订文保方案，加强文化遗迹的工作人员管理和经营管理，正确引导游客文明观光。

其三，梳理省内菁草文化遗迹流变脉络，打造菁草文化经典旅游线路。

组织文化学者对河南省内多处存在菁草文化遗迹的景点如安阳殷墟、汤阴羑里城、淮阳太昊陵、上蔡白圭庙等进行考察调研，梳理我省菁草文化遗迹从南到北的文化流变脉络，将菁草文化所蕴含的易学文化和中医文化进行有机串联，打造一条贯穿河南省南北的菁草文化旅游线路，是一件十分有益的事情。

2013 年 5 月初稿

2014 年 5 月修订

附：相关考察资料

考察时间：2013 年 3 月 27 日—3 月 29 日

考察地点：上蔡县塔桥镇白圭庙　重阳登高处　蔡叔度陵园

考察人员：许敬生　刘文礼　尹笑丹　周立凡

采访人员：上蔡县卫生局局长郝玉婵、上蔡县姓氏文化研究会聂臣、上蔡县姓氏文化研究会盖志、上蔡县姓氏文化研究会刘孔名、上蔡县塔桥镇白圭庙村书记李国陆、上蔡县塔桥卫生院张维奇、上蔡县白圭庙看管员李木等。

沁阳神农山行

——沁阳中医药文化遗迹之一

中原中医药文化遗迹与文物考察研究小组

李淑燕　李新叶　执笔　尹笑丹　配图

沁阳历史悠久，古迹众多，是全国首批"千年古县"，是河南省历史文化名城。焦作一带在晋朝时为河内郡，明清时改称怀庆府，治所均在河内县（今沁阳市）。怀庆府所辖之河内、孟县、修武、武陟、温县、济源等均位于黄河与太行山所形成的形似牛角的"牛角川"内。因这一地区古称"覃怀"，后又有"怀州""怀庆"之称，故又叫"怀川"。

我们对沁阳心仪已久，此次成行，非常高兴。来沁阳之前，我们曾查阅了大量资料，做了不少案头工作。来到沁阳以后，经焦作市中管局何银堂局长组织和主持，专门召开了一次有相关专家参加的座谈会，参加者几乎全是"沁阳通"。其中何先生本人就是省内著名的中医药文化学者，出版过多部中医著作，90多万字的《焦作中医志》就是他主编的。年过古稀的邓宏礼老先生是省内著名的文博工作者，也是覃怀文化研究院研究员，曾长期主持沁阳的文物研究和管理工作，出版过多部学术著作，他的皇皇大著《文化沁阳》在业界颇有影响。年近八旬的李成杰和王庆云两位老先生是沁阳四大怀药非物质文化遗产继承人。还有沁阳市中医院田晓战院长、胡大齐副院长等同志，都是当地著名的中医专家。出于对中原古代文化的共同热爱，大家一见如故。亲密的交流使我们学到了许多东西，对沁阳这座千年古城有了更进一步的认识。会后，在他们的带领下，先后参观了沁阳博物馆、药王庙遗址、律圣朱载堉墓，并沿着崎岖的山路，攀登上了神农山和神农祭天坛（也称神农坛、紫金坛），又到阳洛山中的沐涧，参观了魏夫人祠（也称二仙庙），实在受益匪浅。

2013年11月12日一大早，我们一行5人，在沁阳市中医院田晓战院长和胡大齐副院长等同志的陪同下，驱车前往神农山。

《淮南子·修务训》载神农氏："尝百草之滋味，水泉之甘苦，令民知所避就，当此之时，一日而遇七十毒。"《搜神记》云："神农以赭鞭鞭百草，尽知其平毒寒温之性、臭味所主。"说的都是我们所熟知的神农尝百草的故事。那么，这位医药学的先驱在沁阳的神农山又留下了哪些足迹呢？

神农山，位于河南省焦作沁阳市城区西北23公里的太行山麓。乾隆年间编纂的《怀庆府志》，有"垅实自于炎农"的记载。这里不仅是神农氏尝百草、辨五谷、设坛祭祀的圣地，也是道教创始人老子炼丹升仙之所在，同时，韩愈、李商隐等历代文人都曾在此留下传世佳作。这座自然与人文兼具的山峰，吸引着我们迫不及待地赶来，追寻神农氏之踪，感受中医药文化之美。

一进神农山，迎面而来的是神农文化广场，正中间矗立着神农氏的塑像，高 9.9 米，重 29 吨，用纯铜打造。神农氏器宇轩昂，长髯拂胸，头生双角，手捧五谷，脚踏实地，一副顶天立地的帝王之相。整个广场分三层，寓意天、地、人三界；主坛有 4 个登坛步道，寓意一年有四季；祭坛周围有 12 块包括神农尝百草和神农祭天等讲述神农氏生平事迹的浮雕，寓意一年有 12 个月；祭坛底层的环坛路共 24 圈，寓意二十四节气；每圈由 365 块青石铺成，寓意一年有 365 天。祭坛周围有八只灵兽：青龙、神马、朱雀、猛虎、神鸟、白虎、神牛、玄武，它们都曾为神农氏做出很大贡献。

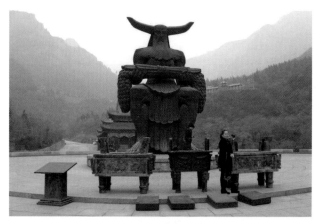

图 1　神农铜像

在神农文化广场北面，是专门供奉炎帝神农氏的炎帝祠，炎帝神农氏辨五谷，制耒耜，创农耕，解决了民以食为天的大事，被人们千古传诵。

离开炎帝祠，我们拾阶而上，首先来到的是云阳寺和清静宫，这是我国宗教建筑中比较罕见的结合，因为云阳寺是佛寺，而清净宫则是道观，两座建筑仅一墙之隔，充分体现了神农山兼收并蓄的包容性。

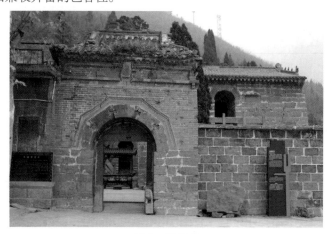

图 2　清静宫

从云阳寺出来，踏上用青石铺就的神农步道，走过锣鼓亭，漫步云阳河边。在河的拐弯处，有一块特别的石头，当地人称"合婚石"，是根据伏羲女娲的传说而命名的。相传上古时期，天地之间只剩伏羲、女娲兄妹二人。为繁衍后代，伏羲提出和女娲成亲，女娲不同意，但仔细想想，也没有更好的办法，只好说"成亲可以，但必须上合天意，下顺地理"。于是二人在东西山头各点燃两堆山火，两股青烟，袅袅升起，在云阳河谷上方互相缠绕，直冲云霄。天意已明，女娲又提出从山顶往山下滚石头，若滚下的石头能结合在一起，就算下顺地理。他们把两块大石从山上推下，结果石头在河底相撞，牢牢合在一起。于是，伏羲、女娲就此结为夫妻。为纪念此事，人们就把他们滚下山谷的那块巨石称为"合婚石"。这块石头至今仍保存在云阳河谷底，中间有一道青纹，一边是龙纹，一边是蛇纹，分别代表伏羲和女娲。如今，很多情侣来到这里，祈求能够永远相爱。

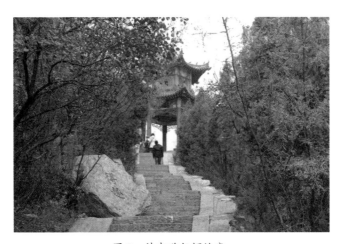

图 3　神农道与锣鼓亭

再往前走，展现在面前的是始祖峰，因伏羲而命名。始祖峰平地而起，巍然屹立，展现了一种阳刚之美。无独有偶，在威武挺拔的始祖峰旁边有一个阴柔秀美的女娲洞相依相伴。洞体为蛇形，从外到里，越来越细，蜿蜒入山，深不可测。始祖峰和女娲洞，一阳一阴，相映成趣，象征着人类的生命之源，代表了人们的美好祝愿，当地一些多年不孕的男女常来这里求子祈福。

从始祖峰到一天门之间有一条长约1.5公里的峡谷，名叫桃花溪，又名西贝涧。据介绍，每逢阳春三月，满溪桃花盛开，形成一幅天然的长轴画卷。而阴雨季节，桃花溪流水滴瀑，雾气茫茫，登山之行犹入仙境。唐朝文学家韩愈当年经此，就被这里的风光所吸引，挥毫赋诗《题西贝涧》一首，诗中写到"千峰万壑不可数，异草幽花几曾见。幽泉间复逗石侧，喷珠漱玉相交喧"，对桃花溪的风光作了精彩的描写。太行山虽属干旱地区，但由于神农山地处太行山南沿，在华北平原与山西高原过渡地段，山高林密，地形复杂，既阻挡了西北寒流的侵袭，又截留了东南沿海暖湿气流，形成了独特的小气候，降雨量较平原偏多，四季分明，潺潺流水，终年不竭。这样的气候，非常有利于动植物繁衍生息。这里动物种类繁多，有陆栖脊椎动物 260 多种，其中数量最多的是国家二类珍稀野生保护动物太行猕猴。

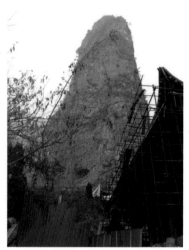

图 4 始祖峰

相传炎帝神农氏曾身患重病，他带领文武百官、妻室家眷，跋山涉水，广走民间，寻求良方。神农氏一行来至怀川时，当看到绿叶如盖、花团锦簇的美好景色和秀丽奇绝的灵山（今之神农山）风光时，大发感叹："真乃神仙福地，药山矣！"遂在此辨五谷尝百草，登坛祭天，终得四样草根花蕊和水服之，不日痊愈。又令山、地、牛、菊四官护值，因人而得名"山药、地黄、牛膝、菊花"，后来就成了著名的"四大怀药"。显然这只是个美丽的传说。不过，在沁阳神农坛景区的老君洼一带，至今还保留有"山药沟""地黄坡""牛膝川""菊花坡"等古地名。

在神农山，有不少与炎帝神农密切相关的自然地名及源远流长的民间传说。如神农自山西高平南出太行，向怀川拓展时走过的长约 12 公里的神农故道，神农氏在神农山尝百草辨五谷的百草坡、五谷畦，还有镢头沟、碓臼沟、磨盘岭等。尤其在号称"中天玉柱"的神农峰顶上，由南而北排列的神农殿、虚皇殿、太极池、八卦坑、神农坛、拜月坛和玄坛，每一处都有与神农相关的动人传说。

沿路上山，终于来到一天门，天门是指通往天宫之门。自古天下名山都要建造天门，而天门最多只能有一、中、南三重。这里的三重天门分别是明代万历皇帝和清代乾隆皇帝敕建，可知，早在明清时期，神农山就已名扬天下了。一天门位于 99 盘之巅，是登临紫金顶的咽喉要道，其西南侧有一碑楼，内置明隆庆二年刻立的"紫金坛创修庙门记"石碑，碑刻为龟趺圆首，首身一体，从碑文得知，此门建造于明嘉靖四十二年，比泰山的一天门还要早 154 年。中天门位于一天门之上，共有 250 级石阶，势如通天云梯，在

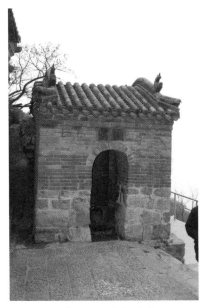

图5 一天门碑亭

此仰望，可以将紫金顶雄姿尽览无余。由于中天门这一段道路陡峭、狭窄、险峻，故又称"神农天梯"。登山的时候，须手脚并用，攀爬而行，虽然惊险，但也别有一番趣味。

走了近3个小时，虽然有些累，但我们仍很高兴，因为我们已经来到了神农山的极顶——紫金顶了。紫金顶俗称"北顶"，是神农山的主峰，海拔1028米，傲立群山之巅，巍峨挺拔，直插云霄，号称"中天玉柱"。相传太上老君曾在此筑炉炼丹。峰顶常年紫气环绕，金光流溢，与南顶武当并誉海内外。紫金顶上还有一个长、宽、深约1米的石坑，相传是伏羲氏卧听风声、悟画八卦之处，故名"八卦坑"。在紫金顶最高、最宽处，便是气势恢宏的神农祭天坛，东西宽30米，南北深22米，呈椭圆形。神农祭天的主要内容与农业和人民生活密切相关。一是谢祭上天赐予他智慧，使他教民树艺五谷，制麻为衣，人民衣食有源，从此农业兴起。又使他辨认出百草性味，疗民疾苦，从此减少病痛和死亡；二是祈祷上苍，风调雨顺，保佑天下五谷丰登，六畜兴旺，渔猎多获，人民丰衣足食；三是恳望天神禳除民间灾祸，赶走狂风暴雨、大旱、山崩、地震、瘟疫之魔。据《怀庆府志》载："择爽之地建社稷坛，均北向，岁以春秋仲月上戊日为民祈报。"多位考古专家、建筑专家来到神农山实地考察，他们认为，

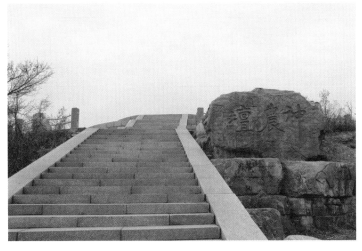

图6 神农坛

神农坛的建造历史要早于北京天坛，可以称为"中华第一坛"，是炎帝神农创造华夏文明的发祥地。

站在神农坛上，遥望远天，大家兴奋无比，思绪万千。领队许教授诗兴大发，一连写了好几首诗。我们不妨摘引两首：

（一）登神农山

太行巍巍踞北依，沁水潺潺流东西。

身置云路不知远，立在山顶觉天低。

（二）神农坛怀古

太行之巅神农坛，尝味百草留遗篇。

高台祭圣追往事，中天玉柱生紫烟。

紫金顶北望，一道峻拔山岭像一条巨龙蜿蜒起伏，跌宕不驯，奔于太行山的层峦群峰之中，被地质学家形象地誉为"龙脊长城"。龙脊长城是云阳河和神仙河之间的分水岭，一岭九峰，云腾雾绕，海拔最高处1020米，长约11.5公里。龙脊长城物种丰富，生长着1912种植物，其中名贵植物和中药材330种，因岭上的珍稀树种龙鳞松而得名。龙鳞松又称白皮松，是我国的珍稀树种，目前，全国仅发现两个地方生长有龙鳞松，一个是东北的长白山，另一个就是神农山的龙脊长城。龙脊长城上的龙鳞松，无一不是生在岩缝中，长在悬崖上，盘根错节，姿态各异，在绝岭雄峰之上展现着万种风情，宛如大山的精灵。如果把龙脊长城比作巨龙，龙鳞松就像龙鳞，在阳光下鳞光闪闪，在山风中松涛阵阵。这些龙鳞松虬枝屈曲，仪态万方。走着走着，来到一极狭窄处，这就是一线天，据介绍，一线天长50米、宽仅2～5米、高达100余米，谷底望天，天成一线，故名一线天。穿过一线天，我们来到了先祖神农遍尝百草的神农谷。神农谷到处都弥漫着中草药的气息。人们说：神农谷里走一遭，百病不治自己消。神农山植被覆盖率高达90%以上，被称作"天然氧吧"。神农谷峰峦叠嶂，沟谷纵横，植被茂密，有许多古老树种，如侧柏、黄栌、鹅耳枥、领椿树等，树龄均在数百年至一千年以上。也有很多稀有树种，如我国特有的山柏树、华北特有的马荆刺，本地特有的太行榆、太行花，等等。尤其是黄连的发现，改写了河南黄连绝迹的历史。神农谷里的中草药，有800种之多，如柴胡、山参、鸡头参、土蓝、连翘、金银花，在途中均可看见。据说由于草药品种多、药效好，所以药王孙思邈、药仙刘自然都曾在这里采过药。行至此，连我们也流连忘返了。

在山顶待了大半个小时，我们从后山返程。看到工人们正在崎岖的山道上修路，颇有几分惊险。这时，几位民工迎面走来，肩上都背一袋沉重的水泥，有的竟背了两袋，重达 100 来斤。当他们停下来休息时，我们进行了短暂的交谈。

"累吗？"我们问。

他们说："习惯了，还是比当农民好，起码每天能挣几十元或一二百元不等。"

望着他们离去的背影，我们默默无语，心里既同情，更有几分敬意。是他们时时在保护着神农山，为神农山增添着美丽和光艳。在他们心中，神农山永远是神圣的生命山。

神农山有着深厚的文化内涵，这里既是风景如画的旅游景区，也是道教和佛教的圣地，更是传播中医药文化的重要基地。有着深厚文化内涵的神农山，正是向全世界打开中华文明宝库的一个窗口。

2014 年 4 月 2 日

附：相关考察资料

考察时间：2013 年 11 月 12 日—11 月 14 日

考察地点：神农山　二仙庙

考察人员：许敬生　李新叶　尹笑丹　张雅薇　周立凡　李淑燕

采访对象：焦作市中医管理局局长何银堂、沁阳市神龙文化研究院院长邓宏礼、中医非物质文化传承人李成杰、中医非物质文化传承人王庆玉、沁阳市中医院院长田晓战、沁阳市中医院副院长胡大齐等。

走近魏夫人祠（二仙庙）

——沁阳中医药文化遗迹之二

中原中医药文化遗迹与文物考察研究小组

许敬生 执笔　尹笑丹 配图

11月13日下午，在沁阳市中医院田晓战院长和胡大齐副院长等同志的陪同下，我们来到沁阳神农山二仙庙景区，参观为纪念道教上清派第一代宗师魏华存而建的魏夫人祠（二仙庙）。

一、道教上清派第一代宗师魏华存

在沁阳城西北20余公里的紫陵村北边，有一座高大的山峰，叫阳洛山，阳洛山中有一东西走向的深涧，叫沐涧。魏夫人祠就坐落在这里。田院长和胡院长几位"沁阳通"，一路上给我们讲述了许多有关魏华存的故事。

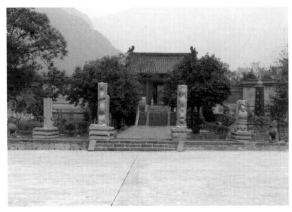

图1　魏夫人祠外景

魏华存（252—334）是晋代女道士，字贤安，任城（今山东济宁市境内）人。司徒魏舒之女，博览百家，通儒学五经，尤耽好老、庄。常静居行导引、吐纳术，服食药物，意欲独身修仙，遂其所愿。其父母不允，在她二十四岁时被强嫁给太保掾南阳刘文（字彦幼）。刘文任修武（今河南焦作境内）县令，魏华存随至任所，生有二子。后来别居，持斋修道多年，广搜道教神书秘籍。为了使上清派的修炼功夫深入人心，她把原来在晋武帝太康九年（288年）时接受到的《太上黄庭内景玉经》草本，加以修订整理后，并予注述，撰为定本，传抄问世。魏夫人卒后封为"紫虚元君"，被尊奉为道教上清派第一代宗师，世称"南岳夫人"。

《黄庭经》分为《太上黄庭内景玉经》《太上黄庭外景玉经》两部分，是早期道教重要的经典之一，魏夫人所修订的为《太上黄庭内景玉经》。该书以七言韵文著成，内中所谈到的人体生理，多与中医学相通，系统地提出养生理论和相应的修炼方法，成为影响中国 1000 多年的道教养生修炼专著。

为什么魏夫人祠又称二仙庙呢？焦作著名文化学者邓宏礼先生，在他的《文化沁阳》一书的《沐涧仙谷上清宗源地》一文中，做了详细的解释。魏夫人祠已有 1700 多年的历史，历尽了岁月沧桑。至唐代垂拱四年（688 年），唐太宗李世民命尉迟敬德监造增修，易名为"紫虚元君宫"，统称"紫虚元君庙"。北宋徽宗时期，"尊儒崇道，粉饰太平"，徽宗赐额"静应"，又更名为"静应庙"。宋金时期扩建"静应庙"，在紫虚元君宫后增建太乙真人宫。依仙位之序，太乙真人为大仙，紫虚元君为二仙，故称"二仙庙"。"二"者一指位序，二指奉两位仙人。怀川当地人习惯称紫虚元君魏夫人为二仙奶奶。

宋元以来，二仙庙多次得到修缮和扩建。清康熙年间，静应庙（即二仙庙）南北长达 400 米，中轴线上最前面的建筑为石牌坊，其后依次为一、二、三、四道山门，每道山门均有神位。东西两路各有殿宇，供奉各路神仙。计有宫、殿、楼、阁、台、亭、坊、廊等不同类型的建筑 46 座，整个静应庙有房屋 390 余间，庙内有参天古柏、合抱粗的松树及各种名花异草。就是这样一个庞大精美的建筑群，在 1938 年被侵华日军一把火烧成废墟，他们把庙内的经典供具抢掠一空，千年古观毁于一旦。之后，当地老百姓自发集资，曾多次修建二仙庙。改革开放以来，沁阳市政府把重修二仙庙作为加强文物保护的重头工作来抓，至 2007 年 5 月，一座崭新的二仙庙修葺竣工。

魏华存一生的大部分时间是在沁阳度过的。她以修炼地阳洛山为中心，在古怀庆府一带的怀川平原悬壶济世，布道度人，为当地的老百姓办了许多好事，深得百姓的爱戴。她仙逝后，人们在她当年修炼地——沁阳阳洛山支脉沐涧山为其建起"魏夫人祠"进行祭祀。1700 多年来，每逢农历"三月三"，沁阳一带的老百姓就在二仙庙举行庙会，隆重纪念她。可是民间也只知道二仙奶奶，并不知道魏华存，更不知道被誉为中国"四大

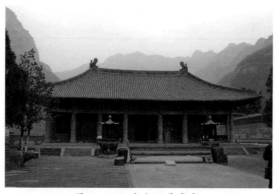

图 2　二仙庙主殿紫虚宫

天书"之一的《黄庭经》即是她所著。史学界、道教界一直都认为魏华存是在江南修炼得道，而南岳衡山和江苏茅山一直戴着"上清派祖庭"的桂冠，很少注意到魏华存曾在沁阳阳洛山一带生活修炼达 42 年这一段历史。

二、魏华存（即二仙奶奶）修道于阳洛山

从 1987 年开始，沁阳市人民医院医生张景华和紫陵镇退休干部秦泰昌两位先生，用 16 年的时间，苦苦追寻魏华存的历史踪迹。经过考察发现，民间盛传的二仙奶奶与魏华存是同一个人，这一切就发生在神农山二仙庙景区。魏华存早年修道于阳洛山，她在这一带居住、活动至少达 42 年之久。她的主要成果都是在这里取得的，晚年才移居江南，在南岳衡山去世。并最终用大量的历史佐证，赢得了权威专家的认可。为此还成立了沁阳市魏华存研究会。

其依据主要有三个方面：

一是历史记载。如《济宁府志》《怀庆府志》《上清经述》《茅山志》《后仙传》《衡州府志》《刘氏族谱》等文献众多的碑刻，均对魏华存在怀川及阳洛山生活和修行有记载。在多部史志及道家著作中，如《隋志·史部·杂传类》《旧唐志·史部·杂传类》《新唐志·子部·神仙类》《宋志·神仙类》《崇文总目·道书类》《通志略·诸子类·道家》《云笈七签》《太平御览·经史图书纲目》《太平广记》等，皆记有魏夫人事迹。我们不妨节选几段：

《上清经述》云："（魏华存）自陈毕，东华青童君曰：'子少好道，真至诚密，当为紫虚之宫上真司命，……我日后当更期会于阳洛山中，汝勤之矣。'"

《怀庆府志·舆地志》载："沐涧山位于府城西北四十里，女贞、梧桐遍覆崖谷间，每新雨初霁，异鸟歌鸣。沐涧山下有沐涧泉，飞泉细流汇为一池，莹碧可沐，使人有遗世之想。晋魏夫人修炼于此。"

《大唐怀州河内县沐涧魏夫人祠碑铭》载："魏夫人者，晋剧阳侯任城魏阳元之女也。《本传》曰：夫人年二十四，适（嫁给）南阳刘幼彦。幼彦为修武令，善为德政，仁风惠著。时夫人随在修武之馆焉。虽魏同舍（居住于）县内，常斋于别寝。季冬之月，夜半闻空中有钟鼓茄箫之声，羽旗光耀，降夫人之静室，——有四真人告夫人曰：大帝敕（命令）我来教子（您）以神真之道，注（登记）子于玉札（指仙人名单），应为紫虚元君。上真司命名山之号，封南岳夫人。后为阳洛山成真，人因为立祠。"从上述资料可知，

阳洛山确为道教上清派祖师魏华存修炼得道之处。

二是阳洛山中有关魏华存的遗址。阳洛山中有一东西走向的深涧，叫沐涧。沐涧由西沟、南沟、北沟三沟交汇而成，周围的山称为沐涧山，魏华存曾隐居在此。在这一带留下许多遗迹，如隐元台、二仙洞、圣水泉、鸣玉亭、魏夫人祠、静应庙、飞来石等。

魏夫人祠所在的沐涧沟的西端有一个颇为奇特的隐元台。在悬崖峭壁之中，有一块周长约数百米的圆形开阔地，约数亩大小。每当雨季来临，瀑布飞泻而下似一道水帘，水帘内即是隐元台，台上面有一个天造地设的洞府。传说魏华存当年就是在这里修真悟道，和众多神仙相会的。

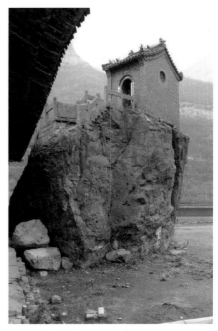

图3　飞来石

在阳洛山西南部的半山腰上，有一天然石洞，当地人称二仙洞，洞深约60米，洞壁有自然形成的各种造型和图案，并有唐代游人题字。传说魏华存常在这里闭关修行。

在阳洛山西北部有一北高南低的三级平台，东西宽40米，南北长百余米。平台上有一股清泉涓涓流出，人称"圣水泉"。传说魏华存当年就在这里汲水饮用。

唐宋间曾在沐涧沟修有一座鸣玉亭，现亭虽已毁，但一块大石之上的篆体大字"鸣玉亭"三字依然清晰可见，传说字为魏夫人所书。当地百姓曾在沐涧山圣水泉旁为魏华存修建了"魏夫人祠"进行祭祀。《怀庆府志·金石篇·唐沐涧魏夫人祠碑铭》载："祠祀晋修武令刘幼彦夫人。"祠建自南北朝，后废于战火。

三是当地百姓和道教信徒流传千百年的许多故事传说。在沁阳民间流传有"二仙奶奶救唐王"的故事。李世民隋末起兵，在洛阳战役中，退守太行沐涧山。经过几天厮杀，人困马乏，面临全军覆没的困境。忽然来了名老妇，提一只饭罐，握一把青草，请李世民用饭、犒劳三军。李仰天大笑："区区一罐饭、一束草，哪够千军万马食用？"正要拿问，老妇飘然而去，踪影全无。李觉得蹊跷，命令三军用饭，果然吃用不尽。李世民在沐涧寺魏夫人神像前，叩头许愿："得帝登基，一定修庙报恩。"称帝后，李世民果然派开国大将尉迟敬德前来监修庙宇。现今的沐涧寺，确有一通《重修沐涧寺前殿并造像之记》的石碑，印证了这一传说。

关于飞来石，也有一个传说。据说有一天，太上老君邀二仙奶奶魏华存到紫金坛上讲经练功。老君指着紫虚元君殿后面的飞来石说："人间多有不顺心的事，像生男生女就不能预先知道。你可将此大石破开，把它变成一个预测男女和吉凶的工具，能行吗？"二仙奶奶沉思片刻后笑着说："试试看。"她纵身飞到飞来石旁，拔下头上的金簪轻轻地一划，忽然巨石裂开，出现一道狭缝。现在每逢三月三庙会，前来朝山进香的男男女女纷纷列队飞来石前，往飞来石中间的缝隙里投石头。据说如果能把石头投进飞来石的缝隙里，就预示着吉祥如意。

关于"倒龙抱柱石"的故事。阳洛山的二仙庙与别处二仙庙不一样的地方，还在于一个石牌坊下的"倒龙抱柱石"。石柱雕龙，龙头朝下，俯首帖耳，这在全国都属奇特之景。因为走遍全国，雕龙多是向上飞腾，而要找到一个龙头朝下的"倒龙抱柱石"实在不易。相传李世民的军队退守沐涧山，人困马乏，已经绝粮，经二仙奶奶魏华存施食相救休整之后，很快打败了王世充。李渊父子最终统一了天下，建立了李唐王朝。后来李世民登上了皇位，就在长安大兴土木，修造宫殿。宫殿建好后，在安门窗时，能工巧匠们无论怎么精雕细琢也安不上。工匠无奈，只好向李世民说明情况。李世民突然想起自己在阳洛山中曾向仙人许愿登基后报恩一事，于是立即命差役将宫殿的大门送到阳洛山。正好二仙奶奶的紫虚元君殿尚无大门，所送之门往上一安，正好。不仅如此，李世民还专门嘱咐人将龙柱上的龙雕成头朝下的样子，以表示自己承认错误。这个故事显然是在附会彰显大唐太子的博大胸怀，宣扬知恩必报的观念。

又如王羲之手书《黄庭经》换鹅的传说。东晋书法家王羲之也是上清派的信徒，他爱鹅，也很爱《黄庭经》。山阴一道士好养鹅，王羲之非常喜爱，想买下这群鹅。道士说："我

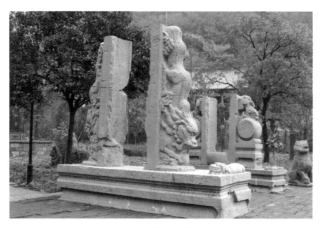

图 4　倒龙抱柱石

心仪魏夫人的《黄庭经》已久，你给我写篇《黄庭经》，我就把鹅送给你。"王羲之欣然命笔，一挥而就。道士看了赞不绝口。流传至今的小楷《黄庭经》就是王羲之的代表作。

魏华存晚年适逢天下战乱，西晋灭亡，东晋建立，当时丈夫刘幼彦已死，为避战乱，66岁的魏华存和长子刘璞、次子刘遐渡河越江南下。而后又与二子分开，与侍女麻姑于晋大兴年间来到南岳，在集贤峰下，结草舍居住，静心修道。这就是黄庭观的来由。她在南岳衡山黄庭观继续修行16年，于晋成帝咸和九年（334年）间，闭目寝息，饮而不食而仙逝，享年83岁。这就是她被后人尊称为"南岳魏夫人"的原因。

关于魏华存得道成仙的故事，在民间流传很广，影响很大。后来，崇尚道教的唐玄宗李隆基指令道士蔡伟，将这些民间流传的传说整理编入《后仙传》《太平广记》。宋代学者李昉根据唐杜光庭《采仙录》的记载重新整理加工，编入了以神话故事和民间传说为主体的《太平广记》。

2004年4月19日，根据沁阳市魏华存研究会所取得的成果，经中国道教协会、河南省道教协会的有关专家认证首肯，首次在沁阳市神农山二仙庙景区隆重举行了道教上清派祖师魏华存诞辰1752周年纪念活动。当时，中国道教协会副秘书长袁志鸿先生在纪念会上对沁阳市在魏华存的研讨和考证工作给予了高度评价和充分肯定。魏华存的后裔也派代表专程从江南赶来参加纪念活动。一万多名善男信女纷纷来到二仙庙朝觐，纪念魏华存。神农山及二仙庙景区以其独有的文化魅力不仅吸引了众多的游人，而且引来了多家媒体的广泛关注。

沁阳市二仙庙（即静应庙）三月三庙会是中原三大古庙会之一。每年三月，从初一到十五整整半个月，来自山西、河南及周边省市的香客络绎不绝。怀川人中信仰道教的比较多，而在道教众多的神灵中，二仙奶奶在怀川人心目中的位置最为重要。多少年来，怀川人一代代传诵着二仙奶奶的故事，说她神通广大，法力无边，同时又乐于助人，有求必应。在怀川，敬奉二仙奶奶的庙宇随处可见。

三、魏华存及魏夫人祠对后世的影响

魏华存的故事及她开创的道教上清派教义，在豫西北一带，流传甚广，影响很大。她创教之初，在沁阳沐涧山修行辟有起居之所。她飞仙后，从民间到官方均有为其修庙立祠的呼声。唐垂拱四年（688年），有诗人弘文馆学士路敬淳撰文，沐涧山胜果寺僧从谦书丹的《沐涧魏夫人祠碑铭》，文中载有怀州（即沁阳一带）刺史、长史、河内

县令等官僚重修魏夫人祠的情况。不仅如此，沿沁河、黄河的豫西北地区的百姓，将沐涧山静应庙作为魏夫人的祖庭，在不少地方为魏夫人修建了行宫。元至正十三年（1353年），静应庙重新丈量庙田，立《界址人名碑》，碑文题名中出现了众多的行宫，波及济源县（今济源市）、河内县（今沁阳与博爱县）、温县等许多村庄。

魏华存以后200年，南朝梁出了一位著名道教思想家、医学家、文学家陶弘景。陶弘景（456—536），字通明，号华阳隐居，丹阳秣陵（今南京）人。永明十年（492年），辞官隐居句曲山（茅山）。梁武帝如遇大事常往山中咨询，时称"山中宰相"。陶弘景是上清派第九代宗师，在茅山聚众布道，茅山成了上清派活动中心，陶弘景也成了上清派一代宗师。故后世称上清派为"茅山宗"，足见其在道教史上地位显赫。可见魏华存开创的道教上清派影响之深远。

天色已近傍晚，该打道回城了。望着峰峦相连的阳洛山，望着宁静清幽的魏夫人祠，依依不舍地离去。我们不禁久久地陷入沉思之中。

作为封建社会的一个女人，魏华存为什么被后人敬仰？甚至从帝王将相到平民百姓都对她推崇有加？魏华存自幼聪颖，善书文，受父亲思想的影响，"幼而好道，志慕神仙"。她心诚志坚，悬壶济世，为百姓排忧解难，感动了天地。魏华存去世后，老百姓则用自己的形式记住了她，用口碑、用心灵，以精神的方式来纪念她。每年三月，举行盛大的庙会，由初一至十五，男女老幼，密密如蚁，层层如织，向这位二仙奶奶顶礼膜拜。对于普通百姓来说，二仙庙庙会已经成了一个节日，成了一个能为大家带来快乐的日子。这个给百姓带来快乐的庙会，也许可以算作魏华存除《黄庭经》之外留给后人的又一份遗产。至于说她羽化登仙，显然是把她神化了。同时，这也反映了那个时代普通百姓心中的愿望。因为在当时穷苦百姓的心中，只有神通广大的仙人才能拯救这个苦难深重的社会。

对于封建时代的知识分子来说，魏夫人祠也随时会给予他们精神上的安慰。清人范照黎的一首诗《沐涧山》说："飞泉四面水粼粼，沐涧山光雨后新。到此便生遗世想，修真谁继魏夫人。"（买西海《神农山诗选》）正形象地反映了这种心态。而历代统治者对魏夫人推崇有加，大修二仙庙，正是为了显示"尊儒崇道"，以粉饰太平。也便于他们教化臣民，或许这也是顺从民意吧。

魏华存去世后，由她定本的《黄庭经》经东晋大书法家王羲之抄写而广为流传。《黄庭经》对后世的影响是巨大的。王羲之说："书家不写《黄庭经》，笔中岂能有神灵？"宋代大诗人陆游说："白头始悟颐生妙,尽在黄庭两卷中。"传说王羲之最喜欢抄写《黄庭经》,每抄一篇必有新的感悟。西晋之后的大书法家,几乎没有不抄写《黄庭经》的,唐宋时代如大书法家褚遂良、颜真卿、苏轼、黄庭坚等,都留下有与《黄庭经》相关的作品。

《黄庭经》为什么能得到广泛流传?除了书圣王羲之等名家传抄外,当然主要还是它内在的魅力。《黄庭经》以三丹田与黄庭宫为枢纽,存思黄庭,炼养丹田,积精累气,以求长生。所谓"黄庭"是指人体中央与外界四方。外指天、地,内指人本身脑中、心中和脾中,内外相辅称"黄庭"。《黄庭经》以七言口诀方式和形象贴切的描写比喻,把人的四肢五官、五脏六腑、肌骨经络、知觉思维、阴阳五行与日月星辰诸"神"相结合,说明人只有存思炼形,积精累气,保持阴阳平衡,才能身体健康、延年益寿。上清派在炼养方法上,改变了过去符箓禁咒和烧炼金丹的做法,而为专炼人体的精、气、神以求长生久视之道。

《黄庭经》也是中国气功学的主要经典,是修炼内丹的必读书。对后世气功医学影响很大。所谓内丹,是相对于丹鼎派的烧炼丹砂、铅汞而说的,指以己身为炉灶,以自身中之精气为药物,在自身中修炼,使精气神凝聚不散而成为"仙丹"。而《黄庭经》提出的"脾胃主黄庭之魂""漱津液五华生辉""心者五脏六腑之大主也,精神之所舍也"等观点,也无不与中医学说有共通之处。这对我们深入研究道教和中医养生学,有着重要的学术价值。因此,魏夫人祠不仅是道教圣地,也是中医药文化的重要遗迹。

如今,魏华存及其相关的文物遗址、神话传说,已成为沁阳市宝贵的文化资源之一。重修二仙庙之后,阳洛山一带已建成著名的神农山二仙庙风景区。近年来,连续两届道教上清派祖师魏华存诞辰纪念活动,均在二仙庙景区举行。这些都为我们挖掘、开发神农山及魏华存的历史文化内涵,打造一流的文化名城,奠定了良好的基础。

2014 年 4 月 20 日

附：相关考察资料

考察时间：2013 年 11 月 12 日—11 月 14 日

考察地点：神农山　二仙庙

考察人员：许敬生　李新叶　尹笑丹　张雅薇　周立凡　李淑燕

采访对象：焦作市中医管理局局长何银堂、沁阳市神龙文化研究院院长邓学礼、中医非物质文化传承人李成杰、中医非物质文化传承人王庆玉、沁阳市中医院院长田晓战、沁阳市中医院副院长胡大齐等。

第三章 中原名医文化遗迹考察记

南阳医圣祠

中原中医药文化遗迹与文物考察研究小组

许振国 执笔 尹笑丹 配图

一、医圣张仲景

张仲景，《后汉书》无传，其事迹始见于《宋校伤寒论序》引唐代甘伯宗《名医录》："南阳人，名机，仲景乃其字也。举孝廉，官至长沙太守，始受术于同郡张伯祖。时人言，识用精微过其师。所著论，其言精而奥；其法简而详，非浅闻寡见者所能及。"据此，他为南阳人，师事张伯祖，曾经出任过长沙太守，因此被后世称为张长沙。但关于仲景任长沙太守之事是否属实，后世尚有争议。清代孙鼎宜认为，张机应为"张羡"之误，章太炎也持此说。

张仲景生活的东汉末年，是中国历史上一个极为动荡的时代。统治阶级内部出现了外戚与宦官相互争斗残杀的"党锢之祸"。军阀、豪强也为争霸中原而大动干戈，农民起义的烽火更是此起彼伏。一时间战乱频仍，百姓为避战乱而相继逃亡，流离失所者不下数百万。汉献帝初平元年（190年），董卓挟汉献帝及洛阳地区百万居民西迁长安，洛阳所有宫殿、民房都被焚毁，方圆二百里内尽为焦土，百姓死于流离途中者不可胜数。

据史书记载，东汉桓帝时大疫三次，灵帝时大疫五次，献帝建安年间疫病流行更甚。成千累万的人被病魔吞噬，以致造成了十室九空的空前劫难。其中尤以东汉灵帝（168—189）时的171年、173年、179年、182年、185年等几次的疾病流行规模最大。南阳地区当时也接连发生瘟疫大流行，许多人因此丧生。张仲景的家族本来是个大族，人口多达二百余人。自从建安初年以来，不到十年，有三分之二的人因患疫症而死亡，其中死于伤寒者竟占十分之七。这激发了他发愤学习医学的决心，"乃勤求古训，博采众方，撰用《素问》《九卷》《八十一难》《阴阳大论》《胎胪药录》，并《平脉辨证》，为《伤寒杂病论》合十六卷"。

后来，张仲景果真成了良医，被人称为"医中之圣，方中之祖"。这固然和他"用思精"有关，但主要是他热爱医药专业，善于"勤求古训，博采众方"的结果。年轻时曾跟同郡张伯祖学医。经过多年的刻苦钻研和临床实践，医名大振，成为中国医学史上一位杰出的医学家。

建安年间，张仲景行医游历各地，目睹了各种疫病流行对百姓造成的严重后果，也借此将自己多年对伤寒证的研究付诸实践，进一步丰富了自己的经验，充实和提高了理性认识。经过数十年含辛茹苦的努力，终于写成了一部名为《伤寒杂病论》的不朽之作。这是继《黄帝内经》之后，一部最有影响的光辉医学典籍。

《伤寒杂病论》是集秦汉以来医药理论之大成，并广泛应用于医疗实践的专书，是我国医学史上影响最大的古典医著之一，也是我国第一部临床治疗学方面的巨著。《伤寒杂病论》的贡献，首先在于发展并确立了中医辨证论治的基本法则。张仲景把疾病发生、发展过程中所出现的各种症状，根据病邪入侵经络、脏腑的深浅程度，患者体质的强弱，正气的盛衰，以及病势的进退缓急和有无宿疾（其他旧病）等情况，加以综合分析，寻找发病的规律，以便确定不同情况下的治疗原则。

　　他创造性地把外感热性病的所有症状，归纳为六个症候群（即六个层次）和八个辨证纲领，以六经（太阳、少阳、阳明、太阴、少阴、厥阴）来分析归纳疾病在发展过程中的演变和转归，以八纲（阴阳、表里、寒热、虚实）来辨别疾病的属性、病位、邪正消长和病态表现。由于确立了分析病情、认识证候及临床治疗的法度，因此辨证论治不仅为诊疗一切外感热病提出了纲领性的法则，同时也给中医临床各科找出了诊疗的规律，成为指导后世医家临床实践的准绳。

　　《汉书艺文志》中，将汉之前的医学典籍总结为重视经络针灸的医经派，与重视本草汤液的经方派二者；这两大传统的发展，构成了汉之前的中医体系。医经派的主要代表著作是《黄帝内经》。传统上认为，是《伤寒论》成书的主要依据，后世医者也多援引《内经》以发明《伤寒论》微旨。如清代《医宗金鉴·伤寒论注序》："《伤寒论》，后汉张机所著，发明《内经》奥旨者也，并不引古经一语，皆出心裁，理无不该，法无不备，盖古经皆有法无方，自此始有法有方，启万世之法程，诚医门之圣书。"

　　但根据晋皇甫谧序《针灸甲乙经》："仲景论广伊尹《汤液》为数十卷，用之多验"及近代从敦煌出土的梁代陶弘景《辅行诀·脏腑用药法要》记载："汉晋以来，诸名医辈：张机、卫汛、华元化、吴普、皇甫玄晏、支法师、葛稚川、范将军等，皆当代名贤，咸师式此《汤液经法》，愍救疾苦，造福含灵。""外感天行，经方之治有二旦（阳旦汤、阴旦汤）、六神、大小等汤。昔南阳张机，依此诸方，撰《伤寒论》一部，疗治明悉，后学咸尊奉之。"《汤液经法》一书，在《汉书艺文志》的分类中，属于经方一派。这证明传统上认为《伤寒论》"不引古经一语"的看法是错误的，《伤寒论》中所使用的方剂，主要援引了已经失传的《汤液经法》，这也是张仲景著作的主要依据。

　　张仲景刻苦学习《内经》，广泛收集医方，写出了传世巨著《伤寒杂病论》，确立了辨证论治的原则，这是中医临床的基本原则。在方剂学方面，《伤寒杂病论》创造了很多剂型，记载了大量有效的方剂。其所确立的六经辨证的治疗原则，受到历代医学家的推崇。这是中国第一部从理论到实践、确立辨证论治法则的医学专著，是中国医学史上影响最大的著作之一，是后学者研习中医必备的经典著作，广泛受到医学生和临床大夫的重视。

张仲景的著述除《伤寒杂病论》外，还有《辨伤寒》十卷，《评病药方》一卷，《疗妇人方》二卷，《五藏论》一卷，《口齿论》一卷，可惜都早已散失不存。然而仅此一部《伤寒杂病论》的杰出贡献，也足以使张仲景成为海内外景仰的世界医学伟人。张仲景是中医界的一位奇才，《伤寒杂病论》是一部奇书，它确立了中医学重要的理论支柱——辨证论治的思想，在中医学发展过程中，实属"点睛之笔"。

几千年来中医长盛不衰，至今仍能傲立于世界医林的"拿手绝活"，就是通过望、闻、问、切四诊，综合分析疾病的性质，因人、因病、因证来选方用药，这才符合变化的病情和不同体质的病人，才能做到药到病除。也可以说，整部《伤寒杂病论》就是针对当时医生不能具体分析、准确立方用药而著述的一部"纠偏"之书，其中许多条文都是针对所谓"坏症"，就是医生误治后出现的问题而进行纠正性治疗的。

因此，张仲景可说是两汉医经、经方二派的集大成者，他使用的方剂很多都是来自经方派；而六经辨证的手法，则是来自《黄帝内经》。此外，更加上他个人的心得与经验，将伤寒与杂病共论，汤液与针灸并用，打破了《素问·热论》中六经只辨伤寒的局限性，因此，无论伤寒、杂病和它们互相挟杂的复杂问题，都能用六经辨证方法概括而无遗。称仲景为医中之圣，《伤寒论》为中医之魂，实不为过。

《伤寒杂病论》奠定了张仲景在中医史上的重要地位，并且随着时间的推移，这部专著的科学价值越来越显露出来，成为后世从医者人人必读的重要医籍。清代医家张志聪说过："不明四书者不可以为儒，不明本论（《伤寒论》）者不可以为医。"后该书流传海外，亦颇受国外医学界推崇，成为研读的重要典籍。据不完全统计，由晋代至今，整理、注释、研究《伤寒杂病论》的中外学者逾千家。邻国日本自康平年间（相当于我国宋朝）以来，研究《伤寒论》的学者也有近二百家。此外，朝鲜、越南、印尼、新加坡、蒙古等国的医学发展也都不同程度地受到其影响及推动。目前，《伤寒论》和《金匮要略》仍是我国中医院校开设的主要基础课程之一。

张仲景的医学理论对中国古代医学的发展和百姓的健康做出了巨大的贡献，而且对东亚及东南亚各国的影响也很大。后人研究他的医理，敬仰他的医术和医德，称他为"医圣"。在河南省南阳市还为他修建了"医圣祠"。新中国成立后，翻修了"医圣祠"，并修建了"张仲景纪念馆",以纪念这位奠定中国中医治疗学基础的医学家。

二、张仲景墓及祠的历史

在"南阳城东,仁济桥西,温凉河畔"的医圣祠,便是张仲景的墓祠所在地。据《南阳县志》记载:"宛郡东高阜外……有仲景故宅,仁济桥西有仲景墓。"《医圣张仲景祠墓志》记载:"明嘉靖二十五年(1546年)儒医沈津、越夔等人士倡首,修建三皇庙,唐藩王撰文立石(石碑残存)。"明代《汉长沙太守医圣张仲景灵应碑》曰:"南阳城东仁济桥西有圣祖庙,十大名医中塑有仲景先生像。"

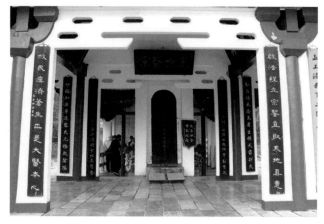

图 1 南阳仲景墓

南阳医圣祠历史久远,民间传说在此地发现碑碣,立于晋。而有史可考的是《医圣张仲景祠墓志》的记载:"明嘉靖二十五年(1546年)……"距今也有400多年历史。"药王之庙遍寰宇,医圣之祠惟南阳有焉。"

医圣祠的诞生相传源于一个儒生的怪梦。明崇祯元年戊辰(1628年),兰阳廪生冯应鳌病染风寒,几乎不治。一日午夜,有一黄衣金冠神人,以手抚其全身,其"百节俱活"。他问:"生我者为谁?"神人自称南阳张仲景,墓冢在"南阳府东四里许","岁久湮没,荡为平地",示意冯应鳌为自己重起墓冢。

冯应鳌病愈后不远千里赶赴南阳,在神人所说的地点见到一座庙宇,庙内十大名医像中有衣冠须眉如梦中见者,拭去尘灰一看果然是张仲景,但因在庙后求先生墓而不可得。4年后,园丁凿地掘井,获高二尺余一碑碣,上写"汉长沙太守医圣张仲景墓"(据推测,墓碑立于晋咸和五年也就是公元330年,距医圣卒年111年,但学术界认识不同,如河南中医药研究院刘道清研究员认为是明代的墓碑。见到道清《南阳医圣祠"晋碑"

质疑》一文,1983 第 1 期《中原文物》第 37 页）。还发现碑碣下有石洞,因害怕将其封住。

清顺治十三年（1656 年）,南阳府丞张三异募捐建造医圣祠,规模平列于周昭天、汉王侯等王公侯位,享有同祀。当时,通过科举考试成为叶县训导的冯应鳌再次来宛,立石记述访墓始末,并重刻灵应碑。

自此以后,医圣祠日益得到重视,"医圣"和它彰示的文化进一步得到发扬光大。至康熙年间,医圣祠祠田达六百亩,建筑精雅,犹如洞府,甚为美观。 并且所藏医籍极富,亦是医家聚会、阅读、研究之地。

道光九年,中医皇甫良、王德涟等,组成医林会馆,对医圣祠祠地进行整顿管理。医圣祠在岁月的河流行进时也屡屡遭到破坏,清咸丰以后,屡遭兵燹歉岁,祠宇逐渐荒凉,建筑破败不堪。光绪九年,医林会馆首事曹鸿恩、陆逢春等,发起捐款,赎地重修,医圣祠赖以保存,并增建亭台,规模庄严宏丽,遂成为南阳名胜之地。

据清末曹德宇编绘的《医圣祠图志》记载,整个祠宇包括正偏两院。正院建筑有山门、中殿、正殿等,正殿塑有仲景坐像及历代名医像,为供人膜拜之地。偏院建筑则极为曲折,幽雅清丽,俨然洞府。

由中院向西,过月门一道,"为梅花亭"及"医圣井",井旁植三春古柳一株,径越两围,柳丝倒垂,绿荫蔽日。由井折向北为"荷花池",白莲千茎,翠盖盈池,中建"湖心亭",与"医圣桥"相接,而登"小蓬莱",叠石为山,上筑"灵枢阁"。

登临远眺：豫山蠹其后,白河横其前,市廛耕牧,尽收眼底。由山下行,过"碑楼",而达"桂花轩",有古桂六株,婆娑成林,秋风送爽,芬芳满园。由"桂花轩"穿角门东向,为"素问亭"及"内经楼",相传藏书极富,为医人聚会之地。院植古龙柏一株,凌霄花绕其上,觅花合药者,竟日不绝。此外建筑,尚有"春台亭""待月轩""仁术斋""广济馆"等,均极精雅,每年上巳、重九两节,为香火大会,仕女云集,极一时之盛。

张仲景博物馆副馆长张胜忠介绍,民国初年,医圣祠祀田被没收为教育基金,祀事日废。1928 年,军阀石友三驻军南阳,拆医林会馆,又将医圣祠辟为菜地,医圣祠"祀田没收,经理无人,日就废弛,亭台拆毁,花木砍伐","名胜古迹,荡然无存"。

1935 年,章太炎、谢利恒、张赞臣等文化界、中医界名家 99 位,发起重修南阳医圣祠的倡议。

中华人民共和国成立后,南阳市人民政府于 20 世纪 50 年代对仲景祠曾两度修葺,成立张仲景纪念馆。1981 年卫生部提议并拨付专款近百万元修复医圣祠,同时成立张仲景医史文献馆。1984 年 12 月成立张仲景博物馆，与张仲景医史文献馆合署办公。1988 年，"张仲景墓及祠"被列入全国重点文物保护单位。2002 年，南阳市人民政府举办张仲景医药节，并延续至今。2005 年，医圣祠主体建筑修缮工程完成。2008 年，医圣祠被列为全国中医药文化宣传教育基地。

自 20 世纪 90 年代起，中央、省、地、市人民政府先后拨款对医圣祠进行大规模修复建设工作，共建九级石阶十丈，仿汉子母阙一对，大门一座附东西陪房各三间，《张仲景传》石屏一座，东西长廊各 30 间附角亭一座，石刻张仲景组画 54 幅和历代名医评赞镶入东长廊内，石刻历代名医画像 112 幅镶于西长廊内，双层六角碑亭一座。重修山门一座及双侧花墙和月门，医圣井一眼，墓前石灯两盏，仲景塑像一尊。墓两侧修复古建房屋行方斋、智圆斋等六所，计 22 间。修复荷花池、湖心亭、仁济桥一座，春台亭、秋风阁各一座。新塑仲景巨型塑像一尊和十尊中型历代名医塑像，祠院内部铺设青石地坪，西院新建两层仿古小楼，计 28 间。

三、医圣祠内的主要陈列内容

医圣祠建筑风格为仿汉建筑群，现总占地面积 11429 平方米，其中房屋建筑物面积 6669 平方米，含各式房屋 136 间。

医圣祠大门具有汉代建筑风格，其"医圣祠"三字为郭沫若于 1959 年 12 月所题写。大门前双阙并立，名为"子母门阙"，其中母阙较高，子阙稍低，就像一位母亲怀抱婴儿。大门上有一对青铜"铺首衔环"，为虎嘴中叼一圆环，重约 300 千克，是目前世界上最重的铺首衔环。

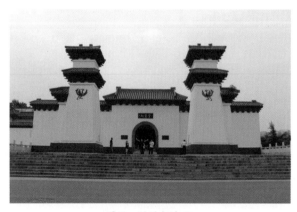

图 2　医圣祠大门

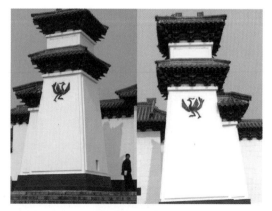

图 3　医圣祠双阙

门庭内有一个巨大的石屏，是由一块完整的石料制成的，长、高各为 3.5 米，重达 6 吨，是中国当代碑林一绝。其正面雕刻的是《张仲景传》，为已故名医黄竹斋先生撰写，描述了张仲景的一生。两侧是由中国著名的中医学家任应秋题写的对联："阴阳有三，辨病还须辨证；医相无二，活国在于活人。"背面雕刻的是张仲景的《伤寒杂病论序》，说明了他自己从医的原因。门庭内还有中国不同历史时期的四位大医学家的塑像，分别是医和、王叔和、华佗、李时珍。医圣祠后花园有喷水石龙，另外还有羊头四角砖墓。

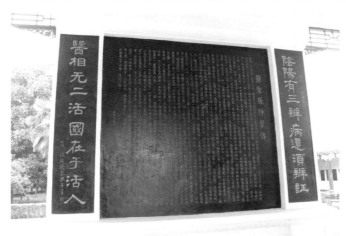

图 4　石屏

医圣祠基本陈列为中国医学史、仲景文化。中国医药学，以其历史悠久、文化内涵深邃而著称。医圣祠基本陈列自东偏殿起始，以殷商甲骨文医药文字为底衬背景，以民俗生活用具、医用骨针等展示，揭开远古至秦汉社会医药卫生发展之序幕。

大殿以张仲景生平组画、《伤寒杂病论》版本及后世医家注释著作陈列为主，凸显仲景学说的巨大影响力。西偏殿展示宋以后医药器械药具的日臻完善与发展。历代医药器具图片贯穿陈列始终。

馆藏文物 125 件（套），名家书画题词 275 幅，碑拓 40 幅。另有书刊、文献 10000 余册，其中明、清、民国时期的线装古医籍及名家捐赠医籍 2984 册。主要藏品有：

（1）针灸穴位女灰陶人。陶人为女性，造型质朴，浑身遍布排列成行的针灸穴位，四肢已残缺，是东汉晚期制作的医用人体模型。

（2）晋咸和五年（330 年）长沙太守医圣张仲景墓碑。该碑圆额长方，长方座。碑文楷书阴刻上下读一行十一字"汉长沙太守医圣张仲景墓"，边刻双线勾勒卷草纹，碑额刻有莲花盖、莲花托，碑的下部有莲花座。碑阴无字。碑座后有一从右至左读隶书四

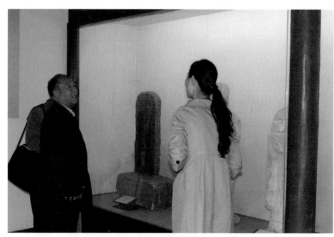

图 5　晋碑

字"咸和五年",明证张仲景墓址所在地。

《伤害杂病论》第十二稿(白云阁藏)木刻版,为陕西中医研究院米伯让先生遵从其师黄竹斋先生遗愿,于 1981 年捐献给医圣祠的。该木刻版呈长方形,共 151 块,分别放于三个栗色木箱内,每块阳文反刻,从左至右共 21 行,满行 19 字,是《伤寒杂病论》完整的木刻版,文物价值、学术价值甚高。

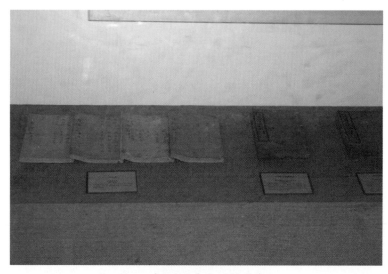

图 6　《伤寒论》相关著作展示

四、民间及政府对仲景祠的祭祀活动

张仲景博物馆副馆长张胜忠说,张仲景的祭祀活动由来已久,民间说法至少在千年以上。

古代，民间拜祭多为祈求身体健康。每年有春秋两祭，一般在上巳日（三月初三）和重阳日（九月初九）祭祀，祭祀活动内容丰富，既有当地百姓烧香放炮、祭祀问药、祈福平安、请戏还愿的，也有各地医药学家的朝圣祭祀、义诊施药，医林会馆的学术讲堂、座谈交流，亦有文人赋诗而歌。

湖南长沙、湘潭等地，明清时代曾以正月十八为医圣张仲景诞辰纪念日。值时群众集会，或举酒相庆，或挥药而舞，以示对这位为民造福的医学家的怀念之情。另外，张仲景在长沙做官时，每年大年初一和正月十五两日，都在衙门大堂上为民诊治疑难疾病，为了纪念张仲景坐堂行医的功德业绩，群众也会在这两日拜祭。但在民国初年，医圣祠祀田被没收为教育基金，祀事日渐废弛。

时至今日，"医圣"已成为世界的"医圣"，祭拜"医圣"的规模和参与者范围及影响越来越大。日本、韩国、欧美等20多个国家和地区的中医药专家、学者和社会贤达纷纷前来拜谒；中医药界多次在南阳召开张仲景学术思想研讨会；南阳市政府为弘扬"医圣"文化连续举办了张仲景医药文化节……

正月十八的拜祭，也从最原始的祈求身体健康逐渐演变为一种弘扬"医圣"精神、推进中医药文化发展，让中医药走向世界，更好地为全人类健康服务的思想。尤其值得一提的是，民众祭拜的内涵也从单纯的祈福、祈求健康等上升到了对"医圣"人格、"医圣"文化的崇敬和敬仰。

医圣祠，已经从一个单独的纪念"医圣"的祠堂，演化为弘扬中医药文化的"百姓心目中的圣地"。

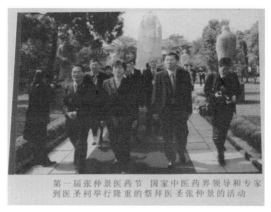

图 7　祭拜照片（翻拍）

煌煌医圣祠走过岁月的长河，有辉煌也有坎坷，从华丽到衰败，再走向辉煌。从它的演变历程，我们看到的是"医圣"文化的源远流长和它强劲的生命力，以及民众对"医圣"的崇敬和对中医药文化的虔诚。

五、晋碑的出土及保护情况

据《南阳县志》记载："汉长沙太守张机墓，在延曦门外二里，仁济桥西北……郡东高阜处，父老久传为先生墓与故宅。洪武初年有指挥郭云仆其碑，墓遂没于耕牧。越二百六十余年，为崇祯戊辰九月，兰阳冯应鳌千里走南阳，访先生墓不可得。后数年，园丁掘井圃中丈余，得石碣，碑文曰'汉长沙太守医圣张仲景墓'，是碑为郭云所仆而仅存者也。"

《南阳乡贤医圣张仲景祠墓志》载："顺治十三年郡承张三异将此碑立于仲景墓前。"又载"民国十七年，石友三驻宛，将庙中神像碑碣捣毁，此碑幸存"。

民国二十二年，长安黄竹斋先生在《谒南阳医圣张仲景祠墓记》中云："予礼敬讫，见墓前又一小碑，高二尺余，文曰'汉长沙太守医圣张仲景墓'，字体遒劲，类晋人书，盖即明崇祯五年园丁穿井凿地所获者。见此碑而仲景之墓乃有确据。"又云："祠中诸碑，古而可宝者，当以此为最。"

1981年，在修复医圣祠和筹办"医圣祠沿革陈列"的过程中，工作人员在精心洗刷该碑碑身及碑基沾附多年的泥土污垢时，于碑基后面发现隐约字迹，经清理显现出"咸和五年"四字。咸和为东晋成帝司马衍的年号，咸和五年对照公元纪年乃 330 年，距张仲景可能的卒年（219 年）相隔只有 111 年。

此碑年久风化，字多剥落，虽因石质粗而锋芒多杀，无从定其笔法之高下，而一种古厚之气自不可及。经我们多方考证，详细核对，确认属于晋碑无疑。日前，文物主管部门对国保单位文物进行了鉴定，该碑被定为国家二级文物，陈列于医圣祠仲景墓前拜殿中。

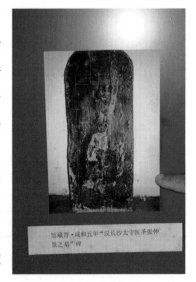

图 8　晋碑照片

六、医圣祠所面临的问题

面对历史文化资源中的文献、典籍、文物、遗迹、地名及传说等等，我们一般的态度有以下几种：

（1）古为古用是还原；

（2）今为古用是透析；

（3）古为今用是继承；

（4）今为今用是发展；

（5）古今兼用是融合。

对于张仲景及纪念张仲景的医圣祠而言，我们还有很多事情做得不够，最主要有以下几个问题。

（1）还原不够，这包括对医圣祠这样的遗迹还原不够，张仲景是汉代人，所以汉代的建筑应该更多，而不是以清代的建筑为主来纪念医圣张仲景这位汉代的名人。

（2）医圣祠旁边的温凉河已经成为臭水河，后面还有一个已经废弃的酒精厂，该搬迁的搬迁，该治理的治理，给医圣祠一个更为优美的环境。

（3）对医圣祠的宣传及开发不够，可以举办更多的活动来宣传医圣祠，让它真正成为中医的圣地，同时也要创意更多的文化活动，深度开发医圣祠的文化功能，让人们能够真正地认识到这里确实是一个值得纪念的地方，医圣是一位值得敬仰的伟人。

（4）对张仲景医学理论和实践的继承很不够，这需要更多的人理解掌握中国古代的思维方法与文化脉络，更多地将中医学的精华继承下来。

（5）对张仲景品牌的利用度也很缺乏，医圣大名传天下，与之相关的很多东西都可以成为名牌，应该更好地利用名人效应，发展相关产业，使文化、经济、医药、旅游及遗迹开发融为一体，更好地为今天的社会发展及生活幸福服务，这是今天我们纪念医圣张仲景的时代意义。

附录

医圣祠大事记

明嘉靖二十五年丙午（1546年），沈律、越夔倡首建三皇庙，唐藩王思成子撰文立石。（石碑残存）

明崇祯元年戊辰（1628年），兰阳廪生冯应鳌来宛访求医圣墓，九月刻灵应碑一块。（碑存）

明崇祯五年壬申（1632年），园丁凿地掘井，获碑碣，高二尺余，文曰：汉长沙太守医圣张仲景墓。（碑存）

清顺治十三年丙申（1656年），府丞张三异募建医圣祠，刻碑以记。（碑存）

同年，桑芸立碑记创建医圣祠始末。（碑存）

同年，冯应鳌为叶县训导，再拜医圣祠，立石记述访墓始末，并重刻灵应碑。（二碑皆存）

清康熙十六年丁巳（1677年），赵君太等善士重修祠庙。

清康熙二十七年戊辰（1688年），宛儒医周景福捐地480亩，为三皇庙祀田。清康熙四十九年庚寅（1710年），姜大成、吴国士捐银五十五两，购地五十亩，为医圣祠祀田。

同年，元帝庙祀田一百三十亩归医圣祠。

清雍正八年庚戌（1730年），李姓人倡修医圣祠门楼。（碑存）

清乾隆十五年庚午（1750年），重修医圣祠山门。

清乾隆三十五年庚寅（1770年），儒医方道鳌捐款赎地，庙祠合并。（碑存）

清乾隆五十九年甲寅（1794年），李天如继修春台亭。（碑存）

清嘉庆十五年庚午（1810年），廪生张森律等重修祠庙，金妆神像。（碑存）

清道光九年己丑（1829年），周晋王德涟追回当地。

清咸丰二年壬子（1852年）及咸丰六年丙辰（公元1856年），宛城各大药店及众善士两次捐资修葺祠堂与春台亭。（存功德碑）

清光绪九年癸未（1883年），曹鸿恩主持赎地，复加修葺，面貌焕然。累计建置：中殿、两庑、内经楼、灵枢阁、素问亭、仁术斋、广济斋、智圆斋、行方斋、春台亭、医圣井、医圣桥、梅花亭、待月轩。此外尚有桂花轩、莲花池、古龙柏、七空桥等景物。

民国初年，祀田没收为教育基金，祀事日渐废弛。

民国十七年（1928年），第五军二十四师（师长石友三）驻军南阳，拆毁医林会馆，又将祠墓辟为蔬圃。

民国二十三年甲戌（1934年），道人李智祥募修大殿及西廊。（碑存）

民国二十九年庚戌（1940年），朱玖莹倡修大殿及东廊角大门。（碑存）

1956年，整修殿堂，墓亭、山门新修圆顶草亭一座。同年医圣祠被定为河南省文物遗迹保护单位。

1959年，南阳市人民政府重修医圣祠，成立张仲景纪念馆，李德全为纪念馆题词。（碑存）

1963年，河南省人民政府公布医圣祠为省级重点文物保护单位。

1981年至1984年，建九级石阶十丈，仿汉子母阙一对、大门一座附东西陪房各三间、

《张仲景传》石屏一座、东西长廊各三十间、各附角亭一座，石刻张仲景组画五十四幅和历代名医评赞镶入东长廊内、石刻历代名医画像一百一十二幅镶入西长廊内，双层六角碑亭一座。重修山门一座及双侧的花墙和月门、医圣井一眼、墓前石灯两盏、张仲景塑像一尊。（碑存）

1984 年 9 月—1985 年 3 月，《医圣张仲景与医圣祠展览》在省会郑州和首都北京分别展出。

1985 年 10 月，日本矢数道明先生立"张仲景敬仰之碑"揭碑仪式在医圣祠举行。

1986 年至 1987 年，在张仲景先生墓前两侧修复行方斋、智圆斋、广济馆、仁术馆等六所建筑，在西院新建两层仿古小楼一座，并修复仁济桥。

1988 年，中华人民共和国国务院公布"张仲景祠及墓"为全国重点文物保护单位。是年，修复荷花池，完成张仲景坐堂行医组画群雕。

1989 年至 1991 年，修复春台亭、秋风阁，新建拜殿一座，整修仲景墓及墓亭，新塑巨型仲景塑像一尊和十尊中型历代名医塑像，祠院内全部铺设青石地坪，并油漆粉刷一遍。张仲景学术国际研讨会召开。

1991 年 10 月，举办了"医圣祠修复十年回顾展"。

1992 年上海中医学院张赞臣教授向医圣祠捐献医籍医刊 2200 余册，医药文物计 81 种 122 件。

2002 年，南阳市人民政府举办张仲景医药节，并延续至今。

2005 年，医圣祠四合院古建筑主体修缮工程完成。

2008 年，医圣祠被列为全国中医药文化宣传教育基地。

附：相关考察资料

考察时间：2011 年 10 月 20 日—10 月 22 日

考察地点：南阳医圣祠

考察人员：许敬生　许振国　姬永亮　郭凤鹏

采访对象：医圣祠馆长副主任医师孙永生、医圣祠副馆长副主任医师张胜忠、医圣祠宣教主任文博馆员杨蕾、医圣祠文献部主任白红阳、南阳市中医管理局中医科长廖俊旭等。

植物学家吴其濬及其故里

中原中医药文化遗迹与文物考察研究小组

程传浩 执笔 尹笑丹 配图

中原作为中华民族和中华文明的重要发祥地，河南所孕育的历史文明如木之根本、水之渊薮，在五千年中华文明史中，大约有三千年曾是全国的政治、经济、文化中心。然而，宋代"靖康之耻"以后，随着大宋的南迁，中国的经济文化中心逐渐南移，河南在频频战乱和政权迭更的纷争中，发展缓慢并被边缘化，总体走向衰落。相对于南方文化的绚丽多彩，中原几乎成为一片文化的"贫瘠地"，大大落后了。

就在清乾隆至道光时期，中原的南端信阳固始县，出现一位名震寰宇的人物——吴其濬。他是有清一朝河南省仅有的一位状元。尤其在"万马齐喑"的清代后期，面临内外交困的局面，民族科学和民族精神日益沦丧，这位出身官僚世家的状元公不仅敏而好学、宦迹半天下，而且还是我国科技史上著名的植物学家和药物学家。

一、"倚中原、接吴楚"，俊采星驰的固始文化

固始位于信阳东部，为河南省东南门户，南倚大别山，北濒淮河，背靠中原，面向华东。固始历史悠久，在夏、商时为蓼国地，春秋中期属楚地。东汉建武二年（26年），光武帝刘秀封其妹婿大司农李通为固始侯，从此有固始县名。固始凭借倚中原、接吴楚的地位之利，以及受中原文化、楚文化和吴越文化的共同辐射与影响，多元文化交汇融合于此，形成具有鲜明特色和优势的区域文化形态及蕴涵深厚的文化积淀，造就了固始独特的人文环境，历史上曾享有"中州文风甲大下，固始文风甲中州"的美誉。

历史上，固始的书香门第、耕读之家遍布城乡，士子学人层出不穷。名垂青史的文坛才俊、硕儒哲人、科学巨子、治国贤臣、封疆大吏等灿若群星，不可胜数。如楚国名相（令尹）孙叔敖、"固始侯"李通、"开漳圣王"陈元光、闽王王审知、"六桂联芳"的方氏门第等等。明清两代，百余进士联翩而出，显宦贤达尽展风流。这里出过清代帝师祝庆藩、清史总纂秦树声、回族名儒蒋湘南，民国期间，这里养育了中华革命党河南省支部部长凌钺，同盟会员、创建中州大学的张鸿烈，河南农业大学奠基人、首任校长吴肃等，他们都是固始的骄傲。

此外，由于固始独特的地理位置，使它自古以来就是中原腹地通向东南沿海的交通要道。历史上中原向东南沿海的五次大规模的移民多与固始有关，固始是中原向闽台迁徙的重要出发地和集散地。特别是初唐"开漳圣王"陈元光、唐末五代时"闽王"王审知两次率将士一万多名及其眷属南下闽越，开漳定闽，历经数十代，其后裔遍及福建、

广东、香港、澳门、台湾等地及日本、新加坡、马西亚、菲律宾等国。因此，固始和闽、台关系源远流长，有"中原侨乡"之称。闽台和海外华人对固始具有极为强烈的祖根认同，因为在他们的族谱中均记载着祖上来自"光州固始"。

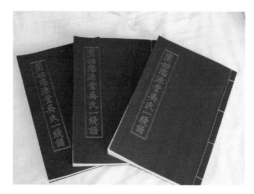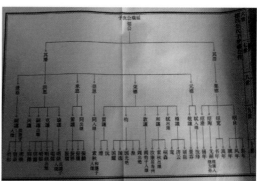

图 1 固始吴氏族谱

二、"宦迹半天下"，吴其濬的官宦生涯

"修身、齐家、治国、平天下"，这是中国传统士人恒久的追求。从"经世致用"这个角度而言，吴其濬是一个标准的传统知识分子，也是一个成功的封建官僚，是将自己的人生追求和普通士人的理念紧密结合在一起的成功范例。

在清代嘉庆年间，淮河上游支流史河、曲河交汇处，固始县的西南，有个普通的村庄——鄢店。鄢店附近有座颇有气派的四合院，沿街门楼三间，东西耳房各数间。门前有两根木柱，柱子上面各有一个四方木斗。左柱称"阀"，右柱谓"阅"，两柱相距一丈，叫作"阀阅门"，是世宦门第的标志。皇帝旌表功绩的报条，贴在柱子上，以示荣耀。进大门后是天井院，分隔成东园门、西园门和正门三处住宅。

这座四合院世称"官保第"，主人姓吴，"一门五进士"。吴氏一族是前清固始县"四大家族"之一，书香门第，源远流长。吴延瑞是乾隆三十一年（1766 年）第二甲第十四名进士，官至广东按察使。次子吴垣为乾隆五十二年（1787 年）第二甲第二十七名进士，官至吏部左侍郎。吴垣长子吴其彦，高中嘉庆四年（1799 年）第二甲第六十三名进士，后官至兵部右侍郎。次子即吴其濬，于乾隆五十四年（1789 年）二月初六出生于这座院子堂楼的东间屋内。

吴其濬深受家学的影响，5 岁那年，母亲许氏对他进行启蒙教育。10 岁，拜伯父吴湳为师，就读于临淮书院。嘉庆五年（1800 年），父亲吴垣在京为官，12 岁的吴其濬随母亲进京，先是就读于清芬书屋，后考入最高学府国子监，成为一名监生。嘉庆十五年（1810年）八月，吴其濬参加顺天乡试中选，名列三十一名，成了一名举人。嘉庆二十二年（1817年）三月，第三次会试考中，成为一名贡士。

当年4月21日，科举取士的最高一级考试——殿试，在紫禁城保和殿举行，这次参加的贡士有255人，吴其濬力压群雄，一举夺魁，成为清代第73位状元。此时，吴其濬28岁。嘉庆帝御笔亲赐新科状元吴其濬"状元"匾。吴其濬是位谦逊而俭约的人，他不像有的状元那样，大兴土木，建造"状元府"，而是因陋就简地翻盖了一间门楼，以悬挂"状元"匾。当然，这门楼修得还是很有气派的，青砖灰瓦，古香古色，高大宽敞，丹漆明柱，虎头门环。大门两侧一对青石雕刻的雄狮，巨头卷毛，隆鼻暴眼，阔口含珠，利齿外露。

中状元后，吴其濬开始了他一生的官宦生涯，吴其濬一生"宦迹半天下"，仕途可简略分两个主要阶段：第一个阶段，居官京城。第二个阶段，在地方做封疆大吏。

他先入翰林院为修撰，掌修国史，嘉庆二十四年（1819年），出任广东乡试正考官，道光十一年（1831年），吴其濬入值南书房。道光十二年（1832年），提督湖北学政。两年后，回京仍入值南书房，擢为东宫洗马。道光十五年（1835年）六月，擢鸿胪寺卿，闰六月，授通政司副使。道光十六年（1836年）八月，擢升内阁学士兼礼部侍郎衔，充玉牒馆副总裁，这是一次破格的提拔，《清史稿》和《清史列传》称为"超擢"。道光十七年（1837年）八月，出任浙江乡试正考官，授兵部左侍郎，提督江西学政；同年十二月，调户部右侍郎兼管钱法堂事务。道光十九年（1839年），转任户部左侍郎，仍留学政任。

在此期间，吴其濬的"学优守节，办事认真"（道光皇帝评语）的优点就鲜明地彰显出来，有清廉、勤政之美誉。

道光二十年（1840年），吴其濬代理湖广总督，从此，开始了他的地方大员生涯。

吴其濬代理湖广总督伊始，皇上命他与侍郎麟魁联合查办原湖广总督周天爵和候补知县楚铺滥用酷刑逼供、残害致死的命案。经过周密调查，弄清周天爵委任韩云邦为巡捕，诬民为盗，百姓被逼不得不聚众抗击杀伤官兵事件；以及候补知县楚铺总办盐卡，滥用酷刑逼供、残害致死的命案。周天爵等一应贪官酷吏被革职流放。

不久，吴其濬授任湖南巡抚。其间鸦片战争爆发，吴其濬对用鸦片、武力入侵的英军深恶痛绝，他积极行动、查禁鸦片、缉拿烟贩、收缴烟具等。湖南虽非前线，但他尽其全力组织人力、武器以支援广东抗英斗争。

道光二十一年（1841年）十一月，吴其濬上疏弹劾千总胡再忠调赴军营时，沿途勒索，纵兵滋扰。宣宗下诏，将胡再忠流放新疆。

道光二十二年（1842年），崇阳（今属湖北）人钟人杰聚众起义，攻陷崇阳、通城（今属湖北），兵锋直指巴陵（今湖南岳阳）。吴其濬驰赴巴陵，招募水手，率领官兵狙击，为镇压清朝历史上第一次大规模的农民起义立下大功，受到朝廷嘉奖。

道光二十三年（1843年），吴其濬调浙江巡抚，不久，调任云南巡抚。道光二十四年（1844年），任云贵总督。他对云南矿源、冶炼、办厂管理进行深入研究，著采矿专著《滇南矿厂图略》。

道光二十五年（1845年），调任福建巡抚，不久，调山西巡抚兼管盐政。他整顿山西盐政，知人善任，政绩突出。

道光二十六年（1846年），吴其濬因为旧病反复多次发作，疏请辞官，归乡养病。不久病卒，享年58岁。吴其濬病逝后，道光皇帝下谕曰："山西巡抚吴其濬由翰林修撰，入值南书房，濬跻卿贰，外擢巡抚。学优守洁，办事认真。兹闻溘逝，殊堪轸惜，著加恩赏加太子太保衔，照巡抚例赐恤，寻赐祭葬。"

三、"经世致用"的清代科学家

吴其濬在从政之余，完成了对大半个中国的科学考察，并进行了认真的研究总结。在植物学、药物学、矿业学及水利学等方面都有建树，留下了大量的科学文化遗产，在中国科技史上占有重要的地位。

吴其濬是位经世致用的官员。他在固始为父母守丧的七年间，就在现今的沙河铺乡花园村租用土地，种桃800棵，种柳3000棵，建植物园供研究使用，取名"东墅"。这年山洪暴发，冲毁了他精心经营的植物园和附近的农田。吴其濬很是震惊，徒步百里考察灾源，写出翔实的治理报告《治淮上游论》，明确主张用"蓄"的方法治水，这是对我国治水方略的一个贡献。

吴其濬是一位植物学集大成者，他的植物学专著分为两部分，即《植物名实图考》以下简称《图考》）和《植物名实图考长编》。首先编著的是《植物名实图考长篇》。这部书22卷，约89万字，著录植物838种，分谷类、蔬类、山草、石草、隰草、蔓草、水草、毒草、果类、木类等10余类，每类植物中又分多种。在辑录历代古籍中有关植物的资料时，重点收录各种植物的形态、产地、药性及用途等。书中著录或节录了一些花卉、果树用材植物的专谱，如《芍药谱》《桐谱》《菊谱》《打枣谱》《蚕书》《茶经》《牡丹谱》等。还辑录了中国南方、北方及国外引进的果树 60 多种。保存了大量植物学文献，其数量超过历代任何一种本草和植物学著作。它是研究植物学、生药学的重要文献。

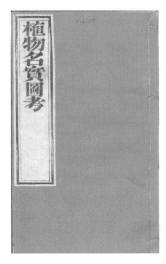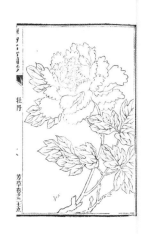

图 2　《植物名实图考》书影

吴其濬十分重视实地考察，虚心向当地劳动者学习。他利用去辖区巡视的机会，深入调查，广泛采集植物标本，绘制成图，并结合历代的有关文献进行研究，在编著完《植物名实图考长篇》基础上，写出了著名的《植物名实图考》。《植物名实图考》是最负盛名的一部著作，把我国传统植物学发展到一个新的水平，并对世界植物学界有深刻的影响。全书 38 卷，记载植物 1714 种，分谷、蔬、山草、隰草、石草（包括苔藓）、水草（包括藻类）、蔓草、芳草、毒草、群芳（包含菌类）、果类、木类等 12 类。这是一部专门记载植物，又集中反映其生物学特性的植物学专著，是吴其濬在植物学方面的重要研究成果。

《植物名实图考》记载的植物，多数是吴其濬亲自观察和访问所得，因此这些描述都能反映该植物的形态及生态习性，使读者能辨认植物的种类。吴其濬突破历代本草学仅限于性味用途的描述，而着重于植物的形态、生态习性、产地及繁殖方式的描述，大大丰富了植物学的内容。《植物名实图考》对清代以前的植物学、药物学著述进行了全面整理，其中所绘制的图样，与李时珍的《本草纲目》中的附图相比，其精确度更高，是我国古代历史文献中有关植物论述的总汇。

《植物名实图考》于道光二十八年（1848 年）刊印发行问世后，受到国内外植物学界和药物学界的高度重视。从植物学的发展来说，吴其濬的研究途径由实用向纯科学方面发展。《植物名实图考》的问世，从本草学的附庸，逐步走向独立科学的阶段，因而它在中国植物学史上占有重要地位。1880 年，该书第二版印出后即传入日本，日本学者将此书奉为珍宝，评价此书"辩论精博，综合众说，析异同，纠纰缪，皆凿凿有据，图书亦甚备，至其疑似难辨者，尤极详细精密"（日·伊藤圭介《重修植物名实图考序》）。《图考》在国际上也颇有影响。德国学者布瑞施奈德（Emil Bretschneider）在 1870 年出版的《中国植物学文献评论》中对读书评价极高，认为书中图谱"刻绘尤其精审"，"其精确程度往往可资以鉴定科或目甚至种"。他一再强调："欧美植物学者研究中国植物必须一读《植物名实图考》。"（石声汉译《中国植物学文献评论》）

除植物学方面的贡献外，吴其濬还对矿产进行了深入的调查和研究，并著有采矿方面的专著《滇南矿厂图略》。此书由他编纂，云南东川府知府徐金生绘辑，是介绍云南东川铜矿和其他矿产的一部著作。全书分上、下卷。上卷为《云南矿厂工器图略》，首附工器图 20 幅，然后为引第一、铜第二、铜之器第三、矿第四、炉第五、炉之器第六、罩第七、用第八等具体篇目，卷后节录有宋应星《天工开物》、王崧《矿厂采炼篇》、倪慎枢《采铜炼钢记》《铜政全书·咨询各厂对》等相关矿业著作。下卷名《滇南矿厂舆程图略》，绘有全省图 1 幅，以及府、州厅图 21 幅，滇矿图略（即矿藏分布），其下再分各种矿产、运输等。该书详细记录了云南铜矿的分布、矿床的基本情况和寻矿、采矿技术，是我国第一部矿业专著，在我国矿业发展史上占有重要地位。

四、"格物致知"的新发挥

吴其濬是一个开明的官僚，在风雨飘摇、内忧外患的形势下，他没有抱残守缺，而是放眼世界，将我国儒学传统的"用夏变夷"思想，提到了一个新的境界。提出了"用夷变夏"，学习西方科学，从而富民强国，超胜西方，最终达到文明输出"用夏变夷"。当时清廷已经岌岌可危，但他坚信，只要坚持对外开放的正确国策，"用夷变夏"，那么"用夏变夷"的理想终将会变为现实。这一理念为后人所赏识。

作为儒家的传统知识分子，吴其濬将"格物致知"思想，发展成为一种实事求是的科学方法和作风。他在治学过程中，既重视历史文献和前人的经验，又重视调查研究，以实物观察为依据，然后以文字记载来互相印证，摒弃了只靠耳闻不靠目验的研究方法。

他在观察植物时，不仅观其形态特征，还要尝其味，然后再一一记载。在实际考察中，吴其濬"多识下问"，向老农学稼，向牧童及樵夫请教，通过调查访问还不能对某种植物肯定时，他便将植物绘成图，以备考证，从不主观臆断，轻下结论。

吴其濬非常注重实践，只要条件许可，对植物都要亲自栽培，实地观察，力争掌握第一手资料。如在蔬菜类甘蓝条中记载："余移种湘中，久不拆芽，视之废矣……滇南终岁可得，夏秋尤美……余生长于北，终日食之而不识其状，西南万里，艺之小圃，朝夕晤对，彼足不至西北者，虽欲一物不知以为深耻，将如之何？"他不辞辛苦，对所栽植物要"朝夕晤对"，细心观察，这种求实精神，实在难能可贵。

吴其濬能够批判地继承前人的知识，对前人的说法并不盲从，从他对《本草纲目》一书的态度可见一斑。清代有些学者反对李时珍博采众长、有所创新的精神，诋毁《本草纲目》。而吴其濬对这部书评价甚高，多有赞美，但也在不少地方指出李时珍的错误，例如，把"木通"与"通脱木"混为一物、以"老鸦蒜"为"石蒜"等。

吴其濬对科学研究的态度是老老实实，知之为知之，不知为不知。植物中"形状、性味相似而名称不同"者，"名称相同而形状、性味并不完全一样"者，以"所见实物与文献记载印证，似是而非"者，"有些植物，作者确曾亲见，而人皆不识，过去本草中也无记载"者，他都十分重视，认真考察，从不轻率定论。如在金盏草条中记述"但此草之实，不似鸡头，其叶如莴苣，不应有杏叶之名，未敢并入"，如在鹿角菜条中指出"李时珍所述之鹿角菜，与原图不甚符，存以俟考"等，都未下定论，只是将问题提出，留给后人研究，这是作者严谨求实精神的又一例证，对提高《植物名实图考》的科学性有着重要意义。

需要指出的是，这一艰巨的著述工作，吴其濬完全是利用业余时间完成的。经过几十年的辛勤工作，他收集的资料装了满满几大箱。他白天处理公事，晚上伏案写作，长期的辛苦工作，使他得了重病。当时他任山西巡抚，要做的事太多了，为了能在有生之年完成这部大书，他向皇帝上书，请求辞官，皇帝同意了他的要求。吴其濬得以全身心投入写作。

吴其濬的科学思想，主要表现在他的科学研究方法中。对于经过实地观察、访问，根据文献记载加以研究，仍然不清楚的问题，他决不主观推测，妄下结论。《植物名实图考》中出现的有图无文或无名，或只有图既无名又无文者，或一物数图未加注释等情况，这正是他"存信存疑"不逞臆见的思想反映。作者在转引文献时，不割裂原书文义，忠实于古文献，全部照录，注明出处。这些都反映了吴其濬治学方法的严谨。

总之，吴其濬在植物学、采矿学方面取得了较大成就，是与他的科学态度分不开的。吴其濬作为19世纪的著名科学家是当之无愧的。

五、历尽沧桑身后事——吴其濬墓地寻访

2011年5月12日下午，由固始县卫生局医政科祝君科长和县中医院杨建国副书记陪同，驱车来到汪棚乡大皮村吴其濬墓走访，在当地村民孙晓忠的引领下，我们找到了吴其濬墓地。

汪棚乡大皮店村石柱村民组，距城约八里，走下公路，穿过田埂，下面是一片丛生的杂草。吴其濬墓地位于一片突起坟冢的边缘，是近年新修的用水泥固定的圆形坟墓，直径3米左右，前方有墓碑一方，上书"清代杰出的植物学家吴其濬墓"。

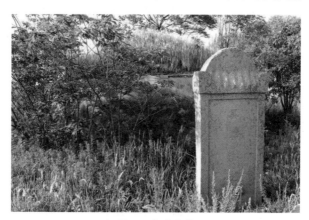

图3 吴其濬墓

曾于20世纪80年代担任过固始县地方志办公室主任的王启先生在其文集中收录有《吴其濬传》，传中对状元墓毁废经过有详细记述，不妨照录：

吴其濬死后，埋葬在固始西南八里松（今汪棚乡大皮店村石柱村民组），距城约八华里。墓地初建时，气势宏伟，依山朝南，占地约五亩，四周有院墙、花墙，墙面镶有刻着诗词歌赋及祭文的石碑，另有碑林、石碑坊、石供桌、石人、石马、石狮、石象、石猴、石桅杆等，苍松翠柏环绕掩盖。其妻熊氏墓在院墙西十几米处，另建有守墓人住房，派有专人守墓。陵墓正门大匾上写着"状元公馆"四个大字。旁有"圣旨禁葬碑"，禁止他人在此周围安葬。

太平军攻打固始时，掘开"状元公馆"。后吴氏族人回来，找不到吴其濬遗体，只

好埋个空坟，每年照样祭祀。新中国成立初，陵墓建筑依然完好。1958 年，大量松柏被砍去烧火炼钢铁，很多石雕像被扒去烧石灰。1969 年，农村开展"平坟运动"，"状元公馆"被深挖数尺，地面东西荡然无存。据当地农民说：当时平"状元公馆"时，状元棺材里除了泥土，啥也没有。"状元娘子"（熊氏）的棺椁完好，尸体和衣服如同刚下葬时一样，但一见风就化了。最奇怪的是埋状元棺的这片地面（约 20 平方米）十几年不长庄稼，无论上什么肥料，种什么庄稼都不长，状元家老宅子（今属固始县供销社和五金公司）也是寸草不生。

1978 年，文物部门在状元墓地收集了两块残碑，这是唯一的遗迹了。

六、走访吴其濬故居

走访完吴其濬墓地以后，天色尚早，我们又驱车来到固始县城吴其濬的故居进行考察。吴其濬故居，位于固始县城中山大街东段，县供销社院内。我们看到的故居，剩余的仅仅是吴其濬当年读书的书房。

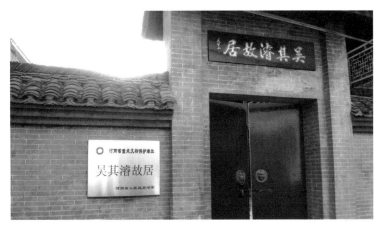

图 4　吴其濬故居

吴其濬故居（又称"宫保第"），建于清乾隆年间。原沿街有门楼三间，门前有两根木柱，上面有一木方斗，称"阀阅门"，是世宦门第的标志。进大门后是天井院，分东院门、西院门和正门三个住宅，吴其濬祖父吴延瑞居中，宅第有前厅、中厅、后堂、内宅和"清芬书屋"，长子吴湳住东院，次子吴烜（吴其濬父）住西院。目前保留的就是当日西院内宅堂楼西的三间读书楼，名"绿云轩"。

吴其濬故居原规模很大，由于历史的原因，现仅存堂楼和读书楼上下两层共 16 间。楼房为青砖小瓦，木架结构，前后廊为石基木立柱，二楼走廊为木花格护栏，门窗砖雕

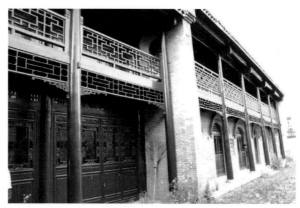

图 5　吴其濬故居外景

饰及结构，吸收了欧洲建筑的特点，整个建筑具有典型的清代建筑特征，具有较高的研究保护价值。

　　鉴于吴其濬的历史功绩和对植物学研究的贡献，其故居于 1989 年被固始县人民政府公布为县级文物保护单位，2000 年 9 月，被河南省人民政府公布为省重点文物保护单位。然而，据管理人员介绍，吴其濬故居尚未得到有效的保护，现存房屋由于年久失修等多种原因，房屋立桩、梁椽霉烂腐朽，窗格护栏油漆剥落，墙基下沉，墙体出现裂缝，已成危房。2004 年固始县十一届人民代表大会第二次会议上，县政府把修复吴其濬故居列为 2004 年要完成的十件大事之一。2004 年 7 月 31 日，信阳市委常委、固始县委书记郭永昌到吴其濬故居调研时，仔细查看了故居的现状后表态，要认真做好对吴其濬故居的保护复修，保护好这一珍贵的人文财富。

　　我们所参观的吴其濬故居已经过整修，院中青砖铺地，角落里长着一片斜竹，各个

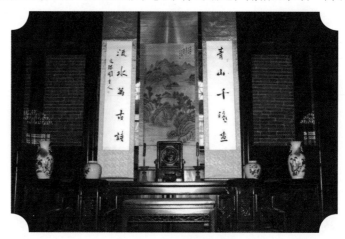

图 6　吴其濬故居内景

厅室均按照清代风格布置，书房、书桌、笔墨纸砚、香炉、阔床、方椅，古香古色。二楼上有吴其濬家族世系、吴其濬生平、贡献等介绍，是较为完善的资料。但杂草蔓延在墙角，有一块不知是何年代的残破石墩倒在门口，显然已很久无人问津了。

七、踪迹难觅寻"东墅"

吴其濬中状元以后的几年内，家中连遭不幸，其父母、胞兄 5 年间接连去世，给吴其濬以巨大的打击。在丁忧守孝期间，他选择固始城东史河湾地十多亩，辟建植物园，取名"东墅"。"植桃八百，种柳三千"，"编槿为篱，种菜数亩"，"经营三四年，绿覆半墅"，这是吴其濬研究植物的场地。据史料记载，东墅门前有一副对联："荒地十亩亦种奇花亦种菜，茅屋数间半藏农具半藏书。"充分展示了"东墅"主人吴其濬的高雅情怀。吴其濬曾自称雩娄农（雩娄是固始的古称），意思是"我是固始的一个农民"。东墅对联也正体现出传统知识分子的田园情结。

然而，吴其濬不仅是清代一位传统意义上的清官良吏，还是一位富有新思想色彩的优秀科学家、学者和文学家。在这里，他亲自实践，不耻下问，实地考察，完成了中国植物学史上著名的《植物名实图考》一书。吴其濬重视实践，绝不夸夸其谈、纸上谈兵。如丁忧期间，一年山洪暴发，东墅被淹。于是他带着干粮，溯史河而上，进入大别山腹地，考察水患原因，并写了《治淮上游论》，颇有建树。他的理念是：治理淮河不能两眼只盯着淮河，而要连同它的水系，它的支流，统筹兼顾，全面治理，该疏通的疏通，该筑坝的筑坝（修水库）。就像现在治理淮河污染一样，各个支流（源头）治理好了，不愁淮河水不清！

2011 年 5 月 13 日上午，我们在固始县中医院吴主任带领下，至泖河湾乡李家花园寻访东墅旧址。几经周折，找到了当地年纪最大已 87 岁高龄的李传江老人，老人家正在苗圃里除草浇水，说明来意后，老人滔滔不绝地讲起"东墅"的由来。原来，这是状元公当年守孝的地方，建成了一个规模不小的植物园，后来当地村民就称此地为"吴家花园"，再后来吴家败落，被一个李姓地主购买，称之为"李家花园"，并沿用至今。

东墅是吴其濬潜心读书著述、躬耕实践的地方，然而，我们多方搜寻，均未找到确切的东墅遗址。据村民介绍，可能是因为几次史河大水淹没而难以查寻。据说前几年尚有一棵百年老槐，是东墅的遗留，后来亦被砍伐。吴其濬东墅遗留下来的，就是当地的园艺花木产业了。

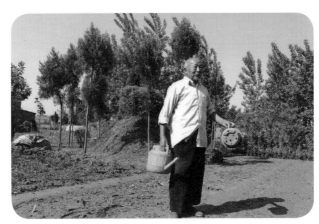

图 7　李传江老人

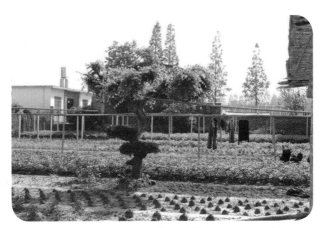

图 8　东墅园景

在整个考察过程中，我们明显地感觉到，固始人民把吴其濬视为家乡的荣耀，迄今谈及吴其濬，当地人犹引以为豪。采访时，不论是乡村农民，还是县城名流，均尊称吴其濬为"状元公"。对这位既是清官又是学者的志士仁人，人民表达了崇高的敬意。

八、关于吴其濬遗迹的开发意见

1. 吴其濬故居

状元府在国内为数不多，对现有建筑进行修复，对部分建筑按原貌重建，其意义非常重大。除了对现有的堂楼和读书楼进行维护和修缮外，还应当对"宫保第"进行复建，包括特征性的"阀阅门"、天井院，分东院门、西院门和正门，将其建成为封建社会士族文化的一个展台。

2. 东墅

吴其濬是国际著名的植物学家，在国内外影响很大，生前曾用八年时间在固始县城东郊史河岸边（现沙河铺乡花园村）开辟东墅植物园，作为栽培、研究名贵花木和草药等植物实验基地，从而成就了《植物名实图考》等著作，在世界植物学界具有深刻的影响。因此，应当复建吴其濬故居和东墅植物园，建立吴其濬纪念馆，复建阅年堂、槿圃堂、躬耕堂三处古建筑，开辟百花园、百草园、百果园和百米花木长廊，并配套相关设施，使之成为一处集优质苗木、盆景花卉、青少年农事实践、科普教育、学术研究、寻根谒祖和旅游观光为一体的多功能植物园。

3. 吴其濬墓地

尽量按照文献记载，恢复吴其濬墓地原状，建设陵墓区，建设碑林、石碑坊、石供桌、石人、石马、石狮、石象、石猴、石桅杆等，周围种植苍松翠柏环绕掩盖，将其建成恳亲文化的重要纪念地。

2011 年 6 月 30 日初稿

2011 年 7 月 25 日改定

附：相关考察情况

考察时间：2011 年 5 月 12 日—2011 年 5 月 14 日

考察地点：固始县汪棚乡大皮村吴其濬墓　固始县城关镇吴其濬故居　固始县浉河湾乡李家花园东墅等

考察人员：许敬生　程传浩　邱云飞　马鸿祥

采访对象：固始县卫校教师、主任医师吴新科，固始县宣传部原部长、固始根亲文化研究会会长陈学文，县政协常委、固始县李氏文化研究会副会长李恩绶[①]，固始县著名老药师、国家名老中医张磊之弟张维杰，固始县慈济高中（原固始高中）退休教师吴维郑（吴氏后人），固始县中医院副书记杨建国，固始县西关中医院主治医师吴顺明，固始县卫生局医政股股长祝君，固始县汪棚乡大皮村村民孙晓忠，固始县吴其濬故居工作人员沈阳，固始县浉河湾乡李家花园村民李长江等。

李恩绶先生对我们这次考察给予了很大帮助，并提供了诸多资料。遗憾的是在我们考察结束回郑州不久，老先生因病突然辞世，我们悲痛不已，深表悼念。

汤阴扁鹊庙和艾园

中原中医药文化遗迹与文物考察研究小组

许敬生　执笔　尹笑丹　配图

众所周知，汤阴是千年古县，文化大邑。早在商周时期，与汤阴有关的重大事件、重要历史人物有多处，如羑里城是当年周文王被拘而推演易卦的地方，就是在这里诞生了华夏文明的经典《周易》。在这片土地上还留存着不少古代中医药文化的遗迹，其中最著名的就是汤阴扁鹊庙和艾园。

一、扁鹊庙

扁鹊是战国时期著名医学家，他创造了望、闻、问、切的四诊法，奠定了中医临床诊疗方法的基础，扁鹊精于内、外、妇、儿、五官等科，应用砭刺、针灸、按摩、汤液、热熨等法治疗疾病。因屡愈沉疴，起死复生，被人们誉为"神医"。为此，秦太医令李醯非常嫉妒，便暗中派人刺杀了他。故《史记·扁鹊列传》载："秦太医令李醯自知技不如扁鹊，使人刺杀之。"汤阴曾是扁鹊行医的地方，传说汤阴伏道村是扁鹊被害之地，所以后人在这里建了扁鹊庙，以纪念这位伟大的医学家。因扁鹊足迹遍布各地，人们为了纪念这位济世救人的"神医"，便纷纷为他建墓立祠。据悉在河南、山东、河北、山西、陕西、浙江等地，多处都有扁鹊墓。关于扁鹊被害处，说法不一，而"汤阴说"则是重要一说，汤阴扁鹊庙是与扁鹊相关的著名中医药文化遗迹。

汤阴扁鹊墓，位于河南汤阴县城东 8 公里伏道村南。相传，当年秦太医令李醯因嫉妒生恨要刺杀扁鹊，便重金收买刺客，得知扁鹊长期在汤阴一带行医，打听到其行医的具体去向，埋伏于道旁，将扁鹊害死。后当地百姓遂"葬尸积冢，冢前立祠"，并把此村称为伏道村。

关于汤阴扁鹊墓，史籍和碑文多有记载。例如：

南宋范成大（1126—1193）《揽辔录》曰："壬申（1152 年）过伏道，有扁鹊墓，墓上有幡竿。人传云：四傍（旁）土可以为药，或于土中得小团黑褐色（一作小圆黑褐色），以治疾。"

现存元至大元年（1308 年）《扁鹊墓祠堂记》碑记载："汤阴，彰德之属县也。伏道居县东之近郊，墓在村南五里，旧有祠其上，贞祐（1213—1216）兵乱毁之。"

明代杨继洲《针灸大成》曰："予曾往磁州，道经汤阴伏道，路旁有先师扁鹊墓焉。……鹊乃河间人也，针术擅天下，被秦太医令李醯刺死于道路之旁，故曰伏道。"

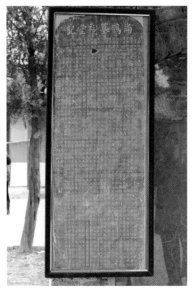

图1 元《扁鹊墓祠堂记》碑

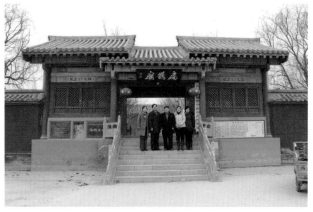

图2 扁鹊庙
（左起：于潇、戴东华、许敬生、周凤芹、李新叶）

《大清一统志》卷一九七"彰德府二陵墓"曰："扁鹊墓，在汤阴县东南。"

可见，"伏道"是人们怀念扁鹊，纪念这位杰出医学家的历史文化遗存。

在汤阴，我们见到了汤阴县卫生局中医管理办公室的周凤芹主任、王文华副主任，还有局办公室的于潇同志。在他们的带领下，我们参观了扁鹊庙。

伏道村扁鹊庙现存墓冢一座，高2米，呈六边形，周长16米，四周树木环绕，翠柏成荫。其墓前立有一块清康熙三年（1664年）《重修扁鹊先生墓文》的石碑。祠堂坐北朝南，称"广应王庙"，也称扁鹊庙。享堂之前，石柱刻有楹联和图案，窗下嵌有明

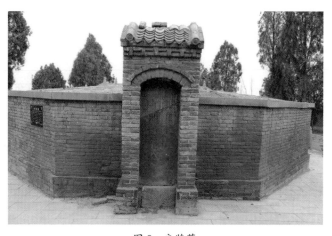

图3 扁鹊墓

清两代重修祠堂的石刻，院内东墙还有碑廊。

　　1997 年，汤阴人民捐款捐物，对扁鹊庙进行了扩建。原汤阴伏道扁鹊祠堂前建起了广应王殿，大殿正中供奉着广应王——扁鹊。两侧配殿是历代十大名医塑像。扁鹊墓的一侧竖立着一尊约十米高的扁鹊汉白玉石像，他手持《难经》，目视远方，仿佛在为当地人民安居乐业、身体健康而默默祝福。

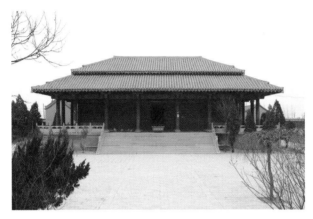

图 4　扁鹊庙主殿

　　2012 年 7 月，安阳市古建筑专家、考古专家和碑刻研究专家对扁鹊墓庙进行了实地考察，认为扁鹊墓庙古建筑、古墓葬及元、明、清三代碑刻保存较好，且墓庙合一，文物价值较高。扁鹊墓庙现为河南省文物保护单位，已初步具备申报国家级文物保护单位条件。专家们指出：应当加强对现有文物的保护力度，特别是元代石刻和享堂梁架等；可以在墓庙周围做文物勘探，进一步丰富申报内容；做好申报资料准备，充分整理拓片、碑文、史料、记载等资料。根据专家建议，目前，县有关部门和伏道镇正在收集整理材料，制定保护措施，为申报国家级文物保护单位做好准备工作。

　　我们祝愿申报工作能够圆满成功。

二、艾园

　　在扁鹊庙前，我们询问陪同人员："艾园在哪里？"

　　他们笑着说："你们来的不是季节，等到春暖花开时，你们再来就看到啦。"说着，他们指着扁鹊庙对面一大片光秃秃的田野，说那里就是艾园，大概占地 200 亩。

　　艾是常用的中药，又名艾蒿、医草、灸草、香艾等，为多年生草本。艾叶味辛、苦，性温，具有温经止血、散寒止痛、除湿杀虫的功效。常制成艾条、艾柱，灸治多种疾病。

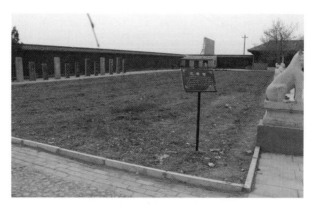

图 5 扁鹊庙艾园

也可煎汤外洗，治湿疮疥癣，祛湿止痒。艾的产地很多，像李时珍的家乡湖北蕲州盛产的"蕲艾"，就是著名的道地药材。但是，汤阴扁鹊庙周围的艾园则自有独特之处。

正是因为神医扁鹊葬在汤阴扶道村，所以这里的艾就被赋予了神奇的魅力，人们对它推崇有加。

南宋楼钥《北行日记》曰："乾道五年（1169 年）十二月十四日，车行四十五里，过伏道，望扁鹊墓前，多生艾，功倍于他艾。"

据《汤阴县志》记载，扁鹊庙旁旧有艾园数百亩，号称"艾园"，明代官员也曾作词咏艾，立碑记事，称汤阴艾园之艾，疗效奇特，尊为仙艾，也称"九节艾"，有理气血、逐寒湿、止血、温经、安胎的神奇功效，明清时曾被列为贡品。而且民间还有一种习俗，每当闺女出嫁时，娘家在陪嫁的礼品中都要送一束艾草，以图吉利，因"艾"与"爱"谐音，故希望夫妻恩恩爱爱，白头偕老。

在扁鹊祠堂内，存有明嘉靖乙未岁（1535 年）端阳日，明代汤阴庠训导禹都尹中撰立的仙艾词碑文我们不妨摘引一段：

"敕命端阳致祭，追封神应王，冢傍植艾，发荣畅茂，若神灵之默相也。祭之日，采之以济人，无不灵且验矣。是艾也，味苦气微温，阴中之阳，入药为使，或作汤丸以服之于吐血、衄血、下漏血，以及赤白之痢，无不能止之者；妇人无子，能暖子宫以生之，胎动作痛，善滋养以安之；至若疗五痔，杀蛔虫，除鬼气，明目，壮阳之功不可尽述。非特此耳，或作壮而专于灸，则百病无不愈矣。故曰：汤阴之艾出于扁鹊之茔者，谓之仙艾，得之难而效易焉，是为引。嘻嘻！王灵如在，验观仙艾自生。端阳节届祀厥茔，采作汤丸救命。种子疗血治痢，安胎止痛明睛。非惟用服有功成，一灸能瘳百病。"

从碑文可以看出人们对汤阴之艾的推崇，因为"汤阴之艾出于扁鹊之茔者，谓之仙

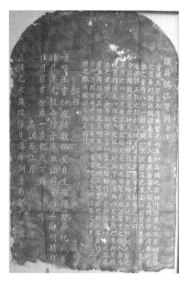

图 6　仙艾词碑文拓片

艾，得之难而效易焉"，人们用其治病多有疗效。

如今，有关扁鹊墓旁的仙艾能治百病、香溢宫廷等脍炙人口的传说故事仍在民间广为流传。长期以来，此处生出的艾仍为广大群众所采用。每年端午节时，方圆数十里的群众，到此采艾的络绎不绝。近年汤阴伏道乡政府筹巨资修葺、扩建扁鹊庙，增建了"扁鹊中医中药博物馆"和中国古代名医厅等建筑。新落成的扁鹊庙占地 30 亩，使扁鹊庙这一历史遗迹增添了较为丰富的历史文化内涵。

新修的扁鹊庙里也有艾园，但面积很小，还没有篮球场大。

扁鹊庙里的楹联满柱，多与治病有关。如"九头艾入方为妙药，无名子出土成灵丹"。又如"生前疗疾上座济古世名扬天下，死后仙乡艾圃救今人圣誉九州"。对联中提到了九头艾、无名子及仙乡艾圃。那么，什么是九头艾和无名子呢？

询问当地的百姓，他们说："扁鹊庙有三宝，是古井神水、九头仙艾、无名子。"

扁鹊庙地处火龙岗余脉，地势较高，周围村内可利用的水井均为一百多米深，而扁鹊庙内千年古井总深仅为二十米，且无论旱涝，均低头可见水面，水质清澈，甘甜可口，据称可强身健体，故得名"古井神水"。

扁鹊庙的"九头仙艾"，据《汤阴县志》记载，历代曾被列为朝廷贡品。其药性温和，疗效神奇，深受群众喜爱。端阳节这天，扁鹊墓庙的艾园收割仙艾，除选作贡品送往京城外，还散发一些给民间。老百姓则从十里八乡赶来，摆设祭坛，以猪羊果品来祀奉扁鹊，并讨得一把仙艾带回家去，避邪镇灾、治疗百病。明朝闫兴邦有诗赞曰："刺君葬君君不朽，古祠有灵争叩首。墓草青青年复年，五月五日浇卮酒。"由此可见，九头仙艾非同一般。

扁鹊墓的土中，有一种黑褐色小颗粒，硬度介于石头与泥土之间，因其来历不明，且取之不尽，用之

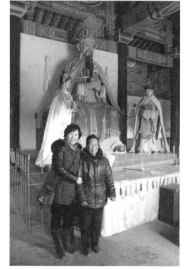

图 7　考察组同志与李桂花老人合影
（左起：李新叶、李桂花）

不竭，经地质矿产部门化验，含有二氧化锰、铁、锌、锰、钾等矿物质，具有消炎、镇痛、生肌之效，被称为神药"无名子"。

当然，这些故事多有传说的成分。

在大殿里，我们遇到两位大娘。她们热情地给我们打招呼，说她们每天就像上班一样，来庙里打扫卫生，义务做些善事。两位大娘都是该县伏道乡岗阳人，一位是65岁的申秀琴，一位是83岁的李桂花。李桂花非常健谈，不让我们叫大娘，让叫她大姐。我们发现李桂花竟没有白发，她笑呵呵地道："高兴啊，我天天都很高兴。你看我这身板，啥都能干呦。"

说着，来了一位大爷，对着扁鹊像磕了三个头。

我们赶忙走过去询问："您叩首时许愿了吗？"

大爷说："扁鹊是神医啊，我愿意给他磕头。"

李桂花笑呵呵地补充道："他是在给自己和家人许愿，他希望自己不生病，健康长寿。"

老大爷哈哈大笑："是的，我就是这样想的。"

李桂花说："村里的老人没地方去，平时就聚在庙里，大家说说笑笑，一天天就过去了。现在是冬天，等天暖和了，人就会多起来。反正我们当地人也不收门票。"

从这些老人身上，我们看到了伏道人的精神状态，也感受到了扁鹊庙的神奇。

2014 年 4 月 10 日

附：相关考察资料

考察时间：2014 年 2 月 26 日—2 月 28 日

考察地点：汤阴扁鹊庙 艾园

考察人员：许敬生 尹笑丹 李新叶 周立凡

采访对象：安阳市卫生局中医科科长戴东华、汤阴县卫生局中医管理办公室于潇、汤阴县卫生局中医管理办公室主任周凤芹、汤阴县卫生局中医管理办公室副主任王文华、汤阴县葡萄乡岗阳村村民李桂花、汤阴县葡萄乡岗阳村村民申秀琴等。

鹤壁五岩山药王洞

中原中医药文化遗迹与文物考察研究小组

李淑燕 执笔　尹笑丹 配图

一、引言

在距离鹤壁市中心约 10 千米处，屹立着一座茂林青葱、群石峥嵘的大山——五岩山。五岩山为太行山支脉，海拔 574.9 米，因山有五谷，凸起五峰而得名。五岩山自古以来声名显赫，据说此山为纣王狩猎处、卫懿公养鹤所。不少大德俊彦流连忘返，魏晋名士孙登曾在此隐居，唐代名医孙思邈曾在此采药炼丹。惜民国和"文革"时期惨遭弃置，直到 20 世纪 80 年代，一个偶然的机会，药王洞的重新发掘才重为五岩山带来了生机。当时，一位老人上山放羊时遇到大雨，为避雨把羊群赶到山上的一个大洞里，结果下山时发现两只小羊羔丢失，因此与人一起回洞寻找，却发现这个洞不同寻常。①有关部门组织专家前往勘察，最终确定此洞名药王洞，为孙思邈在五岩山上的隐居处。五岩山因此得以全面开发。

据明代崇祯十年《汤阴县志》卷四《山川》载："五岩山在县西四十里，山有五谷，东南一窟，孙真人室也，即五岩洞。"如今五岩山的闻名，正是因为孙思邈的这个隐居处。孙思邈，京兆华原（今陕西省铜州市耀州区）人，隋唐一代名医。约生于隋开皇元年（581 年），卒于唐永淳元年（682 年），活了 101 岁（另有 120 岁、131 岁、141 岁三种说法）。因他医术精湛，医德高尚，在世时就深受百姓景仰，也很受皇家看重。《全唐文》卷四记载唐太宗李世民的赞诗："凿开径路，名魁大医。羽翼三圣，调和四时。降龙伏虎，

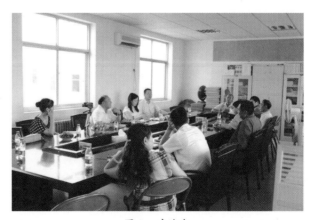

图 1　座谈会

---

①据鹤山区卫生局所提供视频资料整理。

拯危救急。巍巍堂堂，百代之师。"宋徽宗崇宁二年（1103 年）追封为妙应真人。他又是著名的医药学家，有"药王"之称，所著《备急千金要方》《千金翼方》被誉为"中国最早的临床医学的百科全书"。现在他的家乡和他到过的地方都有纪念他的祠堂或庙殿。那么，五岩山又留下了他多少足迹呢？这个药王洞又是什么样子呢？

为探访孙思邈在鹤壁五岩山的足迹，2012 年 6 月 14 日下午一点半，我们一行五人，从郑州驱车前往鹤壁市鹤山区。经过两个半小时的颠簸，终于来到鹤山区卫生局，张志清局长和李少武、马艳芳两位副局长热情接待了我们，并立即组织召开座谈会。

参加座谈会的除了三位局长，还有五岩山所在地姬家山乡卫生院院长王贵清、距离五岩山一里处的姬家山乡沙锅窑村支书原玉峰、沙锅窑村支部委员李矿林和村民刘长和。张局长首先介绍了五岩山的整体情况，五岩山涉及沙锅窑村、崔村沟、土门、张家沟、狐尾沟五个行政村，总面积约 4 平方千米。建设中的五岩山景区共分中医药文化游览区、自然风景游览区和宗教观光区，除开发药王洞外，鹤壁市有关部门还陆续投资 300 多万元，完成了山门、药王殿、钟鼓楼、石塔、望鹤亭等主体工程建设，对佛头山、药王练功石、天池、天梯、天书、五岩寺东魏石窟、金代摩崖石刻等自然及文化景观，也相继进行了保护性开发。村民刘长和侃侃而谈，言语中透露出对五岩山的熟悉和热爱。村支书原玉峰告诉我们当地流传着很多孙思邈治病救人的故事，这些故事有不少可以在五岩山和药王洞得到印证。这次座谈让我们对五岩山和药王洞更加向往，对第二天的上山也更加期盼。

二、五岩山

6 月 17 日早上八点，在张志清局长、马艳芳副局长、王贵清院长、原玉峰支书等

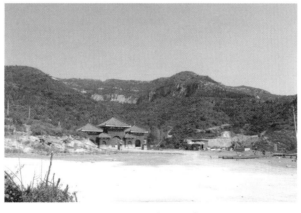

图 2　五岩山远景

人的陪同下，我们来到了五岩山。

从远处眺望，五岩山林木葱葱，亭阁隐现，红色的山门看上去既气派又精巧。山顶立着三根铁柱，张局长说这代表着三炷香，希望五岩山能香火旺盛，保佑一方百姓。

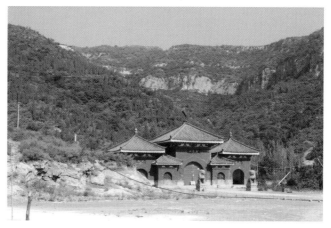

图3　五岩山山门

迈进山门，迎面而来的是一块大石，上刻"五岩山地质遗址保护区"。再走几步，孙思邈的白色石像屹立眼前，仙风道骨，飘逸洒脱。路边山花摇曳，让人心旷神怡。很快我们便来到登山处，一位精神矍铄的老人早等在了那里。张局长介绍说这位老人就是我们今天的导游蔡乱生，老蔡在五岩山工作了近三十年，对山上的一草一木、一洞一石，都了如指掌。跟我们说起五岩山，老蔡黑瘦的脸上立即有了光彩，他如数家珍般地将五岩山上的遗迹一一道来。在老蔡的指引下，我们注意到台阶两侧望柱上的雕刻与其他山上的不同，因为这里雕的都是老虎。

民间流传孙思邈救老虎的故事。相传有一天，孙思邈骑着小毛驴上山采药。走着走着，毛驴突然站住不动了，而且浑身发抖。孙思邈仔细一看，原来前面路上卧着一只老虎，昂着头，张着大嘴，口水不停地流下来，却一声不吼，一动不动。孙思邈见多识广，一惊之下，很快便泰然自若。他看着老虎，发现老虎眼中竟含着乞求的目光。顿时，孙思邈明白了：这只老虎是想求医啊！他仔细地检查了一番，原来老虎的喉咙里卡了一块骨头。孙思邈对老虎说："你别着急，我这就给你治病。"老虎安安静静地卧在那里。孙思邈把手伸进老虎的喉咙里，没费多大劲，便把那块骨头取出来了。饿了好几天的老虎见又能吃东西了，纵身一跃，把孙思邈的毛驴扑倒在地，大口大口地吞进了肚里。孙思邈很生气，骂道："我救了你，你怎么把我的骑脚吃掉了，让我怎么行路呢？唉，没良心的东西！"说完便迈开步子往前走去，走着走着，发现老虎跟了上来，孙思邈大惊："你这畜生，难道吃了我的毛驴还没饱，又要吃我不成？"却又见它趴在自己脚下，耷拉着脑袋，好像很愧疚的样子，孙思邈叹口气："算了，我不怪你了，去吧！"说完绕过老虎，向前走去。谁知老虎紧走几步，又跟了上来，孙思邈莫名其妙："你既不吃我，又不让我走，难道还有别的什么事吗？"老虎点点头，又趴到孙思邈脚下，并用头蹭蹭孙思邈的腿，好像在说："我吃了你的骑脚，你就骑着我吧！"孙思邈明白了老虎的意思，便骑在老虎背上。从此，孙思邈骑着老虎，走遍名山大川，采药救人，活人无数。正是因为这个传说，所以此处雕的都是老虎，百只老虎百种形态，称为"百虎栏"。老蔡又提醒我们注意看护栏上的雕刻画，我们这才发现原来雕的都是中药：七叶一枝花、八角枫、蛇床子、大枣等等。每块石栏上的图案都不一样，名为"百草图"。

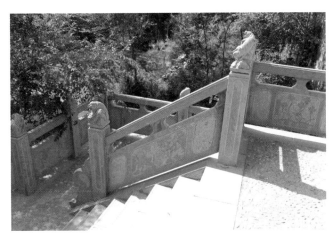

图 4　虎形望柱与百草栏板

再往上走，栏杆上老虎又变成了药葫芦，称为"百葫栏"，有的已被摸得油黑发亮。我们不禁感叹不愧是药王圣地呀，也深深体会到当地人的良苦用心。

三、药王殿

再往上走，便来到药王殿，首先映入眼帘的是孙思邈造像，唐人装扮，头戴书生帽，身着宽袍大袖。正襟危坐，慈眉善目。右手抚膝，左手持书。比起山门处的石像，这个造像更多了几分人间烟火气，让人倍感亲切，当地人称孙思邈为"药王爷"。孙思邈造像两旁各立一童子，右边童子握采药锄，左边童子拿药葫芦。造像后面为一副对联，上联是"跨七朝真人依济十方百姓身心"，下联是"居五岩药王著述千金万世医典"，概括

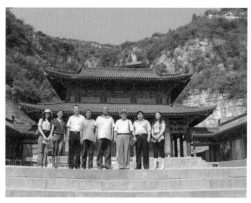
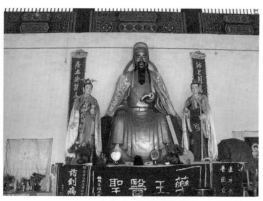

图 5　考察组在药王殿前合影
（左起：李淑燕、施淼、邱云飞、蔡乱生、
原玉清、许敬生、张志清、马艳芳）

图 6　药王殿孙思邈像

了孙思邈一生济世救人和在五岩山著书立说的经历。

　　药王殿殿顶正中为太极阴阳八卦图，揭示出孙思邈的道家身份。八卦图周围绘有形态各异的种种草药。走出药王殿，西侧墙上刻有各种中药方，皆为治疗常见病之用。

　　药王殿后为百岁踏，又名百岁梯，顾名思义，这里一共有 101 个台阶，代表孙思邈的 101 岁。人上百岁踏，可以健康长寿，平步青云，寓意美好。百岁踏尽头，迎面而来的是一面平坦的山墙，墙上有三个巨大的红字：五岩山。再左转登山，便看到刻有"孙思邈隐居"五个大字的山门，踏进山门，左侧是孙思邈炼丹洞，洞口和两个窗口的上方都镌有四个飞天，线条流动，古朴典雅。

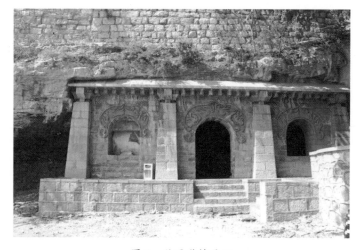

图 7　孙思邈炼丹洞

洞内左右空间很大，但低矮阴暗，四周墙壁都是黑色页岩，很符合炼丹洞烟熏火燎的

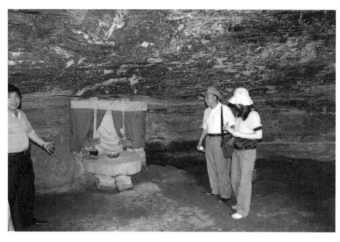

图 8　炼丹洞内景

特点。洞内现仅存石磨盘遗物。

再往上走，便来到了我们最终的目的地：药王洞。入门处右侧立有一碑，名《老君碑留古字解》，原碑已毁，此为1986年据原碑重镌。[①]正文五十六字，皆为生僻字，前人早已解析出来，全文如下：玉炉烧炼延年药，真道行修益寿

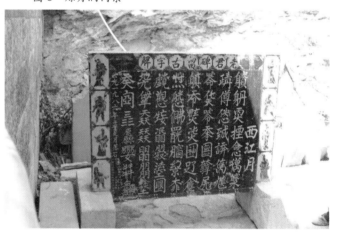

图 9　老君碑

丹。呼去吸来息有我，性空心灵本无余。寂照可欢忘幻我，为见生前体自然。铅汞交接神丹就，乾坤明原系群仙。说的是太上老君修道炼丹之事。

药王洞入口处有拜棚，据残存碑刻所记，拜棚始建于金大定二十三年（1183年），明弘治元年（1488年）

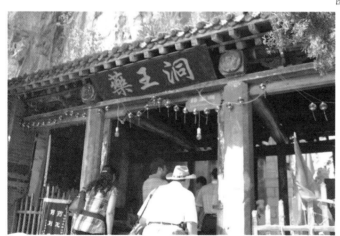

图 10　拜棚

①据鹤山区卫生局张志清局长所讲。

重修，至清道光十年（1830年）又再修。后因战争而毁，仅留基址和石柱。今天看到的拜棚于1985重修。留存的石柱上刻着一副对联："拜官弗受，当年自适真之性；祷药永传，奕世不忘人也仙。"概括的是孙思邈不慕仕途，以行医为乐，深受百姓爱戴。拜棚正中有"药王洞"匾额。拜棚内南北两侧墙上是1985年重建时绘的孙思邈采药治病、济世救人的故事八幅，虽颜色已褪，但画中人物景象仍然活灵活现。

四、药王洞

过了拜棚，便是药王洞，又名孙真人洞，为市级文物保护单位。洞口两侧有虎形门石一对，中间是道光年间所建石门，上方刻"大唐名医"四个楷体大字和"大清道光十年三月吉日立"十一个小字。门楣正中刻"安乐真人"，门两侧刻有楷体阴文对联一副："胆欲大而心欲小，智欲圆而行欲方。"

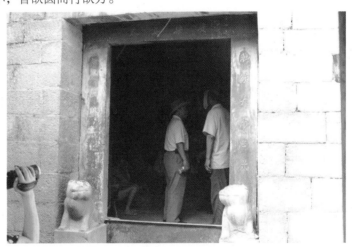

图 11　药王洞

这是孙思邈对良医诊病方法的总结，"胆大"是要有如起起武夫般的自信，"心小"是说临证时要如临深渊、如履薄冰一样小心谨慎，"智圆"是指遇事圆活机变，不得拘泥，"行方"是指不贪名、不夺利，心中坦荡。这也是孙思邈个人医德医术的精辟总结。

迈过洞门，便进入药王洞，药王洞前后贯通，洞口一侧朝向东北，一侧朝向西南，洞高2.18米，宽1.7米，全长400多米，为天然溶洞。洞中幽暗，现石壁上挂有小电灯，洞中景象可以清楚观览。洞内蜿蜒盘折，曲径通幽。盛夏的炎炎烈日中来到这里，股股凉气沁入心脾，如入清凉极乐世界。洞中原有孙真人神像，据考证，神像至迟在北宋时期已经镌造，金大定二十三年重修，后不知去向。现仅存明代弘治元年所造石座，石座雕刻精美，正面是二龙戏珠，外侧右下角刻"维夫大明国河南彰德府汤阴县鹤壁善人冯文秀妻同母邵氏发心造孙真人石座"。神像上方洞顶壁与南壁交界处，有石刻题字"崇宁元年九月初五日，游孙真人洞，相州人赵永昌"，崇宁是宋徽宗赵佶年号，这说明早在北宋时期，药王洞已经是百姓游览朝拜之处。洞南壁还有一副摩崖石刻，字迹严重残损："苏门集仙洞重修孙真人像记／孙真人晦迹韬藏／□□□□四海／□□□□不忘／属此□□□□显□□□□余两□□□废／今即□□王中升诚为有识／命工镌造仪像／不忘在石／以进志□／岁□同历／万古不朽／岁□四人□五岩山阴／时大金大定二十三年岁次癸卯丙寅朔／相州卫赐进士董居□撰／潘定书丹／本□□□维那僧顾李姑／□□□同□□□／维那顾燕海□／维那□□□／维那顾燕□氏／申疏□□／申道广□／申玘□／维那顾□□／王□□／大定二十三年岁次癸卯丙寅／"，维那为僧官名，这个摩崖题记告诉我们在金大定二十三年，当时信徒重修孙真人神像。也说明孙思邈当时在民间的影响至深，成为百姓景仰和膜拜的对象。过石座往前走，抬头可见一字排列开来的五个大洞，呈倒漏斗状。五个洞大小不一，但都奇石嶙峋。老蔡说因为有这五个洞，所以此山才叫五岩山。再往前走，来到一处相对宽敞的所在地，据说是孙思邈的起居室，因有盘旋飞舞的石龙和引颈高鸣的石凤两相呼应，故名"龙凤厅"。药王洞中岩石突兀，千姿百态，人们根据这些岩石的姿态，给它们取了各种名字，妙趣横生，比如，"毛驴寻主""猛虎求治""回头狼看龟""佛手佛脚""鳄鱼接丹""虎羊枕""炼丹炉"等等，造物惊奇，栩栩如生。

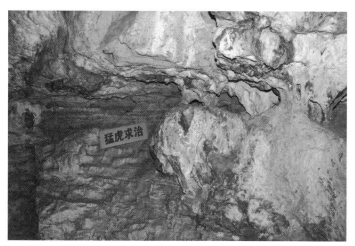

图 12　"猛虎求治"

因溶洞常年有地下水渗出，地面湿滑，所以我们都小心翼翼地往前走。走过一段比较窄的路，眼前忽然宽敞起来，首先见到的是一汪汩汩不绝的山泉，清澈见底，据说饮了此水可以延年益寿，诸病得消，人称"神泉"。我们用矿泉水瓶子装了一些，隔着塑料瓶，还可以感受到泉水的清冽。神泉前方，便见一块桃形大石，高约八九米，是从崖壁脱落而下的天然矿石。即使在幽暗的洞中，仍可见点点晶莹透亮，人称"冰洲石"，乃五岩山的镇山之宝。冰洲石斜对面的大幅岩壁中，夹着一块长达二三十米的奇石，其形貌明显与周边的岩石不同，因为这是一块陨石，坠落此处，历经岁月洗礼，终与整个崖壁成为一体。据说，这么体积巨大的陨石在国内外绝无仅有。

2002年以前，药王洞仅至此处，便无前路。后来政府组织发掘，才将前方打通，从而使整个药王洞前后贯穿。要进入后洞，须攀上一个人工安装的陡峭铁梯。铁梯尽处，便是天然太极顶，因形似太极阴阳八卦图而得名。太极顶的岩石，颜色由青变紫，颇合道家的"紫气东来"之说。

再往前走，便来到"洞中峡谷"。

药王洞宽窄不一，此处为洞中最窄之处，仅容一人侧身而行，我们笑言若是太胖的人来此，恐怕无法通过。峡谷两侧峭壁耸立，身体碰到岩石，冰凉之气传遍全身，令人寒栗。

五、药王问诊处

走过幽深的峡谷，忽然前方路尽，原来洞又转到另一个方向，所以人们给它取了个吉祥的名字"转运处"。看似无路，实则峰回路转，柳暗花明。且洞中的转弯不止此一处，而是连续五个，象征着木火土金水五行的相生相克，福祸相依。

"转运处"之后，经过"别有天地""龙宫""天然灵芝"等岩石区，便是药王洞的最后一个景观：药王问诊。这是药王洞钟乳石发育最好、景观最神奇的地方，奇特的钟乳石构成了药王像：孙思邈身披斗篷，背向内壁，坐在一头神象上，右手呈把脉之势，左边一组三个药葫芦。有人说这是孙思邈一天问诊结束后的休息状态，他面朝西北，好像是在遥望故乡。也有人说孙思邈由此升仙得道，蝉蜕而去，肉身石化遗留于此[1]。 不管是哪种说法，都寄予了人们对孙思邈的无限尊重和景仰。

孙思邈是医药学家，他驻足五岩山的重要原因，是五岩山盛产冬凌草、天花粉、瓜蒌、枣仁、柏仁、远志、丹参等多种中草药，五岩山上还有大片野生杏林，杏树叶、杏

---

① 据张志清局长和蔡乱生导游所讲。

核都能入药，老百姓有"五岩山一棵草一味药"之说。早在公元前 310 年，扁鹊曾由邯郸经汤阴到五岩山采药行医，孙思邈也算是踏着先贤足迹而来。他将五岩山的多味药材都写入了书里，比如《千金翼方》中，有"相州知母、磁石为地道药材"等记载。药王洞是五岩山的精华所在，既有天然的地质特色，又有深厚的文化底蕴，更是我们探求药王足迹的绝好去处，值得好好保护和修缮利用。

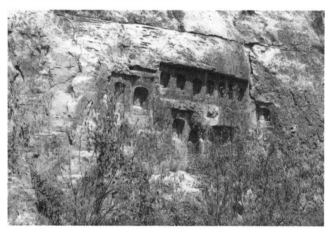

图 13　东魏石窟

在五岩山药王洞北侧的峭壁上，分布着长达 200 余米的东魏石窟群，共有窟龛 41 个、造像 154 尊。造像最早的建于东魏孝静帝兴和四年，最晚的建于武定七年，距今已有 1400 多年。该石窟 1986 年被河南省政府定为省级文物保护单位，虽然规模不大，但却是研究南北朝石窟艺术的宝贵资料。

说明：本文多处参考刘炳强先生《药王孙思邈与五岩山》一书与《大河报》记者盛夏女士《五岩山上孙思邈：仙山恍见羽衣翩》一文，特此致谢。

附：相关考察资料

考察时间：2012 年 6 月 14 日—6 月 16 日

考察地点：鹤壁市五岩山药王洞

考察人员：许敬生　李淑燕　邱云飞　施森

采访对象：五岩山管理委员会经理张承峰、五岩山工作人员蔡乱生、鹤壁市鹤山区卫生局局长张志清、鹤壁市鹤山区卫生局副局长李少武、鹤壁市鹤山区卫生局副局长马艳芳、鹤壁市郊区姬家山乡乡卫生院院长王贵清、姬家山乡沙锅窑村村支书原玉峰、姬家山乡沙锅窑村支部委员李矿林、姬家山乡沙锅窑村村民刘长和等。

焦作『药王庙』

中原中医药文化遗迹与文物考察研究小组

尹笑丹 执笔／配图

"怀商"，兴起于河南怀庆府，即今焦作地区，故得名"怀商"，也称为"怀帮"，是明清时期中原地区著名的商帮，与徽商、晋商、闽商、粤商、浙商一起，演绎了绵延数百年的明清商业奇迹。

"怀商"依托怀庆府"四大怀药"，成功地走出了"三百里怀川"，也将"怀药"带到了全国各地。在古怀庆大地流传着这样一个传说，相传唐朝时，药王孙思邈曾在怀庆府地区居住了28年，并使用怀药配制屠苏酒，控制了当地暴发的瘟疫，救人无数。怀川人民感念孙思邈的功德，因而在怀药贸易中，怀川子弟纷纷建立药王庙，以祈求药王的保佑。

明清时期，怀庆府所辖河内（今河南沁阳市）、济源、修武、武陟、孟州、温县、原武（今河南原阳县）、阳武（今河南原阳县）八县的怀药贸易十分发达，药王庙也随处皆有。然而经过岁月的洗礼，不仅怀商们奔波的身影早已消失在历史长河中，怀商建筑也已湮没在历史的风尘中，只剩下零星的建筑还在向人们展示着曾经辉煌的"怀商文化"。

现今焦作地区尚保留有药王庙三座，即焦作山阳区李贵作村药王庙、博爱圪垱坡药王庙、沁阳药王庙。

一、焦作药王庙

焦作药王庙，又名昭惠王行宫，位于焦作市山阳区百间房乡李贵作村北。据庙内现存碑刻记载，该庙创建于北宋政和年间，当时殿宇巍峨，为太行山麓一大名观。嗣后，虽迭经战乱，但历代修葺不辍。

如今的药王庙占地200余亩，庙内现存元代大殿一座、唐代石刻透灵碑、药王柏、药王井、子母槐等古迹。1995年，在当地文物部门、宗教管理部门及道教协会的推动下，在庙内辟地重建了灵霄殿，开放了宗教活动，药王庙因而成为豫北地区重要的道教活动中心。药王庙主持为贺宗定道长，贺道长现任焦作市道教协会会长、焦作市政协常委、河南省道教协会常务副会长、河南省老子学会常务理事、中国道协常务理事等职。

2005年至2008年，药王庙先后重建了无极殿、三皇殿、慈航宫等宗教建筑。现正在建设占地1300平方米的中医药文化展示中心，"道医理疗院"也在筹划成立中。2005年，"药王庙"被批准为河南省"药王孙思邈国际中医药文化苑"景点，2013年药王庙晋升为全国重点文物保护单位，同时，被批准为"河南省中医药文化宣传教育

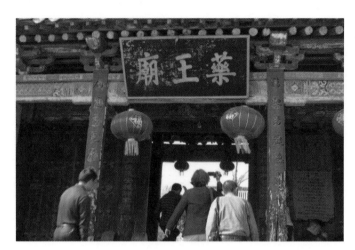

图 1 焦作药王庙

基地"。

"药王庙"大殿为一座元代木结构建筑,雄伟壮观,坐北朝南,殿身为长方形,台基平面随殿身也呈长方形,月台前有古柏一株,相传为药王孙思邈所植。大殿面阔三间约 8.54 米,进深四架椽约 6.44 米,殿内用青方砖铺地。整体为单檐悬山式建筑,灰瓦覆顶。正脊覆以琉璃盖瓦,中有琉璃宝瓶,脊瓦浮雕龙凤图案,出檐深远,施以龙头鸱吻。瓦当为龙纹瓦当,滴水亦为龙、凤、莲花图案。大殿前檐明间设板门,门楣正面有四枚门簪,中间两枚正面为八角形,两侧为柿蒂形,两次间设有棂窗。

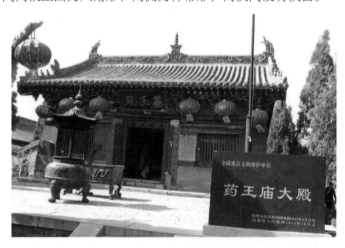

图 2 药王庙药王殿

药王庙里保存有一通透灵碑,据称其来历与孙思邈有关。透灵碑又称"地天泰"碑。碑高 1.23 米,宽 0.62 米,厚 0.266 米,上下排列有通透方孔、圆孔各一,方孔长宽均为 7.6 厘米,圆孔直径 8 厘米。碑面中间有一白庙绣像,头后有一圆环,应是虚拟的背光，碑刻四周阴刻缠枝花纹，人物身躯微侧，赤脚立于莲花台上，风姿绰约，动感十足。碑侧及碑阴为原石。

据贺道长介绍，透灵碑隐含了《易经·泰卦》的含义：方孔象征大地、坤、女、阴，阴柔向下而居于上；圆孔象征苍天、乾、男、阳，阳刚向上而居于下，人则立于天地之间，承天覆地。所以碑面形成天、地、人"三才"的景象，暗示通灵吉祥，国泰民安。正如孙思邈《千金要方·序》开头就写道："夫清浊剖判，上下攸分，三才肇基，五行俶落，万物淳朴，无得而称。"

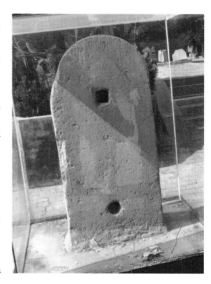

图 3　焦作药王庙透灵碑

药王庙，作为"药王文化"的载体，体现了人们对健康的向往，也体现了孙思邈在民间的崇高地位。怀商，因"怀药"而兴起，怀庆商帮对药王的崇敬，早已融入了货通天下的"怀商文化"之中。

二、博爱圪垱坡药王庙

圪垱坡药王庙也称孙真人庙，位于今河南博爱县城西北 7.5 公里太行山山阳，因其山势险峻，故称"圪垱坡"，孙真庙即位于圪垱坡山顶。由山底顺山势拾阶而上，为一凉亭，亭额曰"一天门"。亭后满植松柏，郁郁葱葱，间以亭阁，饶有清趣。穿亭而上，有台级 360 余阶，至孙真庙山门，门额曰"南天门"。

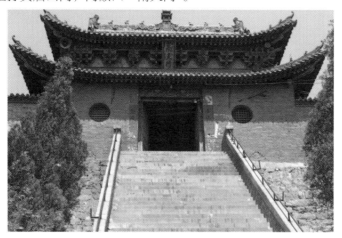

图 4　圪垱坡药王庙南天门

药王庙分两进，中隔一庭，大殿神龛饰以锦帐，龛内供奉孙真人神像，身披花袍，足踏御靴，头戴顺天冠，赤面慈颜，五绺长髯，眉目清秀。两旁诸神罗列，状貌颇威严，每年正月初一至正月十六，四方士女，群集其处，求医问卜者，络绎不绝。

博爱圪垱坡一带如今仍流传有"领羊"的习俗，但已很少举办该仪式了。"领羊"习俗的流传，据说是当地百姓为感谢孙思邈救命之恩而采用的一种祭奠形式。据庙中老人介绍，"领羊"活动颇有声势，当地信众及百姓约有上百人参加，仪式中穿插表演种种民间艺术，如舞狮、旱船、高跷等。"领羊"的具体仪式，是把一只羊放在祭坛上，用酒浇它，让它打战，就是"激灵"，这就是"领"的意思。羊一打战，就算"领羊"成功。如果羊不被"领"，就是祭祀不成功，就得继续斋戒"激灵"。

博爱当地也流传有关于孙思邈逐瘟救民的故事，相传，唐高宗李治永徽年间，黄河中下游流域发生瘟疫，孙思邈闻讯赶来，停留在今博爱县月山寺西侧、丹河东岸的圪垱坡，广施医药，为群众治病。孙思邈就地取材，以当地所产怀药为主要原料，大量制作屠苏酒等防瘟药剂，广为散发，遏制了疫病的流传，救治了不少当地群众。由于疾疫蔓延广泛，当时用于制药的野生怀药供不应求，孙思邈便带动当地百姓广泛种植怀药，于是在当地丹河、沁河两岸形成了民间种植"怀药"的传统。后来，孙思邈病逝于圪垱坡，享年141岁。

宋徽宗崇宁二年（1103年），孙思邈被追封为"妙应真人"，因此后世又称他"孙真人"。博爱百姓为缅怀孙思邈的功德与推广怀药种植的功绩，便在圪垱坡依山顺势修建了药王庙，四时祭拜。

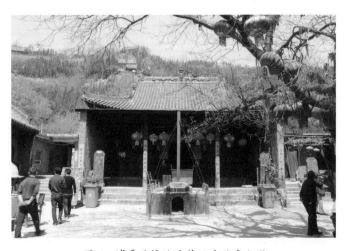

图5　博爱县圪垱坡药王庙孙真人殿

三、沁阳药王庙

沁阳，明清怀庆府府治所在，古称河内县，民国二年，废府存县，因其地在沁水之阳而改称沁阳，沿用至今。

在焦作市中医管理局局长何银堂先生和沁阳市神龙文化研究院院长邓宏礼先生等人的陪同下，我们到沁阳药王庙遗址，观看了沁阳药王庙木牌楼。

沁阳药王庙遗址位于沁阳老城区东北隅合作街内。据庙内现存《创建药王庙三皇阁碑记》记载：药王庙创建于清乾隆五十二年（1787年），初竣于嘉庆十三年（1808年）。整个建筑群由山门兼戏楼、钟楼、鼓楼、牌楼、厢宇、潇洒阁、东禅院等组成，占地约2800多平方米。院后有万柄荷花千株柳的天鹅湖。整个庙宇雕梁画栋，起脊飞檐，极尽建筑之妙。药王庙不仅为各方药商朝拜、祭祀药王的地方，也是怀庆商人们洽谈怀药贸易的中心。

可惜的是，自晚清以来，社会动荡，药王庙也屡遭毁坏。新中国成立后的1969年，除木牌楼、东西对庭幸存外，其他残余建筑均被拆毁殆尽。

沁阳药王庙木牌楼高约十余米，横跨甬道，四柱三间三楼，庑殿顶，巍然壮观。四根立柱从东向西一字排列，柱下设须弥座形青石台基，台基上浮雕仰莲，青基红柱，引人注目。主楼斗拱九踩四下昂，昂嘴圆雕龙头。次楼斗拱七踩三下昂，昂嘴圆雕凤凰头。上下枋间安置华板，华板双面高雕盘龙、行龙、丹凤朝阳、狮子绣球以及蝠、鹿等祥禽瑞兽图案。枋额华板为透雕木刻，上方的雕饰，南为凤，北为龙，下方的雕饰，则南为龙，

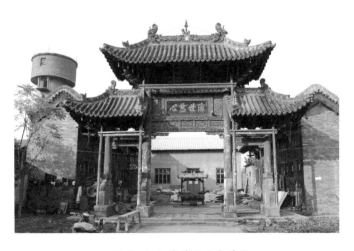

图6 沁阳市药王庙木牌楼

北为凤。从正面看，凤在上，龙在下；从背面看，龙在上，凤在下。龙昂首凤振翅，玲珑精巧，栩栩如生。整部雕刻雕工精细，充分运用了透雕、浅雕、圆雕等木刻手法，又饰以贴金彩绘，呈现出一派人物故事丰富多彩，祥龙瑞兽活灵活现，山水风光富丽堂皇的景象，形成了一条完美的艺术画廊。木牌楼有双面匾额，正面行书浮雕"济世慈心"，背面为"恫瘝在抱"。

通过牌楼，甬道两侧是面阔五间，进深一间的对庭，对庭为单檐硬山圆宝顶，勾连厢廊，楼阁式建筑，飞檐下悬吊垂柱斗拱，雕刻精细，彩绘栩栩如生。过去甬道拾阶而上，有宽大的月台，月台上原应为大殿所在，但历经沧桑，已杳不可寻，现在盖有彩钢房屋三间，内中供奉药王神像一座，颇显简陋。

沁阳药王庙这种融中国石枋艺术与古建顶饰艺术于一体的建筑物，不仅是不可多得的建筑珍品，也是明清时期怀药商业文化的缩影，更是怀药经济繁荣昌盛的重要标志。

邓宏礼先生告诉我们，目前，沁阳市的文化、城建等有关部门，正在制订完善怀庆府药王庙复建规划方案，按照这个规划将逐步拆除药王庙周边建筑，复建被拆毁的药王庙历史建筑，并以药王庙为核心，筹建"四大怀药"研究所和怀药文化博物馆。

2015 年 4 月 25 日

附：相关考察资料

考察时间：2015 年 4 月 11 日—4 月 15 日

考察地点：焦作市　沁阳市　博爱县

考察人员：许敬生　李新叶　尹笑丹　马鸿祥　李　文　周立凡　张雅薇

采访对象：焦作市中医管理局局长何银堂，焦作市药王庙贺宗定道长，沁阳市神龙文化研究院院长邓宏礼，沁阳市中医院院长田晓战，博爱县卫生局孙晓明、候梦华，博爱县中医院毕二国，圪垱坡药王庙管理人员等。

第四章

中原药都文化及药商文化遗迹考察记

禹州药市

中原中医药文化遗迹与文物考察研究小组

姬永亮 执笔　尹笑丹 配图

禹州市位于河南省中部、伏牛山区向豫东南平原的过渡带上。西北部群山环绕，丘陵起伏，东南部为开阔平原，颍河自西向东横贯全境。境域东邻许昌市、长葛市，北依新郑市、新密市，西接登封市、汝州市，南与郏县、襄城县相衔。境内河流均属淮河流域沙颍河水系，大小河流 100 多条，主干河流为颍河。其中，流域面积 100 平方千米以上的河流有颍河、清潩河、涌泉河、吕梁江和兰河，禹境最大河流——颍河自西北向东南贯穿全境。河山壮美，山川拱戴，属四季分明的暖温带落叶阔叶林气候。起伏的山峦，繁茂的植被，众多的水库，给禹境增添了无限的自然风光。

禹境钟灵毓秀，名人辈出。早在原始社会及氏族公社时期，就有中医药创始者神农氏、伏羲氏、伊尹等在此活动，在禹境留下多处历史遗迹。境内亦发现多处仰韶文化和龙山文化遗址。此外禹境还是黄帝、大禹、启、少康等华夏先帝君王的主要活动区域之一。历史名人秦国阳翟富商巨贾吕不韦，先秦法家韩非子，西汉政治家张良，"文景之治"时改革家晁错，东汉书法家刘德升，三国时曹操谋士郭嘉，南齐医学家褚澄，东晋女政治家褚蒜子，唐代大书法家褚遂良、画圣吴道子，明代五朝元老马文升，重修《禹州志》的乾隆时期史学家王綝修，受到朱德委员长等领导人接见的恢复钧瓷烧制的钧瓷名师卢广东等，在中华民族政治、经济、文化发展史上谱写了光辉篇章，并为禹境之繁荣增光添彩。

对于中国传统中医药而言，禹州的地位史是非同凡响。因其位于中原腹地，交通便利，乃历史上形成的四大中药材集散地（河北安国、河南禹州、安徽亳州、江西樟树）之一，素有"药过禹州倍生香"之说。早在明洪武元年（1368 年），明太祖朱元璋曾诏令全国各地药商在此集结，初步形成了药材行市。禹州，古称"钧州"，明神宗朱翊钧万历三年（1575 年）为避圣讳，改名"禹州"，俗称"小禹州"。至清乾隆二十七年（1762 年），禹州药市由南街迁至西关，久负盛名的怀庆帮、江西帮、山西帮、金陵帮、亳州帮、商城帮等多个药帮商行云集禹州，开张近 2000 家药店，拥有药工 5000 余人，形成了禹州中药材市场的鼎盛时期。

一、药都地位

何为"药都"？禹州市中药生产办公室南林坡主任对此有长期深入的研究。他认为，所谓"都"，就是经济和文化中心城市；所谓"药都"，就是历史上的中国传统中医药文化中心。在其形成过程中，"药都"一定要有"药王"在此地行医采药治病救人，并且还是许多传统中药材、中成药的贸易中心与道地产地，具备精良的中药材加工炮制技艺，期间若曾受到皇帝敕封，则更属名副其实，当之无愧。相比于安国、亳州与樟树，禹州之所以能够独自得配"中国药都"之名，具体理由如下。

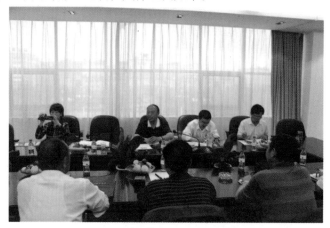

图 1　调查组与当地专家座谈

（一）禹州中医药文化源远流长，底蕴深厚，是传统中医药文化中心之一

（1）医学始祖黄帝与岐伯、雷公在禹州具茨山一带活动，编著《黄帝内经》。禹州是当之无愧的中医药发源地。雷公因跟随黄帝研究医药有功而被封于禹州方山镇，被人们称为方雷氏，后分为方姓与雷姓。方山作为方雷氏故里已得到全世界华人认可，每年海内外方姓、雷姓人士都到禹州祭祖，现在尚存方氏祠堂。雷公的第九代孙雷敩，是南朝宋时著名的药物学家，曾撰写我国最早的中药炮制学专著《雷公炮炙论》，记载了300多种中药的炮制技术，总结了炮制饮片的"雷公炮制十七法"。所以，中药炮制发源地也在禹州。此外，中夏第六代国王少康在夏朝国都禹州发明了酿酒。酒为"百药之长"，在中国古代医疗活动中占有重要地位。至今，禹州市梁北镇杜岗寺村还保留有杜康寺等少康发明酿酒的遗址。

（2）历史上生于禹州的行医之人众多，比较著名的是南北朝宋国的褚澄。他是中国历史上提出晚婚优育主张的第一人，出于禹州褚河村望族褚姓家族（即唐代大书法家褚遂良一族），后葬于褚河村元穆乡。唐代从其棺椁中挖出石刻《医学论》十篇，后被整理成《褚氏遗书》刊行流传。该书分述受形、本气、平脉、精血、津液、分体、除疾、审微、辨书、问子等十篇，内容简短，多据《内经》理论加以阐发，体现了作者对精血、津液学说的重视。其中有关血证及妇科病证治的见解，为后世医家所重视。

（3）禹州还出现了历史上第一部救荒类本草著作《救荒本草》，该书由明代周定王朱橚所著。朱元璋命朱橚就藩王于开封，后朱橚长期在禹州活动，采集中药材标本，有时还会亲自栽培试验。他将野草野菜中可充饥食用者分门别类，绘出图形，于1406年撰成收载414种植物的《救荒本草》。其中很多道地药材都注明产于禹州，如山茱萸出钧州，翻白草出钧州等。朱橚死后葬于禹州太白山。由于是周定王葬地，所以太白山又称为明山，因有官军把守看护墓地，当地百姓又称之为官山。其陵墓坐西向东，由砖石建成，是一组规模宏大、气势雄伟的地下宫殿建筑群，被学者誉为明十三陵之缩影，现为河南省省级文物保护单位。

（4）中国历史上最大的药商是阳翟吕不韦。他靠贩卖珠宝、药材起家，累积万贯家财。最后官至秦相，并著《吕氏春秋》，对中医药学特别是养生学的发展做出了不可磨灭的贡献。"流水不腐，户枢不蠹"即源出于此书。

（二）禹州历史上曾是药王居住地

全国各地建庙供奉的药王共计45位，而在禹州活动的就有11位。其中影响最大、为全国医药界公认的药王是孙思邈。他本人就曾长期在禹州采药行医。孙姓最早出于受封于康城（今禹州西北）史称康叔的周武王弟弟姬封，其第十二代孙，春秋初期卫国王宰后裔姬武仲，将自己的姓氏改为"孙"，以纪念其祖父姬惠孙。因此，孙姓为康叔后裔，与禹州之间有密切关系。据隋朝《孙氏谱记》记载，孙氏出于三支，一支源于山东，一支源于湖北，一支源于河南。中原孙姓后来西迁晋国太原，形成一大望族，后又迁陕西耀县，出生于耀县的孙思邈其根即源于河南。

《旧唐书·孙思邈传》记载："周宣帝时（578—579），思邈以王室多故，隐居太白山。"据考证，此处之太白山即指禹州无梁镇北部的太白山。据明嘉靖《钧州志》记载，太白山在州东北五十里。至于陕西耀县（今铜州市耀州区）终南山主峰之太白山，《辞海》提到：陕西太白山海拔375米以上常年积雪，谓之太白。孙思邈不可能生活在南太白山的原因如下：

首先，根据常识，积雪之地绝不适宜人居住，孙思邈隐居此地的可能性极小；

其次，太白山为佛教圣地，在孙思邈生活的年代曾有大小寺庙45座，而孙思邈信仰道教乃人所共知，故后世以此称其为孙真人；

再次，据《旧唐书·卢照邻传》，卢照邻身患麻风病，想服丹治病反而不幸中毒，病势加剧，手足痉挛不停，遂徒步走到太白山找孙思邈看病，终因不堪忍受病痛折磨，自投颍水而亡，葬在具茨山下，今在禹州市无梁镇龙门村尚家村的河溪西岸还有高大的卢照邻墓墓冢。作为一个身患重病之人，卢照邻从陕西太白山千里迢迢走到禹州太白山可能性不大。

所以，孙思邈隐居地是禹州太白山的可能性最大，而且禹州当地流传的孙思邈传说很多，其中"坐虎针龙"的故事流传甚广。孙思邈死后被厚葬于禹州西关，当地百姓集资在城内西南隅（今禹州市电业局所在地）购地四亩，建造"药王祠"，供奉药王石像，常年祭祀纪念。

反观河北安国（1913 年 2 月前为祁州），虽也供奉药王，但纪念的是邳彤。邳彤为东汉灵寿侯，汉光武帝刘秀属下云台二十八将之一，曾做过曲阳太守，为官清廉，关心

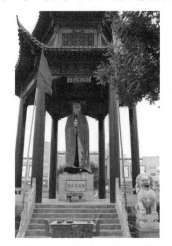

图 2　禹州药市内的药王亭

百姓疾苦，还酷爱医学，在民间倡导和扶植医药行业，为当时的黎民百姓采药、种药、制药、行医等付出了不少心血，颇受百姓的称赞和爱戴，死后，被葬在祁州南关门外。据清《畿辅通志》记载："邳彤庙在南关门外。"清光绪三十二年（1906 年）《祁州志》记载："考安国药王庙，即邳彤庙。"邳彤死后葬于安国，安国与药王的渊源即在于此。

安徽亳州供奉的是华佗，乃东汉三国时沛国谯县（今安徽省亳州市谯城区）人，跟随曹操为之治病多年。所以华佗多在许昌及山区药材资源丰富的禹州一带活动，并不是在亳州。

至于江西樟树，供奉的是葛玄。他是炼丹的道家之人，虽是医学家，但他在道教的名声比起在医界的更为显赫，故多称其为道人，少称其为医生，以炼丹为其主业，不能称为药王。

四大集散地中唯独禹州与药王孙思邈之间存在较为密切的关系。

（三）禹州中药材经营历史悠久，规模庞大

据明嘉靖二十三年《钧州志》记载，禹州中药材交易始于周安王五年（前 397 年），

当时在阳翟西关"聂政台"^①下，存在一个局部性的中药材交易市场。"每年二三月间，商贾云集台下，山货、药材、土布入市经营，帐棚稠密，驮载辐转，货殖尤夥矣。"至战国末年，阳翟药商吕不韦大量贩卖药材，积累了万金家资。至于安徽亳州，据地方志记载，东汉末年华佗在当地创立第一块药园种植药材，当地才开始有了药材贸易，要晚于禹州四五百年时间；由于葛洪为晋代人，所以江西樟树从晋代才开始药材贸易；河北安国的药市起源于宋代，时间更晚；这三地药材贸易的历史都无法同禹州相比。

从经营规模上讲，据禹州地方志记载，从元朝开始，药材室内堆积如山，无处不药行；明朝时，药市规模进一步扩大，到清朝达到顶峰，药材贸易日进斗金。各地药商在禹州建有多座会馆，从现存的怀帮会馆建筑檐脊上尚存西洋人物画像，可见禹州药材在清朝时已走出国门，走向世界。

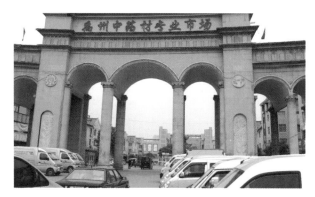

图3　禹州药市大门

此外，禹州被农业部评为全国唯一一家的中药材加工市场基地，有原产地名称（地理标志）保护认证4个，中药材省级地方标准26个，被河南省农业厅、《河南日报》评为河南省十大中药材种植基地。禹州所获得的众多称号，使禹州药都地位得到巩固并不断加强。

（四）禹州道地药材资源丰富

禹州地形地貌比较特殊，北部、西部、西南部群山环绕，山前丘岗起伏，东南部平原广阔，颍河自西向东贯穿全境，境内大小河流50多条。特殊的地貌特征形成了不同的生态环境，造就了很多禹州道地药材。根据历代本草的记载，大体上有30多种道地药材出自禹州。

历史上许多知名药材以"禹"打头。如禹密二花，即金银花，《增订伪药条辨》记载，

①战国四大刺客之一的聂政刺死韩相侠累，后毁容自杀。宋人为表其侠勇，于阳翟西关置地筑冢，嗣后扩其规模，史称"聂政台"。

禹州产者为禹密，花朵较小，无细毛，亦佳。禹州五指岭下所产金银花曾在1914年巴拿马万国博览会上展出，深受世界瞩目。其他以"禹"或"禹州"命名的道地药材还有禹白芷、禹南星、禹白附、禹州漏芦、禹余粮、禹韭（即麦冬）等。禹州地产药材还有一个特点，即以"会"或"淮"打头。因为禹州药交会声名甚著[①]，历史上有这样的一个说法，只有到禹州的药会上才能买到上好的道地药材，所以有些禹州道地药材是以"会"字头命名的。比如全虫（全蝎）称为会全虫，又称"十腿蝎"，比其他地方蝎子多两条腿，只有禹州与陕西华阴县（今华阴市）有此品种；辛夷称为会春花，禹州为其正宗产地。因颍河到周口归到沙河，最后流入淮河，属淮河上游，故很多禹州道地药材也挂"淮"字头。古代怀庆府所产的四大怀药当中，有"怀地黄""怀山药"，而淮地黄、淮山药则是产于禹州的道地药材，《饮片新参》对此有详细记载。菊花心，药性上佳。其余如丹参、黄精、半夏、白术、北桔梗、柴胡、板蓝根、荆芥、红花、辛夷、远志、连翘、紫苏、柏枝、柏仁、甘遂、千金子等，禹州均是道地产区之一。

（五）禹州传统中药材遵古炮制技艺优良

雷公在禹州发明了中药炮制，禹州是中药炮制发源地，孙思邈在禹州又促进了中药炮制的发展。禹州历代药工继承雷公与孙思邈的经验，又不断实践与创新，故禹州炮制技艺相当独特，别具一格，有"药不经禹州不香，药经禹州倍生香"的说法。历史上出现过很多知名炮制产品，比如禹州"四大蒸货"，包括九蒸九制大熟地（又称九蒸九晒大熟地）、黄精、何首乌、槐豆。九蒸九制大熟地是禹州赵隆太中药行生产的，康熙年间就有了，后作为贡品，宣统三年（1911年）被推荐参加德国柏林"万国博览会"。现在由禹州著名老药工朱清山老先生牵头，禹州"四大蒸货"制作技艺获批为河南省非物质文化遗产保护项目。

同时参加柏林"万国博览会"的还有禹州"九天阿胶"。"九天阿胶"历史上与东阿阿胶齐名，质量更好，成品透明，掉地可摔碎。禹州的阿胶源自山东东阿。道光二十四年（1844年），禹州城北牛沟村人张华平到东阿学习，后返回禹州与晋商刘三鉴合伙开"福兴公"药店生产阿胶。因生产过程中使用颍河之水，且在冬季交九天制作，故名"九天阿胶"。慈禧太后服用九天阿胶后疾病痊愈，遂钦赐"福"字给"福兴公"药店，现存禹州市药王制药有限公司。

---

①禹州市禹州药会作为著名药市习俗，已经被列入国家第二批非物质文化遗产保护名录。

　　禹州中药炮制尤其是饮片加工，技艺超群。有些饮片加工后细如丝、吹能飞，片片均匀，厚薄适宜。一只像杏大小一样的槟榔，可以切出 170 多片"蝉翼槟榔"，能够一吹上天。禹州历史上的药刀，形似月牙，质量很好，被誉为全国三把药刀之一。

　　正因为中药材的炮制技术比较过关，从而能够促进中药材专业市场、集散地的发展，同时也促进了中成药的发展。禹州知名中成药的种类很多，如眼药保光清凉散、紫金锭眼药等。1962 年人民卫生出版社出版的指导全国中药生产的《全国中药成药处方集》当中，禹州就有 152 种中成药被收录其中。禹州药王制药更是河南省五大中药制药企业之一，现在生产中成药 120 多个品种，其中有 2 个"国家中药保护品种"：活血壮筋丹、中风回春片，后者还是在河南中医学院（现河南中医药大学）李秀林教授四世家传秘方"中风汤"的基础上研制成功的。

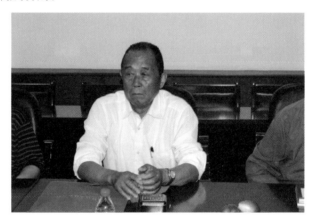

图 4　国家级老药工朱清山（九蒸九制大熟地传人）

（六）禹州药市曾经受过皇帝敕封

　　明朝建立后，洪武元年（1368 年），朱元璋亲下圣旨，诏令全国药商到钧州（即禹州）集结，钧州遂成为全国性的药材市场。这同时也奠定了禹州的药都地位。而安国、亳州、樟树三地药材市场在历史上均未受过皇帝的敕封。

　　简而言之，从中医药传统文化、药王采药行医、皇帝敕封药材贸易中心、道地药材产地、中药材加工炮制发源地等角度来看，禹州作为"中国药都"可谓实至名归。

二、药商、药帮

　　禹境药材贸易历史悠长，持续繁荣，经久不衰。在周安王五年（前 397 年），每年二三月间，商贾云集于阳翟西关"聂政台"下，经营山货、药材、土布，帐棚稠密。到了唐代，阳翟药市出现萌芽。元世祖至元元年（1264 年），钧州治阳翟，辖阳翟、新郑、密县三县。"阳翟已成为药材汇集之区，……故农家深山大壑采药者往来不绝。阳翟紫金里盛产白菊、白芷、南星、薏米、防风、荆芥、罂粟，杜仲森森成林，紫苏、薄荷、山药、百合、海南参、牛蒡子之类杂植蔬圃成片。"渐有药材市场的雏形。明代时，洪武元年（1368 年），朱元璋诏令全国药商集结至钧州，钧州成为全国性药材市场，集散药材范围扩展到归德（今商丘）、怀庆（今沁阳）及河北祁州（今安国）、安徽亳州等地。

清康熙二十五年（1686 年），禹州知州刘国儒招徕药商，起药市于禹州城内南街，开始有晋商专卖海南参、血竭、沉香等珍贵药材，号称"洋货棚"。乾隆十三年（1748 年），州判何宏瓒视禹州道路平坦，药市繁荣，遂将禹州下辖之密县洪山庙药商迁至禹州，禹州药市规模日益扩大，衍溢城内数条大街，药棚遮天蔽日。乾隆二十七年（1762 年），因兵乱，禹州药市由南街迁至西关，经营规模达到巅峰，时有大小药店 2000 余家，每年设春、秋、冬三个会期，分别以阴历四月二十日、八月二十日、十一月二十日为止期。每逢会期，"内而全国二十二省，外越西洋、南洋，东极高丽，北际库伦，皆舟车节转而至"。禹州成为全国著名的药材集散地，商贾云集，药商之盛可谓禹州商业之冠，城内居民十之八九以经营药材为生。巨商开设的药庄、代客买卖收取佣金的药行或药栈、拆整卖零的"拆货棚"、专营特产药材的山货行、经营名贵药材的"洋货棚"、长途贩运的行商、研制中成药的丸散店等先后在禹州兴起，其他药材经营的辅助性行业，如检药、打包、荆编、吹瓶、糊盒及从事搬运的脚行相应兴起，京广杂货、饮食服务、钱庄银号等行业也应运而生，交易人员达 3 万余人。咸丰元年（1851 年），禹州药行发展到 40 家，药棚 80 家，丸散铺 70 家，专为药材经营服务的人员达 5000 余人，药材行销国内外，会期由短期变为长期，来往药商络绎不绝。

民国二年（1913 年），改禹州为禹县。民国十二年（1923 年），禹县城内有药庄 300 家。民国十八年（1929 年），禹县有药行 81 家，药铺 23 家，药庄 200 家，药棚 91 家，丸散铺 70 家，从业人员 6185 人。其中，仅"恒春"一家就拥有资金 42 万块银圆，"三德合"也拥有资金 15 万块银圆。

民国二十四年（1935 年），禹县药材业、转运业、山货业同业公会成立。民国二十五年（1936 年），境内从事制药业、切药业、药庄业、药铺业、药棚业的商户共 199 户，从业人员 1916 人，资金 2451728 块银圆（后同）。1941 年增至 208 户，从业人员 1730 人，资金 9435370 块银圆。

民国三十三年（1944 年），日军占领禹县，用伪钞大批收购药材，大部分药材门店被迫关闭，与省外交往中断，市场萧条，濒临覆灭。民国三十五年（1946 年），禹县尚有药行 190 家，从业人员 1395 人。民国三十六年（1947 年），境内从事制药业、切药业、药棚业、药行业的商户共 196 户，资金 884846 元，从业人员 1418 人。

民国三十七年（1948 年），到 11 月底，城内已拥有药行 28 家，药庄 60 家，药棚 50 家，药铺 11 家，共有资方人员 150 人，店员工人 838 人，雇工 2134 人。至 12 月，禹县中药、西药、药庄、药棚、丸药、行商共 286 户，从业人员 1858 人，资金 116.8 万元。

1949 年 5 月，禹县药庄、药棚、药行、眼药、制胶、膏药、丸药等 7 个行业联合成立"禹县店员工会"。是年 9 月，"禹县丸药业同业公会"成立。

具体而言，禹州历史上出现的药商组织有如下几种。

（一）药庄

药庄，俗称"内字号"，约产生于清康熙年间，相当于一级批发企业。药庄大多拥有雄厚的资本，在全国主要城市设有分号或庄客，依靠各地药源及信息，互相调动大药材，在一定程度上具有垄断市场的能力。新中国建立初期，禹县药庄主要有恒春、三德合、隆兴福、复生元、清和堂、瑞兴茂、松茂林、益兴盛、怡和永、晋豫西、兴记、天太、公茂、德源永、李德旺、刘秋怀、益庆源、公大等 18 家，经营资金 813500 元（银币），从业人员 134 人。其中恒春药庄有资金 42 万元（银币），从业人员 27 人，居全城药庄之首；资金在万元以上的药庄有 9 家，从业人员在 10 人以上的药庄有 2 家。1956 年后，药庄业务被医药部门取代。1984 年，禹县恢复药市后，很称为"走大货"。至 2005 年，禹州药市大宗药材交易由实力较强的药材公司取代。

（二）药行

清代，药行有中药行和山货行之分，拥有一定资本，设有场地、货栈，从事代客买卖、包装、托运业务，从中收取百分之三佣金。其中山货行主要代客买卖地产山货，如柴胡、防风、皂刺、益母草、丹参、地榆等。新中国建立初期，禹县城区规模较大的药行有豫兴隆、瑞胜昌、同慎德、恒大、全胜德、瑞丰、成记、乾新合、荣兴昌、豫兴、信昌、广顺合、和太昌、永兴、德源昌、同兴永、义成、豫圣源、信茂、豫源、豫太昌、义聚合、永昌、卫钧恒、德胜、永丰、义兴永、豫德昌、新太、会源长、协太昌、宏昌、振昌、寿康、正兴、公利、松茂、恒玉、得昌隆、泰胜隆、永茂等 106 家，从业人员 925 人，经营资金237300元（银币）。其中资金最多的为豫兴隆,达4.5万块银圆；人员最多的为瑞胜昌,达47人；资金万元以上的药行有4家,从业人员在20人以上的药行有29家。1956年后,药行业务被公私合营医药企业取代。1984年,禹县药市恢复。药行重新兴起并迅速发展,其业务已融合药行、药棚的经营范围。至2005年,私营药行已成为禹州药市的经营主体。

（三）药棚

药棚又称"棚口""拆货棚""洋货棚"。药棚从药庄、药行批发药材,内设箱口摆放样品,依靠店员、工人交付切药户,加工后直接销售给各地中药铺。经营品种多达数千种,其规模大小不一,从业人员少则三五人,多则十几人,甚至几十人。其中"洋货棚"原有专营珍贵药材的棚商,后立号转为坐商,仍经营名贵药材,如高丽参、血竭、肉桂、朱砂、鹿茸、元寸（即麝香）等。

新中国建立初期,禹县城区主要药棚有德兴长、大有生、中兴永、中太、义昌久、双复兴、华新、同丰永、豫胜恒、东来升、同福太、法兴永、同茂永、义丰永、天德昌、万顺德、福兴德、太兴隆、正义成、振太恒、金记、宏圣魁、同庆德、义记、福顺昶、同德永、德太兴、同福永、德兴玉、义丰长、中和生、万生隆、元丰祥、聚太源、德兴成、德太成、同德恒、豫兴昌、永昌久、全胜永、豫信恒、同德祥、裕民、德茂永、长兴永、三义成、中和兴、德义成、复兴永、同春荣、和胜义、瑞生、任福远、同信成、信义永、可敬亭、三合永、永瑞昌、豫盛长、三德永、刘新怀、恒昌、师保恒、二合堂等65家,经营资金249100元（银币）,从业人员358人。较大的药棚德兴长、大有生、中兴永资本均在3万块银圆以上,其户"大有生"药棚拥有资金4万元,雇工12人。其他资金5000元以上的药棚有7家,从业人员5人以上的药棚有42家。1956年后,药棚业务被公私合营医药企业取代。

（四）药铺

药铺主要经营零售业务,清代至民国,一般经营方式为前店后坊。药铺将由药市购入的原料进行遵古炮制,由坐堂医生诊断后就地取药,并暗记本店处方密码,不致处方外流；有的按照名医成方或自研配方在市场上购进原料,制成丸、散、膏、丹,通过药市进行销售,或经行商销往外省。新中国建立初期,禹县尚有杏林春、赵隆太、荣德堂、万元堂、全生堂、隆太恒、春林堂、兴元堂、福寿堂、太盛堂、同春合、大盛堂、天兴堂、同春堂、福元恒、万春堂、惠福堂、天仁堂、天令堂、庆寿堂、中兴堂、堤明堂等22

家药铺，从业人员 70 人，资金 31300 元（银币）。其中资金最多的为杏林春，有 1600 块银圆，从业人员 23 人；1000 元以上的药铺有 5 家，从业人员 6 人以上的药铺有 2 家。1956 年后，药铺业务被医药部门的零售店取代，乡村药铺由卫生院、所和卫生室兼营。1996 年后，经改制后的杏林春医药有限公司零售店兼营药铺业务。至 2005 年，境内各医药有限公司均设有中药柜台，经营中药、成药。

（五）近代药商经营组织选录

1. 恒春药庄

恒春药庄位于禹县城区洪山庙街路北（今禹州市粮食局第二粮站一带），有货棚 200 平方米，库房 145 间，徒工 27 名。恒春前身是"协盛昶"药行，1920 年开业，资本 2 万块银圆；1927 年更名为"义丰昌"，资本增至 5 万块银圆；到 1944 年改为"恒春药庄"时，资本已达 10 万块银圆。东家是朱子铎、朱河镇、韩金玉，掌柜是朱子铎、陈文理、胡子航、马哲甫、王兆臣、王树廉、贾应乾、王庚臣。由于经营有方，到 1948 年，恒春药庄已拥有资本 42 万块银圆，名列禹县药界"八大家"之首。在郑州、西安、宝鸡、岷州、成都、天水、汉口、天津、上海、重庆、广州、湘潭、西宁、老河口等地都设有恒春药庄分号，药材经营网络覆盖全国。

恒春药庄在经营方法上，采取囤迟卖快、自购自销、联购联销、代储代运、牵线搭桥及人无我有、人有我存、人高我低、人低我购的灵活经营模式，达到其灵活经营、规模经营之目的。经营价格上本着自由交易、随行就市、议购议销、薄利广销的原则，加快资本流通。人才管理上，一律按能力大小择优录用，成绩突出者，提升上街相公或到外地分号坐庄，坐庄一年，成效显著者，除给予奖励外，可提升为掌柜，并入股分红。为使分庄人员安心工作，临行前，柜上预先付给足额的安家费，逢年过节，恒春掌柜还到在外人员家中慰问。此外，药庄不养闲人，除账房先生和炊事员外，其他人员一兼多职。老号八名掌柜，除一人在家主抓全面外，其他七人全部分赴各地协助分号做好工作。同时，恒春药庄十分重视药市信息，每天结合各分号报回的价格，进行正确的市场估价，抓住时机，大宗成交。如 1946 年，上海市缺少杞果，外商急需，愿付高价购买，恒春药庄当即指令宝鸡分号迅速赶往甘肃兰州购进 10000 千克个大、色鲜的特级杞果，动用军车运往兰州机场，并重金买通机场人员，按时运往上海，一次盈利 20000 块银圆。为使邮局及时把各分号信件送回老号，除不定期宴请邮局人员外，对跑洪山庙的邮差每月送 30 块银圆的红包（小费），让其在每天下午 6 时把本应第二天送达的信件当日送到。比同行提前 12 小时得到信息，如果发现某种药材价格上涨，当天晚上就上街把各药行的库存全部划入恒春账上，第二天派人打包发出，一购一放，不出半个月，即可赚回大量银圆；如发现某种药材价格下跌，也在当天晚上按当日市价卖出，避免造成不应有的损失。1948 年，禹县解放，恒春药庄筹集粮款送交人民政府，赈济饥民。1949 年，中国人民解放军南下时，恒春药庄筹集 1 亿多元（中州币）支援南下，受到政府的表彰和保护。1956 年，恒春药庄融入公私合营医药企业。

2. 同慎德药行

同慎德药行位于禹州县城闹市区，前起老煤市口，后至禹王锁蛟井，鳞次栉比的房舍百余间，常驻行内购进药材的有山西、云南、江西、四川等省的药商 12 家。每天有大批的中药材进出，即使有上百间仓库，空间依然狭窄，部分药材不得不露天存放。

1916 年，同慎德药行的经营进入高峰期，时兼商会会长的大掌柜曹新贵大胆创新，摒弃过去"家有千口，主事一人"的旧俗，四处走访，聘请 12 名内行人组成一个强有力的掌柜班子，把行内"购、销、调、存"等重大事宜交付 12 个掌柜分管，充分发挥其业务专长，使生意越做越旺，年成交额达 30 万两白银。

民国战乱期间，禹县药材市场曾一度出现外省、区名贵药材短缺现象。对此，同慎德药行当即派员奔赴外地采购紧缺药材。当时的第一大掌柜董国璞被派往上海"广丰药行"，购进浙白术、玄参等名贵药材，通过转运公司日夜兼程运回禹县。仅此一项，每年购货白银多达万两，而从中盈利则高达 2 倍以上。一时间，各大药行纷纷效仿，派员分赴各地进行大宗交易，并将紧缺的外地药材汇集禹县，打上自家标记销往全国各地。

同慎德药行始终把取信于卖客、买主放在首位。在药材上市旺季，行内派出大量药徒上街招揽脚力，为各地药材卖客提供方便，并安排食宿。甚至到县城南 20 里以外的酸枣树杨、大槐树赵等地招徕来自南召、鲁山、叶县、灵宝肩挑车推的远方卖客，优价购进，随付现银，扣三分佣金为本行收入。对常驻行内和在药材大会期间来自外埠的药商，只要讲信用，无现银也可以售给，但必须按规定时间结账、清欠。在支付银两时，严格标明毛银、元银、足银的折扣规定，毛银八六折、足银一两等于一两；而付银也视当时行情而更易，如购销甘草付足银，若货出手困难则必付元银或毛银。

1923 年，直奉战争爆发，曹士英旅在战争中遇挫，败回禹县驻扎，将从东北抢来的"奉天票"强行兑换白银二万两,在禹县未满三年盘剥超百万两。其后又因禹县连遭兵乱、水旱蝗汤、日寇入侵,同慎德药行逐渐萧条,并最终关门停业。

3. 杏林春药铺

1931年6月,杏林春药铺在郑州开业,共有资金16000块银圆,经理、职员23人。大经理为赵德如(汜水人),二经理为乔松年(长葛人);财东为协春永;东家是朱子铎(禹县人)。1938年,侵华日军对郑州狂轰滥炸,许多房屋被毁,城内居民四处逃难,谋求生路,在郑州经营七年的杏林春药铺迁至禹县城内西街(当时称太平街),西靠文化馆,东临老煤市口,坐北向南,营业面积60平方米(后改为禹县医药零售一部)。当时盘点资金只剩8000块钢洋,亏损50%。之后,朱子铎、赵德如、乔松年三人退出,东家改为朱景先(禹县人)、赵万年(长葛人);大经理改为雷成泽(襄县人),二经理改为朱自成(禹县人),职员共计19人。由于禹县交通便利,客流量大,加上杏林春药材地道,货真利薄,周围县、市每天求医取药者络绎不绝,杏林春药铺的日经营额也从初入禹县的60多元,上升到130多元(银币),经营品种达700多种。

杏林春自开业之日起,就以货真价实、童叟无欺的经营之道创立门面。饮片切铡讲刀口,中药炮制讲色泽;丸散膏丹,自研自制,后坊制作,前店经营。同时,注重货出道地,炮制精细并具特色。如枳壳,原料用江西产且品级为一级,先挖瓤,清水浸泡后捞出晾至半干,压扁成人字形;切片前一天喷雾打潮,使里外一致,然后切成5~7毫米的厚片晒干。槟榔亦用一级原料,用清水泡三天,消毒至无红水后再切,一个切90刀,晾至七成干后使其颜色红白分明,经压平、挑拣、分包后待用。其他品种,根据药材的不同类型,分别切成柳叶片、盘香片、马蹄片、檀香片等精美片形。如"四大九蒸货"之九蒸九制大熟地,采用4~6头的怀庆大生地,用清水浸泡除去杂质和泥土后,置入特制的盛有80℃沸水的铜桶(铜笼)内反复蒸煮,头三遍蒸三天三夜,取出晒干,中三遍两天两夜,末三遍一天一夜,蒸煮至九遍时,每斤生地加入砂仁面3两,黄酒1两,再蒸2个小时取出晾干。炮制过程要求非常严格,绝不会八蒸八制。九制胆南星,用生南星5千克、川贝0.5千克碾成细末,放入大瓷碗内,用牛胆汁浸泡,然后如晒酱一样,春季开始,秋季封闭,一年一次,九年完成。如此多种的加工炮制方法,形成了杏林春药铺独特的加工技艺。

杏林春药铺自研自制的十几种成药,如银花露、梨糖膏、清肺膏、益母膏及丸、散,均有精制包装并附有图片、说明、功效、用量等。在广告宣传上,杏林春药铺不惜重金,每研制出一种新产品，都用核桃木雕刻成特制的半圆形广告牌，四周贴金，并用大盖铜钉镶嵌在临街门面的圆形木柱上，以供患者选购。同时，杏林春药铺还聘请国内名医开设坐堂门诊，凡来药铺就诊的患者，杏林春药铺从诊断、开方、取药到煎煮负责到底，除药费外，其他一律免费服务。如发现质量不合格或高于其他药铺的，退药退款。为取信于民，兑现承诺，杏林春药铺用特殊木料刻制一方形精美处方图案，上为"万病回春"，右为"复诊须带原方"，左为"中华民国 年 月 日"，中为两种中药图，空格处填写处方药名，二次复诊出示原方，既可享受优惠待遇，又可确保药到病除。

杏林春药铺从药材购进、挑选，到浸、泡、渍、漂、切、和、炼及装箱等十几道工序，都有严格的操作规程，力求客户取回的药煎煮后无杂质、汤水清。进货讲究优中选优，认准质量，不讲价钱，大宗道地药材一般在产地进货，其他品种从药行中挑选。

在人员使用上，杏林春药铺也有严格要求。新进的学徒从碾药、进货学起，其间经常提出一些与业务有关的问题，让其解答并实地操作，最后根据其技术特长和应变能力量才使用。使用期均为一年，每年的腊月十五为裁员时间，以保持经营队伍的精干，从而树立起杏林春药铺良好的对外形象。

1956年，禹县医药行业实行公私合营，杏林春药铺全部纳入"公私合营禹县国药总店"，公方由长葛一名姓贾的工人负责。

4. 杨永先眼药店

杨永先眼药店创立于清代，在禹境经营眼药已历经五代：杨永先—杨玉田—杨逢春—杨育汶—杨清林（2000年为禹州市制药厂退休工人）。

杨永先（1779—1857），洛阳人，20岁时到南阳府社旗镇一家饭店当学徒，后来从一个行医郎中那里得到配制眼药的良方，遂改行制售眼药，在社旗老街开设眼药店。清嘉庆二十四年（1819年），杨永先携子杨玉田到禹州，在县城西关外设店经营，因慷慨解囊资助遭受火灾的药商而为人推崇，于次年被推举为"丸散帮"会首。清道光二十四年（1844年），杨永先与其他药商集资整修"聂政台"围墙130余丈。后因时局动荡，杨永先眼药店迁至禹县城内西大街，并招学徒、帮工60人，亲传技艺，制售眼药。因其眼药疗效显著，药到病除而名扬四方。杨永先眼药店后来又分老号、中记、湘记、和记等店铺，经营规模逐渐扩大。1947年，禹境眼药铺已发展到17家，其配制药方多属杨门传授。新中国成立后，根据杨门祖传药方整理的"保光清凉散"处方，被收载入《全国中药成药处方集》。1956年，禹县制药厂建立时，"保光清凉散"作为制药厂的重点产品，投入批量生产后供应市场。

（六）经营方式

新中国建立之前，禹县中药材的购进方式，为药庄向药行、药行向药棚、药棚向药栈收购，或直接从省内外药材产地收购，中成药丸、散、膏、丹由私营药店自产自销，禹境不产的中药材、中成药则从郑州、许昌等地购进。

禹境中药的销售有批发和零售两种形式。清初至民国时期，中药材和中成药一起经营，自制成药规模较大的私营药店和药庄、药行、药棚、药栈经营批发业务，同时也做中间经纪人，从买卖双方中各抽取3%～5%的手续费，而资金雄厚的药庄、药行亦通过预收货款代客采购或代客保管，进而收取费用。

（七）药帮组织

长期的药材交易，形成药商之间的相互竞争，逐渐产生了以药材经营类别或区域性质为基础的行帮组织。其中，较为著名的有药行帮、药棚帮、党参帮、茯苓帮、怀庆帮、汉口帮、四川帮、宁波帮、江西帮、山西帮、陕西帮、祁州帮、金陵帮、亳州帮、商城帮等。这些行帮会馆的规模甚为庞大，根据禹州市文管所原所长教之忠老先生统计，仅金陵帮、亳州帮这两个帮在禹州就有179家生意；商城帮（信阳药商组织）有239家生意；其他汉帮、广帮、宁波帮、老河口帮、马山口帮（内乡、镇平附近马山口药商组织），以及禹州本地经营药材的木帮，都有多少不等的生意；清末民国时期禹州4万～5万人口中，外地商人来到禹州经营药材的人数就占了其中的1万多人口，这个数字还不包括本地商人在内。

这些药帮不惜重金兴建会馆客驿。自清代康熙年间始，相继建成"山西会馆""十三帮会馆""怀帮会馆""江西会馆"。

作为一种早期民间组织形式的行帮会馆，自清代至民国时期，代替官方行使了民间药业管理的职能，这在当时的历史条件下发挥了重要的作用。

会馆设有会首，实行会首制和值年制。会首由当时帮内商人中资金较多且有一定威望和地位的人担任，由若干人组成。如禹州十三帮的会首，同治十年（1871年）是郭广德、连文中、潘升炎、阮跃祥、王凌云、常天福、高有帮、蔡汉文、胡乾元、王二元、范廷栋；值年一年一换，通常由若干人组成，"或二人，或三四人不等"，具体负责处理会中事务。

禹州药商行帮会馆，在历史上曾经行使过如下管理职能。

1. 研究帮会内以商业经营为主的事务

这其中包括制定各种章程、规定统一的市场制度，对内裁决同业之间的纠纷，对外协调本籍商人与其他商人和地方乡绅的关系等。各个会馆都有自己的行规，十三帮会馆规定："阖社公议，不许将庙中房屋借于外人使用，倘有本帮人私借外人者，罚酒席十桌。"怀帮会馆规定："凡收徒弟，非亲友所托则拒；收为徒者，由二掌柜训示；做生意软似棉，能说千句话，不舍一分钱；十年读出个秀才，十年学不出买卖；生意何尝无学问，必须操心勤动脑；起早睡晚，打扫卫生；下苦功夫练写字，接待客人看眼色；上午搓纸捻、刷洗水烟袋，下午擦灯罩，晚上提前给掌柜和客人铺床叠被、提便壶等；一年学徒不能在柜台上营业，三年以内没工钱，四年开始年底给一次压岁钱和一顶绫子帽壳，成绩突出的再加一件大布衫。"

2. 举行祭礼、庆典，组织庙会活动

祭礼即祭关帝、药王、马王爷等，祭礼、庆典活动往往与演戏相结合，热闹非凡。禹州药市每年三会，每逢会期，祭祀、还愿、祝寿等都在会馆戏楼以演戏的方式来庆贺，无论白天夜晚，锣鼓喧天。这不仅是帮内商家的娱乐享受，更是作为宣传自己、招徕顾客、活跃商业贸易的一种手段。

3. 扩建、修葺会馆，管理会产

会首负责会产管理，同时管理财务收支。会馆的收入主要是捐助、香资、房租、发放借贷及收取利息等。会馆的支出，主要有修缮费、祭祀费、演戏庆典活动费、日常接待费、节日宴请费、贫困救济费等。平时的收支多由会首负责经办，而用于修建筹集的资金，其收支数额较大的，由理事会统一研究。理事长由当地资金雄厚且有威望的商家担任。

4. 保护行帮内部商家的利益

这是清代禹州药业会馆得以生存并持续发展的一个重要原因。同治年间，禹州市中药材市场规模扩大之后，商家们共同商得州官同意，禹州不设垄断性的车马行。这是因为，当时的车马相当于汽车、火车这样的交通运输工具，在药材交易中作用颇大。商家买卖药材货物，哪家的运输工具便宜就使用哪家。但是如果禹州成立车马行，很容易就对运输市场形成垄断，运输价格就会长期居高不下，所以才会严格禁止私设车马行。同治二年（1863 年），某些人私自成立车马行，禹州药商为了保护自己的利益，通过会首有组织地联合起来，向禹州正堂马宽夫状告新设立的车行，最终胜诉。马宽夫下令，设

立车马行一事"予以裁撤，以后永远禁止"。永远禁设车马行使药商拥有自主权，谁家车马运输价格便宜就用谁家的。药商遂借助山西会馆立碑刻记——"诰授朝议大夫调署禹州正堂马宽夫马大老爷永禁开设车行碑记"。从此事也可看出，禹州药商在经营活动中体现出了一贯平等交易、从不欺行霸市的经商文化。

5. 兴办福利事业，救济贫困，购置义地

其主要内容有：设立义地，建立公墓，为客死异乡的同乡人代为办理丧葬事宜及寄存棺木；为困难的同乡提供衣食救济和临时居住的地方；捐资兴办公共福利事业等。

1920年后，禹境战事频仍，各路军阀先后占据会馆，行帮组织活动日少。1944年，日军侵占禹县，药业行帮组织消亡。

6. 设立商务会

至1923年，以各大药商行帮为基础，禹县建立比药帮更高一个层次的商务会。设会长1人，文督1人，庶务1人，下设督察会。会长负责召集各帮会首会议，解决药商之间的交易事项，并负责清算贷款，收取会费；文督负责文书、业务、账项工作；庶务负责对外联络、办理交涉、调解纠纷及安排庙会摆布等；督察会负责社会治安，但对药品生产、经营及质量不予管理，其费用全部由商务会负担。新中国成立后，商务会终止活动。

7. 参加同业公会

1935年，禹县还成立横跨多种业态形式的药材业、转运业、山货业同业公会。1949年5月，境内药庄、药棚、药行、眼药、制胶、膏药、丸药等7个行业联合成立"禹县店员工会"，同年9月，禹县成立丸药业同业公会。1952年，"同业公会"增设"分评会、研究组、检查组、劳资协商委员会"等组织，主要负责协助税收、焚烧假药、明码标价、制定"统一处方"、协调上资待遇、把关原材料及辅料质量。1956年公私合营后，同业公会停止运行。

总之，药帮作为民间自发形成的药业管理组织，在禹州药商当中具有广泛的权威性和代表性，能够配合官方引导药商的经营活动，加强对药业经营的管理；协调各方面关系，反映药业经营中的种种问题；及时传递市场信息，维护帮内商家的合法权益；进行内部约束并搞好各项服务工作。没有药帮的积极带动，就不会有禹州中药业的声誉卓著、驰誉全国。

三、药市、药会

（一）药市流通

明朝以前，禹境药市流通情况无考。自清初始的 200 多年间，禹州药材市场交易规模不断扩大，进入鼎盛时期，有"药不到禹州不香，医不见药王不妙"之说。每年会期一到，西北路内蒙的甘草和甘肃的大黄、当归及宁夏、青海等省的药材，用驼帮运至洛阳、登封，途经阿林口，用人担、土车翻伏牛山进入禹州；南路两湖、两广、云、贵、川等省的药材如沉香、黄连、川芎、茯苓，由水路运至信阳老河口，装车经陆路转运往禹州；东南路苏、皖、浙、闽诸省的药材，如浙八味、肉桂及进口南药，顺安徽蚌埠、界首水运至周口码头，转乘马车运往禹州；北方各省的药材则由黄河水运至郑州汜水下游，经郑入禹；东南亚、西洋、南洋一些国家的药商也曾到禹州做药材交易。

全国药材汇集禹州，其品种多达千种；中外客商络绎不绝，往来车脚、驮帮延至数里；堆积货物数以百万计，登至垛顶可环眺四郊山川河流。大宗成交一次可达千余件，仅中等药行"德兴茂"一家，每年进出量就达六千余件。

频繁的药材交易带动禹州药材市场的繁荣，并自然形成以药材为中心的山货、中药、切药、丸散四大市场，遍布城区中西部的大街小巷。其中，西关街为山货行，经营柴胡、防风、益母草、丹参、地榆之类的山冈药材；西大街、光明街、三官庙街、四角堂街、洪山庙街为中药行，经营各道地药材，如禹州白芷、南星、白附子、土元、全虫、柏子仁、枣仁、皂刺和怀帮的四大怀药，以及进口药材血竭、沉香、人参、珍珠、肉桂、朱砂、元寸等；山林街、槐荫街为切药行，以饮片加工为主，通过药行、药庄购进原生药材，经过切制加工、包装成型，再由药行销往各地；三官庙街、八士坊街、黄家口、城隍庙街、御史坊街、高家拐、康家拐、德化街和旗毒庙街为丸散业，主要按照名医成方或自研配方，在市场购进原料，制成丸、散、膏、丹等中药成药，通过行商或药市销往各地。

禹州内销药材除供应河南省郑州、开封、洛阳、新乡、马山口、百泉、归德、怀庆等地外，东销山东济宁、青岛、烟台等地，西销西安、宝鸡、青海、宁夏、甘肃等地，南销湖南、湖北、上海、广东、广西、云南、贵州、四川等省市，北销北京、天津、河北、辽宁、吉林、黑龙江等省市；出口药材则由禹州通商码头转运至港、澳、台，销往东南亚、韩国、日本诸国。禹州所产地道药材白芷、南星、白附子、禹密二花、会全蝎、淮山药、淮地黄等大宗药材，则通过行商销往全国各地。

（二）药市变迁

唐朝至元明时期，禹境民间形成的药市及皇帝诏令形成的药市所居位置尚无考证。清乾隆年间，禹州成规模的药市已经形成，在禹州城内经营先后有南街药市、西关药市、南关药市、郑平路西 1 号药市、药城路东 1 号药市等数次变迁，其中以清乾隆时期西关药市及 2002 年 5 月建成的"禹州中药材专业市场"规模最大、设施最为完备，在全国药市中名居前列。

1. 南街药材市场

清康熙二十五年（1686 年），禹州知州刘国儒招徕药商起药市于禹州城内南街，时有晋商专卖海南参、血竭、沉香等珍贵药材，称为"洋货棚"。

2. 西关药材市场

清乾隆二十七年（1762 年），禹州南街药市迁至西关，每年设春、秋、冬三个会期，4 月 20 日为春会终期，8 月 20 日为秋会终期，11 月 20 日为冬会终期。当时市场内共有中药店铺 2000 家，药材流通范围达全国 22 个省，并有海外交易。至光绪二十九年（1903 年），西关药市已扩展到城内西北隅，山西会馆、怀帮会馆、十三帮会馆陆续建成。1948 年年底，西关药市共有药行 28 家、药庄 60 家、药棚 50 家、药铺 11 家，从业人员 3122 人。

3. 南关药材市场

1983 年，禹县政协委员提出恢复中药材市场的建议案。1984 年，禹县中药材市场在城内南关御史坊街恢复运行，当年开业集体、个体药材行 49 家，至 1985 年增加至 114 家。1988 年，市场内药行总数达 162 家，市场内外从事药材贸易的人员达 3000 余人。1990 年，南关药材市场被新建的郑平路西 1 号药材市场取代。

4. 禹州中药材市场（郑平路西 1 号）

位于市区东南菜园街、郑平路和许洛公路交会点西北 200 米处，于 1987 年年底筹建，总投资 2500 万元，1990 年 9 月落成，10 月 1 日正式开业，占地 103 亩，总建筑面积 15 万平方米，拥有 187 座 3～7 层经商楼、496 间门面房，并集转运、食宿、储蓄、邮政、医疗、经营、药检、信息传递于一体，整个市场为东西三条街、南北一条街呈"王"字形的建筑群体。汉白玉精雕的药王孙思邈立像位居市场中心，一对白色石狮分立两侧，八只小狮围绕在四周。位于中街正门的仿古建筑彩绘坊巍峨壮观，前后檐下分别镶嵌着由全国政协副主席胡子昂、杨静仁题写的"禹州中药材市场"七个镏金大字，呈现出古朴、传统的建筑风格。开业后每天接待各地药商达 3000 人以上。药市及周围经营药材的商户已达 560 家，从业人员 5000 人；上市品种 2600 余种，年成交额 4 亿元，上缴各种税费 130 万元。

1996 年 9 月 10 日，经国家中医药管理局、国家工商行政管理局、卫生部验收批准，禹州中药材市场成为"国家级中药材专业市场"。作为河南省唯一的国家级定点药市，跻身于全国十七家标准化、规范化市场之列。2002 年 5 月，新的"禹州市中药材专业市场"建成并投入使用，郑平路西 1 号菜园街药材市场改作建材市场，其中药材集散流通的功能中止。

5. 禹州市中药材专业市场（药城路东 1 号）

位于市区东南、郑平公路东侧的颖川办事处韩楼村，1998 年 12 月 10 日，经河南省中医药管理局审查同意并报河南省发展和改革委员会批准立项，1999 年 3 月开工，2002 年 5 月建成，5 月 20 日启用。市场占地 20 公顷（300 亩），由中心交易大厅、经商楼、服务小区、公用设施四部分组成，总建筑面积 25 万平方米，总投资 2 亿元。其中交易大厅占地 2 公顷（30 亩），建筑面积 2.3 万平方米，设交易摊位 2500 个；大厅四周建成三层以上商住楼 1700 余间，并附有与之配套的银行、学校、医院、食宿、娱乐、集贸市场等服务设施，以及占地 2.67 公顷（40 亩）的大型广场、绿地等公用设施。至 2005 年，禹州药市交易额达 10 亿元。

（三）药会发展

据禹州城区西关石匠园一石碑记载：药会起于禹州北、密县南 50 公里的洪山岭上，当地有元代建筑"洪山庙"，建有大殿、后殿、药王殿、祖师殿、钟鼓楼、山门等，另有碑碣 30 余通。庙内有"洪山真人像"，人称"牛五"。每年从清明节开始半个月的时间，周边几个省的药商至洪山岭进行药材买卖。据碑记推证，禹州民间药会雏形最晚形成于元代。

禹州西关最初有古刹骡马大会，会期为每年三月，始于何时无考。会期一到，禹州及毗邻汝、密、登诸州、县药农，肩挑、畜驮、车推自采山货药材前来赶会，结市撑棚，与客商面议成交。清乾隆十三年（1748 年），洪山庙药会迁至禹州，西关骡马药材交易大会规模迅速扩大。乾隆二十七年（1762 年），南街药市迁入西关。禹州药会每年增加为春、夏、秋三期，季节性药会与常年性药市已浑然一体，药市、药会相辅相成、互为支撑，规模及交易量均达到历史高峰。此后，禹州西关药材交流大会进入鼎盛时期。

新中国成立初期，禹州药会停办。1985年，中断30余年的药会恢复交易，首先在城区南部御史坊街，后移至城区郑平路西1号，连续举办8期，于1993年停办。2002年，中国禹州中药材交易大会在市区药城路东1号恢复举行，至2005年，已连续举办4期。

（四）交易管理

清乾隆二十七年（1762年），禹州出现商会组织，城区西关骡马药材交易大会由商会组织管理，官方不管商户采取什么方式经营，只收取一定的牙税。

新中国成立前，药材市场的交易主要由商会管理。

新中国成立后，庙会由县政府工商行政管理部门组织举办，部分药材品种在庙会进行交易，医药部门亦在药材产地设点收购，药材交易实行合同定购。

新中国建立初期，由工商行政管理部门检查药品质量、衡器及服务态度，治理旧市场买空卖空、欺行霸市、抬价压价等不良现象。1956年国家放开自由交易，禹县出现药材私市，且私市药价奇高，严重影响国家购销任务的完成。1957年后，禹县工商及药材经营管理部门严格按照中央颁布的药材市场管理办法，对人参、当归、川芎、生地、黄连、白术、大黄、甘草、白芍、茯苓、党参、寸冬、黄芪、贝母、枸杞、泽泻、山药、枣仁、附子、银花、牛黄、麝香、鹿茸、白芷、沙参、三七、芡肉、全虫、枳壳、槟榔、红花、菊花、牛膝、郁金、木香、柏子仁、元胡、元参等38种药材严格管理，不许私自买卖，限制了投机倒把和黑市交易。1983年后，药材市场由县政协组织工商、卫生等部门进行管理，县标准计量局会同工商部门对交易衡器及交易商品经营予以检查、审验，工商部门汇总交易额。1990年市政府设立中药材市场管理委员会办公室，工商部门专门设置药行街管理所，药市交易管理工作逐步走上正轨。2000年后，药市管理部门积极开展各项服务，提供政策、法律咨询，发展横向经济联系，促使药材市场贸易更为活跃。至2005年，药材市场年交易额已达10亿元。

四、会馆建筑

禹境中医药业历史悠久，长期形成的多种道地药材及药市、药会上的药材交流，使禹境与外埠的经济文化不断交流、融合。加之药王孙思邈长期旅居阳翟行医采药，使当地药王文化根深蒂固。在长期的药材交易和竞争中，为保护自身利益不受侵害，药商之间亦自发形成以经营类别或区域同乡性质区分的行帮。他们或是为了炫耀自己的经济实力，或是为了联络驻禹同乡沟通乡情、联谊同业，常常不惜重金兴建会馆庙堂，作为用于迎客送仕、举行祭礼与庆典等大型活动的联谊场所。自康熙年间起，药商们在禹城西北隅相继建成"山西会馆""十三帮馆""怀帮会馆""江西会馆"四处。其中尤以怀帮会馆规模最大，建筑水平最高。

（一）山西会馆

明初朱元璋诏令药商汇集钧州，后山西药商联袂至禹，其中以太谷人较多，有"太谷帮"之称，太原、大同次之。当时挂名晋字、太字的商号，在城内药市随处可见。

清康熙年间，山西药商在城西北隅建成"山西会馆"，为禹州四大药帮会馆首创建筑。会馆由庙院和配院两大部分组成。庙院为祭祀活动之地，由山门、戏楼、东西厢房、拜台、拜殿和大殿组成。馆内布局严谨，建筑风格古朴典雅。

清乾隆二十九年（1764年），山西药商紧邻会馆购地2.65公顷（39.7亩），扩大了会馆建筑规模。清道光二年（1822年）十一月，晋豫药商联合募集资金，建成山西会馆庙门、影壁、环垣、道院、庖厨。清道光六年（1826年），理事柴统裕、翟允若、义和昌、柴隆兴、富有大、王成贞、复泰公等联合集资重修关帝庙，新创山西会馆钟鼓楼，改建庙门、影壁、环垣，金妆神像，整葺殿宇，重修道院、庖厨。正如清道光六年"重修关帝庙并会馆碑记"曰："康熙中，城西北隅建有关帝庙，左厢会馆，其重修乃在乾隆年间，风雨剥蚀，渐就倾圮，于时对越，难肃观瞻，同事诸公，醵金而重成之。"

整个会馆建筑井然有序。雄伟的大殿屹立在正中，面向戏楼，殿壁全为砖石结构，整个大殿斗拱飞翅，四周出厦；殿顶覆以红、黄、绿三色筒状琉璃瓦，日射映照，彩釉争辉。大殿与卷棚连接，卷棚又称"拜殿"，是每年节日祭祀跪拜的地方。殿外建有平台，可容纳一二百名观众观赏戏楼演出。大殿西侧有陪殿，东西厢房排列整齐。平台前为一开阔地，能容纳千人集会。大殿正面，高大戏楼巍立，每年演戏数次，每次三天。戏楼后山门上有石刻"山西会馆"四字，门首上挂"山西省旅禹同乡会"招牌。

殿后至环垣为义葬地，名"泽及园"。凡晋籍人在禹身亡，均可在此暂厝。此处砖丘累累，偶尔还出现过陕籍人棺木，故又称"山陕会馆"。配院为四合院建筑，名曰"白云轩院"。院内种有苍松、梅竹，古朴典雅，上房北屋为迎宾、聚义谋事之地。

1944年，禹县沦陷，日军恐遭八路军袭击，在山西会馆建起内城据点。日军投降后，山西会馆一度为私立光复中学校址，后为禹州市第二高级中学校址。2000年12月27日凌晨，山西会馆药王殿被扒掉，剩下的配殿、东西厢房、戏楼、山门于2001年1月也被拆除，整个"山西会馆"荡然无存。

（二）怀帮会馆

怀帮会馆位于禹州城区西北隅山西会馆东侧，坐北向南，占地1公顷（15亩）。始建于清同治十年（1871年）三月，至同治十三年（1874年）六月落成。馆址南北长120米，东西宽78米，馆区面积9360平方米。在会馆围墙以内，由影壁、山门、戏楼、钟楼、鼓楼、东西配房、拜殿及拜台构成一处布局规整、巍峨壮观的古建筑群。影壁以各型青砖砌成，横长18米，顶部为仿木结构的九脊八坡屋顶，横列于会馆前方。影壁后方10米处是山门兼作戏楼两用的建筑物，底部为南向、面阔五间、明柱重檐的会馆山门，上部是北向、面阔三间的戏楼，戏楼顶部是九脊八坡歇山顶、绿黄琉璃瓦覆盖的单檐建筑。从戏楼中线向北20米，东西两侧各有面阔五间的双层楼房。沿中轴线后行，拾阶而上，越过拜台进入拜殿和大殿。

拜台前，一对乳白色的石狮分立两侧。拜殿面阔五间，单檐，檐下镶嵌透花人物及鸟兽图案，有"商旅入城""商士贤隐"等故事，雕刻玲珑别致，是一组古代雕刻艺术珍品。拜殿和大殿作勾连搭式，面阔五间，进深三间；单檐悬山前出廊为孔雀蓝琉璃瓦顶，檐下施斗拱，枋上高浮雕为龙、鹰及山水、花卉图案，殿内遍施彩绘。大殿前次间上檐，雕刻有金色卷发男、女头像和一些西洋建筑的风景画，画意为禹州与南洋诸国进行中药材贸易交流的情景。大殿全部以红、黄、绿彩釉琉璃瓦盖顶，木结构斗拱，浮雕精湛，形象生动，其势宏伟，在建筑艺术上雄居禹州诸会馆之首，素有"十三帮一大片，

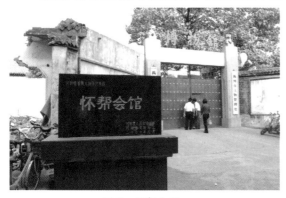

图5 怀帮会馆

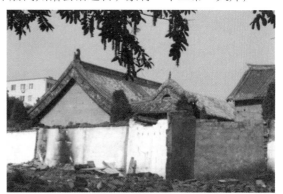

图6 怀帮会馆正殿

比不上怀帮一座殿"之美誉。"怀帮会馆"是新中国成立后禹县人民政府公布的第一批文物保护单位之一。1958年7月被定为"许昌市文物保护单位"。2000年9月25日被河南省人民政府定为"省级文物保护单位"。

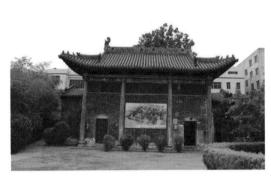

图7　怀帮会馆戏楼

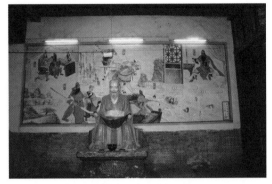

图8　怀帮会馆主殿药王像

（三）十三帮会馆

十三帮会馆位于禹州城区西北隅，居山西会馆南侧、怀帮会馆西侧。清同治十年（1871年），会首郭广德、连文中、潘升炎、阮耀祥、王凌云、常天福、高有帮、蔡汉文、胡乾之、王二元、范廷栋等，捐钱创修十三帮院墙及关帝庙。清同治十二年（1873年）六月，药行帮、药棚帮、甘草帮、党参帮、茯苓帮、江西帮、怀庆帮、祁州帮、陕西帮、四川帮、老河口帮、汉口帮、宁波帮等十三个药帮，集资购地1.33公顷（20亩），共建"十三帮会馆"。清光绪二十年（1894年），会首徐长聚、武清、耿金铺集资创修十三帮药王殿、演戏楼。清光绪二十六年（1900年），十三帮会馆厨房、养病院、阴宅院、道院、二门、影壁墙建成。清光绪二十九年（1903年），十三帮又建会议所一处。

在布局上，十三帮会馆分庙院、中配院、会议所三部分。其中，庙院位于会馆西侧，由九龙壁、铁木旗杆、山门、钟楼和鼓楼、戏楼、东西廊房、拜台、拜殿、大殿和配殿组成。整体建筑坐北向南，前低后高，布局严谨。山门外，南围墙与九龙壁结为一体，墙内为东西向砖铺甬道，东端为临街大门。九龙壁由彩釉方砖拼砌而成，底部为巨大的方形青石雕座，群龙盘绕，栩栩如生。山门外有一对雌雄石狮分立两侧，山门两端为八角腾空、两层起架的钟楼和鼓楼。戏楼下部居中轴线有一拱券过洞，可直通后大殿，两侧筑有高墙，各有高大砖拱圆形券门。庙院铺满红方石，居中一株国槐枝叶茂盛，遮天蔽日。东西厢房门前栽培名贵月季，房后古柏参天。

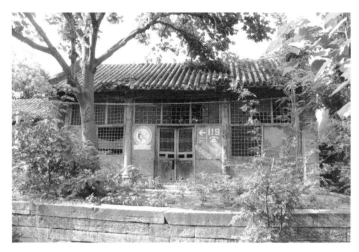

图 9　十三帮会馆正殿

沿中轴线后行至拜台，拜台为双侧台阶，中嵌石雕，台面三丈见方，东、南、西三边以石栏相围，石栏间立方柱，柱顶有猴、桃等精美雕刻。越过拜台是拜殿和大殿，大殿为木结构建筑，单檐斗拱，以彩釉琉璃瓦盖顶，五脊有琉璃彩砖盘龙飞凤、兽头、人物等艺术装饰，四隅挑角，玲珑别致，巍峨壮观。中配院迎九龙壁为琉璃瓦顶、五脊六兽的辕门，进门沿中轴线铺有青砖甬道。整个中配院为一四合院，其中北上房为青砖琉璃瓦、明三暗五的大客厅，可作为迎宾谋事之地。东跨院为会议所，是接待宾客及聚餐之地。

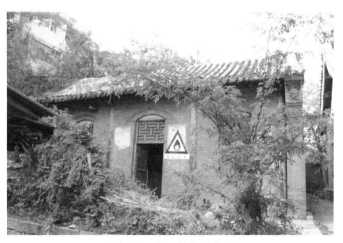

图 10　十三帮会馆偏殿

十三帮会馆历经沧桑，主要建筑九龙壁、铁木旗杆、山门、钟鼓楼已荡然无存，直至 2000 年，尚遗有十三帮创始碑记一通、界石一块、扇形及长方形石额各两块。其中扇形石额一刻"赏花",一刻"酌酒";长方形石额一刻"光绪癸卯 十三帮会馆 阖社仝立",一刻"光绪丁未 会议所 药商仝立"。界石上款为"墙基余地五尺宽",正文为"药帮会馆西墙地界",落款为"同治拾贰年六月修建"。碑记全文曰:"阖社公议,不许将庙中房屋借与外人使用,倘有本帮人私借与外人者,罚酒席十桌",落款为"光绪二十九年立"。

民国初年,军阀混战,会馆成为军阀部队的常年驻地。1922年,陕军曹世英一部占据十三帮会馆为司令部,曾与红枪会在会馆周围展开激战。1926—1930年,十三帮会馆相继被李镇亚、王老五、刘黑七等土匪、军阀长期盘踞。1932年,十三帮会馆被设为刑场。1936—1947年,十三帮会馆又被改建为私立东山中学。1947年冬,解放军中原军区司令部由宝丰迁至禹县,刘伯承、邓小平等曾在十三帮会馆办公。

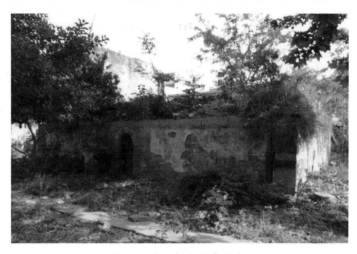

图11 十三帮会馆建筑遗址

(四)江西会馆

1920年2月,江西常年驻禹药商也积极筹措资金,在古钧台东街路北购买地皮,邀集大批能工巧匠,开始动工兴建"江西会馆"。建筑群尚未完工,禹境发生军阀火并,梁国印一部占据会馆宿营。1922年,曹世英一部驻防禹县,又将江西会馆作为营房。频繁的军阀混战,挫伤了江西药商继续建馆的积极性,会馆戏楼、转楼等相继停建。

1934年,江西会馆被改为剧院,一直持续到新中国成立前后。1961年后,江西会馆为禹县水利局办公场所,后水利局扩建,江西会馆建筑群相继被拆,最终无存。

五、问题与建议

近年来,河北安国、安徽亳州这两个药材市场都蓬勃发展起来了,与其相比,禹州药市发展速度有所放缓，后劲略显不足。禹州中药生产办公室南林坡主任认为其中存在以下原因。

（一）税收问题

禹州是资源型城市，煤炭、建材的税收远远大于药材的税收，所以，政府不太依靠药材税收，相应地对药材重视的程度也不如前两者。

而对于已经改为县级市的安国，当地人大常委会定下一个规矩，每当新市长到任时，人大常委会亲自去给市长送个"当好市长、办好市场"的匾额，因为当地 80% 的税收来源于药材交易；离开了药材，安国财政就没有其他税收来源了。禹州市中药材市场管理委员会副主任高国木特别提到，2010 年安国财政 2 亿元税收中，药材税收就占 1.5 亿元。亳州也是这个问题，当地也缺乏其他资源，整个财政收入就依靠药材市场的税收，值得一提的是，亳州药材市场管理委员会主任是由市委常委兼任的，可见亳州对药材市场的重视程度。

政府重视与否，是制约药材市场能否大踏步向前发展的最根本原因。禹州药市要想实现跨越式发展，赶超安国、亳州，如果得不到政府的鼎力支持，无论如何是行不通的。

（二）政策问题

河南省对中药材炮制企业（即饮片厂）管理过于严格，以往坚守一个县只设 1 个饮片厂这个规矩不变，现在好不容易审批通过了禹州开设 3 个饮片厂，后来好长时间没有继续审批。

反观亳州，在禹州只有 1 个饮片厂的时候，亳州当地已经开办 33 家饮片厂。前段时间，禹州药管委高国木副主任去亳州考察，当地人士透露，亳州饮片厂已经快达到 200 多家了。至于安国，只有 40 多万人口，2010 年当地饮片厂就有 50～60 家。目前禹州通过了国家 GMP 认证的饮片厂只有区区 3 家，与亳州、安国之间的差距太大。显然，通过 50～60 家饮片厂消化药材的数量肯定要大大多于 3 家饮片厂消化的数量。

中药材从产地出来到药材市场进行经营，这中间必须依靠饮片厂这个消化渠道去消化。没有饮片企业消化药材，单靠中药原材料的买入卖出，只起一个转手、流通作用，丝毫没有升值。没有进入系统的加工环节，就无法获得高额附加产值，也难以调动药商的积极性。

如果把未经任何加工的药材运往制药厂，制药厂是不可能要这种药材的未加工产品；如果把这样的药材卖给医院，也不会进入医院的销售系统。所以，作为起到关键桥梁作用的饮片厂，如果数量偏少，无形之中就会成为制约中药材市场发展的最大瓶颈。假如禹州获批 50 家饮片厂，就能让禹州中药材市场上的中药完全被本地这些饮片厂消化掉，同时还能加强药材的流通，增加市场的分量，不至于丧失宝贵的发展机遇。

目前饮片厂均由省里批复，按照既有政策，每个县只批准一家饮片厂。禹州即便有药材市场的先天优势，并且具备精良的中药炮制技艺，也未获得任何优惠政策倾斜对待。

如果今后河南的相关政策一如既往，长此下去就会丧失很多商机，饮片市场就会拱手让于亳州。正如 20 世纪 90 年代中国政策转型期间，作为国家 44 家定点企业之一的禹州国有饮片厂由于负债累累而倒闭，而那些有技术、懂经营的老药商、老药工自己想开办新的饮片厂，限于政策上级也不批准，致使禹州基本没有饮片生产了，巨大的饮片市场份额被别地完全占领。当时若有一家饮片厂能够保持生产，现在也能在饮片市场上占据比较有利的地位。

（三）经营问题

多年以来，按照国家政策，中药材市场只能经营药材，不能经营中药饮片。饮片产品根本不允许在中药材市场上交易。但是，商家如果不经营饮片，而是只卖药材，那么就根本无法持续发展下去。对于此项政策，河南又是坚决执行，规定中药材市场不能销售饮片。而在亳州，中药饮片敞开销售，药商又占据了先机，不言而喻，亳州基本把饮片市场都给占领了。

（四）优惠措施

禹州药市作为河南唯一一家国家级中药材市场，近年来发展速度明显落后于安国、亳州的一个原因是，河南对禹州药市的扶持力度不是很强，许多方面都没有给予任何优惠措施。

而安徽在关于亳州药材市场的发展报告中提出，今年要完成 100 亿~130 亿元年交易额，到"十二五"末要达到 1500 亿元交易额，并且安徽下定决心要把亳州打造成北方最大的药都，将其作为安徽省重点项目进行建设。安徽还把农林基础设施建设资金倾斜到亳州，集中使用资金，打造药材种植基地，以及路、水、电等建设，当地每隔一百多米就打有一口井，并且重点扶植亳州药材连片种植。这些都体现了安徽省级层面对亳州药材交易的重视程度。

　　总而言之，安徽省和亳州市各级领导是用政策给商户服务，能全力扶持的话，就尽量按政策给商户办理好服务。而河南省对禹州药材市场抓得过严，管得过死。禹州处于河南省经济发展的大环境下，没有河南省政府的大力支持及政策支持，在与安国、亳州的竞争中，药材市场会逐步萎缩，发展缓慢。这种状况如果持续下去，只会导致恶性循环。所以，只有得到省、市各级部门的全力配合与政策扶持，禹州药材市场才能够健康、持续、稳步、快速地发展下去，在严酷的药材市场竞争中才能长盛不衰，始终立于不败之地，才能延续历史辉煌，将传统发扬光大，从而为中原经济区建设增砖添瓦做出更大的贡献。

　　　　　　　　　　　　　　　　　　　　　　　　　　　　2011 年 7 月 9 日

　　附：相关考察资料

　　考察时间：2011 年 5 月 19 日—5 月 21 日

　　考察地点：禹州市十三帮会馆　禹州市怀帮会馆　禹州市卫生局　禹州市药材市场　河南省青山药业有限公司　禹王锁蛟井　禹州市崆峒山逍遥观

　　考察人员：许敬生　许振国　姬永亮　张晓利

　　采访对象：禹州市卫生局副局长孟祥玉，禹州市卫生局副主任科员徐凤霞，禹州市卫生局药政中医股股长周志业，禹州市文化研究所原所长、禹州市著名考古工作者教之忠，国家中医药管理局命名"老药工"、河南省非物质文化遗产项目禹州中药加工炮制技艺代表性传承人、河南省青山药业有限公司董事长朱清山，禹州市中药材生产办公室主任、河南农业大学中药系兼职教授、《中国中药信息》杂志编委、高级农艺师南林坡，禹州市药业管理委员会副主任高国木，河南省青山药业有限公司总经理朱改莲等。

禹州中药『四大九蒸货』

中原中医药文化遗迹与文物考察研究小组

张晓利　执笔

禹州曾是我国历史上著名的药材集散地之一。2011 年 5 月 19 日—5 月 21 日，我们考察小组一行四人赴禹州，调研了禹州中药材市场的兴衰成败以及当前发展状况，现场考察了禹州市药材市场，参观了已列入河南省非物质文化遗产项目的河南省青山药业有限公司生产"四大九蒸货"的传统中药炮制技艺。

一、引言

　　中药炮制是根据医疗需要及药材的自身特点，以中医理论为指导，对原生药材采取的一项制药技术，是临床用药安全的有效保证。由于从产地采摘的药材并不能直接入药，必须经过修治才能成为饮片，对药材进行再加工的炮制技艺在禹州也日趋发展成熟，一定程度上代表了北方地区炮制的最高水平。禹州炮制工艺炮制出来的药物饮片，更好地发挥了疗效，"药不经禹州不香"即是此意。

　　随着禹州作为药材集散地的不断兴盛，四方药商云集于此，建帮经商，随之带来更多炮制技术，禹州集中了来自全国各地的先进适用经验，逐渐形成了自己的理论特色体系，突出表现就是有了一批极负盛名的炮制品，其中最有代表性的就是"四大九蒸货"，即九蒸九晒熟地、九蒸九晒黄精、九蒸九晒何首乌、九蒸九晒槐角。在禹州药市鼎盛的清代，赵隆太中药堂药铺遵从古法炮制出了以九蒸九晒熟地黄为首的"四大九蒸货"，在当时极其著名。如"九蒸大熟地"，是采用纯净的一级生地做原料，经过十几道工序的洗、渍、馏、蒸、揉、晒等反复处理，成为色泽鲜艳、药香纯正、疗效显著、放置数年不会变质的珍品，热销全国，外地药商称其为"隆太熟地"。药商一看购进了隆太熟地，都认为是"放心药，从不开箱验货"。据新中国成立前就在药棚当学徒的老药工朱清山回忆，新中国成立前禹州熟地黄有名的大概有三个品牌：赵隆太熟地黄、杏林春熟地黄、天兴堂熟地黄，都用九蒸九晒工艺炮制，其中历史最长、最有名的当属赵隆太中药堂生产的"赵隆太熟地黄"。清宣统三年（1911 年），赵隆太中药堂生产的"赵隆太熟地黄"在德国柏林"万国博览会"上荣获金奖，被列为清宫贡品。国内行家都称为"隆熟地"，远销全国各地，为人民的身体健康做出了很大贡献。

二、"九蒸九晒"炮制法的历史

　　蒸与晒是炮制药材常用的方法，其作用是改变药性，使之更符合临床应用。以地黄为例，生地黄有清热凉血、滋阴生津的功效，蒸晒的目的主要是缓和生地黄的药性，使其药性由寒转温，进而起到补益阴血的作用，并使地黄滋补而不腻，用于血虚萎黄、眩晕、心悸失眠、月经不调、崩漏等症。蒸制程度要求中心黑透味甘为佳。这种炮制法源远流长，东汉时期张仲景的《金匮要略方论》中记有"生地黄二斤，咬咀，蒸之如斗米饭久"，可知当时已有蒸法。唐代孙思邈曰："（蒸熟地）古法九遍止，今但看汁尽色黑，熟蒸三五遍亦得。"又如唐代孟诜《食疗本草》黄精条的记载："可取瓮子去底，釜上安置令得，所盛黄精令满。密盖，蒸之，令气溜，即曝之。第二遍蒸之亦如此。九蒸九曝。"可见，蒸晒九遍的炮制法至少在唐代就已经出现。明代李时珍《本草纲目》中记载："熟地近时造法，持沉水肥大者，以好酒入微砂仁末在内拌匀，柳木甑于锅内，蒸令气透晾干，再以砂仁酒拌蒸晾，如此九蒸九晾乃止。"清代《本草便读》中说："熟地黄即生地黄蒸晒极熟，色黑如漆，味甘如饴，寒转为温，自能独入肾家，填精补血，为培助下元之首药。"不但说明了蒸制程度，亦说明了药物性能的改变。总之，用九蒸九晒法炮制的药物是我国传统医学理论实践的总结。

目前国内一般采用闷法一次性蒸制成熟地黄。《中华人民共和国药典》制法规定：蒸至黑润，取出，晒至约八成干时，切厚片或块，干燥而得。这种炮制法存在蒸不透、色泽、口感、疗效差，容易腻胃等缺陷，而用禹州传统九制熟地黄，能克服闷法一次蒸制熟地黄的缺陷，达到古法所要求的"墨如漆、亮如油、甜如饴"，最重要的是克服了普通熟地的腻胃的缺陷，达到了补血滋阴功效。

三、四大九蒸货面临的现实问题

中国传统优秀的技艺大多并无文字记载，只在家族中口耳相传，绝不外露。与之相似，禹州四大九蒸货传统炮制经验和技术也一直未能进行系统的总结和整理。随着老药工的相继离世及国家规定的现代炮制方法的普遍应用，那些通过实际操作、口头传授流传的传统炮制技术已经面临失传的危险，抢救和发掘这些弥足珍贵的技艺已经到了非常迫切的地步。以赵隆太熟地为例，在赵家传了七代或八代后，1956年公私合营后，随着最后一位传人的去世，隆太熟地制法工艺基本就失传了。

但是一些有识之士，利用现有条件，已经努力着手改变这种现状。禹州老药工朱清山是一位81岁高龄的老人，14岁进药铺当学徒，练就了一手过硬的中药炮制技艺，他根据自己的经验和历史资料，历经多次试验，恢复了九蒸九晒的技艺。用朱清山所复原的方法炮制的九蒸九晒熟地黄，无论从外观到口感、疗效，都得到了专家的高度赞扬和肯定。

但是，即使禹州传统四蒸货被还原，技术难关被攻克，但仍不能从根本解决问题，九蒸货的推广和发展依然面临着困境。

首先，九蒸货因为选材讲究，用料严格，生产周期长，成本相对地较高。比如炮制九蒸熟地，每次蒸熟地时选优质地黄个大者洗净、润透，用特殊工艺处理后装入铜瓮。第一次蒸三天三夜，然后取出晾干，拌入熟地汁、黄酒、砂仁，用手揉搓均匀，再晒一天晾一夜，开始第二次蒸，以此类推至九蒸九晒，二十多天才能制成，也就是说一个月只能做成一次。用这种方法炮制出的熟地，在价格上根本无法与现代工艺炮制出来的饮片相提并论。以安国药市为例，2011 年 6 月 14 日，熟地统货为每千克 11.5 元，但九蒸九晒熟地每千克 500～1000 元，价格相差 50～100 倍。虽然药效肯定也有很大的差别，但是长期以来，中医药的廉、简、便已经深入人心，即使是物有所值，人们短时间内还是难以习惯中药高价。再加上市场上很多无序竞争现象的出现，市场劣质货品充斥，严重排挤高质量商品的市场份额。

其次是技艺的传承上，四大九蒸货的炮制工艺实践性很强，流程中很多注意事项、禁忌，如光靠文字资料而无长期的实践积累肯定是不行的。炮制者个人的感觉、经验对炮制品的质量起了非常大的作用，人的因素并不是机器化大生产所能取代的。正如老药工朱清山所说："人对于药材，都是靠感觉出来的，中药材都是动植物，有生命的东西千变万化，不是什么现代机器全部能对待的。"这实际上也是整个中医药行业的共同特性。因此，对药工个人的专业素养要求非常高，同时也体现了中医药是一门"人学"的自身特殊性。如果没有言传身教的师徒相授，往往不知要领，难以心领神会，学校集团化教育难以适应这种需求。在这样的要求下，一个中药工的成长，需要比较长期的周期和艰苦的实践磨炼，短期内看不到个人的现实利益，真正有志于从事此项工作的年轻人越来越少。尽管一些老药工迫切想把自己多年的技艺传承下去，但是由于没有国家相应的配套政策做保障，只能使这种传授成为老药工们的个人行为，成为一些从学者的个人兴趣，而难以成为终身职业。因此，政府层面的政策支持是培养后继者强有力的手段。

医药同根，如果没有中药的载体作用来实现中医理论的正确性，通过汤药手段治病将更加艰难。

朱清山老人介绍，在他当学徒时，禹州药材交易实行的是期货，有三月期、一月期，任何人都可以先取货，后付钱，皆以诚信为本。正是长期在这种环境下熏陶，使得他在后来的经营中能坚决杜绝假劣药品，一切以人民生命健康为本。这正是禹州四大九蒸货所代表的品质。

附：相关考察资料

考察时间：2011 年 5 月 19 日—5 月 21 日

考察地点：禹州市十三帮会馆　禹州市怀帮会馆　禹州市卫生局　禹州市药材市场　河南省青山药业有限公司　禹王锁蛟井　禹州市崆峒山逍遥观

考察人员：许敬生　许振国　姬永亮　张晓利

采访对象：孟祥玉（禹州市卫生局副局长）、徐凤霞（禹州市卫生局副主任科员）、周志业（禹州市卫生局药政中医股股长）、教之忠（禹州市文化研究所原所长、禹州市著名考古工作者）、朱清山（国家中医药管理局命名"老药工"、河南省非物质文化遗产项目禹州中药加工炮制技艺代表性传承人、河南省青山药业有限公司董事长）、南林坡（禹州市中药材生产办公室主任、河南农业大学中药系兼职教授、高级农艺师）、高国木（禹州市药业管理委员会副主任）、朱改莲（河南省青山药业有限公司总经理）等。

辉县百泉药交会

中原中医药文化遗迹与文物考察研究小组

姬永亮 执笔　尹笑丹 配图

辉县市位于河南省北部，东邻卫辉，西与山西陵川交界，南临获嘉，北同林州、山西壶关相接。

百泉是辉县名镇，是风景名胜之地。百泉之名，距今已有3000多年的历史。《荀子·儒教》篇中记载："武王之诛纣也……朝食于戚，暮食于百泉。"文中的"戚"是卫邑，故址在今河南省濮阳县；而百泉即今之百泉。因为此地泉眼繁多，才有百泉之称谓。最初对百泉咏叹而被历代传颂的，乃是中国历史上第一部诗歌总集《诗经》，其中的《泉水》《竹竿》《载驰》诸篇，皆为卫灵公之女许穆夫人所作。

一、起源、变迁

百泉药材交流大会，简称百泉药材会或百泉大会，是地方组织的全国性药材交流大会，与河北的安国、江西的樟树，并称为全国三大药交会；又与安徽亳州、广州清平、广西玉林、成都荷花池、西安康复路、甘肃陇西、河南禹州、河北安国、江西樟树的药材市场，并称全国十大药市。因历来在春末夏初举行，本地群众称其百泉四月会。它历史悠久，闻名中外，在沟通药材交流，发展我国传统的中药事业及活跃城乡经济等方面，都起了良好的作用。它在漫长的历史发展过程中，虽曾有过中断和迁境的波折，但大会的整体历程是在百泉延续下来的，时至今日仍年年举办，素有"春暖花开到百泉，不到百泉药不全"之盛誉。

（一）起源

百泉药材交易会是从一个古老的小庙会逐渐发展起来的，距今已1000多年。

太行山余脉以苏门山为最秀。北牵群山，南吐清泉。其泉，百眼跳珠，汇池成川，缓缓南流，遂成卫河之源。它不但有利农田，而且有益漕运。古代人民对自然的恩赐，归功于神德，所以隋代大业年间（605—616），在泉池的北岸，苏门山麓修庙一座，敬祀卫源神灵，史称卫源庙。因有祭祀活动，人多聚集，大会随之兴起。到唐高宗李治时期（650—683），尊信佛教，到处建庙塑像，敬祀神明，提倡庙会。据《劝佛经书》所说，四月初八是释迦牟尼佛祖诞辰，十万诸佛，皆在这天享祭。从此每年四月初八就成了百泉的定期庙会。

唐武则天长安四年（704年）九月，在卫源庙的《百门陂碑铭》中说："泉流百道，故称百门。会同于淇，合流入海。冬温夏凉，飞湍漱沫，负群岩以作固，涵细流而成广，酌而不竭，挹之弥冲。"可知泉水之旺盛。"吐纳堤防，周流稼穑"，说明有利农田。因此每年四月，"紫莺娇春，红萼笑日，申祈者倏来忽往，奠祭者烟交雾集"。庙会很是热闹。

辉县市历代旧志记载，卫源庙创修于隋，殿名清晖，又名壬癸，以祀河神灵源公。时久庙毁，北宋庆历年间（1041—1048）曾重建，金明昌年间（1190—1195）重修。元代至治年间（1321—1323）、至正年间（1341—1368）继修。明嘉靖三十年（1551年），撤旧新修，缭以围垣，比之前更宏伟庄严。清朝康熙、雍正、乾隆、道光都曾先后修茸。每年四月初八，府台县官致祭，久成定例，不敢有废。加之苏门百泉，山清水秀，闻名中州，名流学者，到此游览或寓居者，代不乏人。因此，百泉祭祀卫源神灵的庙会延续千余年不断。

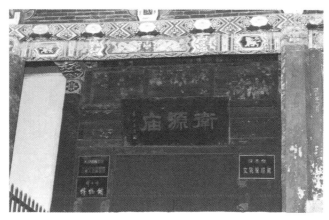

图1　卫源庙

古代敬神，要大量用香和香料。制作香和香料离不开中药材，而百泉及其周围恰是中药材的天然宝库。北部的彰德府直至山西上党，西南的怀庆府直至陕西西安，南部的禹州直至湖北江夏，盛产多种中药材。相传，唐宋时期，就有南北客商携带药材到百泉灵源公庙会上进行现货交易。据山西商人刻于清乾隆四十三年（1778年）的卫源庙"拜亭"石柱刻铭记载，明洪武八年（1375年），明太祖钦定四月初八亲祭神明，令起庙会，以报神功。

清康熙三十四年（1695年），卫辉知府胡蔚先《重修卫源庙碑记》也说：卫源庙"创于隋，以祀卫源之神，历代相沿，未之或改。迄明洪武，以每岁四月初八日，敕郡守主祭，载在祀典。国朝因之。益以职司水利，有裨于国计民生，报厥功也"。可见，明代洪武年间曾敕郡守于四月初八日赴庙主祭。《古今图书集成》亦载："洪武十一年（1378年），又将清晖殿的灵源公改为卫源之神，每岁于四月八日本府（卫辉府官）致祭。"

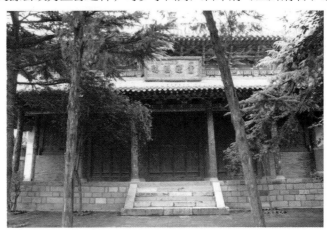

图 2　卫源庙正殿

此后，得到官方支持的百泉四月会愈加兴盛，规模倍加扩大。药材交易更为繁荣，太行山的药材，畜驮人挑，大宗进入交易会场，四方商贾，来会购买。原来只一天的祭神庙会，延期到十余天。药商慕名而来，药材交易逐渐增加；不仅本地药材上会，外地药材也来此集散。清康熙二十九年（1690 年）的《辉县志·风俗篇》有"四月初八祀卫源庙，四方货物，辐辏云集"的记载。康熙五十七年（1718 年），由陕西西安府华阴县药商与河南怀庆府河内县药商共同捐资所立的《创建药王庙碑记》云："兹共城西北寓苏门山麓，每春末夏初，为南北药商交易之所，独无庙以妥神，众商顶礼无地，固心所歉然不安也。爰公同立议，捐资储金，创建庙宇……，中塑三真人像。逢会瞻拜，报神功也，歆神德也。"碑文明确显示：百泉药材交流会早已形成较大规模，药商遍及豫、

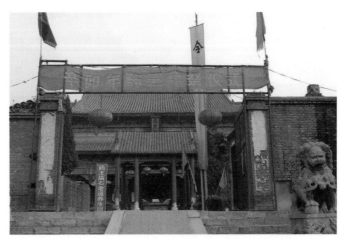

图 3　药王庙大门

秦、晋、冀等省，药货丰富，生意兴隆，苏门山麓药材会已经为社会公认。此后不久，百泉药王庙会首协同外地药商首领，与本村绅士组成领导机构，订立会规章程，主持大会一切事宜。至道光十五年（1835 年），由辉县知县周际华所纂《辉县志》仍记有："四月八日[①]，祭卫源神庙，四方贸易者皆到，南北药材，亦聚十余日始散。"可知百泉药交会最晚形成于明初，盛于清代，距今已有 600 多年历史。

（二）发展

1. 1949 年之前的百泉药会

自明洪武八年（1375 年）至 1949 年百泉药会，此时期的特征是：开始自发形成，以后缓慢发展，药材交流与其他物资交流同时并举。总的情况是：会期由短到长，从最初仅有一天，逐步发展到一个月；会场由小到大，从最初仅在苏门山麓，逐步发展到遍布全村；人数由少到多，从开始仅有几百人发展到每日上万人。清嘉庆九年（1804 年）以后成立了药王会，订立了会规会章。百泉药会从此有了管理机构，开始有组织、有领导地持续发展。

据调查，1932—1936 年是此期百泉药材交流会的鼎盛时期。

此期会期一月有余。春节过后，大会主持人正式向与会大客商发出请柬，上会客商接到请柬后立即回函，表明到会时间、人数等。有的药商或委托主持人代租房子、家具，或与老房东直接联系。三月中旬，赴会客商将货物车拉、船载、驴驮、人挑运到现场，布置停当，开始营业。四月中旬陆续下会，有的持续到小麦收割之前才肯离去。

每次上会人数，少则数千，多则逾万，人流如潮，拥挤难行。每逢四月初八放水鸭以供神，百泉村人的亲朋好友，邻近县市的游人、顾客大量增加，人数超过平时数十倍。

会场按货类分片，东街是药货区。外地大药商搭棚放货营业，俗称棚口。棚棚相连，药材堆积如山，洽谈生意者往来如梭。近路小药商排列有序，经纪人从中说合，掌秤人提秤。百泉村担任药商经纪人和过秤员者，达 200 人左右，为大会药材交易创造了良好条件。南街为挂货区（五金类），磨盘街为京货区（丝绸、布、帛类等）。规模较大时，药材会场超越村界，往北常常延伸到苏门山麓，向南常常越过马家桥，方圆约有 3 平方公里。在药材大会带动下，百泉村涌现出许多药材行家，其生意北达京、津，南达湘、粤。肩挑贸易者，为客商运货、装货、卸货、打包（将药材装入包中或箱内）者，无以数计。

2. 1949 年之后的百泉药会

1949 年至今，随着国家经济建设形势的发展变化，百泉药材交流会有高潮，也有低谷。

新中国成立后，中国共产党辉县委员会和辉县人民政府十分重视百泉药材交流会，于1950年春积极恢复。为加强领导，保证大会顺利进行，成立了百泉药材交流大会委员会，负责领导和处理一切事务，会期仍为一个月。之后，百泉药材交流会的发展，可以分为三个阶段：

（1）1950—1966年。此时期沿用药材交流与其他物资交易同时并举的历史传统，按照长期形成的各种货物分区，组织客商带货上会，公平交易，革除恶习，提倡新风。

（2）1967—1979年。1967年百泉药会的客商照常上会，但是具有悠久历史传统的盛会却被作为"四旧"加以"破除"，勒令停会。直到1979年，百泉药会停办长达12年。

（3）1980年至今。1980年春，辉县政府决定恢复百泉药材交流会，并立即成立百泉药材交流大会委员会。为使药交会适应当前经济形势，健康发展，委员会采取了一系列改革措施。首先，将药材交流与其他物资交流分离。每年公历3月举行药材交流会，会期为10天，其他物资交流会仍按照原来时间进行。在地点方面，药材交流会在百泉宾馆与共城宾馆举办，其他物资交流仍在原来地点举办。这一举措为药商提供了专用与宽松的交易场所。到会客商与货物剧增。

随着改革开放的不断深入，百泉药会的地位和作用越来越引起各级政府部门的关注。1980年被国家有关部门列为全国三大药会之一、十大药市之一。

1994年，国家有关部门在全国重新审批17家中药材交易市场时，由于辉县的政府官员更迭频繁，百泉与此大好良机失之交臂，自此百泉的常年药市被迫取消，只剩下每年一度的药交会。这成为百泉药交会由盛至衰的转折点。

2004年，辉县政协副主席郭新富正式接管由政府主办的百泉药交会，成为有着600年历史的百泉药会掌舵人。他为重新组建的百泉药贸公司投资600万元，购置了200多套国际展位，建造了千余个新型棚式展位，建成了2000平方米的棚式仓库，对药都前广场进行全面改建，建成了万余平方米的药都休闲广场和具有明清风格的百泉药都大门，并筹建了百泉药都医药门市部。

2009年1月6日，由商务部、民政部备案，中国中小商业企业协会批准的"中国中药材基地暨常年展"在百泉药都正式组建。

特别值得一提的是，2008年，百泉药会被国务院公布为第一批国家级非物质文化遗产扩展项目。这些荣誉，为百泉药会的持续健康发展，增添了全新内容，注入了无限生机。

（三）变迁

百泉药会无论在什么时代，对繁荣社会经济、发展医药都起了良好的作用。但也有它的坎坷经历。有史可考的就有三次迁境，两次被迫停会。

清乾隆十五年（1750年），乾隆皇帝游览百泉，地方官府事先在百泉东岸建筑"翠华行宫"，大兴土木，整修亭台楼阁，绕岸砌石。又因百泉药材交流会人多地广，声音嘈杂，恐影响皇帝休息与安全，故命将百泉药材大会暂移辉县县城东关举办。由于起会对本地经济发展很有助益，次年（1751年）县城东关人士极力主张继续在当地起会，经过百泉士绅民众据理力争，费了很大的周折终将药交会请回。

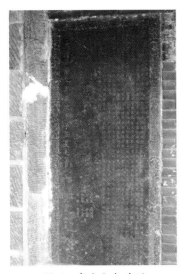

图4　嘉庆九年碑刻

据嘉庆九年（1804年）碑记所载，嘉庆六年（1801年），百泉的地主和房主，对外地药商任意抬高房屋和地皮租赁价格，并把持、包揽药商的日用伙食；说行者（经纪人）也乱收佣钱，引起外地药商的很大不满。诸药商遂公议将药会迁往新乡县举办，先后历时嘉庆七年（1802年）、嘉庆八年（1803年）两年。百泉士民牛振帮、郑世俊、陈均多方请托官绅调解，同时又派代表多人赴新乡迎客，诚恳表示，愿意接受各地客商提出的诸项条件，订立会规，严守信义。这样，才于嘉庆九年请回一部分客商。怀帮的数十家药行，几经知名人士疏通、县府官员出面，也于嘉庆十年（1805年）回到百泉。为巩固大会，道光二十七年（1847年），又经过多方协商，大会正式订立章程五条和除皮（即药材包装除皮）规则，方使药材大会在百泉稳定下来。

清宣统三年（1911年）的又一次波折，虽然没有影响到大会的按期举办，但事情也有奇趣。在这一年大会之前，卫辉府（今卫辉市）药商突然发出百泉停会的消息，并派发邀请各大药行和药商到卫辉府起会的文束。百泉办会者获悉后，力谋对策。由百泉南街的郑、牛两位药商主持，陈镕（字子陶）先生起草宣言，广泛邮散，声明百泉并未宣称不愿办会，一如既往，热情邀请药行客商如期集会。特别声称，凡上会药材，百泉方面都负责帮助推销，如销售不完，剩余货物由郑、牛两位药商全部收购。知县王建新也出面斡旋，大会终于又在百泉如期举行。

此外，由于军事和政治缘故，还造成了百泉药材交流会两次长期中断。一次是1937年抗日战争开始至1949年解放战争结束，百泉药会被迫停办12年；另一次是1967年"文化大革命"开始第二年至1979年党的第十一届三中全会结束，百泉药会又一次被迫停办12年。

百泉药材交流会虽然经过几度曲折，但是在各方人士的积极斡旋、与会客商的热情支持和百泉村人的共同努力下，每次都能克服困难，使大会沿着更为健康的方向蓬勃发展。

二、组织机构

在古代卫源庙会时期，药商自发到会，烧香祈祷，僧人主持。明洪武八年（1375年）奠定药材大会后，由百泉居民和当地药商推选会首主持。清康熙年间至民国时期，先后由药王会、临时商会主持。1950年复会后，由辉县人民政府领导和各地与会首席代表，组成百泉药材大会委员会。1980年复会后，仍称大会委员会，主任由市（县）长兼任，副主任为国家、省、地（市）医药部门负责人及市（县）有关领导。大会委员会设秘书处、交易股、治安股、招待股。1987年成立百泉药材工作委员会，为常设机构，由副市（县）长兼任主任，负责药材大会筹备和会后调剂全国医药余缺工作。1994年，撤销百泉药材交流大会工作委员会，成立百泉药材贸易总公司。2000年，成立辉县市药材贸易管理委员会，负责管理百泉药会。

（一）药王会

百泉药王会，主要是由辉县本地和外地药商组成的商业团体。清康熙五十七年（1718年）兴建药王庙以后成立。药王会的常设成员由百泉村会首和棚下会首组成。在非会期间，百泉村会首主持工作，会首历来都由百泉药界知名人士担任。起会之际，外地药商推定的会首参与主持。乡公所（乡村政权）的职员亦以大会职员身份参与，是为与会药商服务的临时组织机构。大会结束以后，由本村药帮会首主持日常工作，办公地址设在药王庙内。民国年间，药王庙被改成百泉乡村师范小学，办公地址又移到乡公所内。药王会组成如下：

本村会首：甲、药帮会首　　　　　乙、乡公所职员

棚下会首：甲、老会首　　　　　　乙、值年会首

所谓"棚下"，是指外地来赶会的棚口。他们大多是各地的大商号，上会时张幕施棚，在棚下营业，气派很大，故名。每年从有名气的新来棚口推选若干人作为会首，称值年

会首，即新会首。老会首均由广字号的山西太谷帮（由广东迁往山西，资本较雄厚，贸易远至广东一带，故商号名称以广打头）、河南省的怀庆帮与彰德帮等实力最强的老商号担任。

药王会的职责，一是解决棚口间、药铺间、药摊间一切交易上的纠葛，如货物的真伪、货色的纯杂、斤秤的大小等事宜；二是负责交易货款的清算及会费的收取等事宜；三是负责召开各药行、各大杂货棚会首会议，商议布置大会有关事宜。药王会首人数，每年有变，根据具体情况而定。民国二十年（1931年），药王会由十一人组成，其人员分工如下。

1. 百泉本村会首五人，分别担任下列职务：

书记一人。负责文书、庶务和会计工作。

干事二人。负责对外联络，办理交涉。

调解二人。负责调解大会交易的纠纷。

2. 棚下会首六人，分别担任下列职责：

老会首四人。与百泉村药帮会首共同负责结算货款。

新会首二人。参与研究重大问题及拟定解决办法等。

民国十年（1921年）前后，药王会百泉村会首是祝应登、会计是王风义，他们负责药王会工作十几年。

（二）临时商会

民国十八年（1929年），百泉药会发生了新的变化。大会期间，除原有的药王会及交纳印花税、公安捐之外，还成立了"临时商会"，并订立会章。民国十八年的会章第二条规定：临时商会由"县长、人民自卫团、公安局、造林局、县商会和百泉村董事组成"。民国二十年（1931年），将临时商会改为"商警联合办事处"，并邀请当时的河南省立百泉乡村师范学校的校警队参加，以加强大会治安。

临时商会的主要职责是：维护市场秩序，保护市场安全，指导全会，保障会规。在民国二十年（1931年）药交会上，河南省立百泉乡村师范学校向群众宣传烟（指鸦片）、妓、赌的危害，某些骗取金钱的生意，以及庸医的弊害。省立百泉乡村师范学校的文艺教育部，结合会上情况编成唱本向会上群众演唱，社会教育部所出的《百泉日报》为会上群众进行指导。

临时商会产生以后，改变了药王会纯由药材商人主持大会的格局，在组织成员上吸收了京货行、帛布行和杂货行的代表各一人参加领导机构，以期扩大其他物资交流。临时商会是由政府官员参加的临时权力机构，药王会是药商组织药材交易活动的团体。两个组织在大会期间分工合作。药王会以法人资格参见临时商会，与其他三行（京货、帛布、杂货）的代表略有不同，药商们自己的事务仍由药王会自行处理。这一点与其他三行代表亦有区别。

（三）百泉药材交流大会委员会

1949 年后，辉县政府对百泉药会十分重视，为保证大会顺利进行，继承大会的地方性历史传统，成立了以辉县领导成员为主任委员，由上级主管部门与省、市领导为副主任委员，与会客商首席代表为委员的百泉大会委员会。委员会委员均由与会各地代表讨论通过。自 1950 年至 1998 年，历届委员人选屡有更替，基本格局始终未变。1967 年改称领导小组。

1986 年之前，由辉县工商管理部门主持日常工作。1987 年，成立辉县市药材管理委员会，驻百泉药都，主管百泉药会日常工作。

1989 年，由百泉药材交流大会工作委员会负责管理。

1994 年 2 月，撤销百泉药材交流大会工作委员会，成立百泉药材贸易总公司，驻百泉药都，负责组织百泉药会和百泉药材市场建设。

2004 年，辉县市政府正式将百泉药材贸易总公司交由当地从事房地产行业的民营企业家郭新富管理，百泉药交会开始采用市场化方式运作。同时，保留辉县市药材贸易管理委员会办公室。

1949—2004 年的百泉药材交流大会，基本上完全由辉县政府一力承办。2004 年之后，形成政府主导、民企承办的格局，办会机制得以搞活，文化得以重塑，保证了大会的健康发展。

三、药材、药商

（一）道地药材

道光十五年《辉县志·物产》记载："药之属：多产于山，有黄精、知母、天冬、麦冬、黄芩、苍术、大黄、桔梗、柴胡、升麻、防风、木通、葛根、草乌、藁本、瓜蒌、连翘、山楂、猪苓、何首乌、五灵脂、夜明砂、山茱萸、五味子、淫羊藿等。平地有苍耳、木贼、地黄、紫苏、薄荷、荆芥、山药、枸杞、蒲黄、地丁、香附、蓖麻子、车前子、金银花、益母草、豨莶草、地骨皮、天花粉、菟丝子、柏子仁、旋复花、酸枣仁，种类甚多。蝎子比寻常多两足，入药用。入药用药效特好，非多两足也。"[1]

辉县市春夏秋冬四季分明，境内太行山中药材资源丰富，主产山楂、柴胡、连翘、丹参及珍稀药材黄雪莲、红豆杉等道地中药材 1017 种，产量达万吨以上，素有"天然药库"之称，所产何首乌、灵芝、山楂、柴胡、连翘、山萸肉、杜仲等药材，有效成分高，质量上乘。

其他常用药材 150 余种。天然的药材宝库为百泉药会的形成奠定了坚实基础。目前，百泉药贸总公司利用太行山区优势，以种植中药材、饮片加工为基础，形成了种植、加工、销售为一体的产业链条。

（二）各地药商

清朝至民国时期，历年参加入会贸易的药商主要有"彰德帮""怀庆帮""山西帮"等各大药行。"帮"是对某一个地域药商的总称。一个地区的药商自然成为一个体系，药商之间既互相支持、携手合作，又合理竞争，所以称为"帮"，各帮的经营方式、经营品种、经营特点也各有特色。

民国二十年（1931 年），"彰德帮"参会的商号有"双和义""德和庆""中盛店""广恒""福泰公"等药行，资金雄厚，经营几百种药材。会上大宗收购，整件批发，气派很大。

"怀庆帮"有"三和成""曲同仁""人同仁"等药行，主要经营的是"四大怀药"：怀山药、怀地黄、怀牛膝、怀菊花，声誉很高。他们张幕立棚，还做代客买卖的生意。

"山西帮"有"广升裕""广庆和""广升远"等药行，他们与两广的药商有密切关系，所以经营的南方贵重药材较多，主要有珍珠、玛瑙、琥珀、朱砂、肉桂、厚朴、牛黄、麝香、羚羊角、犀牛角等数十种。他们销购并举，促进了南北之间的药材交流。

邻近有卫辉府的"敬成裕"，辉县城内的"大来恒""祥泰""同兴和"与"永年堂"，以及道口的"春和祥"、杞县的"双和兴"等药商。他们到会自买自销，调剂药材品种。

还有各地的几十家小本药店，从各大药材行进货，或收购山货药材，经过加工炮制后零散出售。太行山的山货药材，有的是农民自己上会出售，有的是肩挑小商贩来收。这一群体由于人数多，所以上会的药材品种、数量都相当可观。这些药材大都为各地药

---

①辉县志（清道光十五年）[M]. 北京：中国文联出版社，2010：123-124.

材行收购。

例如，位于辉县南关的"大来龙"药店，是明末清初河南怀庆府药商开设的第一个大型中药店，距今有300余年历史。该药店炮制有方，精工细作，颇受群众信任，声名远涉城乡。

"大来龙"药店有房60间，门面4间，从业人员20人，前店后作坊。民国以来，药材收购、批零兼营，并有专人外出采购。郑州、新乡、禹县、天津、汉口是他们经常采购的地方。他们根据辉县行情，畅多滞少，冷热均购，品种齐全，经营中药300余种。民国三十年（1941年），日本侵略军侵入辉县，盗匪四起，农历四月十五日夜，"大来龙"药店被日本军队付之一炬，价值数十万元的财产化为灰烬，从此不复存在。

与此同时，早在清末咸丰年间（1851—1860）由"大来龙"药店因内部矛盾分化出来的"元泰"中药店生意却蒸蒸日上，成为当时辉县境内首屈一指的中药店，1944年改名"祥泰"。

"大来龙"被焚毁后，原来"大来龙"中药店人员十余人又牵头集资，一分为二，在原址重建，取字号分别为"大来恒"药店和"同兴和"药店，但因久经周折，远不及"祥泰"药店生意兴隆。所幸三家均系"大来龙"人，在人们心中依然颇有名气。

至于"永年堂"等中药店，因门面资金有限，货源缺乏，则不甚出名。

辉县民国时期中药店铺情况表

名称	业主	人员	门面间数	地址	备考
大来龙药店	王世德	23	4	南关十字东路南	?—1941年批发、零售
大来恒药店		10	3	南关十字东路南	1942—1951年批发、零售
祥泰药店		6	25	南关中路东	?—1951年批发、零售
永年堂药店		4	3	南关十字西路北	?—1951年批发、零售
同兴和药店	秦丙文	9	3	南关十字东路南	1942—1951年批发、零售

四、建筑、雕刻

（一）药王庙

清康熙五十七年（1718年），为了突出药材大会的基本性质，树立药材商人经营威望，由药商李世荣联合华阴县（今华阴市）药商同会、河内县（今沁阳市）药商同会集资，于百泉仙福宫之东（今药货街北段路西）兴建药王庙。后经多次重修，有拜殿、正殿及东西配房30余间，另有戏楼1座。正殿祭祀药王三真人：华佗、韦慈藏、孙思邈，金妆丹垩，巍然壮观。楹联为："神农尝百草起死回生拯民命，本草集万方调理阴阳作医纲。"拜殿楹联为："千古医圣显赫神功能寿世，万种顽疾沾濡药水自长生。"每年正月十一至十二为药王庙会。后药王旧庙改为小学，今为百泉中心学校（含小学和初中）。随着改革开放形势的发展，百泉药材交流大会，一年胜过一年。广大药商信仰不灭，纷纷进入学校（旧药王庙）烧香祷告，祈求药王保佑，盼望生意兴隆，打乱了学校的正常教学秩序。1993年9月—1994年3月，百泉村集资65万元建药王新庙。新庙移至旧庙正北100多米处，坐北朝南，面阔5间，进深4间，灰砖铺地，琉璃瓦覆顶，为仿古式水泥建筑，歇山斗拱，覆以黄瓦。庙内重塑华佗、韦慈藏、孙思邈3位历史名医像，两侧有配殿二十余间。庙院宽敞，殿宇亮堂，雄伟壮观。

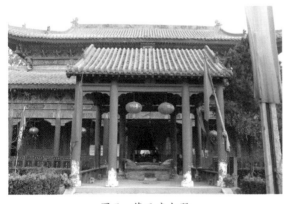

图5　药王庙大殿

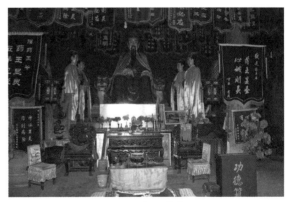

图6　大殿塑像

（二）山西会馆

辉县地处太行山下，在古代交通闭塞的情况下，辉县是晋豫商旅必经的重镇之一。此地山西商人众多，经营商业繁盛。晋商于乾隆二十五年（1760年）在此地捐款创建了山西会馆，嘉庆二年至十七年（1797—1812）陆续增建，始成今日之规模，又名同

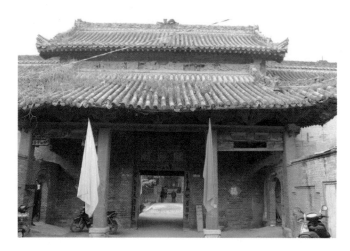

图7　山西会馆

义会馆。

山西会馆总建筑面积为2706平方米，位于辉县市区南关大街西端路北，又称"关帝庙"。晋商做生意很敬拜关帝爷，每年都要祭祀关羽，演出大戏。山西会馆遂成为晋商的聚会场所，方便了山西商客在辉县沟通乡情，联谊同业，跟现在商家在异地设立的办事处类似。

辉县山西会馆为一四合院式建筑群。中轴线上的建筑有大门、戏楼、拜殿、正殿，两侧建筑有两陪房、钟楼、鼓楼、东西厢房和两配殿。

龙壁饰砖雕在构图上体现了两个方面的特征：一是两龙的造型采用了中国传统的"S"形骨架，包括横向与纵向；二是采用了"方圆"的分割构图。作

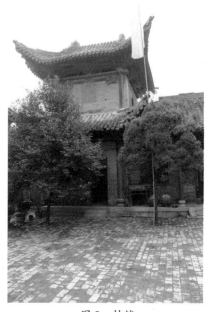

图8　钟楼

为由商人出资，供商人使用的会馆，自然在建筑的各个层面渗透了商人的理念：求上、求财、求福、求平安等。从商者除了极力推崇儒学的"忠、义、仁、勇"外，还在建筑的装饰形式上，将儒学的"善""中""和"思想进行艺术再现，表达了商人崇尚信义、期望获得保佑，向往美好生活的愿望。

东隅鼓楼，西隅钟楼，相映生辉，庭院苍松翠柏，郁郁葱葱，前有戏楼，楼下过道通向正门，四合大院，古雅秀丽，大有晋豫两地风采。据考证，山西会馆由在辉县的

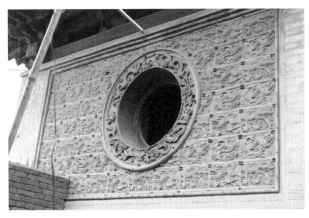

图9　钟楼砖雕

116家山西商人集资建造。其中不乏从事药材贸易的广字号山西药商。

山西商人尊奉关帝，希望以关公的"忠、义、仁、勇"作为晋商团结的精神象征。他们定期在会馆集会，调解纠纷，办理山西客商事宜。每年九月初九，山西商人聚集馆内，举行隆重的祭祀庆典，演唱山西戏剧三天，热闹非凡。这些活动不仅宣传了晋商，招揽了顾客，活跃了商业贸易，同时也是增强晋商凝聚力的一种手段。1942年以后，辉县当地地方商业大兴，山西在辉县的生意日趋衰落，会务中止。馆址被后来的"辉县甲种农业学校"所占。

豫北地区现存会馆较少，辉县山西会馆是新乡市区域内唯一一所现存规模最大、保存尤为完整的由山西商人所建造的商业会馆古建筑群，虽然规模不大，但保存完好，具有很高的历史、艺术、科学、文物价值。特别是精美的木、石、砖雕图案，其浮雕、透雕技术高超，有较高的艺术水平。它具有浓郁的商业色彩，表现出山西商界崇拜关羽的特有传统，是研究晋豫两省商业交往不可多得的实物资料，同时也充分印证了辉县市悠久的历史和繁荣昌盛的集市贸易。辉县山西会馆现为河南省重点文物保护单位。

五、习俗、传说

（一）习俗

百泉药会在长达600多年的历史长河中，形成了独特的习惯和风俗，具有鲜明的时代特征和浓厚的地域风情。在物质交流的同时，百泉药会也承载了周围地区广大群众的精神文化生活。药王庙会的祭祀活动颇具特色，有"观羊"和"送帖"等独特习俗，有放水鸭、送河灯、踩高跷、拉洋片、甩鞭、大型戏剧、书场等地方民间文化艺术形式。

每年药会期间，都要在药王庙前举办声势浩大的祭神赛会，辉县及周围地区参加的彩绘班最多时达到 37 班。各地传统民间文艺表演团体也纷纷来此献艺，如吴桥马戏、濮阳杂技等。各类民间技艺也齐聚于此，如吹糖人、捏泥玩等，五花八门，把药会变作了民间文化的展示场所。

（二）传说

1. 山楂

山楂又名山里红、红果。辉县市山楂分原生和栽培两种，原生的系野山楂，俗称"孔祀"，距今有 3000 多年历史，栽培的系在原生枝上人工嫁接而成，个大、肉厚，通称"北山楂"（豫北红）。

相传清代康熙年间，辉县一位家住后庄码沟村的胡老拼在山东做官，看见山东山楂生长良好，于是剪枝插在萝卜上带回老家，在土窑凹和码沟村的野生山楂树上各嫁接一棵，一株在 20 世纪 50 年代枯死，一株现仍结果，因当地山楂资源均在此树采枝嫁接，该树被当地群众敬称为"山楂爷"。山楂爷现在后庄乡小井村，树高 6.5 米，主干高 0.8 米，树冠直径 7 米，到 2012 年树龄为 300 年左右，年均产果 250 千克以上。胡老拼为辉县山楂发展立下了开基创业之功，人们为纪念胡老拼，曾树碑立传，流传迄今。后庄乡还有一棵山楂树，高 10 米，树干直径 1.95 米，树冠南北直径 12.8 米，树龄约 150 余年，年均结果达 1700 余斤，收入 1093 元，因树大果多，被誉为"山楂王"，单株产量居全国第一。（1981 年资料）

山楂含有人体不可缺少的碳水化合物、脂肪、蛋白质、游离酸、果胶、钙、铁、磷及多种维生素。山楂营养物质丰富，可列为水果之冠。中医认为，山楂入脾、胃、肝三经，具有消食积、散瘀血、驱绦虫、防暑降温、提神醒脑、增进食欲之功能。从古至今，用其治疗积聚、痞满、泻痢、肠风、腰痛、疝气、产后儿枕腹痛、恶露不尽、小儿乳食停滞等症，临床上特别用其善消肉积之功，以健胃消食，化痞祛瘀，成为治疗消化系统疾病、高血压的主要用药。

辉县市山楂具有果实浑圆、果色鲜红、果面光泽、果点突出等典型特征，其有机酸、钙、山楂黄酮类含量均高于同类产品，用途广泛，既可入药，又适宜鲜食，亦适做果品深加工，具有重要的医药价值和经济意义。1978 年以来，辉县把山楂生产列入议事日程，专门成立山楂学会指导山楂生产。到 1981 年，辉县靠太行山的十几个乡村已大面积栽培种植，约有山楂树 250 万株，年产量 500 多万斤，价值 400 多万元。辉县成为全国五大山楂产地之一，山楂产量居河南之首。2006 年被科技部评为"道地山楂生产基地"。2007 年被河南省农业厅和河南日报社联合评选为"河南省十大中药材种植基地"之一。2008 年通过中国绿色食品发展中心万亩绿色山楂生产基地认定。2010 年 5 月，"辉县山楂"取得《中华人民共和国农产品地理标志登记证书》，成为中国地理标志农产品，远销全国 20 多个省市及东南亚市场。

2."不到百泉药不全"

起于明洪武八年（1375 年），素有"不到百泉药不全"赞誉的百泉药材大会，传说是由南北两位药商发起的。百泉风景秀丽，又扼守太行山要道，还是卫河之源，泉头有卫源庙。每年四月，沿河百姓聚集百泉，祭祀河神，祈祷风调雨顺，五谷丰登。人山人海，热闹非凡，自然而然形成大庙会。会上，农具、家具、布匹、百货、日杂琳琅满目，就是没有药材买卖。

明洪武七年（1374 年），一个南方药商带着数百种中草药，不远千里来到百泉。他想这样大的庙会，一定是客商很多，生意兴隆，便在百泉湖边摆了一大溜，笑迎顾客，热情介绍。可一连数日，无人问津，竟没有卖出一点药材，盘费也快花光了。他思想苦闷，病倒在店。一天，店主人催促道："客官，今天是四月初八，上会的人最多，何不到湖边山上转转，再想想办法。"药商无奈，怀着绝望心情，走出店门，信步来到苏门山上，却无心欣赏百泉的湖光山色。站在山坡上，仰望南方，对天长叹："天啊，难道让我一个千里外的药商困死于此吗？"他心烦意乱，走向林荫深处，忽见一棵大柏树下坐着一位客商，身边放个大包袱，面带忧色，唉声叹气。这位南方药商好生奇怪，百泉大会人们熙来攘往，热闹非常，而他为何独自在此唉声叹气？莫非有什么难言之处？我倒要问个明白。于是上前施礼道："这位大哥，为何一人在这里烦恼？"那位客商抬起头，瞟了一眼，长叹一声："唉！大哥有所不知，我是北方药商，听说辉县百泉每年四月有个大庙会，特意带着北方产的中草药来赶会卖药，谁知这个大会光祭祀河神，不交易药材。这不，我背了一大包中草药，背来背去没有人要，咋不叫人发愁呢？"这位南方药商一听，原来和自己害的是一样心病，彼此攀谈过后，当下收拾行李，同回店里。

二人打开药包一看，都高兴极了，原来他们各自带来的药材，都是对方所急需的紧缺货。于是解囊交易，互通有无，并商定来年四月各自串联同行商友结伙前来百泉，进行药材交流。

次年，即洪武八年（1375年）四月，他们各自组织百余人的药商队伍，带着大批中草药，跋涉千里，来百泉进行交易，百泉药材大会从此开始。以后，每年四月来上会的南北药商越来越多，太行山一带的药农也带上各种中草药前来赶会，药材成山，生意兴隆。湖旁山坡都成了交易场所还不够用，又在湖东开辟新的交易场所，就是现在的药材街。辉县盛产的全虫、山楂等数百种中草药，邻近怀庆府的生地、菊花、牛膝和山药四大怀药，开始通过百泉药会畅销全国。

辉县，背靠巍巍太行，药材遍地，道地上乘。百泉，依临潺潺卫水，山清水秀，风光宜人。在这片土地上产生的百泉药材交流大会，具有深厚文化底蕴与历史积淀，成为中华民族传统中医药文化的有机组成部分，为中原经济区建设提供了有力的文化支撑。在21世纪，只有为古老悠久的百泉药会注入崭新的理念与独特的创意，才能将其更好地传承和延续下去，才能使这个国家级非物质文化遗产在希望中奋进，重新焕发蓬勃生机，永葆青春活力。

2011年12月20日

附：相关考察资料

考察时间：2011年10月27日—10月29日

考察地点：辉县百泉药交会

考察人员：许敬生　姬永亮　张晓利　施　淼

采访对象：辉县市百泉药贸有限公司董事长郭新富、辉县市政协学习和文史委员会原主任秦启安、辉县市百泉药贸有限公司总经理郭士郡、辉县市百泉药贸有限公司办公室主任郭柏索等。

社旗药商山陕会馆及药王殿

中原中医药文化遗迹与文物考察研究小组

姬永亮　执笔　尹笑丹　配图

社旗历史悠久，据已发掘的 3 处文化遗址表明：上溯远古，早在七八千年前，先民们已在这里繁衍生息，聚居生活。他们用石犁、石斧开发和耕耘着新石器时代汉水上游的灿烂文化。星移斗转，沧桑巨变。

据《社旗县志》记载，社旗归属，历经变迁。商时属北襟鄫国地；西周时属申、鄫、唐等国域；春秋时属楚；战国时属韩；西汉时属南阳郡；三国时仍之；西晋、东晋、南朝时先属荆州南阳郡，后属雍州南阳郡和豫州；北朝西魏时属南阳郡和西鄀州，北朝周时属南阳郡和淮州；隋时，绝大部分地区属淮安郡，开皇七年（587 年）置饶良县（治饶良），大业二年（606 年）废；唐时属唐州；五代十国时先后属唐州和泌州；北宋时属京西南路唐州（治今唐河县城）；金时属南京路唐州；元时属河南省南阳府；明时赊旗镇仍属南阳府；明末，赊旗镇已在潘、赵二河溃流交汇之地，形成"四方客货兴贩之墟"；清时仍之，乃假潘、唐河运之优，赖官道通畅之便，成为北通汴洛之动脉，南达襄汉之津渡，东衢闽越之喉塞，西连山陕之要道。南船北马，商贾云集。豫南巨镇，应运而生，号称 72 道街，人口达 13 万。

中华民国时期仍之；1947 年 10 月—1949 年 4 月，曾置解放区宛东县、唐北县、泌北县，寻废，分别归属南阳、唐河、方城、泌阳县；1949 年中华人民共和国建立至 1965 年 10 月属南阳专区，由南、唐、方、泌 4 县分辖。

1965 年 11 月 13 日，国务院第 159 次全体会议批准设立社旗县。县人民政府驻赊旗镇，将原镇名改"赊"为"社"，谐原赊旗之音，寓社会主义之意。

社旗地域商业历史悠久，源远流长，明末至今 300 多年来，呈波浪式向前发展：兴于明末，盛于清朝乾隆、嘉庆年间，衰于民国时期，1979 年后又有较大的发展。

赊旗镇前身称兴隆店。兴隆店在赵河南岸（即现在的河南街），明朝时是一个过路小店。赊旗镇的兴起，靠的是水陆交通的自然优势，加之明、清战乱的结束，过往行、住之人渐多。康熙年间，已自然形成占地 1 平方公里的初具规模的水旱码头，集市渐已成型。

康熙四十七年（1708 年），裕州知州董学礼把兴隆店起集，名曰兴隆集（时属裕州管辖）。

雍正年间，兴隆集逐渐向河北扩大发展，由数家店铺而形成一条横跨赵河南北岸的兴隆街。雍正二年（1724 年）已有 20 多家店铺，码头初具规模，吸引着山陕、甘宁、湖广、闽浙商人云集到此，争相购地，建房设店，开展贸易。随着生意的兴隆，外省商团为了同乡联谊，合作经商，着手兴建会馆。所建会馆有山陕会馆、江西会馆、福建会馆、湖北会馆等。

乾隆、嘉庆年间是赊旗镇鼎盛时期。乾隆初期已发展成长 1.5 千米，阔 2 千米，周长 7 千米，内分 72 道街的繁华集镇。因传说当年光武帝刘秀在此地赊旗访将，故以"赊旗"为镇名。山西、陕西、湖北、江西、福建等省商人，相继来社旗经商，流寓定居。

各种店铺，依街就道，坐落有序，相对集中，分块经营，形成了一个既独立又首尾相接、井然有序的网点格局。大江南北的富商大贾，纷纷客来，闽广、雍凉、荆楚、幽蓟的生活生产资料，源源流入。镇内手工业产品，土特产品，船装、马拉、驼驮，销往外地。水陆车船，商贾往来，码头热闹非凡。

全镇七十二道街分行业相聚经营，街名曰"山货街""木厂街""骡店街""铜器街""瓷器街""豆腐街"等。铺面相连，商号众多。主要经营生漆、桐油、竹木、粮棉、茶叶、药材、食盐等。镇内人数多时达 14 万之众，夜晚纱灯晃动，如同白昼；白天人来人往，熙熙攘攘，人声鼎沸，能传 20 余里。外地商人为了叙乡谊，通乡情，出巨资先后扩建重修了"山陕会馆""江西会馆""福建会馆""湖北会馆""湖南会馆"，为商业经济的发展和商品信息的交流提供了集中场所。

"山陕会馆"占地 7750 平方米，仅第三期工程就先花费白银 87788 两（在当时可买大米 475 万千克），后追加 32858 两。（据民国十二年《重兴山陕会馆碑记》《重建山陕会馆碑记》所载）

一、药材、药商

社旗土地肥沃，当地盛产中草药材，已利用的中药材品种多达 213 种，其中被列为国药由门市部收购的就有 85 种，群众自采自用的有 128 种。尤以山楂、柴胡、丹参、沙参、葛根产量高，生产量大，其中山楂年产量达 5~15 吨。

众所周知，东汉"医圣"张仲景祖居地在南阳县城东关，相距赊旗店仅数十里。相传张仲景常来赊旗店行医，民间留下不少传说。有"药王"之称的孙思邈也曾到社旗采药行医。明清时，借助两位名医的影响，加之山陕商人助力，社旗医药业遂大放异彩。

早在 15 世纪中叶，山陕任姓和信姓大商人，便在赊旗投资开办中药店，取名"广和仁"，后改名"广和堂"，一直是当地药业龙头。清末民初赊旗店药业发展到 30 余家，绝大多数是山陕商人所开，从业人数达三四百人之多。其中以"广和堂""延寿堂""恒春堂"为最。

今天的"广和堂"位于南瓷器街路东原址，前店后厂，门面五间，仓库作坊十间，住房二十余间，现存门面房和仓库、作坊十余间，房舍建筑模样改了不少，只有当年三棵凌霄，依然生机勃勃。穿过门面房，来到后院，就会看到那三棵凌霄藤蔓在棚架上盘曲纠结着。据药店人员介绍，这三棵凌霄有200多年了，是清乾隆四十七年（1782年）春天，"广和堂"从赵河南岸东怀街迁到现址时，马姓老板从山西老家带幼树栽下。现在凌霄树身上挂着社旗县人民政府制作的"古树名木"的认证标牌，编号为001，可见其历史之悠久。

三棵凌霄，见证了"广和堂"历史上的三次大火，花历劫不死，药店也屹立至今。据社旗历史文化研究会徐东介绍，三次大火，第一次无从考证；第二次在乾隆二十八年（1763年），土匪到药店绑票要钱，因嫌钱少，半夜将房屋点着，损失白银十几万两；第三次是民国八年（1919年），药铺工人晚上睡觉时吸烟不慎引燃大火，仅麝香就烧掉两斤，烧掉水银二十余斤，房屋、药材、家具设备、被褥全部化为灰烬，损失达几百万元。大掌柜张敬三、二掌柜贺士亭、三掌柜李玉华个人借款数十万元筹资重建了"广和堂"，三位掌柜敢筹巨款冒大风险，足见药材经营利润之大。"广和堂"三遭火灾，都是在山陕会馆主持下，由同乡商人资助重新开张的。

历史上的"广和堂""延寿堂"，前面门市营业，后面工场加工丸、散、丹、膏等。所制中药皆遵古炮制，主要品种包括：

1. 丸类

水制丸有四消丸、梅苏丸、烂积丸、婴儿丸、木香丸、藿香正气丸、剩饭丸、沉香化滞丸、一把抓、五香至宝丸等。蜜制丸有六味地黄丸、知柏地黄丸、杞菊地黄丸、九制大黄丸、山楂丸、青果丸、上清丸、益母丸、十全大补丸、木香槟榔丸、虎骨大力丸、金匮肾气丸、麦味地黄丸、二母宁咳丸、明目地黄丸、半夏止咳丸等。除蜜制丸、水制丸外，还有醋制丸、酒制丸、红糖制丸和面制丸。

2. 散类

有一捻金、凉惊散、白术散、七香散、消食面、追风散、百合消肺散、昆贝散、防风通圣散、冰硼散、明耳散、吹喉散等。

3. 丹类

有抗毒丹、万灵丹、五虎丹、乾坤丹、卧龙丹、八宝红灵丹、调经种子丹等。

4. 膏类

有拔毒膏、八反膏、金不换膏等。

1965 年建县后，中成药制造由原有私人药店自产自销转为加工厂专业生产。丸类成药有水制丸、蜜制丸等 51 种，散类有 31 种，丹类有 10 余种，膏类只有 3 种。全县有批发、零售中药材门市部 11 个，收购部 4 个。经营品种不断增加，1965 年全县经营品种只有 260 个，到 1985 年上升到 1243 个，年销售金额 253 万元。

二、山陕会馆

山陕会馆坐落在县城中心，坐北向南，系清代山西、陕西旅居赊旗镇的富商大贾叙乡谊、通商情、敬关公、崇忠义、接官迎仕、联谊集会、焚香祭奠的场所。因养有监管僧道，亦称山陕庙。道光年间（1821—1850）称鼎元社，民国十二年（1923 年）改称山陕会馆。

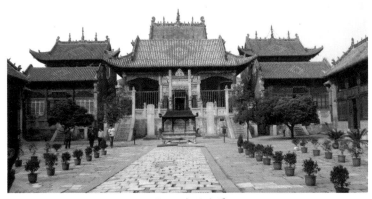

图 1　会馆内景

会馆始建于清乾隆二十一年（1756 年），经嘉庆、道光、咸丰、同治至光绪十八年（1892 年）落成，共历 6 帝 136 年。主体建筑自南而北有琉璃照壁、悬鉴楼、大拜殿和春秋楼 4 组建筑，陪衬建筑物左右对称，形成前、中、后三进院落。布局严谨，殿堂楼阁疏密有间，北高南低，鳞次栉比，气势雄浑，相映生辉。总面积为 7750 平方米，室内外全用青白色方石板铺砌，建筑物采用石雕、木刻、火铸或陶瓷塑精美图案作装饰。据《创建春秋楼碑记》记载，"或效奔走，取材于楚，泛江河而来宛郡；或周知四方，寻访名匠"，耗巨资数以万计。会馆共分三期施工，其中"大拜殿"工期达23年。

（一）琉璃照壁

琉璃照壁亦称影壁，在会馆最南面，系仿照北京九龙壁建成。高15米，宽10米，单檐歇山顶，用数百块彩釉琉璃砖砌成。南壁图案有凤穿牡丹、五龙捧圣、鹤立青莲，北壁图案有白泽出现、四狮斗宝、二龙戏珠、鲤鱼跳龙门，正背两面装饰行龙、牡丹、福禄寿等图案，正脊中间置狮托宝珠，两旁置仙人及狮子大吻。顶覆以黄绿釉琉璃瓦，上有金阙银鸾，下有琼花玉萼。北壁中上横书"義冠古今"，正中嵌一神兽，两侧竖写两副对联："经壁辉光媲美富，夔墙瞻仰对英灵""浩气已吞吴并魏，麻光常荫晋与秦"。下砌青石须弥座基。整个壁面设计巧妙，色泽绚丽，构成了古代建筑不拘一格的独特风格。

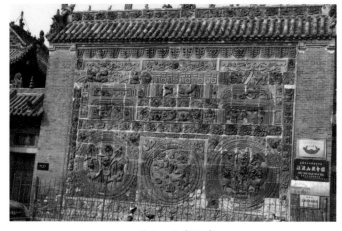

图2　琉璃照壁

（二）旗杆

铁旗杆一对，立于前院两侧，名曰"霄汉铁旗杆"。高28米，上有彩凤展翅欲飞，中有巨龙盘绕，腰部雕天马、麒麟、狮子、异兽，栩栩如生。下有青石须弥座，座上立铁狮，旗杆穿狮而过。旗杆上铸有大、中、小3个云斗，每个云斗上有4个风铎。云斗间，行龙缠绕，彩凤站于顶部，系清嘉庆二十二年（1817年）拥土火铸竖起。据《赊旗镇山陕会馆铁旗杆记》，在山陕会馆

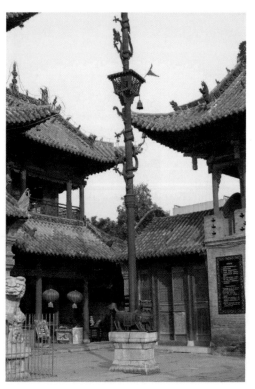

图3　铁旗杆

第一次修建完工后，经办者将所剩 3000 余金铸成这对铁旗杆。竖立坚固牢靠的铁旗杆，一是为了壮观威仪，二是证明经办者秉公诚信，善于精打细算，这充分显现了清代高超的冶铸水平和精妙的工艺设计。铁旗杆旁靠南原有木旗杆一对，惜毁于民国时期，石座尚存。

（三）悬鉴楼

悬鉴楼又名八卦楼，俗称戏楼，兴建于清嘉庆元年（1796 年），竣工于道光元年（1821 年），历时 25 年建成。高 29.33 米，宽 17 米，长 20 米，分上、中、下 3 层，为三重檐歇山式建筑。翚飞斗拱，层层叠立，环楼上下均有石雕木刻，雕工精细，生动逼真。楼顶 5 脊 6 兽，都是彩陶瓷釉，正脊两面装饰有行龙、牡丹图案。正脊中间置琉璃楼，内刻"天五尺"，两侧置狮驮宝瓶、八仙神像，两端置蟠龙正吻。垂脊饰走兽、仙人，顶覆以黄绿彩釉瓦，檐下置单昂五彩斗拱。楼的南门出廊檐下额坊雀替，布满木雕图，内容有八仙庆寿、卷草牡丹等。整个戏楼宏伟而玲珑。楼南与琉璃照壁相映，面北是演戏台。楼内竖 20 根合抱鼎柱，把巨大的 3 层戏楼凌空擎起。戏台正中挂着"既和且平"金字匾。柱石上用草书镌刻两副对联："幻即是真，世态人情描写得淋漓尽致；今亦犹昔，新闻旧事扮演来毫发无差""还将旧事从新演，聊借俳优作古人"。飞檐下金龙缠绕的"悬鉴楼"巨匾，为清道光二十四年（1844 年）浩生社所立，系明末书法家傅青主所写，其字用笔奇肆，潇洒遒劲，向为书法界推崇，堪称书法一绝。戏台上下布满木雕石刻图案，一般采用浮雕、透雕技法，刻画出人、物的轮廓，再用线刻描绘出人、物的细部，其内容多与古代传统戏曲有关。如《白蛇传》中"借伞""采药""水漫金山"等场景，以及二龙戏珠、双凤朝阳等吉祥图案。

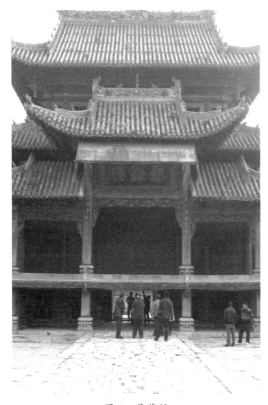

图 4　悬鉴楼

（四）钟楼、鼓楼

钟楼和鼓楼都是悬鉴楼的陪衬建筑物。钟楼在东侧，悬铁钟1口，钟高1.7米，重2.5吨，"当其鸣时，十里有声"，人称"聚将钟"，亦说"金钟报晓"；鼓楼在西侧，悬大鼓1面，人称"助威鼓"，但原鼓损失，只悬1面鼓的模型。

钟楼和鼓楼都是重檐歇山顶八角腾空，2层起架，各用16根木柱支撑，顶盖琉璃瓦闪闪放光，下为前院通往中院的过道，也是游客乘凉聊天的亭榭。

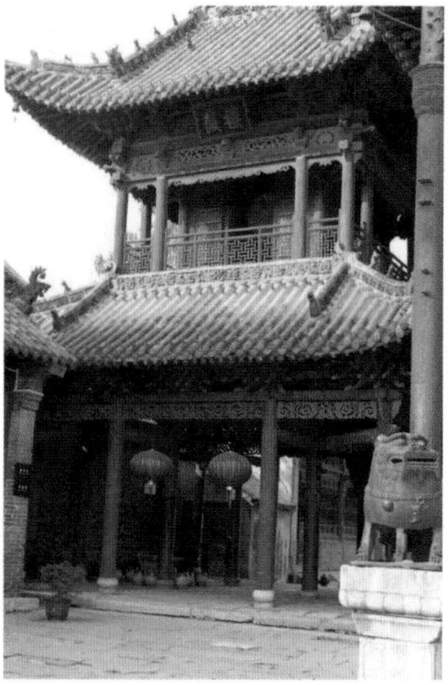

图5　鼓楼

（五）万人庭院、厢房

万人庭院是会馆的中心大院，院内用一尺见方的青石铺地。中铺甬路，甬路两边系条石，有柱洞可以搭棚。甬路左右庭院及两厢分别为男女观众场地。席地而坐，院内可容万人看戏。故名万人庭院。

厢房东西相向，皆单檐硬山顶，面阔13间，进深1间，分楼上、楼下两层。据考证，厢房类似戏院里早期出现的包厢。

（六）石牌坊

大拜殿前是石栏小院，院基拔地4米，上下13层台阶，围以石栏。进出小院有东西两个侧门。石牌坊是石栏小院正门，位于中轴线上，置万人庭院北沿，南面与悬鉴楼遥遥相望。

石牌坊坐落于大殿前3米高的月台上，计左、中、右三座。牌坊通体满布匾额、楹联及人物、禽兽等图案。中间一座位于月台前所竖《重建山陕会馆碑记》与《重兴山陕会馆碑记》之间。为三间四柱式，须弥座，方柱。转角处雕刻分节竹竿，云龙柱头。柱两侧附以抱鼓石。中柱两侧鼓面刻"俞伯牙爱琴""嵇康爱竹""王羲之爱鹅""陶渊明爱菊""孟浩然爱梅""林逋爱鹤""周敦颐爱莲""米元章爱石"等"八爱图"。① 人物形象雕刻得生动逼真，栩栩如生。鼓面上下雕各种姿态的狮子、麒麟、人面兽等。

---

① "俞伯牙爱琴"，更爱知音人钟子期；"嵇康爱竹"，竹林七贤流传至今；"王羲之爱鹅"，有诗云："立书先把双足安，全身精神到笔端，悟来鹅群游水势，方知五指齐力难"；"陶渊明爱菊"，爱菊傲霜寒而开放；"孟浩然爱梅"，常雪天踏雪寻梅咏诗；"林逋爱鹤"，人称"梅妻鹤子"；"周敦颐爱莲"，"出淤泥而不染"，佳句流传；"米元章爱石"，遇奇石常先拜后蓄。

中坊上雕福、禄、寿三星，匾书"孟氏难言者浩然"。配坊左上刻"杜甫吟诗"，右上雕"李白骑鲸"。中坊背面上刻"五蝠（福）"图。匾书"履中蹈和优入圣域"。配坊左上雕"赵匡胤输华山"，右上雕"赵彦求寿"。造诣之精，令人惊叹不已。

中坊下入口处斜铺巨石一方。长、宽各2米，中刻一龙张口瞪目，形象怪异。诸龙之间相互交错、藏头露尾，层层叠压，故名"九龙口"。

左、右牌坊是大拜殿的出入门道，下各砌13级青石台阶与万人庭院相连。牌坊之间和月台两侧，置青石花栏杆，雕狮子、金瓜柱头，栏板刻福、禄、寿图案。

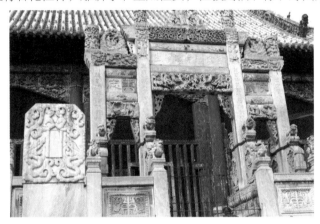

图6　石坊

值得一提的是位于南、北两面抱鼓石上面的人面神兽——英招（shào），一雄一雌，二目圆睁，双翅微展，似飞欲坐，一蹄斜踏石顶边缘。就近细瞧，人头、兽身、鸟翅，似豹、赛狮。那微微向前伸出的项上是一幅清晰的人头脸面：粗眉、圆眼、胆鼻、嘴唇棱角分明，八字皱纹重叠，肥大的人耳，肃穆、威严，又好似怒中寓惊。身后披狮发、展鹰翅、收豹臀，配以粗壮的马腿大盖踢，构成四不像的人头鸟身造型，却又在四不像的协调中显现着石刻艺术雕琢的精妙。

《山海经·西山三经》记载："（崇吾之山）又西三百二十里，曰槐江之山。丘时之水出焉，而北流注于泑水。其中多蠃母，其上多青雄黄，多藏琅玕、黄金、玉，其阳多丹粟，其阴多采黄金银。实惟帝之平圃，神英招（音韶）司之，其状马身而人面，虎文而鸟翼，徇于四海，其音如榴。"[1] 可见，英招是守护精美石珠、黄金、白玉的神兽，人面马身，鸟翼虎纹，周行四海。山陕会馆的设计者将英招置于石牌坊北面，寓意似乎

①袁珂.山海经校注[M].上海：上海古籍出版社，1980：45.

与其守财护宝不无关系。

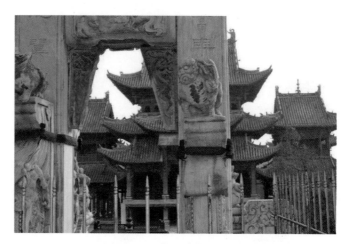

图 7 英招

（七）大拜殿

大拜殿亦称大殿、正殿，是全馆的主体建筑。由大殿和拜殿两部分组成。殿高33米，东西宽23米，南北长45米。殿内雕梁画栋，30多块匾额，金光灿灿，耀眼夺目，名人书法刻于壁间，富丽堂皇。

殿前两侧立两块石室式石雕，高2米，宽0.9米，单格硬山顶，下砌须弥座。左侧刻"十八学士登瀛洲"。故事出于《旧唐书·褚亮传》[①]，右侧刻"渔、樵、耕、读"。两座巨幅石雕，刻画得花果繁茂，亭台流水，鸟语花香，学仕赶渡，渔樵忙碌，生动形象，神态逼真，以正面隐或藏的手法将十八学仕分布在盘旋于陡坡、奇峰、怪石之间的蜿蜒小路上，形成一幅学者勇攀高峰的瑰丽图景。

拜殿，又称宴会厅。卷棚顶，面阔三间，进深三间。门上悬光绪十九年（1893年）浩生社立"三国一人"匾额。殿内雕梁画栋，檐、檩、斗拱、额坊、雀替、梁架等均有彩绘。悬"光明正大""英灵显著"巨匾。拜殿内柱用双层青石柱础。上层为仰莲，下层为麒麟。拜殿北檐下大额坊雀替木刻十分精美。内容有："鸿门宴"之"项庄舞剑"等。殿门两侧的石刻对联曰："至大至刚参天两地，乃神乃圣震古烁今。"殿内匾额、柱联琳琅满目。

---

① [后晋] 刘昫 等．旧唐书卷七十二列传第二十二褚亮传 [M]．北京：中华书局，1975：2582-2583．

拜殿与大殿两侧各建一座偏房，皆单檐悬山顶。偏房檐下木雕十分精细，内容有博古图。

大殿，面阔三间，进深五间，重檐歇山顶，上覆以黄绿彩釉琉璃瓦，正脊中央置一琉璃陶楼，内塑姜太公神位，上置麒麟送宝，两侧饰大象送宝，间饰骑马武士。正脊两端饰剑把大吻。重脊、戗脊饰垂兽、戗兽、走兽、仙人。飞檐挑起，四角置庞涓、韩信、周瑜、罗成四神将，下悬金铃风铎。四周檐下饰重昂五彩斗拱，庄严华丽。大殿檐下、大额枋、雀替及隔扇门上满布大型彩色木雕，内容有《三国演义》《西游记》《封神榜》、"苏武牧羊"等，主要人物千姿百态，精巧玲珑。檐下两侧墙壁上嵌同治二年（1863 年）慈禧太后书"龙""虎"二字刻石。

大殿内正位原有神龛一座，高 3 米，阁内供奉有"关圣帝君之灵位"。光绪十一年（1885 年）塑关羽巨型坐像于此。此殿分上、下二层。下层四周有围廊，廊深 1.6 米。共用 20 根木柱承托阁楼，雀替雕刻精细，内容繁多。其中一幅"算账图"最具商业文化特色。正殿始建于同治八年（1869 年），竣工于光绪十八年（1892 年），历时 23 年才告完成。

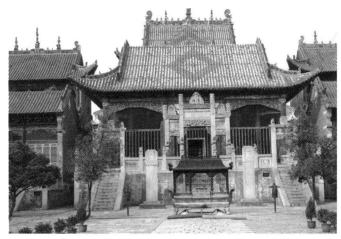

图 8　大拜殿

（八）配殿

东为药王殿，西为马王殿。

大拜殿的两侧各有一座配殿。东为药王殿，西为马王殿。东侧"药王殿"供奉的孙思邈，系唐代医药学家，京兆华原（今陕西铜州市耀州区）人，著有《千金要方》《千金翼方》,在医药学上有重大贡献,被神化为"药王爷"。山陕商贾以经营中草药为"看家"生意,故把"药王殿"建于东侧。后有详细介绍。西侧名"马王殿",因古赊镇的交通"南船北马",秦、晋、冀、豫诸省商人,主要靠马匹运输,综集百货。

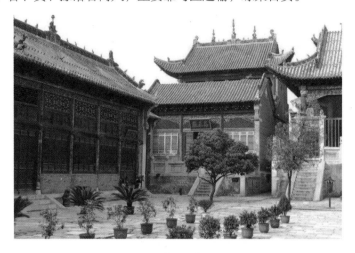

图 9　马王殿

(九) 春秋楼

春秋楼又名大节亭、节义亭,始建于乾隆二十一年(1756 年)[①],竣工于乾隆四十七年(1782 年),历时 27 年。由主殿、卷棚、左右配殿、东西廊房组成会馆后院,通高 36.67 米,南北长 39 米,东西宽 24 米,由 48 根擎天柱撑起,巍然屹立,高耸云霄。民间流传有"赊店有座春秋楼,半截顶到天里头"的谣谚。据《创建春秋楼碑记》载,创建春秋楼,全镇 424 家商户,捐资白银 8078 两 4 钱 4 分,尚不包括抽取的大额公议厘金的投入。春秋楼正堂塑有关羽夜读《春秋》的巨型坐像,据此得名春秋楼。山陕的富商大贾为了纪念关羽,就比拟许昌春秋楼,筑起赊店的春秋楼,其豪华有过之而无不及。咸丰七年(1857 年),春秋楼被攻克赊旗的捻军焚毁,其遗址现立一座关公夜读春秋的雕塑。

(十) 道房院

光绪二十一年(1895 年)始建道房院,为山陕会馆的偏院,占地面积约 3000 平方

---

① 据《创建春秋楼碑记》,春秋楼竣工于乾隆四十七年。而春秋楼始建时间,诸书记载不一,一说乾隆二十年,一说乾隆二十一年,一说乾隆二十五年(《社旗山陕会馆》)。《走马飞舟赊旗镇》第 117 页提及,春秋楼始建于乾隆二十一年,是据口碑相传。

米，有房 31 间。道房院分前、中、后三进院落。前院有房 14 间（南屋 5 间，东、西、北各 3 间），于 1978 年被扒掉，中院 4 间（东、西屋各 2 间），于 1976 年拆毁，后院有房 13 间（北屋 3 间，东、西屋各 5 间）。

简而言之，据《中原文化大典·文物典》记载，明万历年间山西解州商人已在此活动，以后相继在潘、赵二河交汇处建造关帝庙，是为山陕会馆的前身。随着经济的日渐繁荣，山陕商人在清乾隆年间将老庙迁至现址，大兴土木，建起山陕会馆。山陕商贾巧借汉光武帝刘秀于此地赊旗拜将、起师讨莽的传说，托敬山西籍汉室忠臣、武圣及财神关羽，以馆为庙，故民间又称山陕庙。

会馆内的建筑主要由两次大的营建活动所成。第一次始于清乾隆年间，首创主体建筑春秋楼，竣工于清乾隆四十七年（1782 年），建造活动一直延续至道光年间，所成建筑雄伟壮丽，精美细致。清咸丰七年（1857 年）被捻军烧毁后半部，现存悬鉴楼、东西辕门、东西马棚、琉璃照壁、铁旗杆、双石狮，即为当时所成。第二次营建始于清同治八年（1869 年），终于清光绪十八年（1892 年），建造了今日所见之大拜殿、大座殿、药王殿、马王殿、东西廊房及腰楼等建筑。道坊院的建筑规制不同于大拜殿、大座殿等神殿群，或当为另行设计、施工。钟鼓二楼风格自成，但多仿悬鉴楼造型，疑其为两次营建活动之间所构。

至民国十二年（1923 年）第三次营建结束，126 家商号捐资重新修复山陕会馆，花费白银 87788 两。（据民国十二年《重兴山陕会馆碑记》所载十一宗花费总额）无奈工程浩大，缓不济急，各大商号 254 家 124 人，续捐厘金合银 32858 两。（据民国十二年《重建山陕会馆碑记》所载总额）加之创建春秋楼，全镇 424 家商户，捐资白银 8078 两 4 钱 4 分，不包括铸造一对铁旗杆费银 3000 余两，有账可查的花费合计 128724 两 4 钱 4 分白银。

三、药王配殿

药王殿为大拜殿的东配殿，殿内供奉的唐代著名医学家孙思邈，民间称其为"药王"。

药王殿的拜殿为卷棚硬山顶，前后檐仅明间檐柱露明。拜殿明间南檐二柱础对称，同为上圆下方型，础高 57 厘米，兽头为外卷式高圭脚，兽的长发外飘，连成下枋雕饰，枋下半圆雕"二狮争绣球"及山石、麒麟等。束腰的角部中空，透雕一双节方石柱支撑，中部为荷叶边垂面，平雕莲花、花鸟等；上枋雕"卍"字锦；方础上雕整片莲叶相覆状，叶脉清晰逼真，四角半圆雕牡丹花朵、青蛙造型，上置素面双排钉石鼓。拜殿明间北檐二柱础对称同型，础高58厘米，下部为矮方几式造型，四角的荷花边垂面分雕各种云龙图案，上部束腰周围雕刻竹节形，上置素面双排钉石鼓。

药王殿的座殿是重檐歇山顶，它的南檐檐柱下四柱础同为上圆下方型，整础高55厘米，方础高35厘米，宽53厘米，几式圭脚；上下枋雕饰花瓣图案，束腰中部两侧为直边，框饰卷草图案，内面中雕"寿"字，四周雕饰卷草图案，只有西侧柱础的东面雕"福"字。方础上面四角雕展翅蝙蝠图案，中为素面内曲二层束腰，上置素面单排钉石鼓。

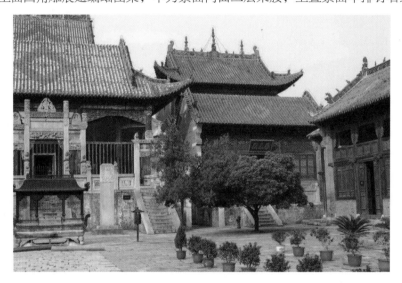

图 10　药王殿

同大拜殿一样，药王殿拜殿、座殿的额枋、雀替、内檐装饰丰富多彩。它的额枋、雀替全部以高浮雕结合透雕技法雕琢而成，拜殿南檐明间额枋雕刻画卷、蕉叶、宝剑、如意、拂尘、古琴等"八宝"，并有仙桃、佛手、西瓜块等供果造型，人们称作"八宝吉祥"图。下面两个雀替是造型精致的小三角形，各雕一条云龙，与额枋组配构成"二龙夺宝"寓意。东次间额枋雕"二龙戏珠"，枋上两个雀替分雕凤凰、牡丹图案，西次间额枋雕"双凤朝阳"，下面两个雀替分雕云龙。各雀替与枋面图案和谐统一，龙凤搭配、富贵吉祥，统蕴"龙凤吉祥"的含义。东次间的西侧与西次间的东侧，各雕一根垂花柱，会合成垂花门楼造型。

拜殿北檐东次间额枋雕"五凤图"，五只凤凰各展丽姿，其中两只凤凰各衔一枝玉兰和牡丹，凤凰间雕硕壮的龙舌兰和菊花、牡丹等，额枋下两个雀替，雕有桃枝、寿桃分布其间。

西次间额枋中雕四鹿，其中有一只母鹿与一只幼鹿相吻哺食，母爱之情绵绵；东侧有一只猴子作坐地直身观望状；西侧雕三猴一羊，一猴在前，用一副青藤做成的圈套栓套着身后那只羊的脖子向前拉，羊用力后撑不走，羊后一猴用力推羊，再后一猴挥动树枝向前作驱赶状，猴、羊动作夸张，猴子的顽皮、羊的反抗，各种姿态跃然雕面，加上其间以山石、树木恰当点缀，更使整个画面野趣盈增。额枋下面的雀替各雕玉兰、牡丹枝。东次间和西次间的东西两侧亦雕花柱，呈垂花门造型，与南檐呼应对称。

药王殿座殿南檐明间额枋，正中雕一人骑在鹿背上弓背急驰，脚下是山石和野草；两边分别雕刻花篮、古琴、花瓶、宝剑、铜镜、兽头、方印等。额枋下面的竖长三角形雀替各雕一云龙，东、西次间额枋、雀替对称同型，分雕古琴、宝剑、拂尘、如意、莲藕、莲花等吉祥供品；枋下雀替雕饰博古架图案，上置各类花瓶及工艺品。三枋连接组合，形成精致的博物长卷，所雕置的宝器、供果、花卉及各类工艺品琳琅满目，加上设计者在雕琢中进行了留白的艺术处理，更突出了雕刻主体，给人以清新、鲜明、舒适之感。

药王殿堂的雕饰包括了中国先哲生态智慧的广泛内容，"万物一体""生而不有""曲成万物""合而不同""大壮恒久"等观念在这里都得到了形象的诠释。谐趣祥和的景观雕饰对人的吸引与调剂，足以让拜师求医的祷告者身临其境，豁然开朗，病忧顿释。画面中，清新和谐的生存格调，蕴示世间万事万物等生生自然，人与自然谐趣相处才能多姿多彩；和谐的大自然是百宝充盈的大自然，其生灵相助，可善而择之，应有节制地取其宝物，服务于人类。所以，在供奉药王孙思邈的殿堂有联曰"药物素有灵苦无奇方治俗病，王侯高不任独操仁术救人危"，颂扬药王济世救人的功德和"医德千秋"的济世救人宗旨。领略如此惬意的雕琢景观和风趣达观的人生警句，病痛者必能释然而安。

药王拜殿与座殿间依势设有东西墙，墙面各设一墙门，东为造型门，上部嵌置一石匾，匾面阴刻"宗黄"二字；西门可出入，在入口处亦嵌置石匾，阴刻"武岐"二字，二匾的寓意应该是：宗武岐黄，也即尊崇继承岐黄之道的意思。历史记载，岐伯是黄帝时医德高尚的名医，《黄帝内经》正是黄帝与岐伯在探讨医理时的对话录。所以，古人称医学为"岐黄之术"不无道理。孙思邈效法岐伯医术，更敬重岐伯高尚的医德。有书记载，药王在谈论健身理论时，曾论述过进补药与人健康的关系，感慨"德行不克，纵服玉液金丹，未能长寿"。

座殿老檐柱间，明、次三间全部装饰四抹头隔扇，以中二扇为门。隔扇下部裙板、绦环板与前门相同，上层是以双层八边格与正方格组成的棂花，明间横批图案为斜"卍"字锦加花瓣。座殿明间南檐下是"医德千秋"悬匾，边柱楹联——"医林探胜挖掘健康长寿瑰宝，药海索函采撷祛病延年良方"，与拜殿楹联呼应。寓意为，药物再灵验也没有奇特的药方医治想升官发财的世俗之病。封王封侯拒而不任的孙思邈，只想用精湛医术救百姓于水火之中。

药王殿整体结构，造型灵秀而不失雄伟，犹如大拜殿的左翼，起到了较好的陪衬作用。

四、商业文化

"诚信为本"的思想贯穿于中国传统文化的诸多方面，也是商业文化"义中取利"的基本道德准则。这一思想内涵在赊旗镇的商业发展史中得到了很好的体现。

赊旗镇商业发展的黄金期始于明，盛于清，至乾隆、嘉庆年间达到鼎盛，后历经数帝而不衰，成为与周口镇、道口镇、朱仙镇齐名的中州四大名镇之一。应该说，赊店商业兴盛的客观因素在于其所处的南北水陆交通要道的优越地位，而其主观因素则在于以山、陕商人为代表的寓居于此的各地商贾"诚信为本"的经营思想所形成的良好的商业信誉。这一点在建于该镇中心的山陕会馆现存的碑刻、装饰图案中得以最集中的体现。

山陕会馆现存碑刻共计九块，其中有关记述商业道德规则及会馆兴建活动的碑刻计七块，分别为《同行商贾公议戥秤定规概》碑、《公议杂货行规》碑、《过载行差务》碑、《创建春秋楼碑记》《赊旗镇山陕会馆铁旗杆碑记》《重兴山陕会馆碑记》《重建山陕会馆碑记》。前三块碑石对于研究清代赊店商业发展的概况及商业行为的规范提供了弥足珍贵的佐证，也是"诚信为本"商业经营思想的直接展示。

立于雍正二年（1724年）重刻于同治元年（1862年）的《同行商贾公议戥秤定规概》碑记述：

赊旗店，四方客集货兴贩之墟。原初马头，买卖行户原有数家，年来人烟稠多，开张卖载者二十余家，其间即有改换戥秤，大小不一，独纲其利，内弊难除。是以合行商贾会同集头等，齐集关帝庙公议，秤足十六两，戥依天平为则，庶乎较准均匀者，公平无私，俱各遵依。同行有和气之雅，宾主无疎戾之情，公议之后不得暗私戥秤之更换，犯此者罚戏三台，如不遵者，举秤禀官究治，惟恐日后紊乱规则，同众禀明县主蔡老爷，金批钧谕，永除大弊。

大清雍正二年菊月

大清同治元年九月初九日重刻

行头　隆茂店　大生店　同立①

——《晋商史料全览·会馆卷》

而由"阖镇杂货行"立于乾隆五十年（1785 年）岁次乙巳九月十七日的《公议杂货行规》碑，其间刻录的商业行规更多达十八项：

一、卖货不得包用，必要实落三分，违者罚银伍拾两；

二、如有旧店换人名者，先打出官银参拾两会行友，违者不得开行；

三、买货不得论堆，必要逐宗过秤，违者罚银伍拾两；

四、不得合外分伙计，如违者罚银伍拾两；

五、卖表辛不得抄红码，必须过秤，违者罚银伍拾两；

六、不得沿路会客，如违者罚银伍拾两；

七、落下货本月内不得跌价，违者罚银伍拾两；

八、不得在门口拦路会客，任客投主，如违者罚银伍拾两；

九、银期不得过期，如违者按生意多寡出月利；

十、不得假冒姓名留客，如违者罚银伍拾两；

十一、结账不得私让分文，如让者罚银伍拾两；

十二、不得在人家店中勾引客买货，如违者罚银伍拾两；

十三、买货水湿破烂必要按时价公除；

十四、不得栈房门口竖立招牌，只写某店栈房，如违者罚银伍拾两；

十五、平色有公议砝，一副足纹银九七八六为则；

十六、每年正月十五日演戏敬神，各家俱要齐备，故如违者，不许开行；

十七、有新开行者，必先打出官银伍拾两；

十八、客到店中吃饭俱要饭钱。

——《晋商史料全览·会馆卷》

这些商业规则，其内容之详，涉及商业服务范围之广，规范之严，实令今人叹为观止。

---

①按：此碑现存药王殿前，座已佚。碑高 1.57 米，宽 62 厘米，厚 15.5 厘米。

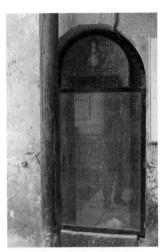

图 11　清乾隆行规碑

立于道光二十三年（1843 年）的《过载行差务》碑，则对商会供应官府的席片进行了公示性的规定。

由以上三块碑文可以看出，赊店的商业发展亦经历了一个由乱到治、由无序竞争到有序竞争的转变过程，而这一转变的核心即为将"诚信为本"的商业道德精神具化到由度量衡的标准化到各种商业行为及支付官差的各种商业活动中去，使之形成了一整套商业道德规则，亦可称之为商业游戏规则，从而确立了良好的自律机制，保证了全镇商业活动的健康发展。此三块碑石也是我国有关商业文化现存最早也最为完整的文物遗存，对于研究中国的商业文化发展史具有珍贵的价值。

在记述山陕会馆兴建活动的四块碑记中，其碑石之正面详细阐述了会馆兴建的宗旨，记述了山陕会馆创建及重建的历史过程，而其背面则翔实刻录了所有为兴建会馆捐资商号的名录与捐资数额，每家商号捐银多则数千两，少则 800 文，并详细刻录了建筑用项开支情况，每项开支用银精确到两、钱、分。在《赊旗镇山陕会馆铁旗杆碑记》中亦特记：除建筑"公用外，独赢三千余金。庙之壮丽不可有加，又不可折空入私，因铸铁旗杆二株，重五万余斤，树于大门之左右"。这种精确入微的公示，更是"诚信为本"精神的直接体现和褒扬。

山陕会馆的木雕、石雕、彩绘、刺绣等建筑装饰图案艺术精湛，内容丰富，在总体渲染吉祥和神圣的气氛之中，更着意强化了对"忠义""诚信"精神的宣扬，这一点在人物故事装饰图案中表现得尤为突出。例如，在多处着意表现的《赵颜求寿》图案，主掌人间生死的南斗星君、北斗星君因为在不经意间吃了赵颜敬献的美酒和鹿脯，为了守"信"，只好把原定只能活十九岁的赵颜增寿至九十九岁，说明神仙对凡人尚不失信，何况凡人自身当然更应守信；再如《赵匡胤输华山》故事图案，赵匡胤与华山老道陈抟老祖下棋输了，为了信守下棋前之约定，在他当了皇帝之后，就下旨免征了华山的赋粮；《杯羹之让》故事图案则表现霸王与刘邦相争时捉住了刘邦的父亲，威胁刘邦要烹杀其父。刘邦机智地回答说：我们曾约为兄弟，吾父即尔父，若烹之，请分我一杯羹。英武的霸王为信守兄弟之约，不顾兵危，放了刘父。《圯桥纳履》图案更表现了张良为尊老守信，为黄石公拾鞋、穿鞋，从而得到了黄石公赠予兵书的好报。可以说从神仙到皇帝，从英雄至良相，无不尊奉"诚信"这一道德准则。这样着意宣扬"忠义""诚信"精神的图案，在会馆中可说是数不胜数。

而雕刻于石牌坊中坊最上方的"福禄寿"三星图案，系说老秤十六两秤星为南七星、北六星与福禄寿三星聚合而成，如果商人坑害顾客缺斤短两，那就会损福、伤禄、折寿，更可说是对"诚信为本"商业道德思想的直接宣扬。会馆内多处陈列的各种神兽造像，既有吉祥避邪之义，亦有劝人向善、守信之义，否则将会得到灵异神兽惩罚的教化功能。

社旗山陕会馆无处不体现出厚重的商业氛围，药王殿的药王塑像、雕饰、匾额、楹联，更是与药材商业文化息息相关。加之"广和堂""延寿堂"等的悠久历史及其精湛的中药炮制技艺，都为今后社旗筹建中医药文化博物馆，展示当地中医药文化成就，奠定了坚实基础。

2011 年 12 月

附：相关考察资料

考察时间：2011 年 10 月 20 日—10 月 22 日

考察地点：社旗山陕会馆

考察人员：许敬生　许振国　姬永亮　郭凤鹏

采访对象：社旗县中医药管理局局长、社旗县中医院院长王书湘，社旗县延寿堂药店经理宋栓成，社旗县广和堂药店经理刘茹等。

第五章

中原特色医药文化遗迹考察记

洛阳龙门石窟药方洞

中原中医药文化遗迹与文物考察研究小组

程传浩 执笔 尹笑丹 配图

一、引言

洛阳，简称"洛"，居河洛之间，自古以来被认为"居天下之中"。以洛阳为中心的河洛流域，是华夏文明的核心发祥地。上古伏羲、女娲、黄帝、尧、舜、禹等神话传说多起源于此。同时，洛阳也是中国 5000 年文明历史中最为古老的帝都王城，"华夏""中华""中土""中国""中原""中州"等称谓均源自于古老的洛阳城和河洛文明。得天独厚的地理位置，使得自夏朝开始有 13 个王朝、105 位帝王在此定鼎九州。洛阳一直是古代中国的经济、政治、文化中心之一，也是重要的宗教圣地。自东汉永平十一年（68年）建立第一座佛教寺院、佛教"祖庭"白马寺后，佛教开始在中原地区得以广泛传播。而体现历代皇室、官宦、贵族发愿造像的龙门石窟则成为世界石窟艺术的精品。

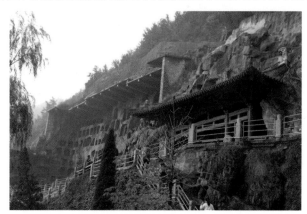

图 1　龙门石窟近景

龙门位于洛阳市城南 13 公里，这里香山和龙门山两山对峙，伊河水从中穿流而过，远望犹如一座天然的门阙，故称"伊阙"。这里山清水秀，景色宜人，唐代大诗人白居易曾说："洛都四郊，山水之胜，龙门首焉。"龙门石窟就开凿于山水相依的峭壁间。龙门石窟始凿于北魏孝文帝公元 493 年迁都洛阳前后，经历东魏、西魏、北齐、北周、隋、唐和北宋等朝，雕凿断断续续达 400 年之久，其中北魏和唐代大规模营建有 140 多年。作为历代皇室贵族发愿造像最集中的地方，它是皇家意志和行为的体现。据统计，东西两山现存窟龛 2345 个、佛塔 70 余座。龙门全山造像 11 万余尊，最大的佛像卢舍那大佛，通高 17.14 米，头高 4 米，耳长 1.9 米，艺术水平高超、神态曼妙。最小的佛像在莲花洞中，每个只有 2 厘米。龙门石窟的唐代造像继承了北魏的优秀传统，又汲取了汉民族的文化，创立了雄健生动而又纯朴自然的写实作风，达到了佛雕艺术的顶峰。龙门石窟也是中国古碑刻最多的一处，共有碑刻题记 2860 多块，有古碑林之称，其中久负盛名的龙门二十品和褚遂良的伊阙佛龛之碑,分别是魏碑和唐楷的典范,堪称中国书法艺术的上乘之作。

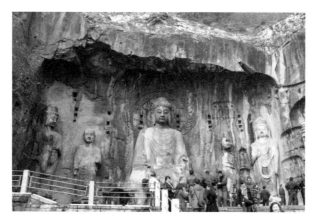

图 2 卢舍那大佛

龙门石窟是中国四大石窟之一(山西云冈石窟、甘肃敦煌莫高窟和甘肃天水麦积山石窟),现为国家 AAAAA 级旅游景区。2000 年 11 月 30 日,洛阳龙门石窟被联合国教科文组织评为世界文化遗产。世界遗产委员会评价:"龙门地区的石窟和佛龛展现了中国北魏晚期至唐代期间(493—907)最具规模和最为优秀的造型艺术。这些翔实描述佛教宗教题材的艺术作品,代表了中国石刻艺术的最高峰。"

在对相关文献调研的基础上,2011 年 11 月 17 日至 19 日,我们对洛阳龙门石窟药方洞进行了实地考察,并采访了相关的专家学者,以求对药方洞的中医药文化价值进一步了解与发掘。

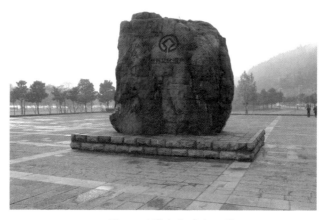

图 3 世界文化遗产石刻

二、药方洞实地考察

石窟原是印度的一种佛教建筑形式。佛教提倡遁世隐修，因此僧侣们选择崇山峻岭的幽僻之地开凿石窟，以便修行之用。印度石窟的格局大抵是以一间方厅为核心，周围是一圈柱子，三面凿几间方的"修行"用的小禅室，窟外为柱廊。

药方洞位于洛阳龙门石窟西山奉先寺和古阳洞之间，始凿于北魏晚期，经东魏、北齐，到唐初还仍有雕刻。因壁内开凿有203个药方而得名。洞口悬挂着我国著名中医药学家耿鉴庭题写的"药方洞"匾额。洞门楣顶呈弓背形，在洞窟门拱壁与窟外岩壁交接之棱角处，左右各雕一束腰八角莲柱，壁外门两旁岩壁各雕造一力士像。洞长3.28米，宽3米，近似方形，穹隆形顶，雕莲花藻井。造像身躯粗壮，造型敦实厚重，衣服宽松，褶纹稀疏，具有典型的北齐造像特征。洞口壁上刻有"北齐都邑师道兴造释迦尊像记"，表明此洞最早开凿于"大齐武平六年岁次乙未六月甲申朔"（575年）。

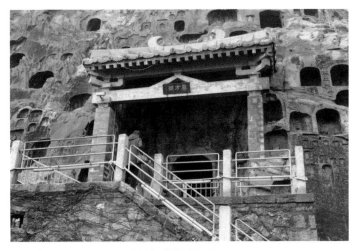

图4　药方洞外景

药方洞窟外岩壁造像题记现存有"永徽四年（653年）八月十日，王师亮造阿弥陀像记"，"永徽□年□月二十日，清信女□造像一龛"，"显庆元年（656年）王贵和造阿弥陀像记"，"麟德元年（664年）张君宝造地藏菩萨记"。题记可以说明，本窟雕造年代下限应该是在唐永徽四年（653年）以前，上限是北齐武平六年（575年）以后。

石窟艺术是佛教艺术，它反映了佛教思想及信徒的愿望，它所创造的佛像、菩萨、罗汉、护法，以及佛本行、佛本生的各种故事形象，都是通过具体人的生活形象而创造出来的。它吸收了印度犍陀罗艺术精华，融汇了中国绘画和雕塑的传统技法和审美情趣，反映了佛教思想及其汉化过程，是研究中国社会史、佛教史、艺术史及中外文化交流史的珍贵资料。

三、药方洞的刻制年代考

关于药方的刻制年代及刻制者，由于洞窟并无明确的文字说明，故而历来说法不一，概括起来不外北齐、唐代、北齐至唐三种见解。

龙门石窟研究所原研究员李文生，龙门石窟研究所现主任焦建辉，认为造像的岩面比药方的岩面高约 5 毫米，造像碑下一段药方的第一行至第九行的头一个字，均多少不等地刻在造像碑的岩面上。这种复压的现象充分说明了药方的刻制时间晚于《都邑师道兴造像碑》，即药方刻制于北齐武平六年（575 年）以后。

而我们采访的当地研究者、主任中医师贾志宏，根据历代引录窟中刻方的次第及碑方首文的年号，认为乃北齐所刻。窟中从北齐镌刻药方以后，后世医书中收载窟中药方而有据可查的竟达十数余家，但以唐代收录最为繁多，且多在初唐、盛唐之时，如《必效方》《千金要方》《千金翼方》《外台秘要》《本草拾遗》等。同时根据石窟中《都邑师道兴造像碑》有云："自非倾珍建像，焉可炽彼遗光，若不勤栽药树，无以疗兹聋瞽"等文字，说明当时造像、刻药方的缘故为言造像治疾而乃刻方。

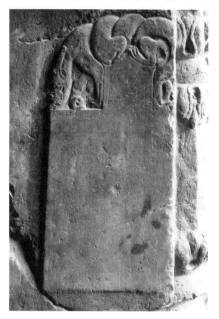

图 5　药方洞药方碑

中国中医科学院研究员张瑞贤先生在《龙门药方镌刻年代考》一文中，根据药方与道兴造像的关系，认为药方与《都邑师道兴造像碑》题记无明确关系，同时根据字体风格、异体字、避讳字特征及其与周围造像的关系，且药方中"年""日"等字样皆不用武则天所造新字，再结合文中考证的八角莲花石柱的年代，将药方的镌刻年代定在唐高宗永徽元年至四年（650—653）之间。

岁月沧桑而过，一份珍贵的遗产留给了后人，而当初刻制药方的作者，已经湮没在历史的尘埃之中，或者是信仰坚定的僧侣，或者是行善求福的信徒，或者是心怀慈悲的

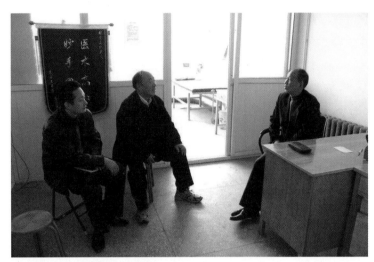

图 6 　与贾志宏医生座谈（左起：程传浩、许敬生、贾志宏）

医生，我们只能在怀念中思索而已。然而，这种造福他人、贡献药方的高尚行为，却值得我们永远推崇。

四、药方洞的内容

　　药方洞的药方镌刻在窟口两侧的拱壁上。药方洞门南侧石壁的药方，上半截是二十四行，下半截是二十六行，靠门口的两行只有下半截，而且文句不相衔接，两行的上半截字虽缺失，但从现存的边沿上，还可以看到几个残留字迹和半个"疗"和"噎"字。另外，在八角柱的正下方（柱础部分）和石刻药方相连的石面上，经过冲洗，看到有五行中断了的文字，从字体、笔道、字意、格局等方面看，都和右侧石刻药方一致。药方洞门外力士像石座侧面上，又有了两处药方：南面力士像石座北侧石面（和八角柱柱础部分相连），有残缺不全和断断续续的文字，北面力士像石座东侧石面上，隐隐约约看到有残缺的文字，从这些字的含义看，可以肯定也是药方，不过比洞口石壁上的药方字体偏小，别体字较少。

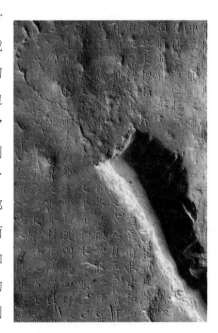

图 7 　药方碑近影

洞内左侧石壁上刻有疗疟方、疗哮方、疗反胃方、疗消渴方、疗金疮方、疗上气唾脓血方等。洞内右侧石壁上刻有疗瘟疫方、疗大便不通方、疗小便不通方、疗霍乱方、疗黄疸方、疗赤白痢疾方、疗癫狂方、疗噎方等。如"疗大便不通方：取猪胆以苇简纳胆中，系一头，纳下部中，灌，立下。羊胆良"。"疗小便不通方：以葱叶小头去尖，纳小行孔中，口吹令通，通讫，良验，立下。又方：取雄黄如豆许，末之，纳小孔中，神良"。

　　初步统计，药方洞石壁上共刻中药方203首，其中针灸方27首，涵盖中医内、外、妇、儿、五官等科72种病证，有些药方如疗噎方的生姜橘皮汤等，仍为现在中医临床所常用。涉及药物150多种，所用药物多是植物、动物和矿物药。药方涉及内科、外科、小儿科、五官科等，所涉及药材在民间都能找到，很大程度上方便了老百姓。这些药方不仅可以治疗常见的疾病，而且还能治疗疑难杂症，是研究我国古代医药学的重要资料。

　　石刻药方在制剂方法上，有丸、散、膏、汤等，如散剂：用植物皮或根做成粉末，或将动物烧成灰末，在用药方式上有内服、外洗、熏、敷等，在灸法治疗方面，有的配合药物，有的配合针刺，有的灸、药、针三者并用还外加熏、洗。民间医药能具有这样的规模，充分反映了当时中国医药事业的发达。

　　药方上提到的多是常见病、多发病。能看到的病名虽只四十个，但涉及的面却相当广泛，内科、外科、妇科、小儿科、五官科等。除23个灸法疗病之外，用药多是单方。在140个方中，除了一部分残缺过甚的药方和灸法治疗方外，其余87个药方中，用一种药物的43方，两种药物的29方，三种药物的10方，四种以上药物的5方。用一、二种药物的药方，占石刻药方的80%以上。

　　石刻药方中多是常见的药物。计有120种，动植矿物都有，如植物有柳枝、叶、韭、桑白皮、杨树枝、麻油、桂心、丁香、槐白皮、黄瓜根、桃枝叶、马齿草、栗、地篙、杏仁、椒、姜、葱、桃仁、大黄、小豆、木瓜、绿豆、枣、米、漆树、竹沥、蜀漆、苍耳、黄连、当归、胡荽、巴豆等。动物有猬皮灰、人发灰、猪肉、猪脂、文蛤灰、鲤鱼鳞、水獭骨、羊乳、鸡尾、矢鸟尾、猪胆，以及人、马、羊、蛐蟮（蚯蚓）、牛、驴、燕……粪（或尿）等。矿物有芒硝、石黛、钟乳、盐、石灰、硫黄、雄黄、炼矾（矾石）、石桂、赤石脂等。其他有热膛灰、酒、酱、生油、醋、蜡、渔网等。这些药品，95%以上都是比较容易找到的，有的就是日常生活中的食用品或使用品。

　　由于年代久远，药方洞中的石刻药方部分文字，或自然风化脱落，或人为损坏残缺，有待我们深入研究，补缺拾遗、考证阐明。

五、龙门药方洞的价值与影响

药方洞保存着我国最早的石刻药方，对古代中医药学研究有着十分重要的价值。它是我国古代劳动人民防病治病的宝贵经验，它刻在佛教圣地龙门山上，便于人们观赏、参考、应用和传播，这为普及中医药卫生知识、防病治病创造了条件。

古人在和疾病做斗争的过程中，积累了许多的宝贵经验，有的编印成书广为传播，有的刻于石上流传后代。关于石刻药方，见于各家著录的计有：西岳莲花峰的《固齿方》，广西刘仙最的《养气汤方》，岂州宣化厅的《疗病方书》，桂州的《集验方》，陕西耀县五台山的《千金宝要碑》等。但这些药方，皆系宋明时代的刻石，比较起来，只有洛阳龙门药方洞的历史悠久，品种繁多，数量巨大，流传最广，影响最大。

日本圆融天皇永观二年（984年），医学家丹波康赖在其编著的《医心方》一书中，就收录了龙门石刻药方95例，并将其专门称为"龙门方"。清代的王昶，著有《金石萃编》一书，首次将其作为金石学内容进行收集和考证。近代日本学者水野清一和长广敏雄在民国时期前来龙门石窟考证，后整理了一本《龙门石窟的研究》，其中有药方洞的资料。

龙门石窟药方洞，开凿有1300年左右的历史，这颗璀璨的明珠，不仅有医药价值、金石学价值，更有文化价值。然而历史悠久，岁月沧桑，风化水蚀，多有字迹湮没，漫漶难识。周恩来总理于1973年11月视察龙门石窟时，对药方洞做出"要保护好、研究好"的重要指示。（《光明日报》1981年4月15日）作为河南中医药文化的重要组成部分，我们应当进行进一步的考察和宣传，以引起社会的广泛重视。

附：相关考察资料

考察时间：2011年11月17日—11月19日

考察地点：洛阳龙门石窟药方洞

考察人员：许敬生　程传浩　尹笑丹　侯光辉

采访人员：洛阳市卫生局中医科科长焦歌、龙门石窟研究所所长焦建辉、洛阳市市郊人民医院主任医师贾志宏、洛阳市龙门景区工作人员李海龙、洛阳市妇幼保健院主任医师王萌红等。

少林禅医

中原中医药文化遗迹与文物考察研究小组

郭凤鹏　执笔

少林寺创建于北魏孝文帝太和十九年，至今已有 1500 多年历史。少林寺在我国的佛教寺庙中占有重要地位，被尊奉为"禅宗祖庭"，是禅宗的重要道场。在少林寺的发展过程中，少林僧人长期参禅打坐，习武导引，并且充分利用嵩山当地的药材治疗僧众和附近居民的各种疾病，因而形成了独特的少林禅医药文化。少林禅医是在佛教医学和中医药学的基础上形成的医学流派，禅医突出以禅定为基础法门，运用气化、导引、点穴等为治疗手段，以提高生命力，激发潜能，改变体质为旨归而自成医学体系。

少林禅医学不同于我国传统中医流派之处，在于具有"禅"的特质。到底何为禅？禅和医之间有着怎样的联系？禅医包含着哪些治疗的方法？

一、禅是什么

何者为禅？禅宗缘何而来？

据佛经记载，佛陀在灵鹫山为众人说法时，闭口不言，拈花而立。全场只有摩诃迦叶尊者破颜微笑。于是佛陀便说："吾有正法眼藏，涅槃妙心，实相无相，微妙法门，不立文字，教外别传，付嘱与摩诃迦叶。"因此摩诃迦叶尊者为西天禅宗第一代初祖。禅宗法脉传至第二十八祖菩提达摩祖师时，达摩祖师遵师命到中国弘法，并成为中国禅宗初祖。相传达摩祖师曾在少林寺面壁九年，终于大彻大悟。达摩大师主张"二入四行禅法"，强调壁观。菩提达摩所传授禅法的理论基础是般若性空的思想，还融会了《楞伽经》《涅槃经》的佛性思想。菩提达摩将整个佛法概括为理入和行入两个方面。"理入者，谓藉教悟宗。深信含生同一真性，但为客尘妄覆，不能显了。若也舍妄归真，凝住壁观，无自无他，凡圣等一，坚住不移，更不随于文教，此即与理冥符。无有分别，寂然无为，名之理入。"所谓"理入"，就是借助文字经教体悟佛法根本宗旨。"行入"为"四行"：报怨行、随缘行、无所求行、称法行。所谓"行入"，就是将所悟佛教宗旨和禅宗修学实践相结合。禅宗传至五祖弘忍大师时，禅宗发生了分化：南方以慧能大师为代表主张顿悟，提出"心性本净，只要明心见性，即可顿悟成佛"的主张；北方以神秀法师为代表主张渐修。而慧能大师偈语：菩提本无树，明镜亦非台。本来无一物，何处惹尘埃。可谓家喻户晓。后来禅宗的发展，慧能大师的禅法成为禅宗的主流，并形成了以后的临济宗、曹洞宗、云门宗、法眼宗、沩仰宗。

禅宗又称为佛心宗，主张"明心见性，见性成佛"。怎样是明心见性呢？佛教典籍《楞严经》中记载："见见之时，见非是见，见尤离见，非见所及。"也就是说明心见性之时，非耳目之所见，亦非意识之所见。本心是感官无法认识和了解的。只能通过自心"悟"的方式来体认。

禅到底是什么？"禅"是"禅那"的简称，梵语的音译，也有译为"弃恶"或"功德丛林"的。其意译为"思维修"或"静虑"，是佛教的一种修持方法。禅的境界是言语道断，心行处灭，是与思维言说的层次不同的。

近代禅门巨匠净慧老法师认为禅宗之禅，非六度中"禅定"之禅，而是"直指人心，见性成佛"之禅，类似于六度中的"般若"。净慧法师认为：

第一，禅是一种境界。古人有一句话，叫作"如人饮水，冷暖自知"。禅是一种什么样的境界呢？是觉者的生活境界。觉者时时都在禅当中，觉者的一举一动、一言一行无不是禅，所以说"行亦禅，坐亦禅，语默动静体安然"。这是觉者的生活。"那伽常在定，无有不定时"，这就是禅的境界。只有把二元对立的东西彻底放下，当下就是禅的境界。

第二，禅是一种受用、一种体验。禅是看不见、摸不着的，只有自己去体验、自己去受用；而且这种受用是自受用。禅的受用和体验唯行者有，唯证者得。若是个修禅的人，就会有这样的体验和受用。就像古代一位诗人描写一位禅师在炎天暑热的时候感受到的禅的受用："人人避暑走如狂，独有禅师不出房。不是禅师无热恼，只缘心静自然凉。"

第三，禅还是一种方法、一种手段。从本质上看，禅是见性的方法，"直指人心，见性成佛"。这种方法，它最究竟的目标就是直指见性，不走弯路。这种方法是活的。它是一种动态的方法，因人、因时、因地在起变化。禅宗讲"不以死法与人"，就是指它没有一个固定的方法。

第四，禅是一条道路，是圆满生命之路。我们的生命有很多缺陷，这些缺陷都是自己制造的。我们本来应该有圆满觉悟的人生，圆满觉悟的生命。我们之所以有很多缺陷就是因为不能够觉悟，不能够回归生命的当下，总是心外驰求，所以不得圆满，不得自在，不得解脱。

第五，禅是一种艺术的生活方式。一般人的生活，是在痛苦中挣扎，谈不上什么生活的艺术，无非柴米油盐、妻儿老小。但是禅者的生活，那是一种艺术。百丈禅师写过一首诗："幸为福田衣下僧，乾坤赢得一闲人。有缘即住无缘去，一任清风送白云。"禅是一种无拘无束、无挂无碍、自由自在的生活方式。

二、禅和医之间的联系

禅宗为佛教中极为重要的派别，自达摩传入我国，经历历代祖师的努力，使禅宗脱离了印度宗教的形式，形成了中国特色的文化形态。禅宗也成为中国文化的重要组成部分，对宋明理学的形成产生了重要影响。中医在我国流传了数千年，形成了完整的理论体系，在中华民族的繁衍生息过程中做出了不可磨灭的贡献，是我国传统文化中的瑰宝。禅宗作为外来的文化，中医是土生土长的文化，但是二者之间却有着密切的内在联系。现将联系整理总结如下。

（一）禅宗的拈花微笑与中医的口弗能言

禅宗传承的起源，众所周知：释迦牟尼在灵山法会上，拈花微笑，徒众不知何意，只有迦叶尊者破颜微笑。于是佛祖便说："吾有正法眼藏，涅槃妙心，实相无相，微妙法门，不立文字，教外别传，付嘱摩诃迦叶。"因此禅宗又被称为佛心宗。《楞伽经》中讲"佛语心为宗"，因而禅宗在佛教里面占有十分重要的地位。释迦牟尼在传出禅宗一脉时，没有讲什么法，而迦叶却能破颜微笑，说明两者之间心有灵犀，这种心心相印的状态，语言文字已经成为多余。或者说语言文字不能够表达释迦牟尼想要说的法，只能靠徒弟们去悟。中医理论中也存在同样的内容。如在中医的奠基之作《黄帝内经》中，黄帝问："何谓神？"岐伯回答说："请言神，神乎神，耳不闻，目明心开而志先，慧然独悟，口弗能言，俱视独见，适若昏，昭然独明，若风吹云，故曰神。三部九候为之原，九针之论，不必存也。"中医非常重视神，根据是否守神，讲医生分为上工和下工，并且还讲"得神者昌，失神者亡"。至于神到底是什么，那只能是"慧然独悟，口弗能言"了。只能靠我们的心去把握。

（二）禅宗的慈悲喜舍与中医的仁术济世

慈悲喜舍，是禅宗在修证过程中反复倡导的精神。将慈、悲、喜、舍的扩大、深化，可称为大慈、大悲、大喜、大舍，名"四无量心"，或称"四梵住"。慈意为以深刻、亲切之友情待人，慈悯众生，深心愿给予众生快乐、幸福。悲为能感同身受地体察他人的痛苦，深切同情、怜悯，愿为其拔除痛苦。佛典解释说："慈名予乐，悲名拔苦。"喜或作"随喜"，对众生所在善事随喜功德以促成，劝进行者。舍意为舍弃、施舍，主要指舍弃怨亲的分别和自己的财物身命。也包括舍弃烦恼及过分的慈悲喜乐等，保持平静空寂的心境。舍相当于六度中布施。中医十分重视对医生个人品德的要求，历来人们将中医称为仁术。医圣张仲景在《伤寒论》序中讲学医可以"上以疗君亲之疾，下以救贫贱之厄，中以保身长全，以养其生"。唐代孙思邈在《大医精诚》中指出："凡大医治病，必当安神定志，无欲无求，先发大慈恻隐之心，誓愿普救含灵之苦。若有疾厄来求救者，不得问其贵贱贫富，长幼妍媸，怨亲善友，华夷愚智，普同一等，皆如至亲之想，亦不得瞻前顾后，自虑吉凶，护惜身命。见彼苦恼，若己有之，深心凄怆，勿避崄巇、昼夜、寒暑、饥渴、疲劳，一心赴救，无作功夫形迹之心。"由此可见医家的仁术济世和禅宗的"慈悲喜舍利乐有情"是一致的。

（三）禅宗的青青翠竹与中医的天人合一

"青青翠竹，总是法身；郁郁黄花，无非般若"是禅宗中重要的命题。翠竹和黄花是具体的事物，法身般若是佛法大意。具体事物和佛法大意中有着什么样的关系？禅宗认为翠竹即法身，黄花即般若。世间一切皆为法身般若的体现。《楞严经》云："色身外洎山河虚空大地，咸是妙明真心中物。""一切世间诸所有物，皆是菩提妙明元心。"禅宗的这种认识和中医对人体与生命的认识方法很相似。中医认为我们的生命不仅和身体有关系，我们的生命还和我们所处的环境有密切的关系，天地四时日月的种种变化都会对我们的生命和气血运行产生巨大的影响："天温日明，则人血淖液而卫气浮，故血易泻，气易行；天寒日阴，则人血凝泣，卫气沉。"中医将人放在天地之间的大环境中进行考察，进而提出天人同律、天人同构等命题。

（四）禅宗的真空妙有与中医的身心医学

禅宗主张般若性空理论。如《心经》主张"五蕴皆空"："色不异空，空不异色，色即是空，空即是色。受想行识亦复如是。"世界的本质为空性，我们所见到的一切均为幻有、暂有，都没有自性。正如《金刚经》所言："一切有为法，为梦幻泡影，如露亦如电，应作如是观。"中医认为身心是相互影响的，在心理疾病的治疗方面，中医多遵循五行相生相克的方法。如历史上宋国名医文挚就采用激怒齐王的方法治疗好了齐王的疾病。如果在心理疾病领域碰到难题，中医完全可以借鉴禅宗的理论来进行治疗。历史上就有人对中医理论和禅学理论做出了初步的沟通。真空寺僧治邝子元心疾，令独处一室，扫空万缘，静坐月余，诸病如失。真空寺僧分别用禅家理论和中医理论对邝子元之病做出了精辟的分析。从禅宗而言邝子元病生于烦恼，烦恼起于幻心。如能斩断念头，禅家谓之觉心。如果觉心升起，此心若同太虚，烦恼何处安脚？从中医理论角度进行分析：贵恙亦原于水火不交，凡溺爱冶容，而作色荒，禅家谓之外感之欲。夜深枕上，思得冶容，或成宵寐之变，禅家谓之内生之欲。二者之欲，绸缪染着，消耗元精。若能离之，则肾水自然滋生，可以上交于心。可见中医身心疾病的治疗可以借鉴禅宗的相关理论。

（五）禅宗的思维修与中医的辨证论治

禅，梵文"禅那"的略称，意译为"静虑""思维修"等。言思维修是依因立名，意指一心思维研修为因，得以定心，故谓之思维修。言静虑者是依体立名，其禅那之体，寂静而具审虑之用者，故谓之静虑。静即定，虑即慧，定慧均等之妙体曰"禅那"，也就是佛家一般讲的参禅。虚灵宁静，把外缘都摒弃掉，不受其影响；把神收回来，使精神反观自身即是"禅"。《六祖坛经·坐禅品第五》："外离相即禅，内不乱即定。外禅内定，是为禅定。"

禅的思维方式要求我们离开外在事物的表象，探求藏在表象之后的事物本质。这一点和中医的辨证论治非常接近。中医讲求望闻问切，四诊合参，不被疾病的外在现象所干扰，只有综合脉证才能发现疾病的本质，也就是病机。因为同一疾病可以表现很多症状，同一症状在不同疾病过程中均可出现。因此透过症状看到病机，对中医而言，十分重要，直接关系到治疗的疗效。同时中医还认为医者意也，高水平的医生在疾病的诊疗过程中凭借丰富的经验，不被疾病的表象所迷惑，"一会即觉"，透过疾病的症状，直接把握疾病的本质。这些都是禅的思维在中医中的体现。

综上，禅宗和中医在很多方面有互通之处，中医里面含有丰富的禅的思维，禅里面有中医的特质，禅宗和中医之间有许多相似之处。禅医的产生便顺理成章了。

三、禅医的治疗方法

（一）禅观的治疗方法

禅医认为人生的苦恼，大概可以分为以下八苦：生、老、病、死、爱别离、怨憎会、求不得、五蕴炽盛。导致八苦的原因是人们的心性的无明，进而导致人们贪、嗔、痴、慢、疑等心理的障碍和迷惑。要想不受八苦，必须破除无明，改变自己贪、嗔、痴、慢、疑的习性，而禅观是破除无明，改变贪、嗔、痴等的有效方法。通过禅观的方法，人们可以更加清楚地认识生命的本质：空性。从而进一步建立起人世间的八正道：正见、正思维、正语、正业、正命、正精进、正念、正定。

明代医家江瓘在其著作《名医类案》中记载了一个用禅观方法治疗癫狂疾病的病案。

邝子元由翰林补外十余年矣，不得赐还，尝侘傺无聊，遂成心疾，每疾作辄昏聩如梦，或发谵语，有时不作，无异平时。或曰："真空寺有老僧，不用符药，能治心疾。"往叩之，老僧曰："相公贵恙，起于烦恼，生于妄想。夫妄想之来，其机有三：或追忆数十年前荣辱恩仇、悲欢离合及种种闲情，此是过去之妄想也；或事到跟前，可以顺应，即乃畏首畏尾，三番四复，犹豫不决，此是现在妄想也；或期望日后富贵荣华，皆如所愿，或期功成名遂，告老归田，或期望子孙登荣，以继书香，与夫子不可必成，不可必得之事，此是未来妄想也。三者妄想，忽然而生，忽然而灭，禅家谓之幻心；能昭见其妄，而斩断念头，禅家谓之觉心。故曰：'不患念起，惟患觉迟。'此心若同太虚，烦恼何处安脚？"又曰："相公贵恙，亦源于水火不交，何以故？凡溺爱冶容而作色荒，禅家谓之外感之欲；夜深枕上思得冶容，或成宵寐之变，禅家谓之内生之欲。二者之欲，绸缪染著，皆消耗元精。若能离之，则肾水滋生，可以上交于心。至若思索文字，忘其寝食，禅家谓之理障；经纶职业，不告劬劳，禅家谓之事障。二者之障，虽非人欲，亦损性灵。若能遣之，则心火不致上炎，可以下交于肾。故曰尘不相缘，根无所偶，返流全一，六欲不行。"又曰："苦海无边，回头是岸。"子元如是言，乃独处一室，扫空万缘，静坐月余，心疾如失。

可见通过禅观的方法，确实可以治疗情志一类的疾病。

中医强调进行辨证论治，因而认为世间没有包治百病的良方。禅医却认为，疾病的源头皆是由于人们的心理问题导致的，因而需要从根源上入手进行治疗，唐代禅师希迁为我们创制了一张包治百病的良方：

慈悲心一片；好肚肠一条；温柔半两；道理三分。信行要紧；中直一块；孝顺十分；老实一个。阴骘全用；方便不拘多少。此药用宽心锅内炒，不要焦，不要燥，去火性三分，于平等盆内研碎。三思为末，六波罗蜜为丸，如菩提子大。每日进三服，不拘时候，用和气汤送下。果能依此服之，无病不愈。切忌言清行浊，利己损人，暗中箭，肚中毒，笑里刀，两头蛇，平地起风波。以上七件，速须戒之。以前十味，若能全用，可以致上福上寿，成佛作祖。若用其四五味者，亦可灭罪延年，消灾免患。各方俱不用，后悔无所补，虽扁鹊卢医，所谓病在膏肓，亦难疗矣；纵祷天地，祝神明，悉徒然哉。况此方不误主雇，不费药金，不劳煎煮，何不服之？

抛开宗教的外衣，禅观实际上给我们提供了一个认识自我、了解自我、改变自我的好方法，也是我们解决日常烦恼的好途径。学习禅观对现代人生活质量的提高，对促进现代人身心的和谐是非常有益的。

（二）导引的治疗方法

相传达摩看到少林寺僧众坐禅时间过长导致气血瘀滞，容易形成禅病，便创造了《易筋经》和《洗髓经》，传给少林僧人。少林易筋经中"易"有变易、变化的意思，"筋"是指经筋和筋脉。《易筋经》的特点是动静结合，内静以收心调息，调整经络；外动以强筋壮骨，肥厚腠理。但一直以来《易筋经》只是在少林寺内部流传。

清末四川巴县人周述官，生而体弱，又失于调养，罹患疫寒积沸等证，19 岁时染上吸食鸦片的恶习，身体更弱，自认必早丧。周氏先随嵩山陈老师练习少林神功，后又跟随少林空悟禅师练习达摩嫡传功夫——《易筋洗髓经》。仅一年有余，病去瘾除，身体强健。空悟禅师所传《易筋洗髓经》六卷有图无文，周氏遵照禅师嘱咐，于每图后加文字注释，并将禅师的口传心授，结合自己的练功心得，将佛、道、儒三家性命修持之理合而为一，阐释易筋洗髓功法，著成《增演易筋洗髓内功图说》六卷，于 1930 年出版。《易筋经》共有十二势，分别为，第一势：韦驮献杵。动作要诀：立身期正直，环拱手当胸，气定神皆敛，心澄貌亦恭。第二势：横担降魔杵。动作要诀：足指挂地，两手平开，心平气静，目瞪口呆。第三势：掌托天门。动作要领：掌托天门目上观，足尖着地立身端。力周腿胁浑如植，咬紧牙关不放宽。舌可生津将腭舐，鼻能调息觉心安。两拳缓缓收回处，用力还将挟重看。第四势：摘星换斗势。动作要领：只手擎天掌覆头，更从掌内注双眸。鼻端吸气频调息，用力回收左右侔。第五势：倒拽九牛尾势。动作要领：两腿后伸前屈，小腹运气放松；用力在于两膀，观原须注双瞳。第六势：出爪亮翅势。动作要领：挺身兼怒目，推手向当前；用力收回处，功须七次全。第七势：九鬼拔马刀势。动作要领：侧首弯肱，抱顶及颈；自头收回，弗嫌力猛；左右相轮，身直气静。第八势：三盘落地势。动作要领：上腭坚撑舌，张眸意注牙；足开蹲似踞，手按猛如拿；两掌翻齐起，千斤重有加；瞪目兼闭口，起立足无斜。第九势：青龙探爪势。动作要领：青龙探爪，左从右出；修士效之，掌气平实；力周肩背，围收过膝；两目平注，息调心谧。第十势：卧虎扑食势。动作要领：两足分蹲身似倾，屈伸左右腿相更；昂头胸作探前势，偃背腰还似砥平；鼻息调元均出入，指尖著地赖支撑；降龙伏虎神仙事，学得真形也卫生。第十一势：打躬势。动作要领：两手齐持脑，垂腰至膝间；头惟探胯下，口更齿牙关；掩耳聪教塞，调元气自闲；舌尖还抵腭，力在肘双弯。第十二势：工尾势。动作要领：膝直膀伸，推手自地；瞪目昂头，凝神一志；起而顿足，二十一次；左右伸肱，以七为志；更作坐功，盘膝垂眦；口注于心，息调于鼻；定静乃起，厥功维备。

除《易筋经》外，少林寺尚有坐式八段锦等多种导引功法传世。

坐式八段锦对身体虚弱的人比如久病、久卧之人有很好的疗效，有利于提高其身体的抵抗力，恢复精力，延年益寿，具有很强的实用价值。因为少林坐式八段锦由十二段组成，又称为"十二段锦"。第一段锦：闭目冥心坐，握固静思神。动作要求：端坐，正头竖颈，目微闭下视，松肩虚腋，腰脊正直，两手轻握置于小腹前，全身放松，意守丹田。逐步改用腹式呼吸，松静自然。第二段锦：叩齿三十六，两手抱昆仑。动作要领：上下牙齿，扣动作响 36 次，舌抵上腭，候口内唾液充满时咽下。将两手交叉，经头顶将手掌放于枕骨处，两手向前用力，同时颈部向后用力。仰吸俯呼，动作要轻柔。第三段锦：左右鸣天鼓，二十四度闻。动作要领：两手掩住双耳，两手食指相对，放于玉枕穴上，然后两手食指放在中指上，依靠滑力两食指轻巧玉枕穴，使耳内有咚咚之声，如此十余次。第四段锦：微摆撼天柱。动作要领：头部略低，使头部肌肉保持相对紧张，以左右"头角"的颈，将头向左右频频转动。如此一左一右地缓缓摆撼天柱穴二十次左右。第五段锦：赤龙搅水津。鼓漱三十六，神水满口匀，一口分三咽，龙行虎自奔。动作要领：舌顶上腭，又要使舌在口内上下搅动，使唾液产生，鼓漱于口内三十六次，然后将唾液分三次咽下，并且观想唾液被吞至肚脐下的丹田。第六段锦：闭气搓手热，背摩后精门。动作要领：以鼻吸气闭之，将两手搓至极热，急分两手至腰部肾腧穴，缓缓从鼻部呼气。第七段锦：尽此一口气，想火烧脐轮。动作要领：闭口鼻之气，意想心火下烧脐下丹田，觉似有热，仍放气从鼻中出。第八段锦：左右辘轳转。动作要领：两手自腰部顺势移向前方，两脚平伸，手指分开，稍屈曲，双手自胁部向前画圆形。像摇辘轳那样做数次运动。之后按照相反的方向做数次运动。第九段锦：两腿放舒伸，叉手双虚托。动作要领：放两腿向前，两手指交叉，反掌向上。先安所叉之手在头顶，用力上托，如托巨石。反复九次。第十段锦：低头攀足频。动作要领：用手攀足部涌泉穴，膝盖不能弯曲。如此数次。第十一段锦：以候神水至，再漱再吞津。如此三次毕，神水九次吞。咽下汩汩响，百脉自调匀。动作要领：在用舌搅动口内，使唾液产生，将唾液汩汩咽下，百脉自然周遍调匀。第十二段锦：河车搬运毕，想发火烧身，旧名八段锦，子后午前行，勤行无间断，万病化为尘。心想下丹田有热气如火，将热气运至谷道，升至腰间，背脊，脑后，头顶止。又从额上两太阳,至耳前,喉间,心窝口,至脐下丹田止。想是发火烧身,通身皆热。每天勤勉地练习,身体会不容易生病。

(三)手法与针药并重的少林伤科

少林寺在众多佛教寺院中,除了以禅宗祖庭闻名以外,还以武术名扬四海。少林寺地处偏僻,为了预防野兽的攻击,僧人多练武以做防御。同时中原历史上作为兵家必争之地,民风多尚武,这对少林武术的形成有重要的影响。武术格斗,必然导致人体的损伤,因此武术和伤科犹如一对双胞胎,同时产生了。但是,少林伤科的方药经验,由于受到寺院规矩的束缚,为"技击家所密",一直秘不外传,对内也只是口传心授,不立文字。在少林寺历史上产生了许多擅长伤科的僧医。唐代有昙宗、志操、惠书等精于伤科,开创了少林伤科学派。五代十国时期,福居、智广精于伤科,尤熟诸人体经脉,善点穴治病。凡筋脉拘挛,跌跛之类,损伤之类,皆以竹片为杖,指其痛处,或兼施药液外搽,丸散内服,常获立愈的效果。宋金元时期,东林志隆禅师任少林寺住持,少林寺成立少林药局,不仅为僧众,亦为周边百姓提供医疗服务。元代著名历史学家元好问曾亲撰《少林药局记》加以记载。明嘉靖年间,少林僧人异远真人经过多年的搜集整理,写成《跌损妙方》一书,少林伤科的真传秘方始为世人所知。异远真人成为少林伤科之始祖,其后众多伤科学家皆宗其说,从而形成少林伤科学派。清代高僧湛举、湛化进一步补充、完善、整理少林寺伤科秘方为《少林跌打损伤秘方》。清末僧医以寺行医,擅长跌打损伤,其间撰著有《少林寺伤科秘方》《少林真传伤科秘方》《少林寺跌打损伤验全方》。现代中医骨伤科界中,与佛家伤科有源的医家不少,上海王子平、施镇昌、魏指薪,广东何竹林、蔡荣,佛山李广海、福建林如高、章宝春,四川杜自明、杨人鹏,河北李墨林,北京刘通信、刘寿山等。他们继承师传,发扬其特色,为发展中医骨伤事业做出不少贡献。近年来在释永信方丈的领导下,少林寺组织僧医和中医药方面的专家进行了一系列的整理和挖掘,出版了《少林武功医宗秘笈》,该书已被国家历史博物馆、国家图书馆、瑞典国王作永久收藏。

历代高僧武医相兼,其处方遣药多遵循中医理论,其理论基础基于中医的解剖学说、气血学说、经络学说、藏象学说、阴阳学说等,佛家伤科已积累了相当的治疗经验,开创了少林伤科诊治特色,成为中华骨伤科一重要组成部分。

少林伤科之所以能够在中医骨伤中独树一帜,是因为少林骨伤从生理、诊断、治疗方药等方面均建立了一个完整的医学体系。

少林伤科同中医骨伤科一样建立在气血理论的基础之上，但是有所不同的是，中医骨伤科学认为人体的气血循行是按照十二经脉按照一日十二时辰依次流注，少林伤科却认为，人体的气血流注有另外一种循环途径。在《跌损妙方》中异远真人将其总结为"血头行走穴道歌"："周身之血有一头，日夜行走不停留。遇时遇穴若伤损，一七不治命要休。子时走往心窝丑时须向泉井求。井口是寅山根卯，辰到天心巳凤头。午时却与中原会，左右蟾宫分在未。凤尾属申屈井酉，丹肾俱为戌时位。六宫直等亥时来，不教乱缚斯为贵。"异远真人总结的这十二个穴道是对十二经流注和任督流注的关系的高度总结，我们应当尊重真人留给我们的研究成果，不能轻率地加以否定，要努力发掘整理，不能判断的，应留待后人探索。同时由于十二穴道往往处在解剖生理学的重要位置，这必须引起我们在处理此类损伤时的重视。

在诊断方面,少林伤科也形成了一套诊断模式："四望"诊内伤，"四辨"知生死。"四望"：《少林真传伤科秘方·验症吉凶》较详细介绍四望诊伤方法，即望眼、甲（爪）、脚底、阳物。四望中，以望眼、甲（爪）较有临床意义。"四辨"：辨穴道、辨脉象、辨特异征象、辨五脏绝症。

辨穴道：少林伤科认为人体周身有108穴，小穴72处，大穴36处。"验伤何穴，其毒或轻或重，或深或浅，详细察明，治疗方可无误"。又认为12血头穴、36大穴、26要害穴都是禁打点的，如果被点伤即凶。

辨脉象：少林伤科重视以浮、沉、迟、数、滑、涩六脉来辨伤势轻重和预后凶吉。如果六脉无甚异征，其伤必不甚重；若脉绝者，必死无疑；破伤失血过多，脉沉细者，却有生望，脉浮洪数大实促，乃是死征，解索、雀啄、屋漏、鱼翔、弹石、虾游等奇脉，皆死脉。

辨特异征象：无论内外伤，必有特异的征象现于外，须仔细体察，必须寻得其征象而断其生死。特殊征象：眼白、直视、斜视、瞳仁散大者为死征；甲（爪）色死白者，甚至黑色者必死无疑；人中上吊，嘴唇翻无治；耳与鼻上皆发现赤色者不治；阳物缩者死；出血不止，先赤而后黑者死。

辨五脏绝症：人体五脏六腑藏于身内，四海、五余、九窍列于身外，二者之间有密切的关系。可以通过外审察而辨脏腑损伤的轻重，命的生死。认为凡跌打损伤，春伤肝，夏伤心，秋伤肺，冬伤肾，皆凶。少林伤科经验有五窍五绝征和五色六死诀。五窍五绝征是五窍特殊征象识五脏伤的绝症：舌尖黑色，且多芒刺，是心绝之象；双眼直视，鱼目是肝绝之象；鼻孔翻翘、无液，黑色，是肺绝之象；嘴唇翻，色黑如墨，是脾绝之象；两耳色晦，耳郭现黑色，是肾绝之象。由五色辨六死诀：肝胆伤、面呈青，死；脾胃伤，面呈黄，死；胸肺伤，面呈白，死；肾伤，面呈黑，死；胸心伤，面呈红，死。

在治疗方面，少林伤科认为跌打损伤应根据伤情辨证论治，宜手法、固定、药物，或兼施，不可拘泥，长期临床形成了独特风格的伤科体系。

手法治疗：正骨和点穴治疗是少林伤科的一大治疗特色。技击家认为"能卸骨能上骨称治手"，否则是"死手"，其技虽精，实不足取，学习卸骨（擒拿）以后，进而学伤科自然容易。接骨上骱，有赖功夫，臂脱胫折，一推揉，一擒一拿，立刻恢复原状，消除痛苦。习卸骨，擒拿者，亦兼伤科，悬壶于世，为人医治，拯人于危。《少林真传伤科秘方》《少林寺跌打奇验全方》详细记述了颅骨躯干、四肢骨折和肩、腕、肘、膝、腕、指、趾脱臼的手法整复，以及"夹绑"固定法。颈椎压缩性骨折、脱臼，少林伤科采用仰卧位足踏带牵引整复法，较之明代采取悬吊带牵引整复是有所进步。点穴治疗是指在被点之穴前面疏导，或在对称部位之穴启开，使所闭之穴受到震动刺激而渐渐开启，所滞之气血也自然能缓缓通过其穴而恢复流行。如果被点后时间拖得太长，则气血必有一部分会凝结而成瘀血，此时应综合治疗，否则，会引起其他病症。具体手法是：左肋岔气打右肋，前行疼痛打后背。点了上穴击小腹，踢了会阴从上推。而点穴致伤，非一般损伤，按点穴致伤机理，于伤之前穴部，施理伤手法；抚摩或震激，启开被封闭的穴道。新内伤，"用药力推动积，不如用手术快"。点穴致伤，有的认为必须手法解开，兼药物，方可痊愈，少林点穴法有一套辨证施治手法将常用的点摸、点打、点揉、点划手法归为补、泻、温、清四法，遵循《内经》"虚则补之，实则泻之，寒则温之，热则清之"的治则，应用于骨折、筋伤、脱臼、内伤和各种杂病的治疗。

药物治疗：少林伤科在药物治疗方面积累了丰富的经验。异远真人在《跌损妙方》中对伤科用药就有高度的概括总结：归尾兼生地，槟榔赤芍宜。四味堪为主，加减任迁移。乳香并没药，骨碎以补之。头上加羌活，防风白芷随。胸中加枳壳，枳实又云皮。腕下用桔梗，菖蒲浓朴治。背上用乌药，灵仙妙可施。两手要续断，五加连桂枝。两胁柴胡进，胆草紫荆医。大茴与故纸，杜仲入腰支。小茴与木香，肚痛不须疑。大便若阻隔，大黄枳实推。小便如闭塞，车前木通提。假使实见肿，泽兰效最奇。倘然伤一腿，牛膝木瓜知。全身有丹方，饮酒贵满卮。苎麻烧存性，桃仁何累累。红花少不得，血竭也难离。此方真是好，编成一首诗。庸流不肯传，无乃心有私。《救伤秘旨》中也有对用药规律的高度概括：内伤脏腑没乳香，乌续桃兰通草姜。苏木木香归芎地，煎加童便酒调良。少林伤科治疗按穴道损伤主方加减用药，13味总方是主方，14味加减方为佐，临床应用于36穴致伤。13味总方是"少林寺秘传内外损伤主方"加减化裁而成的。（通用总煎十三味秘方：主治一切点打或跌打损伤的通用方剂。处方：川芎6克，归尾9克，赤芍6克，元胡6克，木香6克，青皮6克，乌药6克，桃仁6克，远志6克，荆三棱4.5克，蓬阿术6克，骨碎补6克，苏木6克。加减：①大便不通加生川军6克。②小便不通加车前子9克。③纳呆胀满加川朴6克，砂仁6克。服用法：加水两盏煎半盏调陈酒服。）

　　其他治疗方法：少林伤科除了正骨点穴疗法和药物治疗以外，还有其他治疗方法，例如，针灸疗法中的少林捷针十八法，有歌诀云：少林十八针法奇，伴君赴关康万里。一针项后医头疼，二针额上衄血止。三针鼻下能回生，四针虎口牙痛息。五针眦角明双目，六针十爪复厥死。七针腕后安心神，八针首椎医疟疾，……十七脐下刺丹田，阴阳顺循雄力第。十八赤针火映红，百疮脓肿一针去。另外少林捷针法取穴十宣、合谷、涌泉、人中用来治疗中暑猝倒，不省人事和各种原因所致的厥证均有良效。故又称为捷针复苏法。

　　少林禅医学是祖国传统医学宝库中的明珠，对其加以整理挖掘，充实提高，对于丰富祖国医学宝库，对于弘扬河南中医药文化，对于充实少林文化内涵都具有重要意义。

2014年3月10日

温县陈家沟陈氏太极拳

中原中医药文化遗迹与文物考察研究小组

马鸿祥 尹笑丹 许敬生 执笔 尹笑丹 配图

温县，地处"三百里怀川"，因春秋时古"温国"而得名。温县物产丰富，文化积淀深厚，境内分布着仰韶、龙山、二里头等原始文化遗迹，留存有西周古城、汉代冶铁、唐宋寺庙、明清古墓等众多文化遗迹，也是春秋子夏、晋代司马懿、宋代画家郭熙的故里。明清以来，温县则以陈家沟"陈氏太极拳"闻名于世。

陈家沟村地处温县以东，据温县县城约 5 千米，北靠清风岭，南临黄河，与虎牢关、伏羲台及洛汭（伊洛河与黄河交汇处，相传是出现"河图洛书"的地方）等遗址隔河相望。陈家沟村依山势而建，因村中大部皆为陈姓，又有一条形似深沟的古河道，故名"陈家沟村"。明清以来，"陈式太极拳"自此发源，传遍全国，从而形成了当地深厚的太极拳文化。

太极拳，曾名"内家拳""长拳""太极十三式"。太极拳作为中华武学中一种最富传奇色彩的拳种，其自创立以来，流行之广，繁衍之盛，知名度之高，非其他拳种所能及。纵观太极拳拳理形成与发展的历史进程，它不仅吸收、融汇、贯通了我国古典哲学、中医学、易学等思想，整合了儒家、道家修身养性的"性命学说"，更是发展了导引、吐纳等中华传统养生方法。

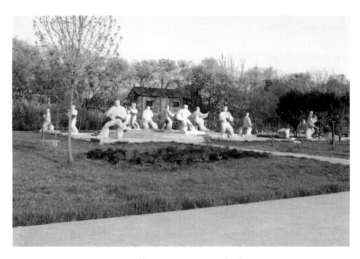

图 1　陈家沟"太极十三式雕塑"

太极拳主张以柔克刚、以弱胜强、后发制人，注重吐纳导引以炼意养气，外修拳型，内练"内劲"的习练方法，深刻展现了中国古典哲学中天人合一、道法自然的理念和传统养生，也在长期的流传中形成了丰富的太极拳文化，形成了一整套互为呼应的太极拳套路、拳理、技击理念、行为模式与价值取向。

一、太极拳的源流

在太极拳的起源问题上，武学界众说纷纭，大致有以下几种说法。

1. 唐代许宣平、李道子所创

民国宋书铭持此说，宋书铭据家传宋代宋远桥所著《宋氏家传太极功源流及支派考》一书中有"许宣平，唐时江南徽州府歙县人"，"其所传太极功……名三世七，因共三十七式而名之，又名长拳，长拳者因如长江大河，滔滔不绝无间断也，总名三十七式，其各式名称与太极拳十三式大致相同"。同书中还记有："李道子，唐时江南安庆人，尝居武当山南岩宫。所传太极功，名曰先天拳，亦曰长拳，先天拳亦如三十七式，而为太极拳之别名。"

2. 宋元间张三丰所创

清人曹秉仁《宁波府志·张松溪传》及黄宗羲《王征南墓志铭》中均认为："其法起于宋张三丰，三丰为武当丹士，徽宗召之，道梗，不得进，夜梦玄帝授之拳法，厥明，以单丁杀贼百余。"

3. 明初河南温县陈家沟陈卜所创

1914年陈氏后人陈鑫编著的《陈氏太极拳图说》一书，提出太极拳为温县陈氏始祖陈

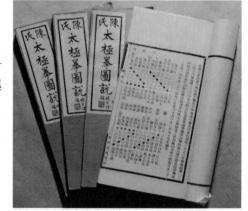

图2 《陈氏太极拳图说》书影

卜在明洪武年间所创。而近代武术家唐豪先生据《陈氏家谱》考证，认为太极拳最早流传于河南温县陈家沟陈姓家族中，创始人是陈王廷。

4. 清乾隆年间王宗岳所创

此说见于《清史稿·王来咸传》："清中叶，河北有太极拳者，云其法出于山西王宗岳，其法式论解，与黄百家之言相出入（黄百家，黄宗羲之子，善拳术，著有《内家拳法》），到清末，传习者颇多云。"

20世纪30年代后唐豪、徐哲东、顾留馨等人，围绕这个问题进行了长期的考证。唐豪相继发表了《王宗岳太极拳经研究》《内家拳的研究》等文。徐哲东相继发表了《太极拳谱理董辨伪合编》《太极拳考信录》等文。唐豪逝后，顾留馨整理其生前研究太极拳史的遗稿，增补史料写成《太极拳的起源和发展简史》，编入1963年出版的《太极拳研究》

一书。综观他们掌握的史料和研究成果，唐、顾二位先生关于陈王廷首创太极拳的结论，得到了武坛较为广泛的认同。

太极拳的创始虽众说纷纭，但其在清代中后期的广泛发展与流传则是不争的事实。至清末及民国，太极拳逐渐演化出数个流派，其中最为有名的为：陈氏、杨氏（杨露禅）、吴氏（吴全佑）、武式（武禹襄）、孙氏（孙禄堂）五家。其中尤以陈氏和杨氏习练者较广。五家太极，拳势虽各有取架高低、开合疏放、圆转衔接之不同，但大体皆主张：静心用意、柔和缓慢、圆转不滞、虚实分明、轻灵沉着、刚柔相济，寻其根皆源于陈氏太极拳，究其源则同合太极阴阳五行变化之理。

二、太极拳与中医学之理相通

太极拳理论渊源于"太极学说"，以"天人合一"的整体观为哲学思想基础，以"阴阳学说"为辩证基础，具有丰富的文化内涵，涵盖了道家的"贵柔尊阴""崇尚自然"，阴阳学说的"阴阳和合"，也有儒家文化的"极高明而道中庸"。太极拳虽以武为外形，但讲求内在心、神、意、气的高度协调统一，强调"养心存神，以意行气，以气运身"，而这些观点无不体现于中医学理论中。

中医学认为："阴阳者，天地之道也，万物之纲纪，变化之父母，生杀之本始。"（《素问·阴阳应象大论》）强调阴阳对立转化、互根消长在人体内的具体关系，并借以说明人体的组织结构、生理功能、病理变化，以及具体的临床诊疗与运用。而太极拳理论则强调拳法的动静得宜、刚柔相济、内外相合、意行相通等理念。

"以气运身，如九曲珠无微不至"（清·王宗岳《十三势行功心解》），太极拳理论讲求"以意领气，意在气先"，"平素要先养气，临场更要顺气而行，勿使有惰气参，勿使有逆气横"（民国·陈鑫《太极拳经论》）。太极拳强调意气运动在运功发招中的重要作用。中医学同样看重"气"在人体中的重要作用。"百病生于气也。怒则气上，喜则气缓，悲则气消，恐则气下，寒则气收，炅则气泄，惊则气乱，劳则气耗，思则气结"（《素问·举痛论》）。"恬淡虚无，真气从之，精神内守，病安从来"（《素问·上古天真论》）。

可以说，太极拳与中医理论都根植于阴阳学说，而以"气"论为出发点。

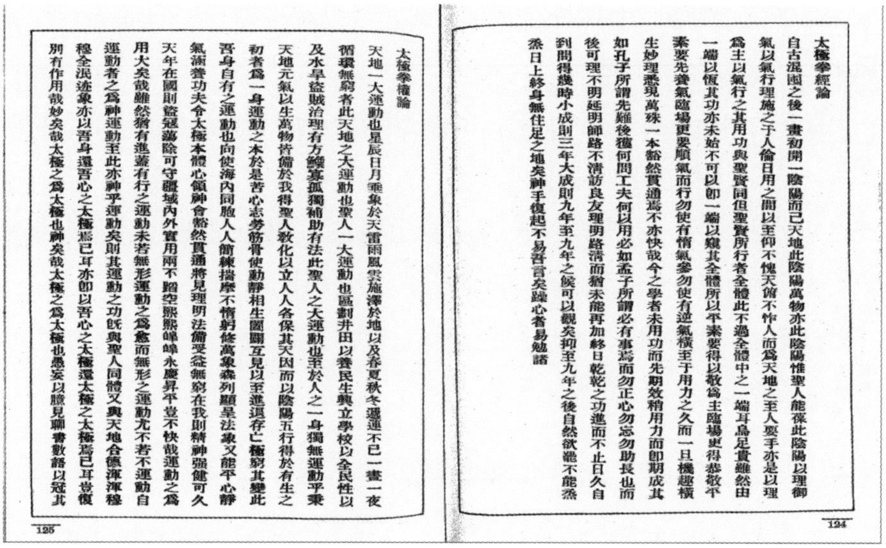

太極拳經論

自古混囤之後一晝初開一陰陽而已天地此陰陽萬物亦此陰陽惟聖人能葆此陰陽以理御氣以氣行理施之于人倫日用之間以至仰不愧天俯不怍人而爲天地之至人要手亦是以理爲主以氣行之其用功與聖賢同但聖賢所行者全體此不過全體中之一端耳烏足貴雖然由一端以恆其功亦未始不可以卽一端以窺其全體所以平素要得以敬爲主臨場更得恭敬平素要先養氣臨場更要順氣而行勿使有惰氣參勿使有逆氣橫生于用力之久而一旦機趣橫生妙理悉現萬殊一本豁然貫通焉不亦快哉今之學者未用功而先期效稍用力而卽期成其如孔子所謂先難後獲何問工夫何以用必如孟子所謂必有事焉而勿正心勿忘勿助長也而後可理不明延明師路不清訪良友理明路清而猶未能再加終日乾乾之功進而不止日久自到間得幾時小成則三年大成則九年至九年之候可以觀矣抑至九年之後自然欲罷不能焉忝日上終身無住足之地矣神手復起不易吾言矣躁心者易勉諸

124

太極拳權論

天地一大運動也星辰日月垂象於天雷雨風雲施澤於地以及春夏秋冬還運不已一晝一夜循環無窮者此天地之大運動也聖人一大運動也區劃井田以養民生興立學校以全民性以及水旱盜賊治理有方鰥寡孤獨補助有法此聖人之大運動也至於人之一身獨無運動乎秉天地元氣以生萬物皆備於我得聖人教化以立人人各保其天因而以陰陽五行得於有生之初者爲一身運動之本於是苦心志勞筋骨使動靜相生闔闢互見以至進退存亡極窮其變此吾身自有之運動也向使海內同胞人人簡練揣摩不惰躬修萬象森列顯呈法象又能平心靜氣涵養功夫令太極本體心領神會豁然貫通將見理明法備受益無窮在我則精神强健可久天年在國則盜寇蕩除可守疆域內外實用兩不蹈空熙熙皞皞永慶昇平豈不快哉運動之爲用大矣哉雖然猶有進蓋有行之運動未若無形運動之爲愈而無形之運動尤不若不運動自運動者之爲神運動至此亦神乎運動矣則其運動之功旣與聖人同體又與天地合德渾渾穆穆全泯迹象亦以吾身還吾心之太極焉已耳亦卽以吾心之太極還太極之太極焉已耳豈復別有作用哉妙矣哉太極之爲太極也神矣哉太極之爲太極也愚妄以臆見聊書數語以冠其

125

图 3　《陈氏太极拳图说·太极拳经论》

三、陈式太极拳的流衍

陈氏太极拳虽有起源于温县始祖陈卜的说法（陈鑫《陈氏太极拳图说》），但对陈氏太极拳的传播起到重要作用的是陈王廷、陈长兴、陈鑫、陈发科、陈照丕等数人。

陈王廷 (1600 —1680)，字奏庭，明末清初人，文武兼优，精善拳术，颇有成就，在明末清初的河南、山东一带声望显赫。晚年则退隐林下，过着田园生活。在他留下的《长短句》词一首中，有“叹当年，披坚执锐，扫荡群氛，几次颠险！蒙恩赐，枉徒然，到而今，年老残喘。只落得《黄庭》一卷随身伴，闲来时造拳，忙来时耕田，趁余闲，教下些弟子儿孙，成虎成龙任方便”之语。

陈王廷的重要贡献是综合历代拳技，写出了《拳经总歌》一书，奠定了陈氏太极拳的基本理论。他依据祖传之拳术，博采众家之精华，创造了一套具有阴阳相合，刚柔相济的太极拳。陈王廷传授下来的有一至五路太极拳、炮捶一路、长拳 108 势、双人推手和刀、枪、剑、棍、双人粘枪等器械。其中双人推手和双人粘枪，更具前所未有的独特风格。

自陈王廷之后，陈家沟练习太极拳之风逐渐兴盛，当地民谚有云：“喝喝陈沟水，都会翘翘腿”“会不会，金刚大捣锤”，可以说一定程度上反映了陈家沟练习太极拳的普遍性。

陈长兴 (1771—1853)，字云亭，著有《太极拳十大要论》《太极拳拳武要言》等书，他在祖传陈氏老架的基础上将太极拳套路由博归约，精练归纳，创造性地发展为现在的

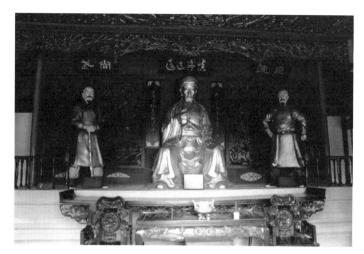

图 4　陈家沟祖师殿陈王廷塑像

陈氏太极拳一路、二路（又名炮捶），后人称其为"太极拳老架（大架）"，为规范陈氏太极拳基本套路做出了贡献。最为称道的是，陈长兴破除了陈式太极拳不外传的祖规，广开门户，传授外姓弟子。迈出了陈式太极拳推广流传，光大门户的重要一步。其著名高足杨露禅，出师后教拳于清宫，并另创"杨氏太极拳"，普及京津。

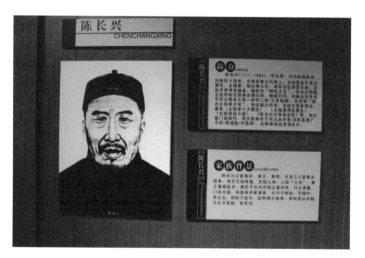

图 5　陈家沟太极拳博物馆《陈长兴像》

陈鑫（1849—1929），字品三，他感到陈氏拳术历代均以口传为主，文字著作很少，为阐发陈氏太极拳精髓，陈鑫发愤著书立说，用十二年时间撰成《陈氏太极拳图说》，详细记录了陈氏世代积累的练拳经验，以易理说拳理，引证经络学说，阐明了太极拳"内劲"中"缠丝劲"的习练方法与具体运用。他还著有《陈氏家乘》《三三六拳谱》等著作。为太极拳的进一步发展奠定了雄厚的理论基础。

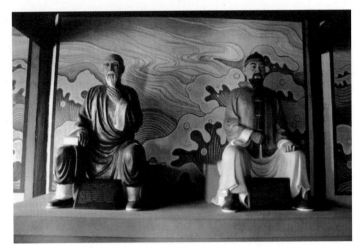

图6　陈家沟太极拳博物馆《陈鑫塑像》（左）

陈发科 (1887—1957)，字福生，是近代陈氏太极拳的代表人物，对发展和传播太极拳有杰出的贡献，自1929年至1957年一直在北方教授陈氏太极拳，以其刚柔相济，采、挒、肘、靠、拿、跌、掷、打，兼施并用，技击技术极好。因其为人忠厚，功力高深，武德高尚，深受各界人士的欢迎。

陈照丕 (1893—1972)，字绩甫，陈照丕理论造诣极深，积数十年之经验，著有《陈氏太极拳汇宗》《太极拳入门》《陈氏太极拳图解》《陈氏太极拳理论十三篇》等书，他所授弟子的代表有陈小旺、陈正雷、王西安、朱天才等，对国内外陈氏太极拳的推广工作做出了巨大贡献，为陈氏太极拳承前启后的一代名师。

四、温县陈家沟太极文化

随着太极拳的广泛普及，陈家沟对太极文化的开发工作也逐步全面展开。目前，已建成的有太极拳祖祠、太极祖林、陈家沟武术馆、中国太极拳博物馆、杨露禅学拳处、陈照丕纪念园、东大沟造拳处、太极拳擂台、陈家沟演武厅、皂角树练拳处、陈长兴故居、太极拳表、太极园、陈长兴教拳处、牌楼等40多处。今择要介绍几处：

1. 太极拳祖祠

建于2000年，占地近2000平方米。主要建筑有山门、东西碑廊、拳谱堂、东西配殿、祖师堂和祭坛，用以纪念太极拳祖师陈王廷和历代太极拳名师。

祖祠山门两侧，分别绘为"河洛太极图"和"伏羲太极图"，无声地诉说着"太极图"与太极拳理之间极其密切的内在关系。

碑廊为太极拳祖祠的重要组成部分。砖砌廊柱、起脊雕梁，廊高 27 米，进深 27 米，面阔七间六柱计 28 米，每柱一字，分别为：端、敬、公、正、仁、义、浩、勇、忠、信、诚、德。亭下排列名人纪念碑和功德碑 20 余通。

拳谱堂坐北朝南，前立陈王廷铜像和太极拳始祖纪念碑。拳谱堂正面是太极演武图，左右陈列着太极拳拳械兵器，东西两侧是太极拳套路壁画，大殿正中为"拳经碑"。东山墙绘有陈式大架 75 式拳谱，西山墙绘有陈式小架 72 式拳谱。拳谱堂前东西两侧是"武"碑和"德"碑。堂东侧为德碑，碑阳为苏体"德"字，背阴为陈式太极拳门规，包括《门尊十二严》《规守二十备》《戒章十二禁》《律则二格》《学拳须知》等陈氏门规。堂西侧为"武"碑，碑阳为"书圣"王羲之所书之"武"字，碑阴为太极拳源流传谱，它记录了太极拳流传与演变。

拳经碑为八面经幢体，高 3 米，八面经幢分别刻有《拳经总歌》《太极拳十大要论》《太极拳用武要言》《太极拳缠丝精论》《太极拳经谱》《太极拳正宗论五字妙诀》等太极拳经典著作。

2. 太极祖林

太极祖林位于陈家沟村北，紧临太极祖祠，东西长 130 米，南北宽 110 米，为陈氏

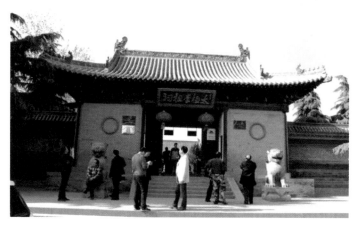

图 7　陈家沟太极拳祖祠

一族的祖茔。内有始祖陈卜墓，陈王廷、陈长兴、陈有本、陈发科等陈式太极拳宗师的墓记。太极祖林原为陈氏一族自发捐建，后由温县县政府投资 50 余万元进行了改建。

3. 杨露禅学拳处

杨露禅学拳处，原为清朝翰林院待诏陈德瑚故居，距陈照丕纪念园 500 米，面积 2.94 亩，据传是当年陈长兴授拳的场所。1990 年，陈氏一族进行了整修，后温县县政府又按照清代风格修复了门楼、正殿、南北厢房等建筑。

正殿中央供奉的是陈长兴半身塑像，陈长兴在祖传太极拳的基础上，由博归约，创编太极拳老架，传艺杨露禅，后衍生出杨式太极拳。正殿内北边的塑像展现的是陈长兴传《拳经》于杨露禅，南边的塑像展现的是杨露禅与师兄陈耕耘在切磋拳技。两边山墙上的壁画介绍的是杨露禅学拳的经历。

据陈家沟传说，约清嘉道年间，陈德瑚在河北省广平府永年县开一药店，永年县人杨露禅，虽喜爱拳术，但家贫无业，后入陈氏药店为杂工，后来被派到陈家种田。因当时陈氏一族谨守祖训，概不外传，杨露禅只有黈夜偷学，暗自练习。日久天长，杨露禅在练拳时，偶然被陈长兴发现，陈长兴问明情况，不但不加以责备，反而很欣赏杨露禅的好学精神，遂收杨露禅为弟子。杨露禅后来学成返乡，机缘巧合，成名于北京，创编了杨式太极拳，发展了太极拳术。

4. 中国太极拳博物馆

中国太极拳博物馆，建筑样式采取"外阁内馆"的布局：外观是一座具有传统民族风格的八角形五层阁式建筑，里面是博物馆。建于 2007 年年初，2009 年正式开馆。外部形制仿照北京天坛设计，坐北向南，高 30 米。整座建筑耸立在直径 70 米、高 3 米的台基上。博物馆分五层，下边四层分别为两仪堂、四象堂、文修堂、三省堂，该馆以太极拳的孕育、产生、演变、发展为主线，通过各种文物与图片展示了太极拳的演变历史。

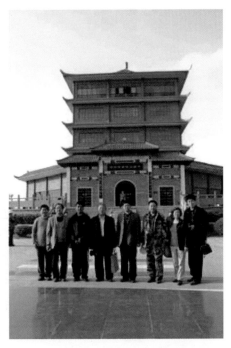

图 8　考察组在太极拳博物馆前合影

五、太极拳因多样化发展和普及而走向了全世界

太极拳在其初创期，仅在河南温县陈家沟陈氏族人中流传，所以又被称为"陈氏拳械"。自陈长兴及其族侄陈青萍开门受纳外姓弟子起，陈氏太极拳才开始逐步传向社会。进入 20 世纪上半叶后，太极拳在北京的发展日益兴盛。陈鑫著《陈氏太极拳图说》因其系统地整理了陈氏太极拳的技术和理论，受到拳坛推崇。此外，还有不少太极拳家通过自身习拳的实践与体会，也不断推动着太极拳运动的发展。

新中国成立以后的 1956 年，国家体委对太极拳及其器械进行了规范化，并制定了太极拳比赛评分标准，组织了全国性的太极拳比赛。由于太极拳拳架的规范化与标准化，为太极拳成为广泛的"全民健身"运动，以及大规模的太极拳比赛和集体演练活动奠定了基础，同时也促进了太极拳的极大普及。

1978 年，邓小平同志为日本友人题词"太极拳好"。也是在这一年，中国拉开了改革开放的序幕。伴随着改革开放的春风，太极拳运动蓬勃发展起来，进入了多样化发展的时期，也迎来了社会化和国际化发展的大好局面。太极拳社会化、多样化的发展状况，促成了太极拳这一古老拳种在新时代的百花齐放与异地争艳。国家体委也顺应趋势，自 1989 年起，组织有关专家以陈式、杨式、吴式、孙式、武式五家传统套路为素材，相继创编出相关竞赛套路。并从 1986 年起正式举办每年一届的"全国太极拳、剑、推手比赛"。这也是迄今为止唯一一个单一拳种的全国赛制。

随着改革开放的不断深入，太极拳不仅广泛地普及到全国各地，在全民健身活动中发挥着积极作用；而且，迅速地传向海外，进入国际体坛竞赛场和大众休闲体育场，受到世界人民的喜爱，已形成了全球性的太极拳文化热。不少太极拳传人应邀到海外教拳。目前，太极拳带着一个世纪的发展成果，登上了新的发展起点，正日益广泛地传向全球。

从 1990 年后，在亚运会、东南亚运动会和东亚运动会武术比赛中也都设有太极拳比赛。其中规模较大且有连续性的是起自 1991 年的河北永年国际太极拳联谊会和起自 1992 年的河南温县国际太极拳年会。1997 年以来，在国际武联下属各洲举办的武术锦标赛和 1991 年开始举办的每两年一届的"世界武术锦标赛"中都设有太极拳比赛。太极拳活动的方式逐步增多，活动规模也逐步增大。

2006 年，太极拳被列入首批国家级非物质文化遗产名录；2007 年，温县被中国武术协会、民间文艺家协会正式命名为"中国武术太极拳发源地""中国太极拳发源地"和"中

国太极拳文化研究基地"。随之，陈家沟"太极文化"的开发工作也逐步展开。

近年来，宣传太极文化的活动更是丰富多彩。2013年12月31日，陈家沟村"河南省特色文化基地"揭牌仪式在太极拳祖祠门前举行，陈家沟4A景区已通过省旅游局验收。并成功举办了央视"武林大会走进太极拳发源地陈家沟"活动，大型原创舞剧《太极传奇》在全国巡演，电视剧《太极宗师》开机拍摄，《太极拳》图册出版发行，太极拳的对外影响力日益扩大。

太极拳，这一中华武学中最富传奇色彩的古老拳种，必将伴随着太极拳文化的全球普及而迎来更加灿烂的明天。

附：相关考察资料

考察时间：2015年4月21日—4月23日

考察地点：温县陈家沟陈式太极拳祖祠　太极祖林　陈家沟武术馆　中国太极拳博物馆　杨露禅学拳处等

考察人员：许敬生　李新叶　李文　马鸿祥

采访对象：焦作市中医药管理局局长何银堂、温县卫生局医政科长张保建、陈家沟太极拳教练张福旺（王西安弟子）、温县政府办公室刘卫、温县中医院院长闫惠霞、温县中医院副书记张邦清等。

洛阳平乐郭氏正骨

中原中医药文化遗迹与文物考察研究小组

许敬生　李新叶　执笔

尹笑丹　配图

2009 年，电视剧《大国医》在央视和各地方台热播。该剧以洛阳平乐郭氏正骨 200 多年发展的历史为背景，讲述了郭氏正骨第五代传人郭灿若、高云峰夫妇的故事，展现了平乐郭氏正骨发展的辉煌历程，给人们留下了深刻的印象。

中医骨伤医学流派很多，但能流传 200 多年且有长足发展的，却屈指可数。像平乐郭氏正骨这样一个流派，竟能走出郭维淮和郭春园等多位骨科大师，在全国也十分罕见。郭维淮是全国第一届中国医学系统最高荣誉"白求恩奖"的获得者，也是国内中医界获得此最高荣誉的第一人。郭春园曾获得过卫生部"人民卫士"称号，卫生部因此发出了"向郭春园学习"的号召，得到了当地政府及全国各医院的积极响应。

不仅如此，这一流派播下的一颗颗种子，已成长为一棵棵参天大树。其中影响最大的，当属河南省洛阳正骨医院，如今已经发展成全球规模最大的骨伤专科医院。其无论是在技术上，还是在管理、服务、设备及病床数量上，都遥遥领先于全国同类骨科医院。

2015 年 4 月上旬，在前期文献搜集的基础上，我们中原中医药文化遗迹与文物考察研究小组一行 5 人，来到洛阳正骨医院采访，并前往洛阳郊区白马寺镇的洛阳正骨医院旧址及平乐正骨的发源地洛阳城东孟津的平乐镇进行了考察。

一、平乐郭氏正骨的发展脉络

平乐郭氏正骨（也称平乐正骨）发源于河洛大地洛阳城外的孟津县平乐村，郭氏世居此地。

（一）关于平乐郭氏正骨的源起

关于平乐郭氏正骨的源起，有几种传说：

一说是明末清初洛阳道士薛衣道人祝尧民所传。据《郭氏家谱·平乐正骨发展简史》载："平乐正骨创始人，系吾氏十七代祥泰公，字致和，人称老八仙，清乾隆嘉庆年间人。"[1] 从小，郭祥泰在家乡附近的一所私塾上学，曾跟随祝尧民修习儒业，并学得医道。据民国三十五年《洛阳县志·人物》记载："祝尧民，字巢夫，明末举人，伤明亡，而弃举业医，号薛（bì）衣道人，得仙传疡医，凡诸恶疮，敷药少许即愈，或有断胫折臂者，延治无不效，时人比之华佗，后入终南山隐居，不知所终。"

二说是受业于河南孟县（今河南孟州市）同姓道人郭益元。据《洛阳正骨传奇》讲述："郭祥泰从医不久，村里来了一位老太婆，说是郭家的远方亲戚，要去偃师缑山的升仙观看望出家多年的丈夫郭益元，因丢了路费，恳求帮忙。于是，郭祥泰驾驭着马车，将老太太送至升仙观。让郭祥泰没有想到的是，当他将老太太送到郭益元处时，看到的则是人来人往，很多伤残者在等候郭益元医治。就是从那天起，郭祥泰开始拜郭益元为师。为感谢郭祥泰，郭益元也毫无保留地将益元正骨八法、益元展筋十二则和益元秘药十八种等正骨秘术传给了郭祥泰。知恩图报的郭祥泰不仅为两位老人养老送终，且还将自家药店取名为'益元堂'。"[2]

三说是得传于武林高僧。据《洛阳正骨传奇》讲述：郭祥泰长大以后，一天，他途经一个峡谷时，发现一位浑身是血的老和尚。为了救治他，郭祥泰将其背回家中。深谙医术的老和尚，则让郭祥泰按照其指引，把自己的断骨接了上去。而后，郭祥泰又遵循老和尚的要求，每天炮制那些外敷内服的药，经过两个多月的精心服侍，老和尚痊愈了。为感谢郭祥泰，他将自己随身携带的宝贝《正骨秘要》送给了他。从此后，郭祥泰潜心学习这本秘要，得正骨医术，经长期反复实践遂成远近闻名的正骨名医。[3]

以上三种说法虽有不同，但有一个共同点，都认为平乐村郭氏家族的第十七代郭祥泰是平乐郭氏正骨的始创人。

关于平乐正骨的源起，平乐正骨的第六代传人郭维淮先生在他先后主编出版的《平乐正骨》[4]和《平乐正骨郭维淮》二书中，均认为平乐正骨受洛阳明末清初正骨名医祝尧民（薛衣道人）及少林伤科影响较大。如《平乐正骨郭维淮》第一章"平乐正骨发展史"一节中说："平乐村位于洛阳，临近嵩山少林寺，由于其特殊的地理位置而受洛阳明末清初正骨名医祝尧民（自称薛衣道人）及少林伤科影响较大。据《虞初新志》载：祝少年时，已以文字才华而名。后于崇祯甲申年（1644年）放弃仕途而学医，专精于外科，凡患各种毒疮重症者，得到他的药敷治，都很快痊愈。如果是手臂、小腿骨折，请他治疗，无不愈者。少林寺乃武术发源地，寺僧一以习武，一以治伤自救，久而久之，积累了丰富的治疗骨伤的经验。少林寺派长于经络穴位辨证施治，异元真人的跌损妙方中详细记载了少林寺伤派治伤的'秘宝'。平乐正骨祖传循经按摩、点穴按摩及接骨、练骨等均揉进了二者的精华。"[5]

那么平乐正骨正式形成在什么年代呢？

2007年，河南省洛阳正骨医院和河南工业大学及中国民间文化研究院在多次商讨的基础上，成立了《洛阳平乐正骨考源》课题组，成员为：河南省洛阳正骨医院院长杜天信、工会主席白颖，河南省社会科学院研究员王永宽，河南省中医研究院研究员刘道清，河南大学教授高有鹏，中国民间文化研究院研究员朱淑君和孟宪明。由孟宪明先生担任主持人。

课题组对平乐正骨形成的年代得出的结论是："根据《郭氏家谱》和地方史志的有关材料，从郭氏家族的活动年代，郭祥泰生子、授徒及第二代的生平，郭氏家族的世系传承时间三个方面推定：平乐正骨的形成最迟不晚于1793年，亦即乾隆五十八年，至今（2007年）已有214年的历史。"又说："以郭氏六代传承人的生平事迹为线索，考察了洛阳平乐正骨的传承和传播，梳理了平乐正骨的主要传说。依据史实、医道和众人的口承，确定洛阳平乐正骨实起于明末清初的祝尧民。只是到了清朝中叶的郭祥泰时才形成了品牌'平乐正骨'。今天的洛阳平乐正骨已成为全国最大的、最具影响力的骨伤科学术流派。"[6] 我们认为这一结论是可信的。

（二）关于平乐正骨的传承脉络

根据《洛阳正骨志》[7]《平乐正骨郭维淮》及相关资料记载，平乐郭氏正骨族系传播大致脉络如下。

第一代传人郭祥泰，具体生卒年不详。《郭氏家谱》认为其为清乾隆嘉庆年间人，约生活于1771年至1840年间，是平乐郭氏家族的第十七代传人。他专于骨伤，创建"人和堂"，正式挂牌专业行医。由于其医术高，医德好，疗效高，被周围百姓广泛传为"平乐正骨"。也就是从他这时起，有了"平乐正骨"名号。

郭祥泰生前将其医术传其子郭树楷，同时传其族侄郭树信。郭祥泰之后，平乐郭氏正骨医术的传授分为两支。一支是郭树楷，另一支是郭树信。郭树楷传授其子郭鸣岗（字勇），郭鸣岗传其侄郭金锡（字耀堂）、郭金成（字义番）。郭树楷一支世居平乐中街，人称"南院人和堂"。郭树信传其子贯田，郭贯田传其子登三、聘三、建三、九三。郭登三传其子景轩（字式南），郭聘三传其子郭景星（字灿若），郭建三传其子景韶（字春园），郭九三传其子景耀、景象。郭树信一支世居平乐北门里，人称"北院益元堂"。

20世纪30年代，洛阳战争频仍，南北两院以正骨医术济世，救死扶伤，深得民望，并称"南星北斗"。抗战爆发后，日寇进逼洛阳，郭氏后裔一部分外迁，他们以行正骨医术为业，支派分生。留在老家平乐的郭氏后裔中郭树信一支名声日高，成为平乐郭氏正骨医术发展的主流。

第二代传人郭树信，字敦甫。据其孙辈郭聘三、郭建三等于1921年追立的墓碑记载：

郭树信生于嘉庆二十五年（1820年），卒于光绪十五年（1889年）。郭树信术理精深，为清廷多名官吏治愈骨伤，因功领衔从九品。他将平生医术撰入《郭氏家训》，传给长子郭贯田。作为郭祥泰之后平乐郭氏正骨医术的发展者，郭树信是名副其实的第二代传人。

第三代传人郭贯田，字寸耕，继承父业，医术精湛，医德高尚，方圆百里的百姓深受感动，到贯田门前悬挂了"仁风膏雨""质直好义""洁古家风""和缓遗风"等匾额。据《洛阳县志》第十二册记载，光绪年间，为河南府知府文悌之子疗愈骨伤，文悌致千金为他祝寿，他坚辞不受。光绪二十六年（1900年），慈禧太后和光绪皇帝为避八国联军入侵北京之乱逃往西安，乱后从西安返京路过洛阳，途中一贝勒（皇族）坠马伤骨，请郭贯田为之疗伤，治愈后，贝勒感谢，劝其为官，贯田婉言谢绝。文悌将郭氏医术上奏皇帝，慈禧破例亲书"好好"二字赐予郭家。文悌还举荐贯田为皇后医疗足伤，因清制规定布衣不能谒上，光绪皇帝赏赐贯田五品衔位，令其入宫施术。

作为第三代传人的郭贯田，不仅使平乐郭氏正骨医术名扬海内，且还将前代正骨八法，结合自己的行医心得，撰成《正骨手法要略》传给了四个儿子。

第四代传人郭贯田次子郭聘三，字礼尹（1865—1929），继承父业，吸收各派之长，融会贯通，在实践中不断总结，自成一家。他自绘人体骨骼结构图，部位精确，不差丝毫。据清末孟津举人许鼎臣著的《龙嘴山馆文集》卷九载：他"不用针刀刺砍刳割"，而是"揉之、捏之、推之、筑之、拳屈之、攀之、捞之、俯仰左右之，或伸之、正之、平齐之、垫之、内服汤液而外膏丹之，裹以布围以批竹，时其静止移动，饮食矢（通屎）溺"。经他诊治而愈者不计其数。民国十八年（1929年），郑州教堂有个美国医士，其子坠马断骨，按照西医骨科疗法，只有锯掉小腿才能保住性命。这个美国医士听说郭聘三不用刀锯，断腿可复，于是携子来医。经郭聘三治疗，骨肉无损，一月后行路如常人，美国医士惊叹："中国绝技，西法不敢望。"

郭聘三医术高超，医德高尚。他说："吾岂以富贵役顾？即以活人为事，即实以活人为心，于生无愧足矣！"凡患者谢医钱物一概拒收。当时人们称赞他"其居心厚，其操行洁"。日久天长，门户上悬匾之多，难以计数，是当时中国正骨医术最高水平的代表者。

第五代传人郭景星(1895—1950)、高云峰(1906—1976)。郭聘三之子郭景星，字灿若，少年随父行医，经父言传身教，成年已具名医之资，出类拔萃。后经数十年实践，在前辈手法的基础上总结出了"辨证、定槎、压棉、缚理、拨伸、砌砖、托拿、推按"正骨八法。平时只要有患者登门，无论逢年过节，都能做到有求必应。对于贫苦患者除免费为其治病外，还常常施以食宿。偃师县民众曾在平乐东门外，为郭聘三、郭灿若父子立碑五通（碑今不存），颂扬郭氏一族的医术医德。

郭灿若不仅医术高超，医德高尚，他还乐善好施，兴教办学。为了让贫苦农家孩子能读书上学，1940 年，他主持创办了平民学校——孟津县平乐宏道中学，并担任董事长兼校长。

1926 年，郭灿若和高云峰结为伉俪，夫妇携手行医，治愈了无数患者。1930 年，郭灿若突患重疾鼓症。当时其子郭维淮不满一岁，灿若恐郭氏正骨医术失传，毅然冲破郭氏正骨医术"传男不传女"的封建家规，开始向不识字的妻子传授医术。他一边教她学文化，一边手把手教医术。在郭灿若的精心传授下，高云峰很快掌握了基本要领。由于郭灿若先生打破了郭氏正骨"传男不传女"的家规，使平乐郭氏正骨得以突破性地传承，为平乐郭氏正骨日后的传播发展奠定了基础。

1948 年，解放洛阳时，人民解放军在高云峰家门口张贴了保护祖国医学遗产的布告：

平乐郭氏正骨，相传数代，颇负声誉，乃系祖国民间医学宝贵遗产，凡我军将士均应加以保护，不得影响其行医疗疾。仰各周知。

司令员陈赓 政治委员谢富治

1950 年，被誉为平乐郭氏正骨一代宗师的第五代传人郭灿若病逝于上海。丈夫去世后，高云峰承担起郭灿若的事业和传授儿子郭维淮正骨医术的双重使命，以家院为诊所，以儿子郭维淮为助手，以桌、椅、床、板为设备，接收诊治应接不暇的骨伤患者。家院虽小，设备简陋，母子俩却接纳治愈了来自本省河南及远自陕西、山西、甘肃、四川、山东、北京、上海的难以计数的骨伤患者。高云峰成为抗战时期和新中国成立前夕平乐郭氏正骨的主要掌门人，因此便有"天下骨病一石，云峰能医八斗"之说。被治愈之人有口皆碑，"高老婆"名扬四海，成为与其丈夫郭灿若齐名的平乐郭氏正骨第五代传人。

为感谢中国共产党对自己的信任和关怀，1952 年，高云峰冲破秘方不外传的族规，把祖传"接骨丹""展筋丹""加味益气丸""接骨膏药"、外洗药、外敷药等秘方贡献了出来。

1956 年 1 月，高云峰到北京参加全国政协二次会议时，受到毛主席、周总理的接见。为了完成毛主席的"多带徒弟，好好为人民服务"的嘱托，高云峰从北京回来不久，就

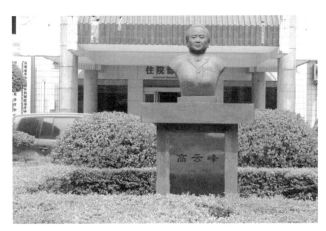

图 1 高云峰塑像

在当地政府的领导下，举办了"河南第一届正骨学习班"，由她亲自担任任课教师，开始公开向社会传授平乐郭氏正骨医术。

1958 年 9 月，在儿子郭维淮的支持协助下，高云峰创建了我国第一所中医骨伤科大学——河南省平乐正骨学院，并任河南省平乐正骨学院院长，开创了我国中医骨伤学高等教育之先河。1962 年高云峰任河南省平乐正骨研究所所长兼附属医院院长。之后数年，高云峰培养了一大批国家急需的高素质的中医骨伤人才，为传承发展中医骨伤事业做出了卓越的贡献。从而将植根于中原沃土的——平乐郭氏正骨术，引上了科学发展的道路，造就了一个享誉海内外的中医正骨学术流派——平乐郭氏正骨学术流派。

平乐正骨学院从 1958 年建立招生至 1962 年 3 年自然灾害停办，4 年间共招收 7 个班，这期间高云峰共带徒 21 人，举办正骨学习班 13 期，先后培训 91 人，培养正骨本科生 134 人，专科生 101 人。这些学生，学成毕业后，分配在全国各地，大都成为本地

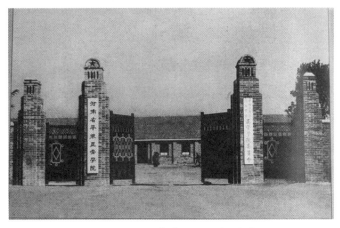

图 2 平乐正骨学院旧影（翻拍）

区的骨伤科名医和骨干。

高云峰先后当选为孟津、伊川县人大代表，河南省第一、第二、第三届人大代表，河南省第四届妇联执委、全国妇联执委、第三届全国人大代表。1976年6月高云峰不幸含冤去世。1981年7月27日，河南省卫生厅党组做出决定，为高云峰平反昭雪，恢复名誉。

第五代传人之一郭春园（1923—2005），曾任河南省政协委员、常委，省人大代表。国家人事部、卫生部和中医药管理局认定的全国500名老中医之一。他一生创办了"郑州市骨科医院"和"深圳市平乐骨伤科医院"两所医院，完成了《平乐郭氏正骨八法》和《世学正骨从新——从平乐郭氏正骨走向中西医结合治疗60年临床实践》两部骨科医学专著，参与了《中国百科全书·骨伤分册》的编写。他治学严谨，倾其毕生精力，为国家培养了一大批中医骨伤人才。他以治病救人为天职，深受同道及国内外广大患者敬仰和爱戴。在长年认真工作中，因过度接触放射线而致手部患上了鳞状上皮癌，后因病发扩散，治疗无效而撒手人寰。为了缅怀这位人民的好医生，卫生部、国家中医药管理局授予他"人民健康好卫士"的光荣称号，人民群众则称他是"中华骨魂""苍生大医"，2010年又被评为深圳市30位成绩卓著、最具有影响力人物之一。

第五代传人之一郭景轩，字式南，他是第三代传人郭贯田的长孙，新中国成立前就是骨科名家，曾为蒋介石治过腰疾。其子郭维黾，字勉则，其孙郭志林、郭志森均为平乐正骨传人。

第六代传人郭维淮（1929—2006），是郭灿若、高云峰之子。他于1945年开始随父母学习平乐正骨医术，1952年参加工作。他曾任洛阳地区中医门诊部主任，洛阳市第二人民医院骨科主任，第五、六届全国人大代表，1978年后历任河南省洛阳地区正骨医院副院长、河南省洛阳正骨医院院长兼河南省洛阳正骨研究所所长等职。现为骨伤科主任医师，全国第二届白求恩奖章获得者。我国中医药界首位"白求恩奖章"获得者，政府特殊津贴享受者，先后荣获"国医楷模""中医药传承特别贡献奖"等称号，是国务院确定的国家级非物质文化遗产代表性传承人。现任中华中医药学会终身理事，《中医正骨》杂志主编。

郭维淮是我国中医骨伤高等教育开拓者之一，1958年他协助母亲高云峰，创办了我国第一所中医骨伤科大学——河南平乐正骨学院。在当时缺少教材，缺少设备等十分困难的情况下，郭维淮先生自编教学计划及大纲，并主持编写了《正骨学讲义》（约40

万字）作为教材。他历任讲师、骨科教研室主任，开创了一整套平乐郭氏正骨教学方法，从而使中医骨伤走上了现代化教育之路。

郭维淮系统地总结传统经验和研究成果，著书立说，为国家培养中医正骨人才，主编有《正骨学讲义》《简明正骨》《中医骨伤科学》《中国骨伤科学（第 2 卷）》《平乐正骨》等多部著作。

郭耀先，字均甫，出生于平乐正骨世家，早年曾师从平乐正骨第四代继承人郭耀堂专攻正骨科。新中国成立后定居兰州，筹建了甘肃省中医院骨伤科，出版过《伤科方剂学》等著作。郭耀先长子郭宪章，曾担任兰州骨科医院院长。其次子郭允章先在兰州，后调深圳，一直从事平乐正骨的传承工作。

郭耀先之侄郭汉章，先后在平乐随曾祖父郭耀堂、叔父郭均甫、三曾祖父郭灿若，三曾祖母高云峰学正骨医术，新中国成立初在西安行医，曾出版了《实用正骨学》一书。1958 年后到大同医院建立了正骨科。郭耀先另一侄子郭焕章，自幼丧父随叔父耀先而立。曾任青海中医院骨伤科主任，编写的《伤科一百方》一书，保存了不少郭氏祖传良方，在西北高原带出了一批弟子。

平乐郭氏正骨第六代传人还有：郭灿若之侄郭维纯（字宗正）、郭维新、郭维安，郭维淮之妹郭秋芬，郭维淮之弟郭维浦，郭春园之子郭维育、郭维笃，郭春园之女郭玉龙、郭玉凤等。

平乐郭氏正骨第七代传人有：郭维淮之女郭艳丝（已逝）、郭艳锦、郭艳颖、郭艳幸，赵庆安（郭维淮之婿），郭维新之子女郭志贤、郭志东、郭志娟，郭维纯之子郭志忠，郭维纯之侄郭志明、郭志清，郭维安之子郭志钊、郭志成、郭志辉，郭维笔之子郭志林、郭志森等。

平乐郭氏正骨第八代传人有：郭珈宜（张媛）、张琳、郭马珑、崔宏勋、章奕、郭宏涛、郭宏霄、郭芄沅、郭团团、郭振宇等。

"洛阳平乐正骨"先后被国务院、国家文化部、国家商务部确定为"国家级非物质文化遗产"和"中华老字号"。郭维淮先生是国务院确定的国家级非物质文化遗产代表性传承人。

长江后浪推前浪，一代代新人在成长。平乐郭氏正骨这一学术流派已成为参天大树，根深叶茂，名扬海内外。正如河南省中医药研究院刘道清先生在《平乐正骨的传承与现实》一文中所说："二百多年来，平乐正骨从口传心授发展到建立高等学府、培训基地，成百上千的学子成了平乐正骨的传人；从民间的坐堂郎中发展到国家的三级甲等中医骨伤科医院——河南省洛阳正骨医院，成为全国中医骨伤专科医疗中心，全国重点中医专科（专病）建设单位，全国骨伤科医师培训基地，国家药品临床研究基地，国家博士后科研工作站，集医疗、教学、科研、生产于一体，涓涓细流汹涌成一条宽广的大河。突出了中医特色，丰富了正骨理论，拓宽了技术范围，培养了大量人才，代表着国内的先进水平，饮誉海内外。今天的洛阳平乐正骨已成为全国最大的、最具影响力的骨伤科学术流派。"[8]

二、平乐正骨的学术特色及其影响

郭维淮等编写的《平乐正骨》一书中说："明清以后逐步形成的经络穴位辨证施治、手法外治的少林派和以薛己为首的主张八纲辨证、药物内服为主的学派。平乐正骨传承了两大学派的学术观点，形成了独特的平乐正骨的学术思想——整体辨证、内外兼治、筋骨并重、动静互补。"[9]

郭维淮及其传人在全面继承和发展平乐正骨医术的基础上，总结了平乐正骨"整体辨证，手法整复，夹板固定，内外用药，筋骨并重，按摩活筋"的治疗原则，并以家传秘方为基础配制出"平乐内服接骨丹""展筋丹""活血接骨止痛膏"及"养血止痛丸"等系列药物，疗效显著。

高云峰生前研究的"中西医结合治疗创伤性陈旧性关节脱位"科研项目，于1978年荣获全国科学大会奖。郭维淮主持和指导的骨科研究课题有五项先后获得省部级以上科研成果奖。

平乐正骨强调人身肢体脏腑的整体性，外伤侵及人体，虽然使某一部分受损，但必然影响全身气血经络，造成气机紊乱，瘀滞经络；医者必须从患者的整体出发,调整气机、经络，才能收到良好效果。自然界的四时四气变化等，无不与人体息息相关，直接影响着人的生产生活、生理病理及疾病的治疗与康复。在治疗疾病的过程中，要根据四时四气等变化加以辨证调治，方能取得良好效果。

平乐正骨内外兼治思想包括两种含义。其一指外伤与内损兼治，其二指治法，内服药物与外敷药物同用，又注意以手法接骨理筋。强调骨折及脱位的手法复位，推拿按摩，理筋治伤，同时要以内服药物调理气血，以外敷药物消肿止痛。

平乐正骨十分强调治伤要筋骨并重，认为筋健则骨强，骨强则筋健。即使是单纯的筋伤和骨折，从治疗开始也应注意不断维护、发挥骨的支撑和筋的约束与运动作用。

动静互补是指把必要的暂时制动，限制在最小范围和最短时间内；把无限的适当活动，贯穿于整个治伤过程之中。根据不同时期的病情，实行恰当的活动和制动。总之，根据病情，以固定制动，限制和防止不利的活动，反过来亦可鼓励适当的、适时的、有利的活动，以促进气血循环，加速骨折愈合。

平乐正骨的学术思想，不但继承了中医学的传统理论，而且不断创新发展，形成了一套比较系统的治疗法则。

平乐郭氏正骨第八代传人郭珈宜（郭维淮之孙女）等人在《平乐郭氏正骨流派学术思想的传承与创新》一文中总结说："平乐郭氏正骨是一个理论体系完整，学术内涵和诊疗经验丰富的中医骨伤科学术流派，是我国中医药学百花园中的一枝奇葩，盛传八代，历时 220 年。平乐郭氏正骨第六代传人郭维淮先生，将平乐正骨前人的学术思想和宝贵经验归纳总结为'平乐正骨气血辨证理论'以及'三原则''四方法'。第七代传人郭艳锦、郭艳幸将平乐郭氏正骨学术思想扩展为'六原则''六方法'，并构建了平乐正骨平衡理论体系。"[10]

今摘其要点简述如下：

平乐正骨气血辨证理论，包括辨气血失调、辨气血变化、辨气病血病特点、辨伤科杂病气血病理特点、审气血辨证与整体辨证关系五方面内容。

平乐正骨三原则，包括整体辨证、内外兼治、筋骨并重。

平乐正骨四方法，包括治伤手法、固定方法、药物疗法、功能疗法。

平乐正骨流派学术思想的创新，包括正骨原则的创新、正骨方法的创新和正骨学术理论的创新。

平乐正骨第七代传人郭艳锦、郭艳幸在继承平乐正骨学术思想的基础上，不断创新和发展，将平乐正骨"三原则"扩展为"六原则"，即"整体辨证、内外兼治、筋骨并重、动静结合、防治结合、医患合作"。

平乐正骨第七代传人郭艳锦、郭艳幸将"四方法"扩展为"六方法"，即"诊断方法、治伤手法、固定方法、药物疗法、功能疗法、养骨方法"。

平乐正骨学术思想中蕴含着宝贵的、朴素的辩证法思想。平乐正骨第七代传人之一郭艳幸教授在中医正骨理论的基础上，结合祖国传统文化及中医基础理论，从自然界万事万物的生存变化特点入手，审视现代医学及人类生活、疾病变化特点，系统总结出了平乐正骨"平衡理论"。即气血共调平衡论、筋骨互用平衡论、动静互补平衡论、五脏协调平衡论、形神统一平衡论、天人合一平衡论、标本兼顾平衡论、膳食平衡论、起居有常平衡论，进一步完善了平乐正骨学术理论体系。

河南省社会科学院研究员王永宽先生在《洛阳平乐正骨医术探源》一文中说："平乐正骨所坚持的'整体辨证，筋骨并重，内外兼治'三原则，所采用的'治伤手法，固定方法，药物治疗，康复锻炼'四方法，以及所使用的药物接骨丹、展筋丹等，在古代的中医学文献中可以找到相关的记述，而且可以由此看出洛阳平乐正骨医术对于古代中医学遗产予以继承和发展的踪迹。"[11]

众所周知，随着中国古代医学的产生，而在同时也就有了中医骨伤科学的治疗实践。可以说中医骨伤科学是同中医学的产生与发展同步的。

在当代考古发现的商代甲骨文的卜辞中，可以见到"疾首""疾目""疾耳""疾口""疾骨"等 30 余种疾病，其中"疾骨"即是指骨科伤病。《周礼·天官冢宰下》有"金疡""折疡"等记载，这里所谓"金疡"指刀箭伤，所谓"折疡"指各种跌打损伤，都涉及骨伤的治疗。

汉代医圣张仲景的《金匮要略》卷十八中即记有治金疮的方法。

隋代巢元方的《诸病源候论》卷三十六"金疮诸病候"部分，有"金疮伤筋断骨候""箭镞金刃入肉及骨不出候"等节，即是与骨伤科相关的内容。唐代"药王"孙思邈的《备急千金要方》，是中医中药学的经典文献。其卷七十七"备急方"记述了救治"诸般伤损"的药方，如"治折骨断筋方""治腕折骨损痛不可忍方""治四肢骨碎伤筋蹉跌方"等，都是非常宝贵的中医骨伤科药方。

唐代蔺道人的《仙授理伤续断秘方》，是我国第一部骨伤科专著，开篇即是"医治整理补接次第口诀"，记述对于骨伤的手法处理及用药。所开列的药方配伍精当，具有显著疗效，至今仍有实用价值。在手法的运用方面，提出对于开放性损伤要先清创，后用手法复位，再进行缝合，这对平乐正骨的医术必然产生一定的影响。

北宋末年宋徽宗主持编纂的《圣济总录纂要》卷二十二为"伤折门"，其中记述了对于"打扑损伤"和"诸骨蹉跌"的救治方法。此卷还附有各种药方、膏药、偏方等，其中有"接骨紫金丹"，对于身体各部位的骨折皆有显著疗效。而如今洛阳平乐正骨的"内服接骨丹"的配方与该书中所记"接骨紫金丹"的配方多有相似之处。例如：

"接骨紫金丹"方：

乳香（炙去油）、紫荆皮、骨碎补、大黄、血竭、归尾、硼砂、土鳖（烧酒浸死，瓦焙干）、自然铜（锻淬七次，各一两）。右为细末，每服七分半，热酒调服，其骨自接。

洛阳平乐正骨的"内服接骨丹"方[12]：

土元（即土鳖）9克，三七9克，乳香5克，没药5克，自然铜15克，煅骨龙15克，麝香0.3克。共为细末，每次3克，每日2次，开水冲服。

可以看出，两种药方都有"乳香""自然铜"和"土鳖"。

元代名医危亦林的《世医得效方》卷十八是"正骨兼金镞科"，记述了关于骨伤及刀枪箭伤的救治方法。如"背脊骨折法"云："凡剉脊骨，不可用手整顿，须用软绳从脚吊起，坠下，身直，其骨便自然归窠……"其法为后世延用，直到如今，骨科医术对于脊骨伤及腿伤仍使用吊脚牵引，洛阳平乐正骨也同样使用。《平乐正骨》一书中在记述脊柱骨折的救治使用"悬吊复位"方法时，就直接引用了危亦林在《世医得效方》卷十八"背脊骨折法"中的这段论述。[13]

明代万历年间的名医王肯堂在骨伤科方面也有高深造诣。其所著《证治准绳》卷一一八为"外科·伤损门"，对于骨伤科的救治论述颇详，所述内容对平乐郭氏正骨医术也有直接的影响。如郭氏正骨医术所坚持的辨证施治原则，重视对于人体骨骼解剖学的掌握，所采用的正骨手法和用药方法等，同《证治准绳》的论述均相一致。由此也可以看出洛阳平乐正骨医术对于古代中医学遗产予以继承和发展的踪迹。

明清之际中医学得到长足的发展，作为当时名医的祝尧民尽管并未留下什么医学著作，但是他对于前代的骨伤科医疗理论与技术，肯定有所继承并予以发扬创新。这种影响也必然体现在洛阳平乐正骨医术的传承和发展的过程中。在《平乐正骨》一书中附有不少常用方药，多为引用《伤寒论》《仙授理伤续断秘方》《和剂局方》《此事难知》《内外伤辨惑论》《银海精微》《济生方》《丹溪心法》《妇人良方》《外科正宗》《温病条辨》《医宗金鉴》等多部古代医学名著的医方，这更是有力的证明。

综上所述，可以看出郭氏正骨医术体系的形成绝不是偶然的，它是在中医学演进与发展的过程中逐步成熟起来的。郭氏正骨医术在继承前人成果的基础上，经过历代郭氏传人的辛勤努力，结合自己的医疗实践不断创新，才形成了自为一家的骨伤理论与医术体系。

我们采访了《中医正骨》杂志社编辑部秦克枫主任。在谈到平乐郭氏正骨的影响力时，他说："现在，全国中医院校的骨伤系，各省自治区中医院骨伤科的创始人，大部分毕业于洛阳正骨学院。平乐郭氏正骨在新中国成立后发展很快，郑州市骨科医院、洛阳正骨医院、西安红合医院、甘肃省中医院、青海中医院及深圳平乐正骨医院，均系平乐郭氏的传人所创。他们都是平乐郭氏的传人，不能说谁是正宗，谁是枝繁叶茂。"为了证明自己的结论，他送我们一本人民卫生出版社 2008 年出版的《骨伤名师二十三讲》，并用清秀的钢笔字列举了平乐郭氏正骨的杰出贡献。2008 年，中华中医学会中医骨伤科分会第一次命名的中医骨伤名师 23 人中，有平乐郭氏家族成员 4 人，平乐骨科医院毕业者 3 人。他们是洛阳骨科医院院长郭维淮，深圳平乐正骨医院创始人郭春园，甘肃省中医院的创始人之一郭宪章，青海省中医院的创始人之一郭焕章，安徽省中医院骨科创始人丁鄂，江西省中医院骨伤科创始人许鸿照，广西中医学院院长韦贵康。他们都是所在省、自治区首任骨伤学会会长。

千百年来，散落在民间的祖传医术有不少已经自生自灭，那么，为什么平乐郭氏正骨能从一枝独秀，成长为一片片森林呢？

秦克枫说："200 多年来，平乐郭氏正骨备受历代百姓的爱戴和政府的关注。上至皇帝国戚，下至黎民百姓，都在盛传各种各样的郭氏技术高明的传奇故事。即使在一度'封杀中医'的民国时期，郭氏正骨仍受到了欢迎和保护。尤其是新中国诞生以后，在中央及省市领导的指引和支持下，创办了中国第一所正骨学院，从而培养了一支强大的骨科医生队伍。这支队伍的旗手，就是平乐郭氏正骨的第五代传人高云峰。高云峰培养的学生遍及全国各地，他们带着恩师的嘱托，在国内外骨伤医学领域奋力拼搏。至今活跃在骨伤第一线的名师，多数与平乐郭氏正骨有着深厚的渊源关系。"

三、弘扬平乐正骨所传承的杏林精神

据葛洪《神仙传》卷十记载："（董）奉居山不种田，日为人治病，亦不取钱。重病愈者，使栽杏五株，轻者一株，如此数年，得十万余株，郁然成林。"基于董奉的这一传说，"杏林"随之成为中华传统医学的代名词，医家以位列"杏林中人"为荣，医技以"杏林圣手"为赞，医德以"杏林春暖"为誉。其实，人们爱"杏林"，正是爱"救死扶伤""施药济贫"的杏林精神。这种精神正是中华民族的传统之光。

平乐郭氏正骨一直传承着这种"杏林精神"。

自平乐郭氏正骨第一代传人郭祥泰，到第五代传人高云峰，始终践行着看病不收钱，行医不卖药的不成文规矩。不论贫富贵贱，只要上门求医，均一视同仁。他们的理念是"让天下的人都能看上病，吃上药"。在他们眼里，不分穷人富人，只有患者。

郭家有个规矩，看病没有价格，患者无须挂号，无须交钱。当年高云峰、郭春元在平乐临街的北门楼下悬壶坐诊，患者有坐独轮车来的，也有坐轿子来的，无论贫富贵贱，一律排队等候，没人有什么特权。郭家大宅门外的大槐树上，挂着一个大筐，不管穷人富人，看完病随便在筐里放点东西就可以走人。实在没有东西，病好了留在这里帮着护理几天患者也可以。穷人拿点粮米往大筐里一放了事，也没有人监督。有钱人就买点像样的礼物，也和穷人一样，往筐里一放即可。

第五代传人郭春园从郑州骨科医院退休后，又到深圳创办了平乐正骨医院。1956 年他曾将一批祖传验方无偿捐献给郑州骨伤科医院，2002 年 9 月 30 日，他将最后 13 个家传秘方、验方的专利权，又无偿捐献给了深圳平乐骨伤科医院。他说："我把秘方和验方的专利权无偿捐给国家，就是为了不让家族后辈与医院争夺知识产权，凡是我的子女、学生，都有权利使用这些秘方治病救人，造福百姓。"就在他去世的前几天，他还特别叮嘱院领导，以后每年都要从这些药方产生的利润中拿出一笔钱来，救助贫困患者和读不起书的孩子。

从 20 世纪 50 年代起，为了给患者提供最好的治疗，郭春园在 X 射线下整整工作了 25 年。作为医生，他比谁都清楚，长时间不加防护地在放射线下工作，会对自己的健康产生怎样的危害。然而，如果在给患者接骨时戴上那个重达几斤的防护手套，手指难以灵活，患者的断骨要达到三分之二的复位已经不易，根本无法实现他百分之百复位的要求。为了患者的疗效，任凭别人怎样劝说，他坚决不肯戴上那副沉重的铅手套。

1982 年，郭春园左手食指因为长期遭 X 射线的侵蚀而开始溃烂，伤口长期流血化脓。医生对他说："为了防止癌变，你应该尽早截掉左手的拇指和食指。"他坚决反对："我是骨科医生，截去拇指和食指，还怎么给患者治病？"就这样，郭春园一直冒着癌变的危险，拒绝截指手术并继续坚持为患者治病。直到 2001 年，医生在他的伤指上查出了鳞状上皮癌，他才不得不同意手术截指，但也只同意截去左手食指的半截，尽量不影响他给患者疗伤。

术后不到一周，郭春园又像以往一样，起早贪黑地为慕名前来的患者看病，每周坚持 3 天到住院处查房，审查年轻医生的治疗方案。

同为骨科医生的儿子看到父亲的手癌变了，也为自己的手担心，他指着自己已变形的手指，对父亲说："射线已把我的手伤成这样了，真不知道以后会怎么样。"看着儿子那些已经严重变形的手指，郭春园沉默半天后对儿子说："当医生嘛，难免要为患者有所牺牲，这是没办法的事情。”

平乐郭氏仁慈行医，济世救人，留下了许多脍炙人口的典故和传说，如"仁风膏雨""质直好义""洁古家风""和暖遗风""神乎其技""其居心厚，其操行洁"等，代代相传。在老百姓口口相授的故事里，在正骨界代代相承的效仿中，形成了广泛的价值认同而转换成一种文化现象。这种文化现象根植于大众心中，它的社会根源是历史悠久的中华民族对真、善、美理想永不停止的追求。

作为后人，我们应当弘扬从郭祥泰到高云峰、郭春园、郭维淮所传承的杏林精神。

四、前进中的河南省洛阳正骨医院

河南省洛阳正骨医院是在具有 220 余年历史的平乐郭氏正骨基础上发展起来的一所集医疗、教学、科研、产业、文化于一体的省直三级甲等中医骨伤专科医院。1956 年建院，1959 年建立洛阳正骨研究所（2006 年更名为河南省正骨研究院）。医院现已成为国家中医骨伤诊疗中心，卫生部国家临床重点专科建设单位，国家中医重点专科项目建设单位和骨伤协作组大组长单位，国家中医药管理局重点学科建设单位，国家博士后科研工作站，国家药品临床研究基地，国家组织工程中心河南分中心，国家工伤康复试点机构，河南省中医骨伤工程技术研究中心，骨代谢与骨结构分析三级实验室，2011 年被河南省卫生厅批准挂牌河南省骨科医院，2012 年被河南省卫生厅批准挂牌河南省骨伤康复医院。为提升医院整体管理水平，打造"以病人为中心"的质量安全文化，医院导入 JCI（国际医疗卫生机构认证）标准并于 2010 年 12 月和 2014 年 2 月两次顺利通过 JCI 认证。

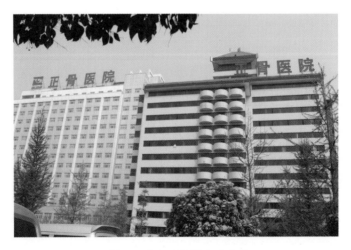

图 3　洛阳正骨医院病房楼

于 2013 年 10 月和 2013 年 9 月两次顺利通过 ISO15189 国际实验室标准认证。

医院占地面积约 700 亩，现有职工 1500 余人，核定床位 2450 张，开放床位 1500 张，2013 年门诊量 23 万余人次，收治国内外住院病人 2.3 万余人。现有洛阳东花坛院区、白马寺院区、郑州院区（河南省骨科医院，2014 年开诊）、在建洛阳康复院区（河南省骨伤康复医院，计划 2015 年年底开诊）和河南省洛阳正骨医药科技产业园，逐步形成"两地五址"区域的新格局。医院按部位、年龄、病种、治疗方法进行二、三级分科，设立了手外中心、脊柱中心、髋部中心、膝部中心、骨病中心、颈腰痛中心、康复中心、创伤急救中心、上肢损伤科、足踝损伤科、骨盆外科、小儿骨伤科、整形外科、手法正骨科、风湿病科、骨质疏松科、核医学科等 40 多个临床中心和科室。设置有设施先进的影像中心、检验中心、静脉配置中心等。研究院拥有生化、生物力学等 8 个基础实验室，主办国家级杂志《中医正骨》，拥有传统药物、器械生产企业——河南省洛正制药厂、河南省洛正医疗器械厂。

近年来，医院不断加强文化建设。认真总结、深入挖掘、精心提炼，明确了"传承创新、弘扬正骨医术，关爱生命、创造健康人生"的医院使命，形成了"正骨人，人正骨正，医患情，情真心真"的核心价值观。成立品牌策略委员会，负责"洛阳正骨"文化的发展规划、管理及宣传；拍摄反映医院传奇历史的电视剧《大国医》，在央视八套、10 多个省级卫视及港澳台播出，获全国第十一届精神文明建设"五个一工程奖"。"洛阳平乐正骨"先后被国务院、国家文化部、国家商务部确定为"国家级非物质文化遗产"和"中华老字号"，医院被确定为河南省非物质文化遗产传习所。开发"洛阳正骨"系统产品，弘扬中医药文化，利用书法、绘画、雕塑、奇石等方式美化医院环境，营造浓郁的中医药文化氛围。现在，"洛阳正骨"品牌的知名度、美誉度不断提高，慕名就诊的患者越来越多，省外病人已经占到住院患者的 25% 左右。

建院 50 多年来，医院在挖掘、继承、创新平乐郭氏正骨医术的基础上，走临床研究与实验研究相结合的道路，在采用传统手法复位治疗骨伤疾病、采用内外固定器具和中西医结合方法治骨伤科疑难疾病方面，形成了自己的学术特色。实施品牌发展战略，加强医院文化建设，走出了一条专科化、特色化、品牌化、一体化、国际化的发展之路，取得了良好的社会效益和经济效益。多次受到国家及省、市的表彰和奖励。被卫生部、人事部、国家中医药管理局授予"全国卫生系统先进集体""中医名院"等荣誉称号。

1981 年被国家中医药管理局确定为"全国中医骨伤科医师培训基地"。1993 年与河南中医学院合作，联合举办中医骨伤专业成人大专班，先后与上海中医药大学、安徽中医学院、浙江中医药大学、福建中医学院合作，联合培养硕士研究生。医院通过各种形式举办的本科班、专科班及全国进修班等形式，共为国家培养骨伤科人才5000多名，遍及全国各省、市。2010年医院被国家中医药管理局确定为全国临床医师继续教育基地，2014年被国家发改委正式审批为全科医生临床培养基地。

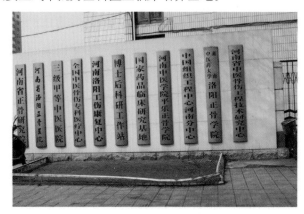

图4　洛阳正骨医院

考察临近结束时，我们采访了洛阳正骨医院的杜天信院长。

之前，我们曾私下里向几位大夫询问杜院长执政的特点。他们不假思索地说："他最大的特点就是高屋建瓴，思想超前，创新意识极强，无论是人才培养还是技术设备，都想站在最前瞻的角度去思考。"通过接触和交谈，我们更加感受到他那立意高远又淡定自若的风格。

他对影像科的主任讲："你必须盯住全世界最尖端的设备，只要出现了新设备，你就要在第一时间告诉我。筹备资金是我的事情。错过了机会，是你的问题。"

这是何等的气魄！

他笑着说："创办一流的医院，只有具备一流的人才、一流的设备和一流的管理，才能有一流的服务。"

"这实在不容易。"我们说。

杜院长笑而不答。看来他已胸有成竹，又在酝酿着一个宏大的计划。

五、不能忽略的平乐郭氏正骨发祥地

平乐镇位于洛阳东郊，隶属孟津县。北靠邙山，南望洛河，东临白马寺，西接洛阳市区。因东汉时汉灵帝在此修建平乐观而得名。李白的《将进酒》就有"昔时陈王宴平乐，斗酒十千恣欢谑"的名句，陈王即陈留王曹植。现在的平乐镇还有汉魏帝王陵墓群、北魏帝王陵墓群、隋唐帝王陵墓群等一大批帝王将相的陵墓，这些史迹充分显示了平乐悠久的历史和地理位置的重要性。

在《中医正骨》杂志社编辑部副主任张进川先生和平乐正骨第八代传人郭珈宜女士的陪同下，我们来到了孟津平乐村。如今的平乐村，公路宽敞，商店林立。走进去，路两旁多是二层小楼。但当我们找到郭家的旧址时，迎面看到的却是破烂不堪的院子，一溜房子，用土坯砌成的砖墙早已歪斜，随时有倒塌的危险。另一间房子堆满了杂物。一位颤巍巍的老人在此居住。他是平乐正骨第六代传人郭维淮的弟弟郭维浦，在此守候多年。

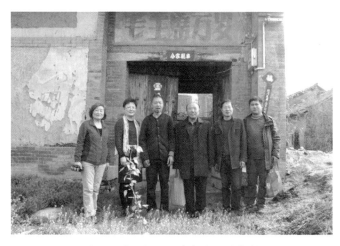

图 5　采访组一行在郭氏故居合影
（左起：李文、郭珈宜、郭维浦、许敬生、张进川、马鸿祥）

这个地方曾走出过驰名全国的正骨大师，现在却成了被人遗弃的废墟。我们向陪同人员建议，应该在此旧址建一个郭氏正骨纪念馆。郭珈宜女士说："我们郭家人早就有这个愿望，但土改后的土地，早已不属于郭家，且旁边还有一个超市。让多家搬迁，这是一个摆在当地政府面前的难题。"

据有关材料显示，新中国成立前夕，郭氏家族是五进院，宽敞的院落和房子，络绎不绝的求医者，使这里长年累月车水马龙。新中国成立以后，郭氏正骨的主要成员，陆续走出了孟津，也陆续放弃了这块家园。加上当时的政策，院落也从五进院缩小到一进院。

转眼间 60 多年过去了，当年红火的郭氏正骨大院，已变成淹没在红砖瓦房中的残垣破壁。让人担心的是，用不了一二十年，这个地方将会被新一代人渐渐遗忘。

这里是洛阳平乐郭氏正骨的根脉，若没有这一根脉，何来声名显赫的洛阳正骨医院这棵参天大树？作为后人，应当精心维系这一根脉，呵护这一根脉，这不仅仅是为了多一个闪烁的光环，更是为了传承一种精神。所以，我们建议，无论遇到什么样的困难，但愿在各级领导的协调下，能在骨伤大师的诞生地，建成一个纪念馆。

参考文献

[1] 郭建斌，等．郭氏家谱 [M].1998.

[2] 郭晓慧，李留海，等．洛阳正骨传奇 [M]．郑州：河南人民出版社，2009.

[3] 郭晓慧，李留海，等．洛阳正骨传奇 [M]．郑州：河南人民出版社，2009.

[4] 郭维淮．平乐正骨 [M]．北京：中国中医药出版社，1995.

[5] 郭维淮，等．平乐正骨·郭维淮 [M]．北京：人民卫生出版社，2009.

[6] 孟宪明．文化视野中的洛阳平乐正骨考源 [J]．河南教育学院学报，2008，1：45.

[7]《洛阳正骨志》编委会．洛阳正骨志 [M]．郑州：中州古籍出版社，2005.

[8] 刘道清．平乐正骨的传承与现实 [J]．河南教育学院学报，2008，1：55.

[9] 郭维淮，等．平乐正骨·郭维淮 [M]．北京：人民卫生出版社，2009.

[10] 郭珈宜，崔宏勋，等．平乐郭氏正骨流派学术思想的传承与创新 [J]．中医正骨，2015，1：70.

[11] 王永宽．洛阳平乐正骨医术探源 [J]．河南教育学院学报，2008，1：49.

[12] 郭维淮．平乐正骨 [M]．北京：中国中医药出版社，1995.

[13] 郭维淮．平乐正骨 [M]．北京：中国中医药出版社，1995.

2015 年 6 月 20 日

附：相关考察资料

考察时间：2015 年 4 月 8 日—4 月 10 日

考察地点：河南省洛阳正骨医院　洛阳白马寺正骨医院老院区　平乐郭氏正骨发源地孟津县平乐镇

考察人员：许敬生　李文　马鸿祥　李新叶　周立凡

采访对象：洛阳正骨医院院长杜天信，洛阳正骨医院党办主任张韶国，洛阳正骨医院院长办公室王秀真、赵红霞，平乐正骨第八代传人、平乐正骨研究室郭珈宜，《中医正骨》杂志社编辑部副主任秦克枫、张进川，郭维淮先生之弟郭维浦，平乐镇村民。

南阳菊潭考

中原中医药文化遗迹与文物考察研究小组

许敬生　执笔　尹笑丹　配图

菊花是中国的名花，也是常用的药物，菊花茶更是人们日常喜爱的饮品。菊花散风解毒，养肝明目，《神农本草经》把它列为上品，称"久服利血气，轻身，耐老延年"。李时珍在《本草纲目》中说："其苗可蔬，叶可啜，花可饵，根实可药，囊之可枕，酿之可饮，自本至末，罔不有功。"

　　当今一提到名产地的菊花，人们往往不约而同地列出若干种来，如浙江杭州的"杭菊花"、河南焦作的"怀菊花"、安徽滁州的"滁菊花"等。其实，菊花的原产地和古代最著名的菊花的产地并不在上述几个地方，而是在河南省南阳内乡县西北菊花山（今属西峡县）的菊潭。

　　菊潭，又名菊泉。历史上曾潭清可鉴，水极甘馨，山上菊花影映其中，风景秀丽。因谷上菊花堕其中，常年滋液，潭水具有药用功能，史称菊潭。周围村庄是我国古代著名的长寿之乡。内乡，古称郦县，因古代早有种菊的记载，故有"菊花故乡"之誉。内乡县衙遗有两副对联：

　　其一："治菊潭，一柱擎天头势重；爱郦民，十年踏地脚跟牢。"上联意思是，做治理菊潭的地方官，责任重，压力大，如同顶天的柱子一样，感到无比沉重；下联说，爱护郦县的百姓，脚踏实地在本职内干上十年八年，不去谋求升迁。

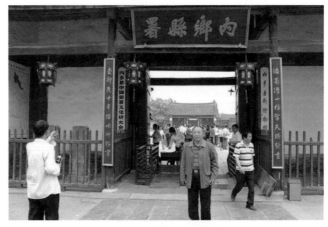

图1　内乡县衙门联

　　其二："依宛镇，连丹郿，商圣故里；接秦晋，瞩荆襄，郦邑菊源。"上联意思是，内乡东边与南阳、镇平为邻，西边与丹江、郿县相连，这里是商圣（范蠡）故里；下联意思是，西北接陕西、山西，远望湖北的荆门和襄阳，这里是郦县菊源。

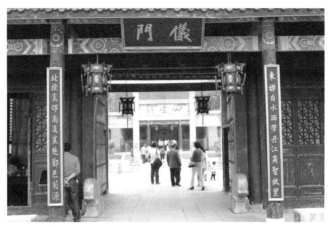

图 2　内乡县衙仪门对联

一、菊潭的盛衰

1. 菊潭所在地的历史沿革

据《内乡县志》记载，西周时建郦国，春秋为楚之郦邑，战国归秦，属商鞅封地，秦设郦县，属南阳郡，汉沿秦制。西魏改析阳县为中乡县（县治今西峡县城）。隋开皇三年（583 年），避文帝父杨忠讳改中乡县为内乡县，改郦县为菊潭县，同属南阳郡。唐武德元年（618 年），菊潭县废，其南境归新城县，北境新置默水县。唐开元二十四年（736 年），割新城 3000 户，复置菊潭县，治所在今西峡县丹水镇。前后两次设菊潭县长达 250 多年。五代周显德三年（956 年），并菊潭入内乡，时内乡县辖今内乡、西峡两县境域。元初（1265 年），县治所由西峡口迁至渚阳镇（今内乡县城）。同时，淅川、博山两县并入内乡，属邓州。内乡兼有今内乡、西峡、淅川三县境地，为内乡县面积最大的时期。明成化六年（1470 年），复置淅川县。清代沿袭明制，内乡属南阳府邓州。1948 年 5 月 4 日内乡解放，分其西境新建西峡县，丹水镇及菊花山均隶属西峡县。内乡县治所仍设于原县城。

2. 古代历史文献对菊潭的记载

自汉代以来，多部古籍对郦县菊花有所记载，并赞美菊潭水健身治病。

《汉书·地理志》："析，黄水出黄谷，鞠水出析谷，俱东至郦入湍水。" 唐代颜师古注："鞠水，即今所谓菊潭也。"

东汉末年应劭《风俗通义》云："南阳郦县有甘谷，谷中水甘美。云其山上大有菊花，水从山上流下，得其滋液，谷中三十余家，不复穿井，仰饮此水，上寿百二三十，中者百馀岁，七八十者名之为夭。菊花轻身益气令人坚强故也。"

晋葛洪《抱朴子内篇》卷十一云："南阳郦县山中有甘谷水，谷水所以甘者，谷上左右皆生甘菊，菊花堕其中，历世弥久，故水味为变。其临此谷中居民，皆不穿井，悉食甘谷水，食者无不老寿，高者百四五十岁，下者不失八九十，无夭年人，得此菊力也。故司空王畅、太尉刘宽、太傅袁隗，皆为南阳太守，每到官，常使郦县月送甘谷水四十斛以为饮食。此诸公多患风痹及眩冒，皆得愈，但不能大得其益，如甘谷上居民，生小便饮食此水者耳。"

南朝刘宋盛洪之《荆州记》云："（郦）县北八里有菊水，其源旁悉芳菊，水极甘馨。又中有三十家，不复穿井，即饮此水。上寿百二三十，中寿百馀，七十者犹以为夭。汉司空王畅、太傅袁隗，为南阳令，县月送三十馀石，饮食澡浴悉用之。太尉胡广父患风羸，南阳恒汲饮此水，疾遂瘳。此菊短，葩大，食之甘美，异于余菊。广又收其实，种之京师，遂处处传置之。"《后汉书·郡国志·南阳郡》注中也引用了上述这段话。清代学者王先谦在《后汉书集解》中，特意注明说："（郦）故城，今南阳府内乡县东北。"

胡广（91—172），字伯始，南郡华容（今湖北监利）人，东汉时官吏。据《后汉书·胡广传》，胡广于安帝时举孝廉，后历任朝廷司空、司徒、太尉，官至太傅，为人谦和，熟悉典章。《胡广传》云："（广）性温柔谨素，常逊言恭色，达练事体，明解朝章。"以至当时"京师谚曰：'天下中庸有胡公。'"可见当时人们对胡广的敬重。在《胡广传》"时年已八十，而心力克壮"句唐李贤等注中，也引用了南朝盛洪之《荆州记》有关菊水的记载。并说："太尉胡广所患风疾，休沐南归，恒饮此水，后疾遂瘳，年八十二薨也。"不论是胡广患风疾也好，还是胡广父患风疾也好，这已无关紧要，但都是饮用了郦县菊水后"疾遂瘳"，这就都说明了郦县菊花的轻身益气功效，而胡广栽培野生菊花多种，应该说这是他对人类的一大贡献。

郦道元在《水经注·湍水》中写道："湍水出郦县北……湍水又南，菊水注之，水出西北石涧山芳菊溪，亦言出析谷，盖溪涧之异名也。源旁悉生菊草，潭涧滋液，极成甘美。云此谷之水土，餐挹长年。"

从以上记述看，早在汉代、两晋及南北朝时，南阳菊潭已是景致诱人，盛名远扬。

3. 历代本草著作中有关菊潭的记述

在历代本草著作中，也多有记述：

梁代陶弘景《神农本草经集注》："菊有两种……唯以甘、苦别之尔。南阳郦县最多，今近道处处有。"

宋代苏颂《本草图经》："唐《天宝单方图》载白菊云：原生南阳山谷及田野中……（今）诸郡皆有。"又说："菊花生雍州川泽及田野，今处处有之，以南阳菊潭者为佳。"又说："南阳菊亦有两种：白菊，黄菊。然今服饵家多用白者。"

宋代寇宗奭《本草衍义·卷七》："菊花近世有二十余种。惟单叶花小而黄，绿叶色深小而薄，应候而开者，是也。又邓州（内乡县属南阳府邓州）白菊单叶者，亦入药。馀医经不用。"

宋代唐慎微《证类本草·卷五》"菊花水"条云："菊花水，久服不老，令人好颜色，肥健，益阳道，温中，去痀疾。出南阳郦县北潭水，其源悉芳。菊生被崖，水为菊味。"

明代李时珍《本草纲目·草部·卷十五》："又有夏菊、秋菊、冬菊之分。大抵惟以单叶味甘者入药。《菊谱》所载甘菊，邓州黄、邓州白者是矣（内乡县属南阳府邓州）。甘菊始生于山野，今则人皆栽植之。"

4. 古代诗歌中对菊潭的描述

菊潭是菊花潭的简称，又名菊水，菊花山间，山菊青青，泉流潺潺，交汇成潭，故称菊潭。每值仲秋，菊香潭碧，"菊花倒浸秋潭水"，映出"菊潭秋月"之美景，古为内乡八大景之一。菊花山、菊潭在当时形成了集山水美景、交通要冲为一体的地域优势。因此，文人墨客、仕者名流多在此感慨流连。

自唐以来，众多著名诗人为菊潭留下诗句。例如：

李白《忆崔郎中宗之游南阳遗吾孔子琴，抚之潸然感旧》："时过菊潭上，纵酒无休歇，泛此黄金花，颓然清歌发。"

孟浩然《寻菊花潭主人不遇》："行至菊花潭，村西日已斜，主人登高去，鸡犬空在家。"

贾岛《石门陂留辞从叔誉》："寒冲波水雾，醉下菊花山。"

宋代著名文人苏辙《五月园夫献白菊》："南阳白菊有奇功，潭上居人多老翁。叶似皤（pó）蒿茎似棘，末宜放入酒杯中。"

司马光《菊》："琐琐南阳菊，秋潭岁自开。孤根拥红叶，落蕊媚苍苔。"

范仲淹《献百花洲图上陈州晏相公》："菊分潭上近，梅比汉南迟。"

宋代曾丰《寿富阳宰》："饮君以蜀州竹叶之酒，食君以郦县菊花之英。"

金朝的大诗人元好问曾在西峡任县令一年，其母死后，他辞官守孝期间，并没有回老家，而是在菊花山就地住下，且一住三年。同菊花山的百姓同饮菊潭水、菊花酒，探索养生之道。他在菊潭留诗达 15 首之多。如"菊潭秋花满，紫稻酿寒泉。甘腴入小苦，幽光出清妍"。又如"思得菊潭酒，为公制颓龄"。

明代李蓘有《菊潭（二首）》。其一"甘谷之中潭水清，上有菊花无数生。谷中人家饮此水，能令上寿皆百龄"。其二"浩荡李青莲，清狂孟襄阳。当时各到菊潭上，风流对酒酹壶觞"。

清代郑板桥《咏甘菊》："南阳菊水多耆旧，此是延年一种花。八十老人勤采啜，定教霜鬓变成鸦。"

这些流传至今的名言佳句表明，当时菊潭对那些自视甚高的古代文人骚客具有极大的魅力。也正是他们的这些美言妙语，记录了菊潭的秀美与神秘，并使菊潭的美景与这些天涯过客交融成一种独特的菊潭文化。

5. 菊潭的衰落

然而到明清时，菊潭已是山菊敛迹，碧潭淤塞。明清两代，游览菊潭的文人骚客留下了一些诗篇，多为追念之作，如明嘉靖进士李蓘在其诗中说："我来寻胜地，不见一黄花。试问潭边姓，谁为寿者家。"

又如清代文人高佑釲（sì）在《内乡怀古四首》之第三首中说："牢落诗人托异乡，青莲还对孟襄阳。荒祠千载菊潭上，落日经过泪千行。"均写出了当时菊潭、菊花山的荒凉情景。

千年胜景的菊花山，为什么灭迹呢？主要原因在于一次大自然的灾难所致。据《西峡县志》载："明世宗嘉靖七年（1528 年）秋，宛西一带一连三个月大旱，民多饥死，人相食，至八年春尤甚。"这年宛西一连数月大旱无雨，以内乡最为严重，百草枯死，作物绝收。从此菊花山的菊花枯死，昔日胜地变成了一座荒山。据清代陈梦雷等《古今图书集成》载："甘菊出自内乡菊潭者佳，今无。山谷虽在，潭淤被毁。现仍存上寿洞，内有一水潭。"

菊花山的荒落，使人们为失去胜地而惋叹。值得欣喜的是，菊花山的菊花并未绝种。1972 年中日建交后一次中国代表团访日，日方还特回赠河南西峡菊花山原种 10 株，被植于北京植物园。1989 年日本一个五人访问团专程来到西峡提出要观看菊花山。当日由县政府主管外事的王武堂、方成陪同，看了菊花山山貌山系，在菊潭内饮了潭水。他们还带来了一个日本地方戏的录像片，放给王武堂、方成观看，片中讲的是日本友人喝了菊潭水长寿百岁的故事。日本客人久久流连忘返，感叹地说："日本的菊花是从贵国菊花山引去的。"

考查以上文献，可得出以下结论：

其一，菊源在南阳西峡菊潭，汉代胡广带入京师洛阳，又传植于天下。

其二，至少在明代以前，菊潭的菊花一直最为有名。

其三，菊潭之水能健身，菊潭曾是长寿之乡。

其四，明代以后，碧潭淤塞，郦菊敛迹。

二、菊潭的今天

从伏牛山南麓西峡县丹水镇沿丹水河东南走约 2 千米处（此处距内乡县衙约 25 千米），矗立着一座海拔 300 多米的青山，当地名曰菊花山。菊潭位于菊花山北坡的谷涧中，东临丹水，地处内乡、西峡二县的交界地。后人为古景不泯，在菊潭北坡山腰间的绝崖中，凿一石室，门额上书"菊潭石窟"，室内凿有半月形石潭，如今的菊潭虽然已没有当年诗文中所描绘的风采，但潭形犹在，潭水尚有。

笔者同考察组的同志进入窟中，迎面见一尊神，从旁边字迹可隐约看出是药王爷。

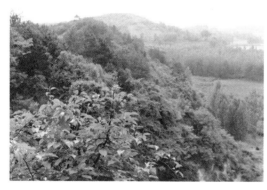

图 3　菊花山一角

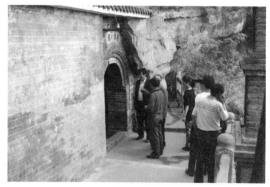

图 4　当地人员为考察组讲解

旁边有一老者，着一黑布道袍，仙风道骨。问起菊潭所在，道士拿起一打酒用的小瓢，从神像下面的一月牙形的井口处打出一小杯水来，分送给我们，然后指着井口说："这就是菊潭。"喝一口菊潭水，清凉可口，沁人心脾。据道士说，此泉常年如故，长旱不涸，久涝不盈。多取不欠，少取不溢。常饮此水可医治百病，延年益寿。打唐朝起就是贡品，时至今日取此水煮药茶者依然络绎不绝。说话间，又来了几位取水的人。

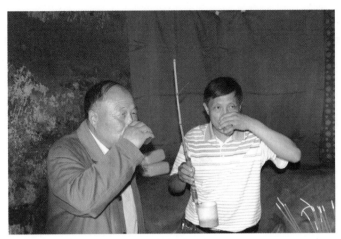

图 5　品尝菊潭泉水

在菊花山上，我们见到了西峡县农民企业家陈中让同志，他兴致勃勃地介绍了关于开发菊花山的方案。将由政府和民间合作投资重建菊花山，这实在是一个可喜的消息，祝愿此项目能尽快成功地实施。

菊花山、菊潭地域优势非常明显，它逶迤于 800 里伏牛山中，而今交通便利。相距 25 千米的内乡县衙，至今遗有著名的"菊潭古治"匾牌，传播着菊潭美景的古老信息。被誉为"世界第九大奇迹"的西峡恐龙蛋化石群、名扬海外的丹水镇恐龙遗迹园、一望无际的猕猴桃林，都与菊花山、菊潭相距不远。再造菊潭美景，重构菊潭文化，让这些得天独厚的文化资源转化为文化旅游优势，让菊潭文化在后世得以传承，这是我们应尽的历史责任。

三、菊潭的明天

菊潭的美景传说及丰厚的文化底蕴让人感叹，如何再造菊潭美景，重构菊潭文化，让这些得天独厚的文化资源转化为文化旅游优势，让菊潭文化在后世得以传承？

我们认为丹水镇原党委书记李涛的意见值得重视：菊花山、菊潭、石盆岗这三位一体的旅游资源具有极大的开发潜力和价值。

其一，菊花山、菊潭地域优势非常明显，它逶迤于 800 里伏牛山中，距宁西铁路车站、高速公路入口、丹水镇均为 1.5 千米，312 国道擦菊花山脚而过，交通十分便利。

其二，内乡县衙文化在全国已经叫响，内乡县衙那块著名的"菊潭古治"匾牌，无疑是菊潭美景的活广告。菊花山、菊潭距内乡县衙仅 25 千米，如果菊花山、菊潭开发成功，这里完全可以作为内乡县衙的后花园。游客在参观县衙文化后，驱车十几分钟（走高速公路）即可欣赏到菊潭美景。领略了肃穆的官衙文化，再品一品淡雅的民间菊文化，两处景致，两样感受，必然另有一番情趣。

其三，被誉为"世界第九大奇迹"的西峡恐龙蛋化石群，最早在丹水镇被发现，名扬海外的恐龙遗迹园也建在丹水镇，丹水镇四周猕猴桃树一望无际。目前，专程前来参观的游人络绎不绝。菊花山、菊潭与恐龙遗迹园近在咫尺，菊花山、菊潭的旅游开发，必然使丹水的旅游内容更为丰富多彩。

其四，菊花自身的魅力将成为旅游开发的主体。赏菊如品人，在秋天落木萧萧的景色中，唯菊花菲然独秀，来到菊花山，闻一下菊香，饮一杯泉水，呼吸着新鲜空气，是何等惬意！

《神农本草经》把菊花列为上品，称"久服利血气，轻身，耐老延年"。李时珍在《本草纲目》中说："其苗可蔬，叶可啜，花可饵，根实可药，囊之可枕，酿之可饮，自本至末，罔不有功。"因此，可以充分挖掘菊花的药用价值，开发菊花茶、菊花酒、菊花矿泉水等相关旅游产品。

开发这些得天独厚的文化资源，让菊潭文化在后世得以传承，这是我们应尽的历史责任。

2011 年 6 月 9 日

附：相关考察资料

考察时间：2011 年 5 月 6 日—5 月 9 日

考察地点：西峡县菊花山　祖师宫　丹水镇　内乡县衙博物馆

考察人员：许敬生　程传浩　吴忠利

采访对象：西峡县县志办主任陈景涛、西峡县县政协文史委原主任王武堂、西峡县县政协文史委主任张永祥、西峡县县文联主席李雪峰、西峡县县卫生局副局长张俊兵、西峡县县卫生局医政科封彦峰、西峡县县卫生局医政科闻玉姬、西峡县县中医院院长李季涛、西峡县县中医院副院长王金选、西峡县丹水镇人代会主任史海波、西峡县丹水镇副镇长赵玉洲、西峡县丹水镇卫生院院长赵正、西峡县菊花山祖师宫住持刘信秋、西峡县丹水镇农民陈中让等。

西峡重阳文化考

中原中医药文化遗迹与文物考察研究小组

许敬生 执笔 尹笑丹 配图

西峡不仅是菊花的故乡，而且还是以菊花和山茱萸为主旨的重阳文化的发祥地。

农历九月九日，日月并阳，两九相重，故称重阳，也称重九。中医的经典《素问·三部九候论》说："天地之至数，始于一，终于九焉。"而阳数中九为最大。宋代吕希哲《岁时杂记》说："九者，老阳之数，九月九日谓之重阳。"历史上中华先民有重九的传统。而且，由此推出自然与人的生命之关系，九与久同音，九有生命长久、祝人长寿的吉祥寓意。因此，崇九，就有敬老的含义。重阳敬老已成为中华民族悠久的文化传统。

一、西峡重阳文化历史悠久

远在公元前的战国时代，楚国的西峡一带就有吃菊花、饮菊花酒和茱萸酒的风俗了，而且一直沿袭下来。

最早的文字记载则是大诗人屈原的诗。屈原在《离骚》中写道："朝饮木兰之坠露兮，夕餐秋菊之落英。"意思是早晨我饮木兰上的露滴，晚上我吃秋菊的花瓣。本来借此喻指加强高尚的品德修养，但客观上反映了食菊花的事实。在《惜诵》中有"播江离以滋菊兮，愿春日以为糗（qiǔ）芳"的句子，栽种江离又培养菊花，希望待到春天做干粮（馍）用，明白地写出以菊花糕作为养生的食物。在《东皇太一》一诗中，有"奠桂酒兮椒浆"之语，茱萸又名越椒，椒浆当是茱萸酒，显然说的是用茱萸酒与桂花酒一起祭奠东皇太一神。由此可以看出，在屈原诗中反映的就是当地老百姓食菊花、吃菊花糕、饮茱萸酒的习俗。

屈原于公元前 312 年，被楚怀王放逐于汉水北岸，大约就是今天南阳西部的淅川、西峡一带。这里是秦楚相接之地，秦风楚韵交会。当时西峡的陈塘关（今天的奎文关是

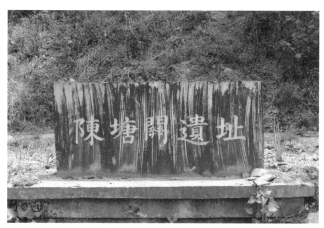

图 1　陈塘关遗址

秦国的一个关，关北是秦国，关南是楚国，屈原即流放于此。现在西峡回车镇有一个村子叫屈原岗，建有屈原岗小学，还有一座屈原庙。当地民间传说，昏君楚怀王中了秦国使臣张仪的诈楚之计，恼羞成怒，失去理智，举兵伐秦。大军路过西峡时，屈原竭力劝阻，劝其调转马头，回车南归，可是怀王却一意孤行，结果楚军大败，死伤惨重，并失去汉中600里领土。故后人将屈原劝阻之地称为回车镇，沿用至今。为此，屈原写了一篇名诗《国殇》，来讴歌悼念楚国将士。

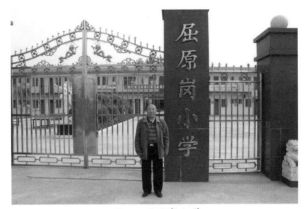

图 2　屈原岗小学

司马迁在《史记·楚世家》中记载："熊绎当（周）成王之时，举文、武勤劳之后嗣，而封熊绎于楚蛮，封以子男之田，姓芈（音 mǐ）氏，居丹阳。"说明熊绎正当周成王在位的时候，成王要封赏文王、武王功臣的后代，就将熊绎封在楚蛮荒地区，赐给子男爵位的田地，姓芈（音 mǐ），定都丹阳。这里所说的熊绎就是楚国第一任国君，著名的成语"筚路蓝缕"就出自这位国君熊绎。"筚路"是柴车，"蓝缕"是破旧的衣服。熊绎"筚路蓝缕，以启山林"，既显示了楚国创业之艰难，更体现了早期楚国积极进取的精神风貌。

那么司马迁所说的丹阳在何处呢？ 历来说法不一，有人认为丹阳在陕西东南某处，有人认为在湖北枝江市的丹阳聚，有人认为在湖北秭归县的丹阳城，还有人认为是在安徽当涂县的小丹阳，但这些说法都缺乏考古证明。

清人宋翔凤在其《过庭录》卷九《楚鬻熊居丹阳·武王徙郢考》中认为，丹阳在丹江与淅水的交汇处，即今河南淅川一带。只可惜这种说法出现较晚，不为人所重。直到1978年淅川县顺阳川下寺及和尚岭等处（与西峡相邻）楚墓群被发现，出土了数以万计举世罕见的文物，包括青铜礼器、乐器、车马器、兵器、玉饰、骨器等，仅编钟就有10余套，被列为"20世纪河南十大考古发现"之一，才使越来越多的人认识到这里就是司马迁所说的楚国最初的封地丹阳。楚国令尹（宰相）子庚等贵族之所以葬在顺阳川，是因为这里有楚国早期的宗庙，也就是说，这里是楚国始都。它是楚国早期的政治、经济、文化中心。

《史记·孔子世家》记楚昭王时令尹子西说："楚之祖封于周，号为子男五十里。"楚人初居丹阳，只是弹丸之地，其后，以此为立足点向南部蛮荒之地推进，发展成为雄踞南方的泱泱大国。

这样看来，爱国的大诗人屈原赞颂西峡菊花，记述楚国故都习俗，就在情理之中了。

东汉以后，重阳节登高饮酒等习俗在民间流行起来。曹丕《九日与钟繇书》："岁往月来，忽复九月九日。九为阳数，而日月并应，俗嘉其名，以为宜于长久，故以享宴高会。""享宴高会"，就是相会饮酒登高。

晋朝周处的《风土记》说："以重阳相会，登山饮菊花酒，之登高会，又云茱萸会。"

南朝人吴均在《续齐谐记·九日登高》一书中记述得更为详细："汝南桓景随费长房游学累年，长房谓曰：'九月九日，汝家中当有灾。宜急去，令家人各作绛囊，盛茱萸以系臂，登高饮菊花酒，此祸可除。'景如言，齐家登山。夕还，见鸡犬牛羊一时暴死。长房闻之，曰：'此可代也。'今世人九日登高饮酒，妇人带茱萸囊，盖始于此。"书中引用了一个故事：汝南人桓景跟随一个叫费长房的高人游学多年。有一天费对桓景说："九月九日你们家有灾。让你的家人缝制布囊，里面装上茱萸，然后把茱萸囊系在手臂上，登山喝菊花酒，此祸可除。"桓景依费长房所言，举家登山。傍晚，桓景一家归来，发现家中饲养的鸡犬牛羊同时全都死了。费长房知道后说："这些家畜已经代人受灾了。"于是后世就有了九月九日登高饮酒、妇女戴茱萸囊的风俗。汝南郡与南阳郡相邻，这说明重阳节的习俗已在更广的范围流行起来。

到了唐代，重阳节登高的习俗尤为盛行，这从当时的诗文中就可见一斑。李白《九日登巴陵望洞水景》："九日天气清，登高无秋云。"刘禹锡《九日登高》："年年上高处，未省不伤心。"杜甫《九日》："重阳独酌杯中酒，抱病起登江上台。"最著名的还要数王维那首《九月九日忆山东兄弟》："独在异乡为异客，每逢佳节倍思亲。遥知兄弟登高处，遍插茱萸少一人。"茱萸本是香气浓烈的植物，桓景把茱萸装进布囊里佩戴，原是为了祛邪避灾，到了唐人，已经变为插在头上作装饰品了。

二、西峡重阳节的民间传说

西峡重阳镇流传着许多与重阳文化有关的民间传说。西峡县县政协文史委原主任王武堂先生为我们讲述了李娘娘和重阳公主的故事。

东汉安帝年间，身怀六甲的李娘娘受闫氏所害，从京都洛阳逃至伏牛山以南的重阳店（今西峡县重阳镇）。恰在农历九月九日这天生下一女，取名重阳女。李娘娘慢慢把重阳女养大成人。谁知那年秋天，此地发生了一场大瘟疫，成户成村的人死亡，李娘娘也未能幸免。临终前李娘娘把自己的身世告诉了重阳女，并把安帝赠送的玉佩传给女儿，托付她找机会状告闫氏，为她讨回公道。李娘娘死后，重阳女到处拜师学艺，立志斩除瘟魔，为民除害，并为母报仇。

一位仙人被她的精神所感动，精心传授剑法，并密告瘟魔的四个弱点：一怕红色，二怕酒气，三怕怪味，四怕高声。叫重阳女来年九月九日瘟魔重现时见机行事，为民除害。次年九月九日，重阳女组织附近的百姓登上云彩山，女的头上插红茱萸，茱萸果为红色，叶子散发出一种怪味，男的喝菊花酒，瘟魔一出现就齐声高喊："铲除瘟魔，天下太平。"瘟魔见到红色，闻到酒气和怪味，听到喊声，缩成一团滚下山去。重阳女赶下山来一剑将瘟魔刺死。从此，重阳店一带百姓安居乐业，健康长寿。

此事传至京城，安帝派宦官前来视察，见到了重阳女和玉佩，报知安帝。安帝召重阳女进京相见，父女拥抱大哭一场。后安帝贬黜闫氏，拨款为李娘娘修了娘娘庙，封重阳女为重阳公主。帝要留重阳女于宫中，重阳女说："母亲就生我一个女儿，她葬在重阳，独身一人，我要回重阳，逢节去祭拜她老人家。"重阳公主仍回重阳店生活，但每年九月九日前后都要带上菊花、茱萸和菊花酒、茱萸酒回京城一次，孝敬父王，顺便把当地登高、赏菊、喝菊花酒、插茱萸等民俗传入宫中。从此重阳节习俗由民间传入宫中，又从宫中普及中华大地，重阳店渐渐扬名四海。重阳公主生在重阳，长在重阳，又在重阳结婚、生子，百岁而亡。当地群众为重阳公主修了重阳道观，年年重阳节前来朝拜。这个故事像中国古代的戏剧一样，凄美而动人。在宋代之后，被民间的戏剧家改编为戏剧，在西峡重阳镇范围内经久传唱，长期不衰，成为当地民间文艺的活化石。

"李娘娘和重阳公主"的故事，虽找不到史书的记载，但它深深影响着当地人们的生活习惯，在人们的生活中留下了深刻的烙印，以历史的观点考究可以找到佐证的影子。《西京杂记》载："戚夫人侍儿贾佩兰，后出为扶风人段儒妻。""九月九日佩茱萸、食蓬饵、饮菊花酒，令人长寿。"这是关于重阳节源于一场宫廷斗争最为翔实的记载，它说的是这段历史：公元前195年9月9日，汉帝国的缔造者刘邦悄然去世。当时最有权势的皇后吕雉和刘邦最宠爱的妃子戚夫人都想把自己的儿子推向皇位，两个女人争斗的结果是戚夫人不但丢掉了性命，就连自己的宫女、太监都惨遭杀戮，而侍女贾佩兰却阴差阳错地逃出宫外。贾佩兰逃到与长乐宫不远的陕西扶风地方，后定居生活，把宫廷重阳节配茱萸、吃花糕、登高、饮菊花酒的习俗传到了民间。

"李娘娘和重阳公主"的故事与"侍女逃难"的故事如出一辙，主人公都是女性，起因都是宫廷中两个女人间斗争的产物，由此，我们可以认为这是一个从历史事件到民俗的演化过程。

三、西峡以重阳命名的地名和名物为全国独有，遗址遗存众多

西峡的重阳镇，是全国唯一的以重阳命名的乡镇。相传是尧的儿子丹朱建立了重阳店，明朝设立为重阳堡，民国期间设重阳区，新中国成立后有重阳乡、重阳公社，今称重阳镇。以重阳节名作为行政区划名沿用至今，为全国所独有。

西峡县与重阳文化有关的地名一直沿袭至今，如重阳镇现存有重阳店、重阳村、重阳街、重阳河、重阳湖、重阳沟及娘娘庙、公主坟、登高台、快活林、塔沟、云彩山、皇后村、德河等。以重阳节俗命名的地名和重阳有关的地理标识如此集中，全国尚属少见。

重阳店的佛爷山下，有一座重阳寺，是全国唯一一座以重阳命名的寺庙。历史上重阳寺是闻名豫、鄂、陕三省的古寺。在重阳节时，豫、鄂、陕三省的香客汇聚重阳寺，在登高中朝拜，在朝拜中祈福。但因战乱，重阳寺几度被焚毁。现在重修的重阳寺，规模不如香火鼎盛时期的十分之一。重阳寺附近有一条山沟叫塔沟，抗日战争之前沟内还佛塔如林，可惜随着岁月的流逝，佛塔已消损无存。只有塔座掩埋在土地之中，回忆着古时鼎盛的香火。

现在重修的重阳寺内，保留着从老重阳寺遗址中发掘的"天子万年碑"和"恭李氏瓦"。"天子万年"碑碑文虽经沧桑风雨模糊不清，但"天子万年"四个大字仍清晰可见。

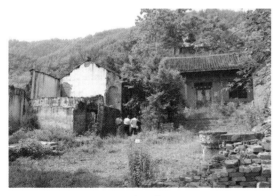
图3　重阳寺旧址

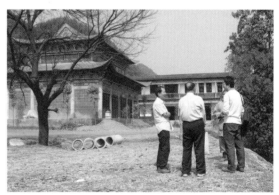
图4　重阳寺新址

成为供奉重阳公主及其母李娘娘的物证，有力地验证了广为流传的民间传说。

值得一提的是，西峡的重阳镇不仅是交通要道，还是一个军事要地，历史上充满着传奇的色彩。

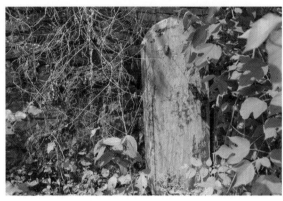

图5　重阳寺碑刻

在古代这里是秦楚孔道，豫陕咽喉，东连吴楚，西接秦壤。现在有三条大动脉在这里交汇，一条是从上海至乌鲁木齐的312国道，一条是连接大西北的312高速，还有一条是从西安至南京的铁路，均是连接中国东西部的大通道。历史上这里曾发生了许多战争故事，让人惊叹不已。我们不妨列举几例。

战国时，秦楚争霸中原。公元前312年在此决战，楚兵败北，战死8万余人。主将被杀，被俘将领70余人。这是楚亡秦胜，秦统一全国的前奏。

刘邦起义，带兵伐秦，就借道于西峡重阳这一古道，直捣咸阳，完成了灭秦的匡世伟业。

明朝末年，李自成兵败南江，曾隐居在重阳西坪山区休整，养精蓄锐之后，进军中原，一举推翻了大明王朝。

抗日战争中，中国军队在重阳马鞍桥一带山区阻止入寇日军的西犯，直到日军投降，使日寇在此没能往西跨进一步。不可一世的日本侵略者败在了这个小山沟里。老百姓以形象的语言，记述这一胜事为"日落西山"。

这些神奇的故事，令人产生无尽的遐想。

四、西峡重阳文化的习俗和民间祭典

西峡重阳节习俗保存比较完整。登高喊山，喝菊花酒、茱萸酒、菊花茶和枕菊花枕，食重阳糕，佩茱萸囊等民俗十分普遍。西峡的菊花山和重阳寺是古时重阳节文化和民俗的集散地，每年九月初九重阳节，方圆群众扶老携幼，登高赏菊，插茱萸枝，佩茱萸囊，家家蒸重阳糕，户户酿菊花酒，车水马龙，蜂拥至菊花山或重阳寺摆重阳糕、供果、菊花酒及香案，举行重大祈福祝寿祭典活动。

1．登高

重阳节又叫登高节，登高是重阳节的主要活动之一。西峡人在重阳节都有登高的习惯。菊花山、佛爷山、云彩山都是重阳登高的圣地，吸引河南、湖北、陕西等地的群众到此过节。在西峡区域内百姓重阳节登山一般都选有固定的山。如西峡县城及附近的居民大多登寺山，重阳寺附近的乡村大多登云彩山和重阳寺所在的佛爷山，丹水镇附近的乡村大多登菊花山。

人们为何在重阳节登高呢？这不仅是一项良好的健身活动，而且还与古人的山岳崇拜有关。登高敬天地鬼神，以求上天保佑，这是人们的普遍心理。

到了汉代，祭天敬祖，崇敬山林演化为宗教活动。佛教传入中国后把山林视为修炼圣地，在山林大建寺院。这就有了"天下名山僧占多"的说法。道教把全国名山分为"三十六洞天""七十二福地"，以求达到与"天地同修，日月同寿"，长生不老的境界。

伴随这种现象而生的，还有在山林隐居的活动。一些道德高尚、学识渊博、不愿入世为官的人，隐居山林，他们厌恶人世的欺诈和纷争，依恋山林的空寂宁静，用心灵体验自然的和谐，以保持自己内心的平静。孔子在《论语·雍也》中说："智者乐水，仁者乐山。"庄子在《知北游》中说："山林与！皋壤与！使我欣欣然而乐与！"山林呀，高地呀，能使我欣然快乐哪！都讲了静处山林的乐趣。有人说，这开创了我国旅游历史，也不无道理。

2．赏菊

西峡是菊花文化的发源地，是观赏菊花的胜地。西峡自古号称"茂林修竹地，菊花茱萸乡"，重阳节正是一年的金秋时节，漫山遍野盛开菊花，登高自然能赏菊。还要采菊、饮菊花酒、喝茶、做菊花枕，也有人头戴菊花，还有人把菊花枝叶贴在门窗上。特别是丹水菊花山远古闻名，自唐代以后就成为全国著名的登高赏菊之地，吸引了历代无数文人雅士，到菊花山喝菊潭之水，品菊花茶，饮菊花酒，成就了一段段名人佳话，留下了一篇篇绚丽诗章。

菊花早已成为西峡地域文化的一部分，深深影响了当地的民间艺术，无论岁月怎样更迭，以菊花为主旨的重阳节文化，一直在西峡沿袭相承，使西峡的历史文化处处饱含着菊香。1982 年，西峡县重阳镇奎岭村一农民在翻地时，翻出了一个宋代的瓷碗，通体为釉，胎质细腻，造型美观。三色弦纹中间，布满了菊花纹，经鉴定为国家一级文物。专家们说，以菊花纹为饰纹的宋代瓷碗，几乎是一个绝版。在西峡县重阳镇的云彩山上，有一座古老的道观，掩映在绿树丛中。道观门口的石磬上，雕刻着菊花的图案。在以前所见道观的石磬上，只见有雕刻蝙蝠、虎符、鲤鱼、二龙戏珠等，而雕刻菊花的唯有河南西峡县重阳镇云彩山道观一家。

3. 插茱萸、佩茱萸囊

在西峡民间，重阳节要插茱萸，佩戴茱萸囊，认为这样可以消灾避难。在古代，茱萸曾作为巫术灵物。西峡是山茱萸的适生地和原产地，恰值每年重阳节前后成熟，为人们插茱萸、佩戴茱萸囊提供了大量的原料。山茱萸又是补益肝肾、收敛固涩的良药，自然就成为宛西制药厂（建在西峡的大型药业）制作"六味地黄丸"的重要原料。

西峡山茱萸产量之大，品种之多属全国之最，早已成为山茱萸的集中产区。

山茱萸喜欢生长在海拔 800 米以上地带，以阳坡品质为佳。西峡地处亚热带向暖温带过渡部，北有伏牛山老界岭为屏障，气候温和，雨量适中，光照充足，与同纬度其他地区相比，不论气候条件还是地域位置都适宜于山茱萸的生长。西峡的山茱萸已有3000 多年的历史，在漫长的岁月里它已成为闻名全国的道地药材，年产量约占全国总产量的二分之一，在全国位居第一。西峡是国家中医药管理局确定的全国唯一山茱萸生产基地，标志着山茱萸原产地及其产品受到了国家法律的保护。

在西峡的山冈上有多棵山茱萸树王，各领风采。在桑坪镇瑭岈村有一棵茱萸王，奇特的是老树死了又生新芽，代代相传。现今这棵树王，已有 200 多年的历史。它在一次狂风暴雨中被雷电击断而死，正当人们叹惜时，第二年春天又从根旁生长一株新苗，传说它是老树王的第十代树孙。这棵十代茱萸王，基围 130 厘米，冠径 10 米，高 11 米，冠幅近百米，单株年产量 500 多千克，百粒果重 115.7 克，最大单果重 2 克，堪称山茱萸王中之王。

4. 吃重阳糕

重阳糕，因起源于重阳，于重阳节食之，故名"重阳糕"。南宋吴自牧《梦粱录》云："此日都人店肆，以糖面蒸糕，上以猪羊肉鸭子为丝簇钉，插小彩旗，名曰重阳糕。"可见当时南方在重阳节吃糕已十分讲究。而西峡重阳糕最大的特点，就是糕必九层，像宝塔，顶端置两只面塑羊，以合"重阳"寓意。食糕时，点蜡烛灯，其喻为"点灯""吃糕"，代替登（灯）高（糕）。

在西峡因"重阳公主"的传说影响深远，所以在重阳节还有娘家人接出嫁女回娘家食菊花糕，共庆团圆的习俗。因此，当地也称重阳节为"女儿节"。

北师大万建中教授在《隋唐五代宋元汉族风俗》一书里，对于重阳节有着翔实的记载和论述。认为唐代以前，重阳节的登高只是民间的活动，到唐代进入了宫廷以后，又增添了新的含义。因登高时要插茱萸，故称登高会为"茱萸会"。登高不仅满足了皇宫里所有人的登高欲望，也满足了唐朝知识分子们的登高欲望。皇宫里赏菊、插菊的习俗，也让民间的节日变得高雅起来。而重阳糕是隋唐时期重阳节的当令食品，使九月九吃重阳糕的风俗达到极盛的地步。重阳节的这些习俗，至今在西峡仍完整地保留着，可谓古风犹存。

如今西峡重阳糕已达 30 余个品种，在海内外华人中畅销。其主料也由传统的米粉、黍粉改用面粉、淀粉，在主料中层层敷以芝麻、花生仁、核桃仁、白果仁、各类肉末等，有甜香型、鲜香型、鱼香型、椒盐型、麻辣型、怪味型等等，各具特色。

5．饮酒

饮酒是西峡重阳节必不可少的习俗，重阳必饮酒，无酒不重阳。在西峡民间多饮菊花酒，认为用菊花酿制的菊花酒有疏风除热、养肝明目、消炎解毒的作用。

6．重阳节祭典

每年九月九日重阳节，都是重阳寺的重大祭典日。本地民众，邻近的湖北、陕西民众也会呼朋引伴齐聚到西峡的重阳寺来参加祭典，祭典之日，重阳寺内彩旗飘飘，锣鼓喧天，人山人海。主祭由重阳寺道人主持，议程分为献供品、上香、跪拜等，祈求神仙李娘娘庇护赐福。祭典仪式结束后，扶老携幼到菊花山、佛爷山、云彩山等处登高望远。人人佩戴茱萸囊，家家烹制重阳糕，户户都痛饮菊花酒。祭祀的同时，重阳寺里连续唱三天大戏，重头戏是根据重阳寺李娘娘的传说编排的曲剧，只可惜在民国初年剧本失传，至今仅有三五个古稀老人依稀记得部分唱段。

重阳节登高寄思，赏菊明志，饮酒抒怀，插茱萸辟邪。一缕远古吹来的风，伴随着重阳文化而生的大量民间的传说故事、信仰习俗、孝道理念，携带着久长而又深厚的历史信息，从物质内容到精神方式，一代又一代地传递着民族心理与情感的密码，延续着华夏子孙的文化认同。这是祖先留给我们的一笔厚重的文化遗产和精神资源。

五、西峡重阳文化的今天

多年来，由于强劲的欧美之风带来生活方式的变化及对古老文化的冲击，现代化过程和生产节奏的加快，文化的庸俗化或文化的缺失，使中国老百姓的文化心理面临着一次新的考验和弃取，人们渴望那些已经消逝的或正在消逝中的传统文化，用以平复和慰藉自己动荡不安的心灵，从而使人们重新认识到传统文化在新时期文化重建和道德重建中的价值。于是出现了传统文化回归的新景观和文化新趋势，这是一种可喜的现象。

近年来，河南省政府规划制定了河南省由文化资源大省向文化产业大省迈进的奋斗目标，相继出台了大力发展文化事业和文化产业的新政策，激励着全省各地春潮涌动。西峡县委、县政府把对重阳文化的抢救、保护摆到重要位置，建立组织，抽出专门人员，科学规划，加大投入，把重阳文化作为一项重要的文化产业重点打造，融入县域经济社会的和谐发展中，着力传承弘扬这一民间优秀传统文化。县委、县政府下发文件专门成立领导机构，制订了保护发展规划。设立专门研究机构和专业研究队伍，开展对重阳文化的调查研究，并先后举办了首届重阳文化论坛、重阳文化节等各项活动。同时，对历史遗存的重阳寺、登高台、佛爷山文化主题广场等进行重修和重建，助推当地经济社会和文化产业、旅游业的发展，取得了一定的成绩。2003 年，国家邮政局在西峡重阳镇发行了一套重阳节邮票。

2010 年 7 月 16 日至 18 日，中国民间文艺家协会受协会分党组的委托，组成专家组对河南省西峡县申报"中国重阳文化之乡"并建立"中国重阳文化研究中心"进行了考察。通过听取西峡县委、县政府的汇报，观看影像资料，进行实地考察，翻阅相关文献、史料，同当地民间人士和民间文化工作者座谈，专家组形成共识。一致认为，西峡县重阳文化历史悠久，典籍记载翔实，遗址遗存众多，民俗文化厚重，具有重要的保护价值。为推动重阳节这一非物质文化遗产的保护，同意推荐西峡县为"中国重阳文化之乡"并建立"中国重阳文化研究中心"。专家组希望西峡县加强学术研究，深挖本地重阳文化的内涵和意义。同时，进一步整合全国各地重阳文化研究，成为名副其实的"中国重阳文化研究中心"。

2010 年 9 月 14 日，中国民间文艺家协会下发了文件，正式命名西峡县为"中国重阳文化之乡"，并建立"中国重阳文化研究中心"。从此，西峡重阳文化的研究进入了新阶段。

六、结语

西峡是一个钟灵毓秀而富有诗意的地方，它山川俊美，文化厚重。这里有世界奇迹恐龙蛋化石群，这里有举世闻名的猕猴桃基地和山茱萸基地，这里有菊花圣地菊花山和菊潭，傲霜的菊花就是从这里走向了全国和世界各地，大诗人屈原、李白、杜甫、白居易、孟浩然、元好问等曾到这里激扬文字。而饱含着菊香和茱萸之味的重阳文化更是以独特的民族个性，闪烁着璀璨的光华。

西峡的灵山秀水是大自然的恩赐，西峡丰富的文化元素是先辈留下的重要遗产。这种自然与人文的融合，形成了西峡的特殊韵味，如此之多的文化符号密集地聚积在这个地域，构成了西峡的动人魅力，使西峡这个山城小县成为一幅反映农耕生活的画卷和折射历史映像的镜子。它存在于人们的生活起居之中，是生活的文化、百姓的文化。正是这种文化，在各个民族和地域中是一方水土独特的产物，这是中国文化的根基和底色，属于原生态文化，是对人类多元文化的重要贡献。

作为后人，作为文化工作者，要牢记自己的历史责任，一定要将这种民族文化传承下去。否则，博大精深的民族民间文化将在我们这一代人的手中发生断裂，出现断层，那我们将成为历史的罪人。

2011 年 8 月 9 日

附：相关考察资料

考察时间：2011 年 5 月 6 日—5 月 9 日

考察地点：西峡县丹水镇 重阳镇 重阳寺 屈原岗等

考察人员：许敬生 程传浩 吴忠利

采访对象：重阳寺小沙弥（未告诉姓名）、西峡县县志办主任陈景涛、西峡县县政协文史委原主任王武堂、西峡县县政协文史委主任张永祥、西峡县县文联主席李雪峰、西峡县县卫生局副局长张俊兵、西峡县县卫生局医政科封彦峰、西峡县县卫生局医政科闻玉姬、西峡县县中医院院长李季涛、西峡县县中医院副院长王金选、西峡县重阳镇卫生院院长方明福、西峡县重阳镇卫生院副院长孙红彦等。

寒泉、汤泉池及华祖庙

——商城县中医药文化遗迹之一

中原中医药文化遗迹与文物考察研究小组

李新叶 执笔 尹笑丹 配图

2013年3月6日—9日，我们中原中医药文化遗迹考察研究小组赴商城对该县的中医药文化遗迹进行了3天田野考察。

出发前，我们做了一些案头准备。考察重点本是汤泉池及其中医药文化价值，结果却有意外收获。我们发现，早已淡出人们视线的另外3处遗迹——寒泉、华祖庙、橘井（苏仙石）（另文撰写），则更有中医药文化价值。问题的症结在于，由于当今社会的浮躁和喧嚣，在中医药文化的宣传上，人们往往忽略了应该重视的东西，而抬高了表面浮华的东西。

下面，根据考察时间的顺序，一一介绍如下。

3月6日早上七点半，我们乘汽车出发，一路未敢停歇，但走完500多千米的路程，赶到商城时，已至中午近一点。

下午2点半，在商城卫生局的会议室，我们参加了局里专门组织的座谈会。

与会人员有：商城县卫生局副局长詹克学，商城县卫生局中医股长周益国，商城县中医院党组书记、副主任医师邱德群，商城县医院中医科主任周其国，商城县食品药品检验所所长卢松滨，商城县中医院、信阳市名中医葛维先等。

座谈会上，大家围绕"商城中医药文化遗迹"等话题进行了讨论。

商城县食品药品检验所所长卢松滨先生已届六旬，是河南中医学院73级的学生，听说母校的老师要来考察，他事先查阅了很多资料，正是他的有备而来，让我获得了诸多有价值的信息。

卢松滨先生发言时，拿出了他的笔记本，笔记本上详细地记录了该县哪位作者，在哪类刊物上，刊登了哪种文章。这些文章既有汤泉池的有关记载，也有关于寒泉、华祖庙、橘井和苏仙石等内容的考证。

他的讲述即刻激起了我们的兴趣，当晚，我们就按照他提供的资料，进行了查阅。

一、寒泉

第二天早上八点，在卢松滨先生的带领下，我们去寻找寒泉。

之所以说寻找，是因为寒泉所在地，早已变成了碎砖瓦砾垃圾场。

卢先生迷了路，看着弯弯曲曲的小道，询问数人竟不知道。卢先生有些奇怪，印象中是在城内关水巷南侧啊，怎么连附近的人也摇头不知？

这时，一位老太太顺着一条小道，往偌大的建筑垃圾场深处走去，她两只手各掂着

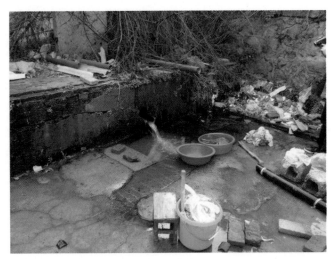

图 1　寒泉

一只装有衣服的塑料桶。问她去干什么？她说："到寒泉洗衣服。"

怎么到寒泉洗衣服？

老人说："白哗哗的水一天到晚流着，太可惜啦。"

在老人的带领下，在坑坑洼洼中，我们找到了寒泉。

这是一个什么样的环境呢？除了臭不可闻的垃圾，就是荒草干枝，想不到被誉为"神泉"的寒泉，竟会遭此命运。环绕周围的残垣断壁，我们发现，一面尚未撤除的墙壁上，尚有"天下第一泉"的字样，再仔细看，署名宋照肃，原来是河南省委原副书记宋照肃于 2006 年的题词。

泉眼在哪里？在坍塌的钢筋水泥块旁边。而水的不可阻挡，恰恰在此时才能一清二楚，在厚重的泥土瓦块中，水竟能顺着一个石槽流淌出来。水泉旁边已有三位妇女在洗

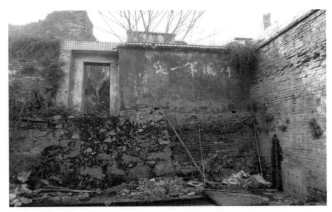

图 2　宋照肃题词

东西。尽管周围多是烂菜叶、废塑料袋，清澈明净的水却让我们情不自已地喝了几口，像冰水，似甘露，香甜可口，比自来水好喝得多。

在我们录像拍照时，三位妇女停止了洗衣、洗菜，远远地让在一边，有些疑惑地望着我们。

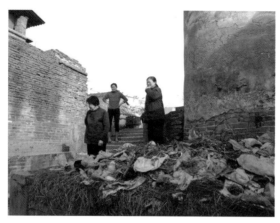

图 3　附近群众

返回的路上，我们问卢先生："寒泉存在多少年了？"卢先生说："商城古称雩娄，建县有 1800 多年的历史。寒泉则更加悠久，从西汉开始就有文字记载，历代商城县志都将其列为全县八景之一。明嘉靖《商城县志》中说：'寒泉，在县南关内，盖古井也。极清而寒，多汲之不竭，人甚赖之。'从中可以看出，寒泉是城关人的主要饮用水源。"

卢先生还说，自他记事起，他就知道家乡的寒泉是从石缝中喷涌起来的，四季长流，久旱不涸，俗称"流水井"。泉水冬暖夏凉，温度恒定。由于泉水从未停止过奔流，老百姓都俗称"寒泉"为"流水井"。经过专家勘测认定，寒泉水是储存在地壳深处大的花岗岩岩体之中，在岩体裂隙间循环 15 年以上才流出地面的矿泉水。水中锶和偏硅酸含量适中，有 30 多种人体必需的微量元素。经常饮用寒泉水，能增加胃液分泌，对冠心病、高血压等病症有辅助疗效，并有抑制癌细胞的作用。前几年，看到质洁味爽、甘美醇厚，特适宜煮茶、酿酒的寒泉，一天天惨遭遗弃，作为人大代表的他，特意写了篇关于如何保护寒泉的提案，上级答复，待旧城改造时一并解决。

回到酒店，我们上网查资料，其中 4 条引起了我们的注意。

一条推出于 2008 年 1 月 5 日，是关于商城县《溪流》改刊《大别山泉》座谈会的消息。当时的县委书记李邵文参加了当日上午在达权店乡政府会议室召开的座谈会。会上，该县文联沈靖主席发表了讲话。讲话中有这样的词句："《溪流》改刊《大别山泉》，这一改刊，标志着我县的文学创作就像山泉一样，永远地喷发，浩浩荡荡，不停地奔向远方；这一改刊，道出了我们商城县的特色。我们商城，山清水秀，泉眼繁密，水质清澈，味道甜美。据史书《商城县志》统计，我们大别山，在商城境内，有大小泉眼300余处，常年不停，名泉37处，最为著名的有温泉、寒泉。寒泉，价值连城，还有待于开发。泉水，是灵气的象征；泉水，是诗词歌赋的天地；泉水，是我们商城经济腾飞的标志；泉水，是我县全面可持续发展的助推器。有了泉水，大别山才显得俊秀，大别山才会走出商城，走向全国，走向世界！"

沈主席洋洋洒洒的数千字讲话，赞扬了李书记对该县文化资源的重视，结束时，还引用了李书记关于《寒泉》的一句诗"此泉怎生寒彻骨，自有冰雪出深山"。

一条来自商城县政府信息公开网中的"河南商城县投资指南"，发布时间是2009年8月6日，发布单位是商城县发改委。指南中说："寒泉位于县城南关水巷中段南侧流水井。该泉属构造裂缝水类型，具承压性质。泉动水态稳定，实测流量135吨／日，泉水深部循环年龄经同位素测定15年以上。含有丰富的人体有益元素：锶含量0.21～0.25毫克／升、偏硅酸含量41.6～42.9毫克／升，微量元素有锌、溴、锂、氟、铜、硒等；总矿化度为0.635克／升；感觉良好，无色透明、无臭无味、无肉眼可见物，水温17℃，限量指标有害元素及组分、污染物及微生物均符合要求。以上各指标均符合国家标准（GB-8537-87）的限界指标。该矿泉水为'含锶的偏硅酸型优质矿泉水'，年开采量超过3万吨。"

一条是在信阳市的网站上，有一份"信阳市2010年招商引资项目库精选项目汇总表"。该表的第29项，在介绍商城县"寒泉"矿泉水开发项目后，标明了"年产各种矿泉水9000万瓶、总投资7000万元及联系人号码"。

一条来自金刚台的博客。该作者以《商城寒泉走笔》为题目，专门写了上下两篇关于见到寒泉后的感受。

作者怀着对寒泉炽热的感情，深情无限地抒发着自己的感受："经专家检验，寒泉为含锶、偏硅酸型优质天然饮用矿泉水，另含有钾、钠等30多种人体必需的微量元素，在全国各地的矿泉水中十分鲜见。常饮此水，有预防疾病、延年益寿的功效。另外，用寒泉水泡茶，茶香水甜，其味悠长；用寒泉酿酒，泉香而酒洌。所以，当看到泉水哗哗地流淌，我便觉得心里有种堵堵的感觉。这么好的泉水却如弃妇一般无人问津，着实让人为之扼腕。总感觉寒泉像受到了委屈，流淌得不够顺畅；总觉得寒泉应该扬眉吐气地流淌在广阔的天地之下，而不应该卷曲缩身于陋巷破房之内。"

正是这种心痛的感觉，督促作者查阅了大量有关寒泉的资料。文中说："关于寒泉，明代有'三台八景'的记载，其中一景'水长流'便与寒泉有关。由于寒泉水量很大，它沿着南关流到了 50 米外陶家河，使得河水四季奔流，常年清波涌动。陶家河，古名水。所以这一道景观便叫'水长流'。"

文中说，泉水是喷涌而出的，因此，曾有诗人形容为"平地涌出白玉壶"。据记载，寒泉出水量大时可以看到"雪涛数尺"，可以听到"声若隐雷"。同时由于寒泉温度恒定在 10℃左右，所经的地方花树繁盛，特别是冬天，它流淌的地方就会泛起雾气，形成一种别样的景观。

459 年前，即嘉靖辛亥（1551 年）夏，典史姚智重新整修了寒泉，时致仕还乡的四川按察司副使王浙就高兴地写下了《寒泉铭》。其文如下："太极运化，水居其先。品物生遂，水滋其元。美哉商南，有洌酒泉，湜湜如玉，混混成渊。龙川作宰，题名曰寒。漯之内洁，甃之外坚。汲者利便，饮者利甘。弘敷厥泽，于斯万年。"

清嘉庆年间县知事武吉也在一个月夜，写下了《石泉喷雪》诗。其诗如下："石罅水淙淙，寻源讶奇谲。月出泻银涛，雨余飞玉屑。"

民国二十二年（1933 年），商城县长陈梦侠立碑题诗。诗曰："兰为王者香，凡卉无与伍。随处露好根，不乐尘中土。"他以兰拟泉，喻泉之甘美，寓意可谓深长。

2006 年，时任商城县长的当代诗人霜枫也挥毫赋诗："温泉湖畔有寒泉，冷热相克又相伴。阴阳调和兴万物，天地合一享永年。"

最后，文章作者感叹道："商城千年事，见证一泉中。如今，历尽沧桑的寒泉蜷身于陋巷之内，默默地无声流淌。'湜湜如玉，混混成渊'的盛况还会再现吗？"

对于博客上的这篇文章，笔者感同身受，非常赞同。

其实，能不能再现寒泉的盛况，关键在当地政府。即使找不到投资人，政府只需花很少的钱，就可把寒泉引入彼此相距 500 米的护城河，或者将泉水引进百姓的饮用蓄水池……而那被风剥蚀只能隐约可见的"天下第一泉"字样已表明，寒泉正被遗忘着，眼下只能让千年流淌不息的清泉日夜与垃圾为伴。

二、汤泉池

考察汤泉池，是完全不一样的心境。

对商城县来说，当今的汤泉池是其最靓丽的一张名片，无论是讲述政绩或是对外招商，汤泉池都是他们侃侃而谈的王牌。

　　所以，有关汤泉池的资料最丰富，但互相引用的结果，却是诸多说法和数字是自相矛盾的。为了保证其准确性和权威性，在查阅了大量汤泉池的资料后，我们选用了商城县旅游局与 2011 年 8 月推出的《河南关于商城县汤泉池景区修建性详细规划招标公告》（招标编号：HNZB〔2011〕N100 号）。

　　公告中，详细介绍了汤泉池的情况。公告中说："汤泉池日出水量 650 吨，水质清亮洁净，水温 56~58℃，泉水清澈透明，微呈嫩绿色，略带硫黄气味，清淡微涩，有滑润感，属于硫酸盐型大硫酸钠亚类矿泉，极软、弱碱、性淡。按医疗矿泉分类属于淡温泉、硅酸泉和硫磺泉。含有钛、硼、铬、铜、铅、钙、磷、氯等元素。汤泉池以温泉水的医疗价值而闻名。由于利用温泉的热力学效应和药物化学作用治病，对皮肤病、风湿病、肠胃病及神经系统、呼吸系统、妇科疾病均有显著疗效，特别是皮肤病、风湿病治愈率高达 80% 以上。健康人常浴亦能护肤美容、增食催眠、延年益寿，故又有'药泉'之称。洗浴后头发蓬松、满身洁润、清肤爽肺、光滑柔腻、心情气舒，吸引了无数游客慕名来此疗养、旅游。汤泉池风景优美，气候宜人，不仅有温泉可供游人洗浴，尚有很多自然和人文景观可供游人欣赏。"

　　公告中说："20 世纪 70 年代于灌河鲇鱼山处建大型水库，库区扩灌河干流为湖。由鲇鱼山码头溯流而上，舟船畅驶，湖面碧波荡漾，纹波涟涟，夹岸青山相迎，百余座小岛、半岛耸立其间，水湾曲曲，秀美雅致，湖水湛蓝，飞翠泻绿。汤泉池是国家级水利风景区，区位优势明显，产业基础雄厚，增长潜力巨大。汤泉池温泉度假旅游区将采取国际化的先进规划理念，结合中国旅游市场的发展需求，依托武汉、合肥、郑州三省交会城市圈，打造中部地区最大的山、岛、湖养生度假、旅游会议、娱乐体验目的地，集养生、旅游、疗养、度假、娱乐、会展、中医保健、康体理疗、人居、文化教育、科技农业为一体的生态型休闲温泉养生旅游度假区，规划总投资约 160 亿元人民币。预计在五年内的年接待能力将达到 160 万人次，直接经济效益达到 25 亿元。目前，汤泉池景区已经完成了《商城县旅游发展总体规划》（以下简称《总规》）的编制工作。招标的《河南省商城县汤泉池景区修建性详细规划》要按照休闲娱乐、养生度假、游览观光等功能，高标准、大手笔规划设计。"

　　以上是两年前的修建性招商公告，两年多后，我们来到这里，汤泉池已是规模宏大、设施齐全、服务完善的旅游景区，而让我们过目不忘的，是一排排度假式别墅群。在我们查找资料时，曾看到有关汤泉池正在景区建设别墅的批评……尽管文章来自无冕之王，却未能挡得住大搞破坏性开发的急速步伐，汤泉池成了富人享受的天堂。

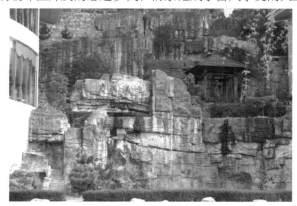

图 4　汤泉池

此次到汤泉池，主要是想考察"汤泉"的历史、现状及其中医药文化价值，所以，当我们发现在泉眼数字方面说法迥异后，便通过座谈及走访等形式，弄明白到底有几处泉眼及其现状。当晚，我们邀请了两位对汤泉池的历史和发展熟悉的同志到我们的住所座谈，他们是商城县汤泉池村党支部书记叶先贵和商城县汤泉池卫生院院长彭金峰。

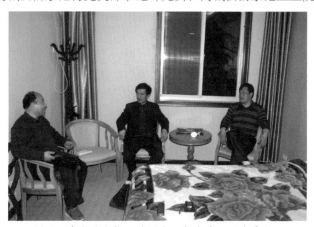

图 5　座谈（左起：许敬生、彭金峰、叶先贵）

他们说："汤泉池到底有多少泉眼，历代说法都不同。有说 8 个泉眼的，有说 3 个泉眼的。按照官方的说法，是 3 个泉眼。"

若是 3 个泉眼，我们能看一看吗？泉眼在哪里？

他们给我们提供了一份较为详细的关于汤泉池的资料。资料中说："汤泉池的开发历史悠久，明代以前就已经形成一条小街。古称'汤坑'，以温泉而得名。日出产量

1000 吨，水恒温 58℃。该池原有官池、民池、男池、女池，均建有房屋，供官绅和百姓沐浴。"由于年久失修，新中国成立前就已经破烂不堪。

材料中说："1970 年，修建鲇鱼山水库时，小街被淹没，居民被迁走，建造了 3 口钢筋混凝土井，把 3 个泉眼保护了下来。目前，启用的只是一口井。"

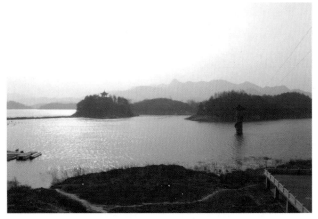

图 6　鲇鱼山水库与提水塔

这口井在哪里？

3 月 9 日上午，我们在汤泉池卫生医院院长彭金峰同志的带领下，来到了这座每天可提供 650 吨热水的井边。

这是一座双管保温提水塔。

水塔如一修长巨人，半身没于水库之中，半身立在水面之上。水塔不远处，还有一个蓄水包。蓄水包如一矮胖壮汉，半蹲半露在雷山顶上。水塔和蓄水包之间用铸铁管连接。可是，真正的泉眼一点也看不到。

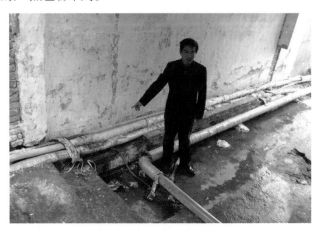

图 7　彭院长介绍引水管道

水塔耸立在公路旁，隔路相望，是一条弯弯曲曲的台阶，蜿蜒的小道两侧，是一堆堆粗细不一的保温管道。

为了更真切地观察泉水是怎么流进附近用户的，我们又顺着管道往上攀登，在一拐弯岔口，一处漏水的管道正往上喷水，我们用手摸了摸，是烫手的热水。彭院长说："这就是温泉，可以用来治病。"

泉水能医治什么病？效果如何？

在他们为我们提供的"汤泉池疗养院"的资料中，有一组详细的数字：1975年建成的汤泉池疗养院，到1983年共接待患者2472人次。综合效率是93.5%。这些患者，主要以皮肤病、风湿和类风湿患者为主。

他们还为我们提供了一份"商城县汤泉池温泉及医用价值简介"，文中说："温泉不能饮用，但药理效果明显。健康人常浴亦能护肤美容、增食催眠，故有"药泉"之称。早在唐朝李吉甫所著《元和郡县图志》中称其"温汤"；明嘉靖《商城县志》记载："温泉，在西南三十公里，自石罅中流出，其色绿，其热如汤，人浴之可治疗癫。"当年刘邓大军千里跃进大别山后，战士水土不服，身生疗疮。刘、邓首长听说温泉神奇，专门派兵夺取了汤泉池，让广大战士洗浴疗伤，结果"瘟鸡"洗成了"猛虎"，粉碎了敌人的疯狂"围剿"。也因此有人又把汤泉池称为"中国革命第一泉"。

汤泉池的开发利用，正在日新月异。

三、华祖庙

寒泉在县城，华祖庙远在山顶，但在人们心中的位置，华祖庙要比寒泉幸运得多。

仍是卢先生领路，尽管他是熟门熟路，但弯弯曲曲的山路和稀少的行人，仍让他不时地下车观望和询问。好在只要一问华祖庙，路人都会热情地指点。

华佗生前所到之处，留下诸多为百姓治好疑难杂症的故事。正是他的一路足迹一路善行，全国不少地方都建有华祖庙。特别是在安徽、江苏、河南、山东四省分布最多。河南省就有10多处，如永城、虞城、夏邑、商丘、许昌、西峡、郸城、项城等县均有华佗庙。

那么，商城的华祖庙有什么样的传说呢？

卢先生拿有一本《锦绣商城》的内部刊物，里面有一篇吴泽龙老师的文章，是专门写华祖庙的。

吴先生讲述的是一个很生动的故事。

东汉末年，黄巾军起义被镇压后，各地的地主豪绅武装为了抢地盘，夺天下，相互之间不断进行杀伐，再加上瘟疫流行，一时赤地千里，哀鸿遍野，到处有伤兵，满眼是灾民。一日，名医华佗经过此处到大别山主峰采集中药，被猎豹追赶，跌下山崖，有一小段树枝被深深嵌入肉中，疼痛难忍。后被附近居住的猎户救起，背回家中。猎户从山中扯回几种不知名的草药，煎水敷伤口，又用刀划开伤口，取出断枝。华佗初感麻木，后疼痛消失，刀划时一点疼感没有，暗暗称奇。伤好后遂在此山结草筑庐，向猎户学习，潜心在山中研究医学，终于研制成"麻沸散"。因华佗在此研制成麻沸散，此山被后人称为"麻沸山"。后来，华佗出山为曹操治病，反被曹操所杀。当时人们为了感念华佗之恩，在他居住的地方建庙，祈求他保佑百姓百病皆除。"文革"时期，仅存的几间房屋及一些塑像被当作"四旧"清除。1990年，周围数村的百姓自发捐款重修此庙。现有房屋三重35间。

我们要去拜谒的华祖庙，就在麻沸山的山顶上。

麻沸山坐落在汪岗乡韩冲村与虎塘村的交界，这是一座不高的山坳，由于四周地势低平，我们一口气就走到了山顶。

山顶空无一人，除了堆积的烧纸、香之灰烬，就是一座孤坟。细看石碑，原来安息的是位出家人。

这位出家人的墓为何安葬在这里？

再往远处走，便看到山顶的边上，耸立着一座灰砖青瓦的院子。院外有几面彩色的旗帜和一个偌大的香炉，"华祖庙"匾额的下面，是十几层台阶。

人站山顶，俯瞰远方。望着满眼的郁郁丛林，欣赏着姹紫嫣红的野花，觉得这座被灌河环绕、被草木遮蔽的华祖庙，突然就有了一种神秘感。

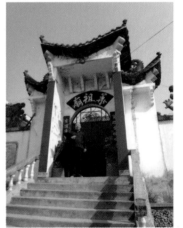

图8 华祖庙

当我们敲门时，一位长者开了门。穿一身黑衣，着一顶黑帽，一看就是道家装扮。

听说是专门来参观华祖庙的，他很高兴，向我们认真地讲述了此庙的来历传说，并介绍了他师父即前任住持为重修此庙所付的辛劳。还告知我们，山门前面那座墓埋葬的就是他师父。

院子杂乱无章，四周的墙边，摆放着一块块写有捐款名字的石碑。

在东侧殿堂里，摆放着很多高香和红色的牌位。红色牌位就是普通的红纸，剪成烟

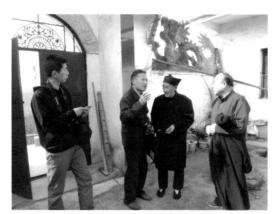

图9　与住持交谈
（左起：吴远旭、卢松滨、主持道长、许敬生）

盒那么大小，上面写着各种愿望和诉求。比如"早生贵子""疾病痊愈""夫妻和睦"等等之类的吉祥用语。

　　跟着道长，我们又往里走。里面竟是一口非常大的锅和十几个暖水瓶。道长解释说："每年的正月十五、九月初九、十月十五等节日，当地的百姓就会来烧香磕头。举行仪式后，就会留下吃午餐。"

　　老百姓真是来祭奠华佗仙师的吗？其实，里面蕴含着更深、更不为人觉察的内容。

　　看到一间落锁的房间里，塞满了破旧的长凳。我们问道长，庙远离村庄，远离娱乐，远离商店，会吸引很多人来吗？

　　道长说："你看看碑刻上捐款人的名字，就知道能来多少人了。平时来人少，举行祭奠仪式时，会来很多人的。"

　　在殿堂后院一侧有个小门，平时是不对外的。那天，老人让我们走了进去。里面像间办公室，一溜桌子，桌子上摆放着毛笔和本子。

　　我们问道长，有什么资料吗？我们想看看。

　　老人迟疑一下，而后打开黑色的柜子，从里面取出一摞手抄经书。我们一一翻阅，原来多是劝慰、安抚心灵的书籍。比如，有如何避免天灾、如何避免人祸、如何避免生病、如何避免遭小人暗算等等。

　　望着已经破旧不堪、写着歪歪扭扭的字样的经书，我们情不自禁地感慨起来。新中国成立已经60多年了，外边的世界已经精彩无比，但对偏远老区的百姓来说，当他们有了委屈、有了愿望、心里有了疙瘩时，仍然用这种原始的仪式，去倾诉、去发泄、去解决自己的心灵问题。大概这就是宗教的力量吧。

任何时代，疾病都和心灵有密切的关系。心灵轻松快乐，疾病就会减少。相反，心灵沉重寡欢，疾病就会降临。假若说华佗地下有知，他一定会为自己已去世千年，还能为老百姓解忧而深感欣慰。

四、两点建议

（1）打造一条"温泉—寒泉"绿色环保养生旅游线路。

把寒泉作为造福百姓的工程去整体规划。就目前来说，先建造一个蓄水池，通过自来水，将清泉引入百姓家。同时建议：医学有关部门，成立一个"寒泉养生、医用价值课题组"。除进行正常化验研究外，应向百姓做一个问卷调查并进行体检。而后年年跟踪，以获得来自第一线的数据，从而得出权威的结论。

（2）同时成立一个"汤泉养生、医用价值课题组"。选择信誉度高的两三个地方，选择几个可以长年不断接触汤泉的群体，同样是先做问卷调查和体检。而后，年年跟踪，以获得来自第一线的数据，从而得出关于汤泉的权威结论。

2013 年 7 月 9 日

附：相关考察资料

考察时间：2013 年 3 月 7 日—3 月 10 日

考察地点：寒泉　华祖庙　苏仙石　橘井　汤泉池

考察人员：许敬生　李新叶　刘文礼　吴远旭

采访对象：商城县食品药品检验所所长中药专家卢松滨，商城县卫生局副局长詹克学，商城县卫生局中医股长周益国，商城县中医院党组书记、副主任医师邱德群，商城县医院中医科主任、商城县中医院、信阳市名中医葛维先，华祖庙主持道长、商城县汤泉池村党支部书记、商城县汤泉池卫生院院长彭金峰等。

苏仙石和橘井

——商城县中医药文化遗迹之二

中原中医药文化遗迹与文物考察研究小组

李新叶 执笔 尹笑丹 配图

"橘井""橘井泉香"是我国医界著名的典故。晋代葛洪《神仙传》记有桂阳（今湖南郴州）人苏仙公成仙前，告其母，明年有疫，可取橘叶井水以疗疫疾，好事者因传之。橘井旧址即在今湖南郴州苏仙岭下。所以，一直以来，世人皆知"橘井"在湖南的郴州。可是，商城也有橘井和苏仙石。

　　商城县中药专家卢松滨先生拿出了该县文化学者王凤林先生的两篇文章。

　　一篇题目是《苏仙石乡风景区》，文中说："商城县苏仙石乡在县城东部，乡政府距县城16千米。位于苏仙石乡政府东2千米的子安河边有'苏仙石'和'橘井'古迹。"

　　而更让我们甚感兴趣的，是王凤林先生的另一篇文章《商城"橘井"考据》。

　　该文说："经笔者多方考证。我国有两处'橘井'：一在湖南郴州，一处在大别山区的商城县苏仙石乡。乡内有一山名'大苏山'。山下子安河边有双石对峙，名'苏仙石'，上有两个深深的足印，北400米有千年古井，名'橘井'。《河南通志》记载：'苏仙石，汉苏耽，字子训，商城人，有道术……尝种橘、凿井，一日告母曰：后二年州大疫，食橘叶，饮井泉，当自愈，有鹤数十至其门遂乘鹤而去。后二年，州果瘟疫，母如其言，竟免……'《大明一统志》《光州志》等古籍中皆有类似记载。可见商城之北'橘井'与郴州之南'橘井'的传说同根同源，皆出自《神仙传》'橘井泉香'典故。且在苏仙石乡境内的喻畈村也遗存有'大苏山''苏仙石''橘井''苏仙寺'等众多古迹。因苏仙石乡位于大别山腹地，山河纵横，林海绵延，历来交通不便，似世外仙境，是古人隐居藏身修炼的佳地，故北'橘井'不为外人知晓。"

　　为了弄清来龙去脉，我们的领队许敬生教授通过卢先生，与王凤林通了电话（见附件），而后，又阅读了王凤林先生撰写的其他文章，这些散落在诸多媒体的文章，详细地讲述了关于商城"苏仙石乡"和"橘井"的故事。

一、龙井（橘井）

　　原来，1997年夏，苏仙石乡在乡内喻畈村马鞍桥处搞造林整地，山脚下有一口古井，水质清澈并且凉爽无比，饮之沁人心脾、暑气顿消，挖山民工都争相汲取止渴解暑。经打听，当地人说此井名叫"龙井"，井水冬暖夏凉，四季满盈，即使1966年的大旱也未干涸。是年4月，王凤林随信阳电视台记者张瑾及苏仙石乡党委书记王黎、乡长余培术到该乡标志性景物"苏仙石"拍摄专题片资料，大家认为应该将此古迹勒石立碑和摩崖铭记。王黎当即嘱王凤林撰写碑文。

从那时起，王凤林开始多方考证。考证时发现，苏仙石乡境内有座大山古称"大苏山"，山下子安河边有双石对峙，名"苏仙石"，上有两脚印迹，至今仍清晰可见。当地有个妇孺皆知的千古传说：相传，汉代桂阳人苏耽携母至此拜师学艺，于河边结庐而居，后踏石跨鹤飞升而去，石上留下一对深深的足迹。苏仙飞升后，其母用井水橘叶疗疫，救人无数。该地从汉代以后便因此而被命名为"苏仙石"，并沿用至今。当地还流传有一首耳熟能详的诗："大苏山前太子尖，相传此地有苏仙；仙人已乘黄鹤去，留下足迹在山巅。"

之后，王凤林在翻阅《药海拾奇》一书时，看到一篇题为《橘井泉香题额有意，苏公仙术法力无边》的文章，讲述的是苏仙公成仙、其母用井水橘叶疗疫的故事，与苏仙石乡的传说故事同出一辙。于是，王凤林又通过查阅词典，结果发现其中果有"橘井"的条目，其词释与"苏仙石"的传说梗概也大体一致。只是《药海拾奇》与《辞海》中均未指明"苏仙飞升"与"橘井"的详细所在，故世人都以为这只是神话的传说而已，并无"苏仙"其人和"橘井"的存世。

商城"苏仙石"北边仅400米远地方的那口叫作"龙井"的千年古井，与《药海拾奇》一书中描述的"橘井"极为相似。为此，王凤林又查阅了从明嘉靖到民国年间编纂的6部《商城县志》及《河南通志》等古籍，结果都有汉苏耽从"苏仙石"飞升的记载。

通过阅读大量关于"苏仙石"和"龙井"的资料和其客观存在，王凤林得出一个结论：历史上或许确有名叫苏耽的"苏仙"其人，传说中的"苏仙飞升"之地就是现在的商城县苏仙石乡，现在名叫"龙井"的古井就是广为流传的"橘井"。

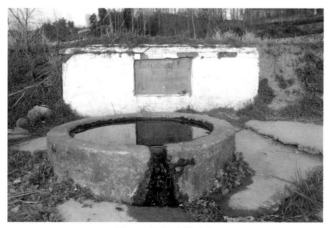

图 1　龙井（橘井）

为了亲眼验证，3月8日下午，我们一行人前往苏仙石乡实地考察，又开始在蜿蜒的山中穿行。途中，我们询问了多位农民，他们脸上的表情很好奇，在他们看来，你们城里人真是太闲啦，那么一口井有什么可看的。

一口裸露在淤泥耕地里的井，一口没有任何遮盖的井，若不是走走问问，是找不到这口千年流淌不息的龙井的。

这口井实在太普通啦，普通到一般人走过去不会多看一眼。但仔细看，还是能发现其与众不同。比如，其水一直慢慢地往外溢着，水质清澈，用手掬一捧进嘴里，味甘纯正，没有一点泥土的味道及异味。

这时，来了两位中年妇女，均是到地里拔菜，我们问她们："你们喝这水井里的水吗？"

两位妇女笑呵呵地说："我们全村人都喝这里的水。前些年改造，我们家家都接了自来水。管子是统一买的。过去，附近的村庄也都是喝这里的水的。"

我们问喝龙井里的水有什么好处？

她俩挺得意地说："原来吧，这周围一大片人都到这里取水的。后来改造成了自来水，就主要是我们这个村的人喝。我们村有200多人吧，很少生病的。真的，我们这里没有人患癌症、肺病什么的。我们也是老门老户啦，没有听说过谁患了什么大病。"

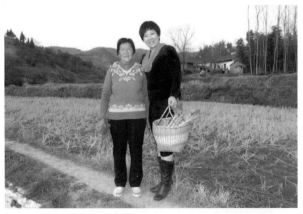

图2　考察组同志与村民合影

这时，一位农民牵着一头牛走到了龙井旁。上前询问，得知他叫汪万成，这里就是他汪家的地。他说他72岁啦，身体很健康。自他懂事起，龙井就一直裸露在漫天野地中，后来，包产到户，他家分了这块地头有龙井的田地。

对龙井的来历，他们谁也说不清。他们就是觉得很奇怪，那么一眼直径不大的井，却会时常吸引一些扛着摄像机、端着照相机的人来拍照。他们不懂橘井的故事，只是按

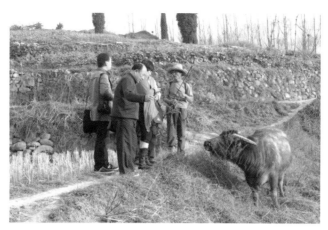

图3　与村民交谈
（左起：刘文礼、许敬生、李新叶、村民）

照老一辈的口传，叫其龙井。

二、苏仙石

离龙井不远处，就是苏仙石。从远处看，苏仙石就是两块大石头。它躺在一片可耕地的怀抱，若要走近，必须从公路上跳下，至刚刚翻犁过的耕地。而后顺着田埂，走上100 来米就到达了。

我们先绕苏仙石转了一圈，石头旁边是一条浅浅的河流。大概这里没有工业，河水

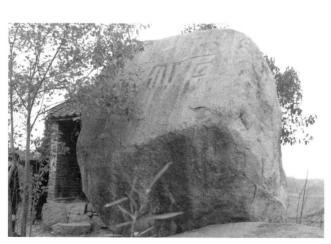

图4　苏仙石

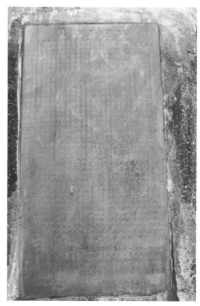

图5　《苏仙石纪略碑》

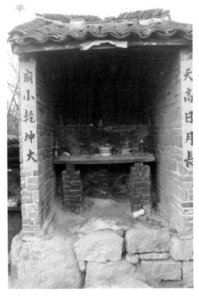

图 6　苏仙石旁小庙

清澈见底，却扔满了垃圾。望着随风飘动的各种颜色的烂塑料袋，心中不免觉得有些可惜的。

苏仙石旁，有一块石碑，上面篆刻着关于苏耽救百姓后驾鹤远去的故事，是王凤林撰写的碑文。

苏仙石上边，有两个清晰的脚印。这和传说中的脚印相吻合。脚印的旁边，是一处专供上香的灶台。农民们喜欢用烧香表达自己的愿望，所以，孤零零的苏仙石上面，堆积着厚厚一层烧香后留下的灰迹。

从苏仙石走出时，夕阳已经开始隐退，天渐渐暗下来。为了尽快赶回住处，司机加快了车速。坐在车里，望着沿途的景物，不免有些感慨，苏仙石和橘井的传说，这是多么好的非物质文化遗产素材！为什么不能尽快开发并传扬呢？

三、几点建议

（1）应通过权威部门测定龙井（即橘井）水中元素含量和应用价值。

（2）尽快改造并绿化苏仙石周围的环境，同时在苏仙石与公路之间，修建一条像样的道路，以便群众参观。

（3）在此基础上，大力开发和宣传苏仙石和橘井古籍景点，并申报省级和国家级非物质文化遗产。

2013 年 7 月 9 日

附录：

王凤林先生发表在网上的文章（放牛郎的日志）
我与许敬生先生

3 月 11 日，星期一上午，我刚到办公室就接到一个陌生的电话，问我是不是某某人，我说是的。他说我是药监局的，我姓卢，有一件事需要请教你。口口声声都是王老师、王老师地喊，给我弄了一头雾水。我说：您咋知道我办公室的号呢？他说：我先查你们单位的号，然后才问到你的，你要是在办公室，我马上过去找你。

一会儿，一个五六十岁的人走了进来，我猜肯定是卢先生（即商城县食品药品检验所所长卢松滨，引者注）。一阵来龙去脉之后，他说，前两天河南中医学院的许敬生教授为了"橘井"的事到商城来了，来了之后才知道发现并提出"南北橘井"说的人就在商城，但联系不上你，费了好大劲才知道你是谁，现在他已经回去了，委托我找你就医药界著名典故"橘井泉香"的来历的一些细节等相关问题进行核实。这时，我发现卢先生在许敬生教授的著作上的空白处记下了我的好多作品名称及发表处，原来头天晚上他忙了一晚上百度资料。我们交流了一会儿，卢先生记下了我的手机号后就告辞了。

　　3月13日中午，我正在吃午饭，突然接到了许敬生先生的来电。他和我交流了好长时间，并说不久还要专程过来探讨"橘井"的事。可见许先生对此很感兴趣，可惜他的《医林掌故》已经出版，"南北橘井"在其中的"橘井"条目中未能表现出来。下午，我将我发表的有关"橘井"方面的几篇文字发给了许先生。

　　实说，我也不知道许敬生教授到底是何许人。今天下午看到本子上记的许先生的电话，突然心生好奇，百度了一下，才知道许先生是非同寻常的人，他对研究中华医史是有巨大贡献的人。而我十年前发表并提出的"南北橘井"说，为"橘井"注入了新的注脚，后来的有关著作中及讲学时，这些都是需要改变的。

　　为了"橘井"，一位学者和一位草根文史爱好者就这样结识了。

2013-03-21

从南阳菊潭到焦作怀菊

——兼谈四大怀药的形成过程

中原中医药文化遗迹与文物整理小组

许敬生 执笔

怀菊花属于药用菊花，呈白色，是四大怀药之一。根据中医的传统经验，白菊花长于平肝明目，黄菊花多用于散风清热。因此，明目多用怀菊，清热多用杭菊。怀菊花同浙江杭州的"杭菊"、安徽滁州的"滁菊"、亳州的"亳菊"、歙县的"贡菊"等，均属于药用菊花中的珍品。

一、怀菊花与怀药的形成过程

下面，我想就怀菊花（兼及四大怀药）的形成过程，谈一下自己的认识。

众所周知，历史上所谓的道地药材，必然在相应的本草著作和相关文献中有所记载，同时也自然会受到历代医家的推崇，并在临床上应用。通过查找文献，明显可知，作为道地药材的"四大怀药"，形成的过程各有不同。

牛膝原产地就在焦作。三国时的《吴普本草》记载说：牛膝"生河内，或临邛"。梁代陶弘景《本草经集注》说："生河内川谷及临朐（qú）。"河内即河内郡，就是后来的怀州，即今之焦作。临邛在四川，临朐在山东。

在牛膝前冠以"怀"字的最早文献，是北宋苏颂的《本草图经》，苏颂在书中说："牛膝今江淮、闽粤、关中亦有之，然不及怀州者真。"《本草图经》中的怀牛膝药图共有三个，第一个就标明"怀牛膝"，充分证明怀牛膝是正宗道地药材。北宋唐慎微的《证类本草》特称"怀州牛膝"，之后即简称"怀牛膝"。

地黄，原系野生，最早生长于咸阳一带，后传至各地。到南朝时，梁代陶弘景在《本草经集注》中说："以彭城（今江苏徐州市铜山区）干地黄最好，次历阳（今安徽和县），今用江宁（今南京）板桥者为胜。"看来当时是以江苏、安徽产的地黄为道地药材。

到宋代时，苏颂在《本草图经》中说："今处处有之，以同州（今陕西渭南市大荔县）者为上。"

到明代，正式提出"以怀庆地黄为上品"之说。第一次把地黄和"怀"字联系起来的是明朝名医刘文泰，他在《本草品汇精要》说：生地黄"今怀庆者为胜"。随之，李时珍在《本草纲目》第十六卷《地黄·集解》中说："今人唯以怀庆地黄为上，亦各处随时兴废不同尔。"由此可见，所谓道地药材的产地不是一成不变的，而是随着时间的推移，因各处兴废的不同而变化。在同篇中，李时珍还引用前人之说，对"以怀庆地黄为上"的原因，做了具体分析："江浙壤地种者，受南方阳气，质虽光润而力微；怀庆府产者，禀北方纯阴，皮有疙瘩而力大。"从此"怀地黄"之名正式形成，一直作为最佳药材沿用至今。

山药原名薯蓣，《神农本草经》说："一名山芋，生嵩高山谷。"嵩高即嵩山，在河南登封。梁代陶弘景在《本草经集注》中说："一名山芋，秦楚名玉延，郑越名土薯。生嵩山山谷。今近道处处有。"可知，山药原生于嵩山山谷，各地均有栽种，且名称不一。怀地自然也早就产有山药。

唐代苏恭（敬）在《唐本草》说："此有两种：一者白而且佳，晒干捣粉食大美，且愈疾而补；一者青黑，味殊不美。蜀道者尤良。"此时认为蜀地山药为佳。

到宋代，苏颂在《本草图经》中说："处处有，以北都（太原）、四明（宁波）者为佳。……近汴洛（开封、洛阳）人。种之极有息。"

此时在本草书中，虽然没有把怀地山药单列出来，但汴洛与怀地相邻，至少可以说，在宋代时怀地山药已成为全国著名的产品。

到明代，在本草书中，已将怀地山药列为最佳品种。明代朱橚《救荒本草》载："肥大如手臂，味美，怀温间产者入药最佳。"这里的"怀温"就是指怀庆府温县一带。

将山药称怀山药的最早文献，是明朝医学家龚延贤所著的《寿世保元》，如《寿世保元》卷五，加味地黄丸组成："怀生地黄（酒蒸）4 两，怀山药 2 两……"此书第一次提出"怀山药"之名。

那么，怀菊花形成的过程如何呢？

南朝梁陶弘景《神农本草经集注》："菊有两种……唯以甘、苦别之尔。南阳郦县最多，今近道处处有。"

宋代苏颂《本草图经》说："菊花生雍州川泽及田野，今处处有之，以南阳菊潭者为佳。"

从中可知，菊花原生在古雍州川泽及田野，而以南阳菊潭者为佳。后来传种全国各地。这里的南阳郦县菊潭,在今河南省南阳市内乡县东北的西峡县菊花山,菊潭仍有遗迹。本人曾专程考察过。

关于南阳郦县菊潭的故事，在古代文献中多有记载。例如：

东汉末年应劭《风俗通义》云："南阳郦县有甘谷,谷中水甘美。云其山上大有菊花，水从山上流下，得其滋液，谷中三十余家，不复穿井，仰饮此水，上寿百二三十，中者百余岁，七八十者名之为夭。菊花轻身益气令人坚强故也。"

晋葛洪《抱朴子内篇》卷十一云："南阳郦县山中有甘谷水，谷水所以甘者，谷上左右皆生甘菊，菊花堕其中，历世弥久，故水味为变。其临此谷中居民，皆不穿井，悉食甘谷水，食者无不老寿，高者百四五十岁，下者不失八九十，无夭年人，得此菊力也。"

葛洪的这段话曾被后人多次引用。而南阳西峡的菊潭成了菊花的圣地，而且西峡县还是以菊花和山茱萸为主旨的重阳文化的发祥地。因此，文人墨客、仕者名流多在此感慨流连。自唐以来，众多著名诗人如李白、白居易、孟浩然、司马光、元好问等都曾为菊潭留下诗句。

菊潭之水能使人健康长寿，证明了郦县菊花的轻身益气功效，自然受到人们的青睐。自汉代以后，郦县菊花这个珍贵品种被引种到全国各地，这在古籍中也有明确记载。

南朝刘宋盛洪之《荆州记》云："（郦）县北八里有菊水，其源旁悉芳菊，水极甘馨。又中有三十家，不复穿井，即饮此水。上寿百二三十，中寿百余，七十者犹以为夭。太尉胡广父患风羸，南阳恒汲饮此水，疾遂瘳。此菊短，葩大，食之甘美，异于余菊。广又收其实，种之京师，遂处处传置之。"《后汉书·郡国志·南阳郡》注中也引用了上述这段话。清代学者王先谦在《后汉书集解》中，特意注明说："（郦）故城，今南阳府内乡县东北。"

从中可知，太尉胡广的父亲患风羸之疾，因长期饮用菊潭之水而痊愈，于是，深受其益的胡广，收取郦县菊花之实，种于京师洛阳，随之传种天下。

胡广（91—172），字伯始，南郡华容（今湖北监利）人，东汉时重臣。据《后汉书·胡广传》，胡广于安帝时举孝廉，后历任朝廷司空、司徒、太尉，官至太傅，为人谦和，熟悉典章。而胡广栽培野生菊花多种，应该说这是他对人类的一大贡献。

大约到了唐代，怀地菊花也成了著名品种。宋代苏颂《本草图经》："唐《天宝单方图》载白菊云：原生南阳山谷及田野中。颍川人呼为回蜂菊，汝南名茶苦蒿，上党及建安郡［今福建建瓯（ōu）市］、顺政郡（今陕西汉中）并名羊欢草，河内（后称怀州，即今焦作）名地薇蒿。"可知，在唐代天宝年间，焦作同河南的许昌、汝南、山西上党、福建建瓯（ōu）、陕西汉中等，均为菊花的名产地，只是各地对菊花的称谓不同而已。

这里需要说明的是，有人认为此段中的"南阳山谷"，是指太行山以南、黄河以北，春秋时曾称作南阳的焦作一带，显然是误解。其理由有三：其一，《本草图经》所引《天宝单方图》的这段话列出的地名，如南阳、颍川、汝南、上党、河内等，均为并列结构，既然河内指的是焦作，那么南阳就不可能再指焦作，显然是指今之南阳。其二，诚然，焦作因位于太行山以南、黄河以北，春秋时曾称作南阳，但从汉代至唐宋时通称"河内"或"怀州"，极少有人称"南阳"。况且作为本草著作，所列的药品产地名一般都是通用名称。其三,苏颂《本草图经》中所绘的菊花药图,第一个就标明是邓州菊花,而邓州即指今南阳一带。可见,当今的南阳是菊花原产地,而当时的南阳菊花是正宗的道地药材。

明清以后,怀地菊花的种植和销售达到了繁盛阶段。虽然,"怀菊花"之名称(或称"怀地菊花""怀州菊花""怀庆菊花"等)比其他三大怀药的名称形成较晚,而且,我至今尚未在本草专著和清代以前的医学著作中,查到"怀菊花"和"四大怀药"之名称,但是,"怀菊花"和"四大怀药"的存在且兴盛,则是不争的事实。我们不妨举个例子:清朝乾隆五十四年(1789年),怀庆府河内县令范照黎曾有诗曰:"乡村药物是生涯,药圃都将道地夸。薯蓣篱高牛膝茂,隔岸地黄映菊花。"此诗将薯蓣、牛膝、地黄、菊花并称怀庆府的道地药材,真实地描绘了怀州辖区种植"四大怀药"的历史场景。因此,估计在清代时,"怀菊花"和"四大怀药"之名称已经形成。另外,可以推想,在明清之际,声势浩大的怀邦队伍进行怀药经营时,早已把"怀菊花""四大怀药""怀药""怀货"等名称挂在嘴边而口耳相传并传及各地了。

以上简述了"怀菊花"及"四大怀药"形成过程。

然而到明清时,南阳菊潭却衰败了。由于自然灾害及各种人为的原因,此时的菊潭,已是山菊敛迹,碧潭淤塞。明清两代,游览菊潭的文人骚客留下了一些诗篇,多为追念之作,如明嘉靖进士李蓘在其诗中说:"我来寻胜地,不见一黄花。试问潭边姓,谁为寿者家。"均写出了当时菊潭、菊花山的荒凉情景。这正应了前文所引的李时珍那句话"亦各处随时兴废不同尔"。

除此以外,唐宋以后,菊花经朝鲜传到日本,后又传到欧洲和美洲。我国菊花在国外被培育出许多新品种,已成为象征友好往来的友谊之花。

二、怀菊花给我们哪些启示

通过以上回顾和分析,将给我们哪些启示呢?

其一,"四大怀药"的形成和发展壮大,说明道地药材首先需要一个良好的地理环境,还需要有精细的加工技艺和一套合理的营销方法。

焦作,夏时称"覃怀",汉代后称"河内",唐代以后称"怀州",元称"怀孟路",明清为"怀庆府"。北依太行山,南临黄河,形似牛犄角的一片平川,世称"牛角川"。而"怀"字贯地名之始终,或许取的就是太行与黄河的怀抱之意。"牛角川"的平原也因之被称为"三百里怀川",采撷了黄河的丰富营养,又吸纳了太行山岩溶地貌渗透下来的大量微量元素，加上太行山的庇护，集山之阳与水之阳于一体，土地疏松肥沃，雨量充沛，光照充足，气候温和。这里春不过旱、夏不过热、秋不过涝、冬不过冷，气候环境最适宜山药、地黄、牛膝等蓄根类药材的生长；菊花虽以花瓣入药，但其生长环境也与怀川的气候与地理环境相吻合。

因此，焦作地区独特的土壤、阳光、水、气候等自然条件，赋予了"四大怀药"独特的外观、质地和神奇的功效。钟山川之灵气，禀日月之精华，又得精工炮制，自然成就药中上品。正是因其质量纯正、药效独特而备受人们的青睐和喜爱，医药学家也特为推崇，因而在全国负有盛名。

唐宋以后，又将怀药列入贡品。在《新唐书》《宋史》的"地理志"中，都曾有"怀州河内土贡牛膝"的记载。《沁阳市志》载："历代征收怀药贡品时，大都指名道姓，非要留驾庄和大道寺地黄、大郎寨山药、皇甫村菊花和小庙后牛膝不可。"在广东、海南一带，怀药更被视为生活必备之品。

明清以后，怀药贸易日趋昌盛，销售数额与日俱增，药商队伍不断扩大，出现了怀帮，举办了怀药大会。为了便于怀药贸易，各地药商富贾主动集资，先后在武汉、禹州、北京、天津、西安、周口等地建立了便于怀庆商人来往坐落、迎客送士的联谊场所——"怀庆会馆"。如明清三大药材市场之一的禹县（今河南禹州市）曾有"十三帮会馆"，其中"怀帮会馆"规模最大，如鹤立鸡群。民间曾有"十三帮一大片，不如怀帮一个殿"的美誉。由此可知，怀药昔日的辉煌。这些会馆对怀药贸易的发展起到了积极的推进作用。在怀药贸易日趋昌盛的基础上，自然造就了一批怀药巨商。

由此可知，"四大怀药"不仅具有悠久的种植和医药保健历史，而且还有精细加工的技艺及深厚的贸易经济的文化底蕴。这一切都为怀药文化增添了历史的光辉和丰富的内涵，也是我们引以为自豪的一笔珍贵财富。

其二，从南阳菊潭的兴衰到焦作怀菊的形成，告诉人们，所谓道地药材的产地不是一成不变的，而是随着时间的推移，因各处兴废的不同而变化。

南阳菊潭曾是菊花的圣地，并且催生了以菊花和山茱萸为主旨的重阳文化，至少在元代以前，一直是风光无限。可是到明清时却衰败了，由于自然灾害及各种人为的原因，此时的菊潭，已是山菊敛迹，碧潭淤塞。而其他各地的菊花则纷纷兴盛起来，于是就出现了大家所熟知的怀菊、滁菊、杭菊等。现在有多少人还知道南阳菊潭呢？那已经成了历史的遗迹。

又如以上所述的地黄，原系野生，最早生长于咸阳一带，后传至各地。到南朝时，以江苏、安徽产的地黄为道地药材。到宋代时，以同州（今陕西渭南市大荔县）者为上。到明代，正式提出"以怀庆地黄为上品"之说。李时珍说："今人唯以怀庆地黄为上，亦各处随时兴废不同尔。"这是何等科学而又精准的总结！值得深思。

事实上，怀菊花及四大怀药的逐步形成和兴盛，正是一个优胜劣汰的选择性结果。

再举一个当今的例子。密二花，即新密金银花，是河南道地药材的一个重要品牌。由于山区地少，种植面积不大，自然满足不了市场需求。后来，原阳县和封丘县在有关部门的协助下，大面积引种二花成功，且质量合格，基本上达到了密二花的水平，现已占领了广大市场。而新密的二花却很少能见到，可以说只剩下一个品牌的名称了。

据笔者所知，在四大怀药中，目前怀菊花的种植面积是最小的，在数量上，也远不能同杭菊、滁菊等相比。因此其影响力有萎缩之势，长此下去，实在堪忧。不进则退，不可忘掉前车之鉴。

其三，大力发展怀菊花，整合相关资源，联手打造优秀的怀菊系列品牌。

近些年来，焦作市委、市政府高度重视怀药的研究和开发工作，企业界也组建了多个公司来开发怀药资源，并开发了怀药的多种产品，已经取得了显著的成绩。但我认为对怀菊花的开发还远远不够，缺乏著名的怀菊文化品牌，更缺乏系列品牌。既然菊花有那么多功效，我们除了打造精品药物以外，还应当精心开发怀菊系列食品、怀菊系列饮品、怀菊系列药枕等。值得欣慰的是，焦作科霖达公司已经打造出了一种怀菊品牌——菊珍，并提出了"让怀菊走向世界，以菊珍款待天下"的响亮口号。笔者衷心希望这个品牌能做强做大，唱响全国并走向世界，成为名副其实的中国怀菊第一品牌。

怀药文化是焦作的金字招牌。怀菊花及"四大怀药"，无论是文化内涵、历史渊源，还是在市场前景、医疗保健及环保、富民等方面，都有独特的优势。我们要加强创新意识，要有大品牌意识，要有大产业意识，不能总是各自为战，应当整合相关资源，联手打造优秀的怀菊系列品牌。

怀药曾经辉煌无比，怀帮更是誉满天下。当今正值太平盛世，有政府和各方人士的大力支持，只要我们团结一致、同心协力，就一定能打造出闻名于世的怀菊品牌，让我们的怀药企业成为真正的龙头企业。这也是历史赋予我们的义不容辞的责任。

2011 年 10 月 11 日

（本文载于《河南中医》2012 年 第 7 期）

安阳中医药文化寻迹

中原中医药文化遗迹与文物考察研究小组

李新叶 执笔　尹笑丹 配图

2014年2月26日至28日，笔者随"中原中医药文化遗迹考察组"赴安阳市、安阳县等地，考察了安阳中医药博物馆、姚家膏药、万佛沟、羑里城菁草园等地方。期间，先后采访了20多位相关人员。同过去一样，只要深入基层，沉到民间，都会有意外的惊喜，也会感到有一些无奈和失望。

下面，按考察时间顺序报告如下。

一、马同长和他的天然药物标本馆

2月26日上午，在安阳市卫生局中医药管理办公室副主任戴东华、安阳文化学者王森林和安阳日报社记者刘娜娜等同志的陪同下，我们来到了坐落在安阳职业技术学院医药卫生学院的中草药博物馆。

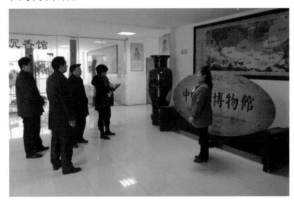

图 1 参观中医药博物馆

这个博物馆的展品让我们感到震撼。

我们亲眼见到了3000多件动植物标本，见到了西藏雪灵、沉香木、巨型肉桂、美

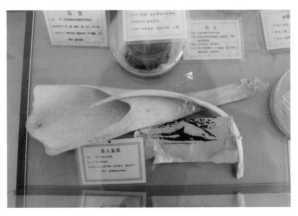

图 2 美人鱼骨

人鱼骨及外域的千年野生灵芝王。

见到了高至天花板的巨型沉香树干（据马同长介绍，中国最大的5棵沉香树，让他"一网打尽"）。

还见到了汉药、苗药、蒙药、壮药等数百幅药用动植物彩照。

马同长先生是安阳市脉管炎医院的院长，他出身中医世家，从13岁开始接受父亲在中医方面对他的影响，创办了国内第一家脉管炎专科医院。

30多年前，马同长的母亲被诊断为肺癌，为了挽救母亲的生命，他根据自己多年的行医经验，从自己收藏的药物中挑选了几种配伍成方，熬制汤药后，给母亲服下。没有想到，奇迹竟出现了，母亲从濒临死亡的绝境中逐渐康复，病情痊愈了。

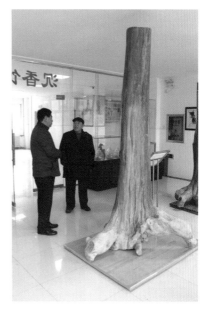

图3　马同长院长为许敬生教授讲述
收藏过程

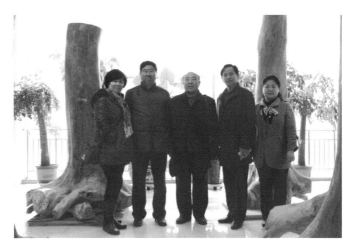

图4　合影
（左起：李新叶、马同长、许敬生、戴东华、牛素芳）

正是这件事，给了马同长以启发，那就是作为一个中医，仅仅懂医是不够的，一个合格优秀的中医，必须对博大精深的中草药烂熟于心。就是从那时起，他开始踏遍青山寻芳草。

当时，他已经积累了一些资金，但面对一个个无价之宝的巨型药材，仍无力收购。为了获得这些难遇、难得的药材，他用诚心去打动拥有者。每到一个地方，他都免费为人看病，尤其是面对生活在偏僻深山里的山民，他更是热情有加，精心医治。正是一次次在偏僻深山治愈病人的过程中，他深深打动了当地的老百姓，山民们发自内心地拥戴他，积极热情地帮他寻找药材标本，并免费为他搬运那些硕大的药材。功夫不负有心人，日久天长，马同长积累了大量的稀有贵重药材。

一个标本就是一个生动的传奇，我们走着，马同长给我们讲解着，不知不觉中，我们被每一件标本背后的故事所打动。

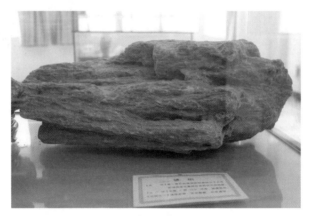

图 5　琥珀

认真观看完博物馆，我们对马同长进行了采访。

我们说："如此丰富的博物馆，设在远离市区的一座教学楼上，有些太可惜了，如果能单独建设一座与陈列品相匹配的博物馆就好了。现在的排列有些拥挤，像那些栩栩如生的动植物标本，平时是很难见得到的。假若每一件陈列品都有更详细的说明，再通过多媒体的展示，会更加生动，更加触动人的心灵，也更加引起人们尤其青少年对中医

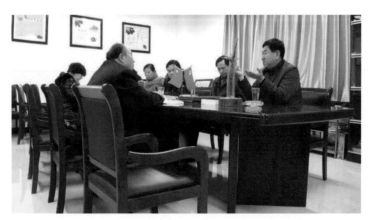

图 6　采访现场

药的兴趣。"

马同长说："这个博物馆所有的标本，都是我搜集到的，将其分类做成科目后，就开始对外展示，最初就叫马同长天然收藏馆。之所以选择这个地点，是因为安阳职业技术学院医药卫生学院的院长非常支持，地点也就设在了学院的这层楼上。"

我们又问："您这里的镇馆标本非常稀有和珍贵，多是无价的。这里有安全措施吗？"

马同长说："有的。我们的安全措施很好。"

马同长的收藏之路是漫长而艰辛的。正是他对药材的痴迷和超强的韧劲，使他现在拥有几十名药材信息员，无论哪个地方，只要发现稀有药材，这些信息员就会在第一时间给他打电话，他就会即刻乘飞机亲自到达现场，不惜花巨资、费尽周折运回河南。

像马同长这样的人才，在全国是不多的，如何支持他，使这个中草药博物馆更好地发挥作用，值得政府开发专题研究。

二、安阳姚家膏药

对姚家膏药的关注，是因为它出现在"安阳国家级、省级、市级非物质文化遗产名录"上。传统医药姚家膏药，所属地区在安阳市文峰区，2006 年申报市级文化遗产得到通过，遗产编号为Ⅸ -1。

姚家膏药创制于明末清初，创始人姚本仁，原籍江西建昌府南城县，自幼钻研医术，早年远游行医。有一次，他行至安阳时，将一家入棺送殡的少妇救活，被人们誉为"姚神仙"。明崇祯七年（1634 年），封居安阳的赵恪王闻其医术高明，招为赵王府良医所医正。

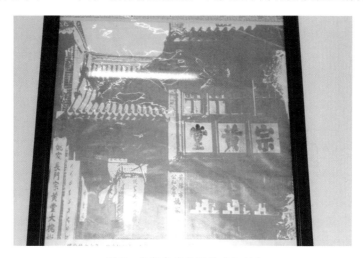

图 7　姚家膏药老照片（翻拍）

后来姚本仁辞离赵府，在少林寺与晓山禅师共同研制成主治跌打损伤的膏药，主要原料是麝香、乳香、没药、血竭、当归、木瓜等20多种名贵药材。姚本仁在黄河以南广为布施，一用辄验，颇有盛誉。清顺治年间，因姚本仁名震遐迩，被清政府赐太医院侍医。

其后，姚本仁归老于邺（今安阳），居住在安阳市区鼓楼后街东头大槐树院内，开姚家膏药铺，铺名宗黄堂，铺前高悬"太医正传"巨匾世代相传。膏药的配制方法严遵祖训传媳不传闺女，沿袭300多年。

为了寻找姚家膏药的传人，2月26日下午，在戴东华同志和安阳市名中医王培栖先生及文化学者王森林等人的引领下，我们来到了安阳市姚家胡同6号。

6号的门脸非常窄小，门前挂着的一溜又脏又旧的札幌上，写着"姚家膏药"四个字。掀开门帘进去，迎面看到的是一位长者，他坐在床头，身旁的一张小桌子上，摆放着几十张铺开的膏药，他正在将熬制好的膏药，铺在一张张圆形的狗皮上。小桌的旁边，是一个简易炉子，闪着火苗的煤球红彤彤的，看样子，熬膏药的锅刚刚从炉子上端下来。

屋子极小，两张床铺中间，只能行走一人。我们一行6人，挤在狭窄的空间里，开始了与老先生的对话。老先生叫姚铁宝，今年83岁，是姚家膏药始祖姚本仁的第十三代传人。他告诉我们，姚家膏药的功能是消积化瘀、止疼、舒筋、活血、追风、散寒。主治风寒湿气，腰、腿、筋骨疼痛，关节炎胃寒等病症。我们问他："传了这么多代，你是严格按照祖传的秘方熬制呢，还是有所创新？"

姚先生说："十几代了，一代传一代，全是按照老祖宗留下的秘方熬制的。"

说着，姚先生的儿子递给我们一张有两个烟盒那么大的广告单，白纸黑字，上面简

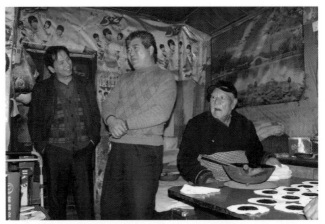

图8　采访现场
（左起：戴东华、姚铁宝之子、姚铁宝）

单写着姚家膏药的功能、主治、用法及联系地址和电话。

姚先生的儿子说："我们文化程度不高，也不懂得宣传。我们就是按老方法熬制一些，可现在狗皮很贵，因此成本不低。有时一天卖几十张，有时一天也卖不出一张。"

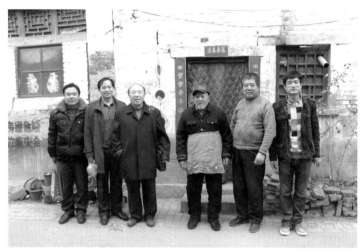

图9　合影
（左起：王森林、戴东华、许敬生、姚铁宝、姚铁宝之子、尹笑丹）

从破旧不堪的生存环境可以看出，老祖宗的家传秘方并没有改变他们贫穷的命运。

第二天上午，在戴东华的带领下，我们来到了安阳中智药业有限责任公司。

接待我们的是该公司经理董文玲女士。她简单介绍了该公司的情况后，将一本《天下第一贴》的小册子给了我们。这个小册子最显眼的地方，是封面中间所显示的注册商标，上面是"少林寺"三个字。打开封二，在"专心做膏药，真传400年"的上面，是关于清初彰德府皇家御医姚本仁的介绍。

介绍说：明崇祯初年，"宗黄堂"创始人姚本仁，从江西建昌老家进京会考，因医术高超、手法独特，被提拔成当朝御医；清顺治三年任太医院院长，擅长内病外治，以贴敷疗法为宫廷家族疗疾，深得皇室恩宠。公元1644年，姚本仁告老还乡，迁居于彰德府（今安阳市），始设医馆"宗黄堂"配制姚家膏药，他不图赚钱，赊药济贫，悬壶济世，享誉四方。

旧时的姚家膏药立下家规：传子不传婿，传媳妇不传闺女，处方配伍、制作工艺严格保密。直至新中国成立之后，1956年国家投资扶持"宗黄堂"，姚家献出家传秘方，公私合营成立了安阳膏药厂，1984年更名为河南省安阳商都制药厂，1996年，被国家授予"中华老字号"企业称号。20世纪80年代，安阳膏药厂担负了唯一代表河南的膏药出口任务。2000年公司引进世界先进的管理理念，并通过股份改制正式组建安阳中智药业有限责任公司。2004年公司通过国家GMP认证。目前公司在中国唯一拥有"少林寺"商标医药类使用权。

由于组方独特，效果突出，三种被冠以"安阳"的膏药被国家药典收藏，药方经久不衰（安阳精制膏、安阳膏药、安阳固本膏）。公司生产的剂型有膏药、橡胶膏、搽剂、胶囊；产品销往全国20多个省市地区。从明清至今，源远流长的膏药文化近400年发展史，安阳膏药凭借坚实的质量与千万风湿骨痛患者的口碑而声名远播。

我们问："你们的封面上，突出的是'少林寺'注册商标，第二页介绍的是姚家膏药简史，而产品目录上介绍的十几种药品，却没有'姚家膏药'的字样。仔细查阅，才发现几个署名为'安阳固本膏''安阳膏药'的药膏与姚家祖传的药膏有联系。我们有些不理解，为什么要这样呢？"

董经理说："我是主抓业务的。你们问的都是营销方面的事情，我们公司底子薄，拿不出那么多的钱去做广告。其实，我们的疗效是很好的，比那些名声很大的公司生产的药膏要好，只是人家有钱做广告，甚至做内置广告。"

我们指着墙上的几幅有关介绍"宗黄堂"的老照片，希望她能给我们做一详细解释。董经理说："关于姚家膏药的历史沿革，我们有位老同志专职做这件事，他也许能说得清楚。"我们留下了电话号码，希望董经理能帮忙联系一下熟悉姚家膏药发展历史的人。后来，我们终于见到了那位熟悉姚家膏药情况且已退休的关鸿信老先生，同他在一起就姚家膏药的历史和现状进行了认真的交谈。

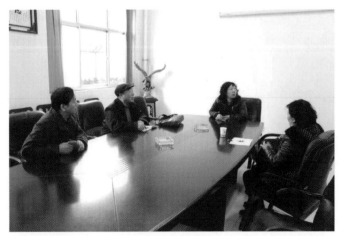

图10 座谈现场
（左起：戴东华、许敬生、董文玲、李新叶）

目前，姚家膏药已入选河南省非物质文化遗产名录，这确实是件令人欣慰之事。而当年姚家献出秘方，在姚家膏药基础上经过公私合营建立的安阳膏药厂，随着形势的发展，特别是改制的需要，早已更名为安阳中智药业有限责任公司，这当然无可非议。事实上现在的中智药业有限责任公司与当年的姚家膏药早已没有关系，姚家在该公司也没有任何股份。如何扩大经营，促进企业发展，这当然是企业内部的事。但是不要忘记，姚家膏药是近400年的中医药老字号，是河南省宝贵的中医药文化遗产，这是真真切切的事实。如何保护这个中医药老字号，使它进一步发扬光大，这是我们义不容辞的历史责任。明清之际，河南各地曾有众多的中医药

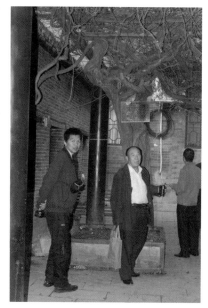

图 11　赊店镇广和堂凌霄树
（左起：许振国、许敬生）

老字号，可是今天保留下来的已经不多了，有些即便有其名也已无其实。早在200多年前，社旗县赊店镇曾有一个远近闻名的中药老店广和堂，去年我们去采访寻迹，只在故地院里见到两棵碗口粗的凌霄树，而当年的中药店早已不见踪影。望着那两棵攀缘交织成棚的凌霄树，不由得让人感慨万千。那弯弯曲曲、粗糙爆裂的枝条，仿佛向我们诉说着心中的哀怨。这是历史的见证，难道不值得我们深思吗？

三、万佛沟和高僧吴云青的"不朽肉身"

来安阳之前，听说安阳县万佛沟有药师佛，27日下午，我们一行来到万佛沟，寻找传说中的药师佛。

万佛沟位于河南省安阳市区西南25千米的宝山之麓，依山遍刻石窟，这是全国最大的高浮雕塔林，计有石窟247个，通称万佛沟，因与洛阳龙门有相似之处，亦称小龙门。佛、僧雕像数百尊，高僧铭记百余篇。

这是一座不高的山，沿着螺旋式的山道，就可以看到大小不一的佛像。遗憾的是，很多佛像只有身子没有头颅。我们询问周围修路的民工，他们说，石佛像的头是值钱的，被人偷偷砍掉背出来卖啦。即便是只有十几厘米高的佛像头，也能卖上价，大的佛像头更能卖个好价钱。显然，那些利欲熏心之徒对佛是不会心存敬畏的。我们弓腰攀岩，仔

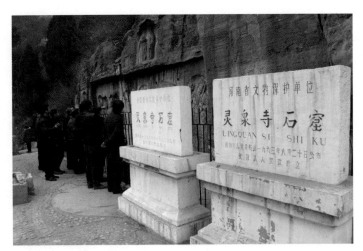

图 12　调查组一行在考察石窟

细寻找药师佛的石刻雕像，却始终没有找到，不免有些失望。但意想不到的是，却发现万佛沟竟供奉着当年曾轰动全国的高僧吴云青的"不朽肉身"。

这也是万佛沟的一个奇观。

据当地百姓说，吴云青生于清朝道光十八年（1838年），他15岁出家，于1998年9月24日坐化于安阳北郊的郭王度村佛祖寺，活了160岁。陪同我们的安阳县卫生局和安阳县善应镇卫生院的同志告诉我们，吴云青的出生年份大概是根据传说推算出来的，经过陕西、北京等地媒体的渲染，讹传成了160岁，实际是活了100岁左右。但他确是一个得道的长寿高僧。

吴云青出生于郑州市荥阳县高山镇余顶村一个崇道信佛的农家。他一生的理想是做一个佛道双修、救苦救难的观世音菩萨那样的真人。他15岁出家，云游天下，学道学佛，先后到华山、嵩山、王屋山和武当山等名山，学习和修炼传统道家养生长寿内丹术。同时为探求佛法禅功真谛，曾游学于洛阳白马寺、登封少林寺、开封救苦观音庙、北京豹子街育婴堂等诸多庵观寺庙。名山大川与深山老林的道坛佛堂，都留下了他的足迹。之后，潜居于陕北青化寺佛道双修多年，因其功高德昭，被青化寺众修行公推为长老。

1998年夏初，吴云青随弟子苏华仁到安阳北郊的郭王度村佛祖寺清修，当年9月22日凌晨，圆寂于佛祖寺。据说他临终前一个月开始辟谷，最后半个月即停止进水，所以圆寂后尸身干燥不腐。根据事先安排，吴云青的尸体先被弟子们以坐姿放进一口大圆缸里，大圆缸上面又扣上一个小瓷缸，接口处用水泥密封紧。随之，在缸外建石塔封闭。他的肉身被放在墓塔内两年多。

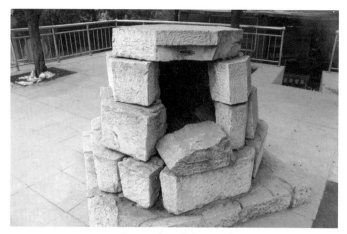

图 13　吴云青坐缸石塔

　　2000 年 12 月 24 日夜，打开石塔，掀去瓷盆，吴云青肤色深褐中透红，周身完好，肌肉仍有弹性，银色须发如初。这一场面震惊了在场的所有人。当时媒体报道说："吴云青老人仍端坐在缸内，衣服肉身完好，银髯飘拂，工作人员小心翼翼地用剪刀将衣服剪去，只见全身上下除因水分丧失而肌肉有所萎缩外，整个躯体保持完好，且富有弹性。"随后，吴云青的尸身被安放在寺院附近的恒温地下窑洞的玻璃棺内。由于放置于窑洞内的玻璃棺密封不严，长此以往，其肉身容易因潮湿霉变。为了更好地保护高僧的尸身，2006 年 8 月，安阳县政府专门拨款 20 万元，向江苏省东海县一家企业订购了一尊水晶棺。

　　2007 年 1 月 17 日，安阳县善应镇万佛沟灵泉寺内人头攒动，人们争相观看高僧吴云青坐化后的"不朽真身"8 年后再度现世，此次是全国重点文物保护单位灵泉寺文管所为其更换水晶棺。下午 3 时 10 分，10 余人协力将用酒精擦拭过的水晶棺直立了起来。

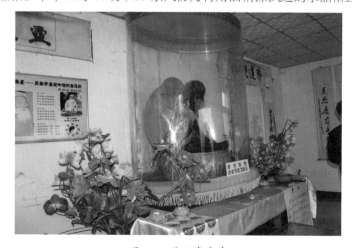

图 14　吴云青真身

众人将高僧的肉身，顺利放在了水晶棺中。之后，棺内被抽成真空。此时，吴云青全身肌肉基本都已萎缩，肤色看上去像晒干的腊肉颜色，几块黄色的肌腱清晰可见。

据悉，目前国内只有九华山和广东韶关南华寺分别保存有 3 尊不朽肉身。吴云青佛道双修，是一位得道高人。他至今肉身通体透明，可见骨骼，这是道家修身文化的结晶，值得研究。而高僧吴云青尸身的完好保存，更使灵泉寺和万佛沟增加了长盛不衰的吸引力。

四、羑里城蓍草园

出安阳往南约行 20 千米，便到了羑里城。羑里城位于安阳汤阴县城北约 4 千米处羑、汤两河之间的空旷原野上，羑里城又称文王庙，属国家重点文物保护单位。其处有 7 米厚的龙山文化和商周文化遗存，它以博大精深的文化内涵而名扬海内外。3000 年前，殷纣王曾在这里关押周文王姬昌 7 年，这是有史可据、有址可考的中国历史上第一座监狱。现存的羑里城遗址，为一片高出地面约丈余的土台，南北长 105 米，东西宽 103 米，面积达万余平方米。遗址上现存建筑有演易坊、山门、文庙大殿等建筑，均建于明嘉靖年间。另存有《周文王羑里城》《峋嵝碑》《文王易》等元明清三代碑刻十余通。

据《史记·周本纪》记载："纣囚西伯羑里。"司马迁说："盖文王拘而演《周易》。"南朝刘宋裴骃《史记》集解云："河内汤阴有羑里城，西伯所拘处。"唐代张守节《史记》正义说："羑里在相州汤阴县北九里，纣囚西伯城也。"周文王姬昌于羑里将伏羲八卦演绎成六十四卦，遂成《周易》，成就了华夏文明的经典之作。

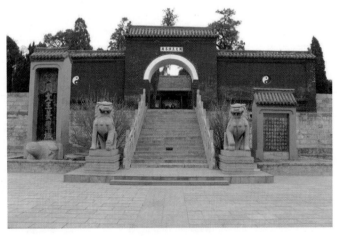

图 15 羑里城

对我们来说，羑里城是不陌生的，但此次来羑里城，主要是想看看蓍草园。

蓍草园位于大殿右后侧演易台前。演易台，相传为文王被囚期间，推演"六十四卦"的地方，重建于1994年，台上塑有文王推演《周易》的塑像。在演易台前有一片几十平方米的园地，那就是蓍草园。这远没有淮阳太昊陵的蓍草园大，比我们想象的还要小。因正值初春，天气寒冷，蓍草尚未发芽，园地里一片空白。

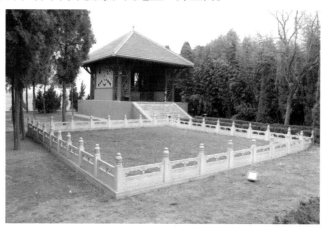

图16　演易台与蓍草园

在我国古代，占卜所用的草，就是传说中神异的蓍草。除了《易传》中记载着用蓍草占卜的古老方法，其他著名的典籍中也多有对蓍草的评说。如班固《白虎通》载孔子云："蓍之为言耆也。老人历年多，更事久，事能尽知也。"《说文》云："蒿属，生十岁百茎。天子蓍九尺，诸侯蓍七尺，大夫五尺，士三尺。"陆佃《埤雅》云："草之多寿者，故字从耆。"《博物志》言："蓍千岁而三百茎，其本已老，故知吉凶。"

基于对蓍草的这种认识，所以古人用它来占卜吉凶，自然也就成了当年周文王用来推演卦爻的主要工具。而蓍草占卜也就成了易学文化的重要组成部分。

人们常说"医易同源"，因为易学阐述事物阴阳动静变化的道理，中医学阐明人体阴阳盛衰消长的机制，正如张景岳所说"易具医之理，医得易之用"，"医易相通，理无二致"。两者同源于对事物阴阳变化的认识，故称"医易同源"。隋唐名医孙思邈在《千金要方》中说："不知易，不足以言大医"，更是强调了医易关系的重要性。术家所谓"医卜星相"，皆易之支流，直接表明了易学对于中医学理论形成、发展的指导作用。所以中国古代许多著名医家都非常重视对易学的研究。

易学阐述天地万物阴阳动静变化之理，强调阴阳的对立统一是宇宙的一般规律，同时也是生命运动的规律。在易理的影响下，中医学始终是在一个宏观的整体的时空条件下来认识人身所发生的一切，形成了自己独有的特色。

从伏羲画八卦到文王推演六十四卦，从孟津河出图到洛宁洛出书，从上蔡的蓍草龟池到淮阳的蓍草龟池，从殷墟的甲骨到羑里城的蓍草园，这一切均发生在中原的河南大地。充分说明河南是易学文化的发祥地。而博大精深的易学文化对中医药文化的产生和发展，起到了积极的推动作用。

2014 年 3 月 20 日

附：考察相关资料

考察时间：2014 年 2 月 26 日—2 月 28 日

考察地点：安阳中医药博物馆　万佛沟　姚家膏药　羑里城蓍草园

考察人员：许敬生　尹笑丹　李新叶　周立凡

被采访人员：安阳市卫生局中医科科长戴东华，安阳市名老中医王培栖，安阳脉管炎医院院长马同长，安阳中医药博物馆馆长牛素芳，安阳某公司职员、文化研究者王森林，安阳日报社记者刘娜娜，安阳中草药博物馆讲解员张倩，安阳中草药博物馆讲解员王露，安阳中草药博物馆馆员申亮，安阳县卫生局纪委书记申红生，安阳总医院纪检书记张秀茹，安阳总医院医务科科长朱得丰，安阳县卫生局业务股股长党英斌，安阳县善应镇南坪村医生牛继东，安阳县善应卫生院医生李世俊等。

红四方面军后方总医院

中原中医药文化遗迹与文物考察研究小组

许敬生 马鸿祥 执笔 尹笑丹 配图

怀着对先辈的崇敬之情，追寻先烈的足迹，来探寻红色中医药文化的遗迹。在新县卫生局邬泽勤主任等人的陪同下，我们来到当年红四方面军后方总医院的旧址（现在为箭厂河卫生院，又称思源卫生院），采访了医院张大贵院长和王新东副院长，他们提供了1985年版的《新县卫生志》和红四方面军后方总医院相关历史照片，并讲述了有关红军医院的一些故事。随后又参观了"生前尽忠，死后尽孝"的传奇人物许世友将军的故居和墓地、鄂豫皖苏区首府革命博物馆及新时期中医药文化在新县发展的代表——羚锐制药股份有限公司。

一、红四方面军后方总医院遗址所在地简介

位于河南省信阳市新县的箭厂河乡街道，是当年中国工农红军第四方面军后方总医院的所在地。新县地处豫南大别山腹地，鄂豫皖三省接合部，大别山主脉横贯东西，京九铁路、广大高速纵横南北，106、312国道穿径而过，素有"三省通衢""中原南门"之称。全县辖15个乡镇，一个管理区，约36万人，总面积1612平方千米。

新县的前身为经扶县。1932年10月，国民党蒋介石政府为了便于控制鄂豫皖边界的大别山区，对付革命力量，强化反动统治，以当时河南省政府主席刘峙之字"经扶"为县名，以新集为县治，设立经扶县。将光山县南部、湖北省麻城县三个区和黄安县的一部分，划归经扶县管辖。1947年8月，刘邓大军挺进大别山，28日，新集重获解放。12月，在县城西南王湾召开经扶县首届人民代表大会，经刘伯承提议，与会代表500多人一致通过决议，将经扶县更名为新县。

新县这块红色的土地，是全国著名的河南唯一的将军县，也是全国爱国主义教育基地。第二次国内革命战争时期，以新县为首府的鄂豫皖革命根据地是全国第二大革命根据地，也是中国革命武装斗争的重要发祥地。新县产生了革命史上的众多第一：中国工农红军第一架飞机"列宁号"从这里起飞参加对敌作战，这是红军第一次对敌制空作战；中国工农红军第一个航空局鄂豫皖边区军委航空局在这里建立，中国人民解放军空军建军史由此向前推进了近20年；中国工农红军第一届体育运动会在这里召开，从此掀开了中国人民解放军军事体育的序幕。

新县每一寸土地都浸染着烈士的鲜血，每一条河流都流淌着英雄的故事。长期的革命斗争，这里先后诞生了红四方面军、红二十五军、红二十八军等三支主力红军部队，

留下了董必武、刘伯承、邓小平、徐向前、李先念等众多老一辈革命家的战斗足迹，走出了许世友、李德生、郑维山等 43 位共和国开国将军和 50 多位省部级领导干部。仅箭厂河乡就走出了 24 位将军，被称为"将军乡"。其中肖家湾村就走出了肖永正、肖永银、肖德明、肖志贤 4 位将军，被称为"将军村"，还走出了吴先元、吴生敏"父子将军"等。20 世纪六七十年代，全国八大军区司令员中有 3 位是新县人，同期，全国还有 6 位省委书记是新县人。

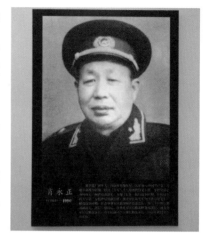

图 1　肖永正将军

　　在血与火的革命风云中，无数革命先烈在新县前仆后继、碧血丹青，谱写了一个个惊天动地的故事，演绎了一幕幕波澜壮阔的历史，创造了彪炳史册的功勋。当时不足 10 万人的新县，就献出了吴焕先、高敬亭等五万五千名优秀儿女的宝贵生命。真可谓"山山埋忠骨，岭岭有丰碑，村村有烈士，户户有红军"。新县以红军故乡、红色老区而享誉全国。

　　1928 年，红军第 11 军成立，红军医院相应诞生。1930 年秋，为了适应革命发展的需要，中共鄂豫皖边区特委和红一军前委决定，在箭厂河兴建一所固定的红军后方总医院，作为重伤员的病房。1932 年秋，红军主力离开鄂豫皖革命根据地，红军医院和工作人员，亦随之离开箭河，敌 89 师在"清剿"中将这所病房楼烧毁。当年的医院虽然已被烧毁，但它在革命进程中做出的巨大贡献，给新县的历史留下了光辉的一页。在《新县卫生志》的字里行间及各位采访对象的一言一词中，我们共同回忆了红四方面军后方总医院的历史。

二、红四方面军后方总医院的历史回顾

（一）红军医院的诞生

　　1928 年 7 月下旬，红军第 11 军成立，红军医院诞生。开始只有戴淑先和刘典初两个中医，1929 年 6 月间才来了一个西医叫林之瀚（新中国成立后任中央卫生部药政司司长）。当时没有固定院址，驻在某地就叫某地医院。只有几样中草药装在土布药帘里，行军时卷起来挑着走，驻扎时挂起来就工作。几个医护人员，采草药一起上山，洗绷带

一起下水，当时群众称之为"游击医生"和"扁担医院"。在敌人的"军事围剿"和"经济封锁"的恶劣环境中，医药用品极其困难，当时土布绷带以用破为止，用南瓜瓢敷伤口消炎，银针草药成了治病的主要法宝。

（二）人员及用品的来源

在艰苦的条件下，红军医院在实践中充实提高，卫生技术队伍不断壮大。主要的人员来自四个方面：①上级派遣，如胡明政、邵达夫，是从苏联回国后被派来的，苏井观是潢川地下党从"三友药房"派来的。②吸收当地医药人员，如吴子南叔侄三人，原在三合尖开药店，连人带药都参加了红军医院。③选择当地男女青年，用实战练兵的方法自己培养，如曹学珍同志即是。④留用被俘的敌军医药人员。

医药用品来源：①自己上山采挖中草药。②从敌占区购买。③从战场缴获，如在韩摆渡战役中，就缴获了敌军的一个医院装备。④向被俘的敌军军官和财主索取，如1931年7月间，被俘敌军军长岳维峻一次就送来医药用品一百多挑，敌师长赵冠英也送来一些药品。

（三）红军医院的建设

1930年秋，中共鄂豫皖边区特委和红一军决定在这里兴建红军后方总医院，选用吴氏祠堂作为基础。当时祠堂已建好框架，有现成的砖瓦木料，再添置些白铁、玻璃、天井顶柱等，进行一番设计改建即可。当即动工，由总医院政委胡明政，主管会计戴春舫、黄绪竹，办事员张文道、吴行金等组成基建领导班子，又从武汉请来几位工人负责施工。同年年底基本建成，次年正月即开始使用，共用银币约8000余元。

红四方面军后方总医院原系砖木结构轿顶式楼房，长方形，坐北向南，呈四水归池的四合院式，东西长32米，南北宽24米，约768平方米。楼房有上下2层，各24间。中间天井呈轿顶形升起，顶檐下的木格上装有玻璃，既透光又不飘雨。天井四周的房檐有白铁水槽及下水管，走廊宽敞，有木板阶梯通往楼上，地面用桐油石灰捶平。室内是白色墙壁和透明玻璃窗，一楼有明房20间，过道4间，二楼是通间，尚未安装隔板。南面是正门，门上有两檐，门内竖有高大的穿衣镜，可通往药房、药库、门诊部、手术室（均在今日乡政府院内）。正门外，上有雨搭，再上有二楼的小门。楼房的西、北、东三面均留有门，西门通往小伙房和洗澡室（旧址在今乡政府招待所处），北面有门，是为扩建准备的。此楼建成后，尚有部分玻璃未装完，藏在戴边南面的小池塘中，至今群众还叫它"镜子塘"。楼房四周荷池相绕,由于建筑新颖,当地群众称它"洋房子"。

总医院病房楼主要接收重伤病员,轻伤病员则住在附近群众家里。分三片管理,戴边、石岗、石湾、石佘、上下王家大屋为一片,王畈、徐畈、斗笠冲、涂氏河为一片;李河、大旧两湾、王边、楼子佘、黄泥塝为一片。

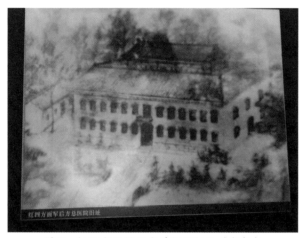

图2 红四方面军后方总医院旧址(翻拍)

(四)红军医院的组织建制及成员

1931年11月,红军医院定名为"中国工农红军第四方面军后方总医院"。至此其规模和建制已相当完备,以总医院为主,附属一个中医院,一个"红色医务训练班",根据地内还分设6个分院和皖西北中心医院。分院的装备由总院下拨,总院接收由分院转来的伤病员,总院设院部、医务处、经理处、政治处。

总医院院部:政治委员胡明政、院长孟焕然、副院长邵达夫。委员有张克斌、陶庆红、夏长海、曾纪芥等。当时党、团组织都是秘密的。院部建有党委会,有党员20余人,书记为胡明政,下分4个支部,有个支部书记叫赵全安。其中胡明政、邵达夫、张克斌都是由苏联回国后来医院工作的。共青团委员会有40多名团员,分8个小组,团委书记先后有郑世尧、方忠耀等。勤务员宋宝忠,伺马员有郑国才、张和右、张□□。院部还有通信警卫排、收发室。通信警卫排又分有线通信和徒步通信,排长姓郭,班长有蔡思嘉等。

医务处:负责医务,下设看护队、卫生队、洗衣队、药房和药库。主任穆青峰、邢□□,医生先后有苏井观(新中国成立后任中央卫生部副部长)、漆成栋、魏德贵、周光坦、曹学珍、方忠贤、吴子南、洪明玉、杨新武、王子元、姜子英、董□□、汪泽沛、周胡子（绰号，不知真名）、肖□□、黄□□等。看护队，相当于今日的护理部和护士班。有看护队队长杨泽亮（杨英华）、张映清，班长有范秀楼（范明）、阮竹青、姜存德。还有女护 42 人，男护 31 人。卫生队，又叫卫生科。协助看护工作，负责卫生、安置伤病员。队长林枫、吴麟周等。班长石和鼎、程怀明，队员有吴先清等 17 人。洗衣队，又叫缝衣队。负责给伤病员浆洗缝补衣服等，负责人固定，洗衣员是根据任务大小，再从各乡轮派。甘良元为队长，洗衣员有徐子英等 10 人。药房药库工作人员，先后有程芳永等 15 人。

经理处：又叫行政处。负责经济收支及行政事务，下辖事务处、供管科、财务科、军需科、服务处、担架运输队、木工班、弹花班、理发班，还附设一个糕点作坊。经理主任戴道之，副官黄□□、游正刚、徐老么，会计蔡春舫、黄绪竹，采买张厚江、石生意、石尚居（？）、郑□□、董□□等。事务处负责生活，并附设一个豆腐坊、粉坊，一个鸭棚。木工班负责制作医用拐杖及其他木器。弹花班制作医用棉花及被絮、垫褥等。理发班负责为伤病员理发。糕点作坊为医院制作糕点。

政治处：负责政治宣传，下辖组织科、宣传科、保卫科、青年科，主办有《显微镜报》，还主管"列宁室"，并附设一个宣传队。"列宁室"又叫俱乐部，即今日的文化室。政治处主任李锦文，组织科科长林宛，宣传科科长刘思宽，青年科科长姓廖，俱乐部主任姓高，宣传员有戴文彬、肖□□等，宣传队长吴行金。

附属中医院院长是刘典初，医生有戴淑先、高志国等。

红色医务训练班：负责培训卫生技术人员。1930—1931 年，先后从鄂豫皖省苏维埃政府主办的"列宁高等学校"调来两批青年男女学生 120 多人，又从区模范学校和"列宁高小"招来青少年学生 30 多人，办了两期看护训练班，一期高级医务班，教员系总院医生兼任。分别情况，上文化课和政治课、技术课。文化课有外语等，技术课有尸体解剖等，主要是跟班学习。

各分院设院长、政委，分别由林之翰、李品三、漆成栋、李宗炎、张克斌、匡都臣、苏井观、吴子南、魏定国等担任。

（五）医疗水平及作风

总医院设内、外两科，由门诊和病房两部分组成，有 100 多名工作人员。由于红军医务人员有高度责任心并刻苦钻研医疗技术，技术水平不断提高，可做肠吻合、截肢等大手术。但是，也有因伤病太重在总院牺牲病故的，先后有 100 多人，如红军团长韩国强就是在总院牺牲的。凡是在总院牺牲的，除了当地人员以外，都安葬在箭河南头毕边后山上的"烈士陵园"里。1964 年箭河公社管委会为牺牲的红军战士建立了一座"纪念碑"。

当时医院收治 1000 多名伤病员，且居住分散，人少事多，工作量大，但他们始终保持着严谨的医疗作风和忘我的革命精神，把每项工作都做得井井有条，使在这里住过院的伤员无一不受感动。工作繁忙时，医生在巡诊中，一个口袋装药，一个口袋装干粮，以便诊病后随时发药，顾不上吃饭就吃点干粮。医生看病不仅要开药，还要开糖、蛋、糕点等食物，以补充伤病员的营养，另外还要开鞋、袜、被服等生活用品。医务人员都能保持高尚的医疗品德和救死扶伤的人道主义精神。例如，医生魏德贵五十多岁带病工作，胃痛起来不能走路，就让人抬担架去石岗巡诊。有时下大雨，河水猛涨，河西边的隔离病房被阻，先由会水的人带着绳子游过去，系好了，医护人员再头顶药品、食物，攀缘过去治疗护理。看护队和卫生队分工协作，看护队队长杨泽亮，既带班搞好治疗，又给伤病员送饭送水，端屎端尿，打扫卫生，样样都干，大家都尊称她为"大姐"。

（六）军民关系

红军医院不仅治疗伤病员，还给当地的群众治疗疾病，而且一律免费。群众对红军医院的支持也是全力以赴。1931—1932 年，红安一带天花流行，经红军医院（主要是中医院）治疗，挽救了许多生命。每当一个战役下来，从前线到后方，群众沿途设下许多茶水站、招待站，招待和转移伤病员。各乡苏维埃也常组织慰问队抬着整猪整羊，挑着米面、糍粑、糖果，前往医院慰问。当地群众也纷纷拿着生活用品一同前往表示心意。豫南、鄂西、皖西的一些县区，也都先后派出慰问团多次前来总院慰问，近处妇女经常组织洗衣队给伤病员浆洗、缝补衣物。在群众家里住的伤病员，老百姓就把他们当成客人招待，精心护理。在伤病员多时，总院附近各村家家有病房，人人当护理，充分展现了军民鱼水之情。

（七）政治宣传及文娱活动

由政治处主办的《显微镜报》和"列宁室"，既是政治宣传园地，又是文化娱乐场所和传授知识的课堂。

《显微镜报》向工作人员和伤病员宣传革命道理，报道革命发展形势，表扬好人好事。

"列宁室"备有胡琴、竹笛、象棋、三棒鼓和皮纸球（比乒乓球大，向空中打）、报纸、图书、识字课本、木枪、手榴弹（教练用具）等，以方便伤病员的生活学习。对于重症病员还组织宣传队下病房演唱节目和阅读书报。有时候孟焕然、邵达夫还为大家表演些小魔术、小杂技等。还有军事干部在这里做沙盘地形，讲解作战方式，总结战斗经验。

（八）红军医院永存人们心中

1932年秋，第四次反围剿失败后，总医院楼房被敌89师于农历九月十五烧毁。总医院虽已远去，病房楼不复存在了，但它在人们心中的影响却极为深远。当地群众只要一提起总院无不惋惜，逢会赶集总要在其遗址上徘徊一阵子。新中国成立后，在旧址上新建了箭厂河卫生院（现思源卫生院）。为了纪念总院的历史业绩，1976年，新县人民政府在医院旧址前树立了纪念碑，碑上镶有高1米、宽1.6米的灰色大理石，镌刻着碑文，昭示后人。1977年公布为新县重点革命遗址。经常会有当年在总院工作或者治过伤病的老红军前来访问。如原红军医院第一任院长的林之翰，就曾两次访问箭河。原中央特派鄂豫皖边区巡视员，新中国成立后曾任中央纪律检查委员会副书记的郭述申，1977年5月访问箭河总院遗址，手抚"纪念碑"深情地说："这块地方来得是多么不容易啊！"又如曾在总院当过勤务，新中国成立后任湖北应山县委副书记的宋宝忠，1981年专程访问总院遗址，一住三日。曾在总院治过伤，原任东海舰队副司令员的高志荣，1982年8月也曾前

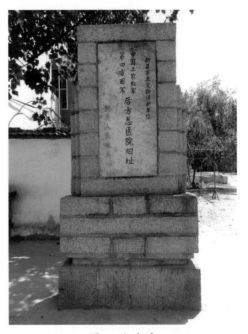

图3　纪念碑

来此访问，并参观"箭河革命纪念馆"。曾在总院当过司药和看护的如曾韬、范明、戴觉敏等也先后前来访问。

三、从红军医院走出的开国功臣

一大批红军医务人员和红军官兵先后在这座医院里工作和战斗，从这里走出了一批开国功臣，他们成为共和国卫生战线上的中流砥柱。我们不妨列出几位代表。

苏井观，1906 年生，河南省光州（今潢川）县人，又名苏炳达，字静观。曾任中共中央军委总卫生部部长，新中国成立后中央人民政府卫生部副部长。中共七大正式代表，全国政协第二届、第三届委员。

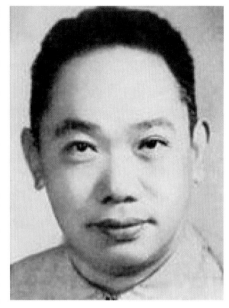

图 4 苏井观同志

他出生于贫农家庭，少年时依靠教会资助读完高等小学。后入河南确山慈仁医院学医。1925 年五卅惨案爆发后，联络同学组成赤血救国团，冲破院方的阻碍和反对，沿平汉线北上郑州，沿途进行宣传活动，因此被学校开除。后报考由冯玉祥将军领导的张家口西北军弘道学校。后考入北京汇文中学。毕业后主动脱离教会关系转入天津海军军医学校学医。1927 年毕业后放弃当军医官机会，返回家乡潢川，与同学合股兴办三友药房掩护革命活动，自任经理。同年加入中国共产主义青年团。1928 年加入中国共产党，三友药房成为潢川共产党人活动的秘密中心。根据党组织的指示，秘密向大别山革命根据地输送过药品和枪支。1930 年年初离开潢川进入鄂豫皖苏区并参加中国工农红军。先任红二十八团军医，后调任红军第一师（后改为第十师）医院外科主任、院长。1931 年 11 月—1932 年 12 月任红四方面军总医院院长。1933 年 7 月—1935 年 3 月任红四方面军总医院卫生学校校长兼外科主任。编写教材，讲授课程，带领学员在病房、手术室见习，为红四方面军培养了一大批卫生工作骨干。1933 年秋任总医院管理委员会委员，创建 100 平方米的手术室和消毒间，创建中医院，创办《血花报》。1935 年 7 月—1936 年 3 月任红四方面军总卫生部医政局局长。1936 年 4~10 月任中共中央西北局卫生部部长。1936 年 11 月—1937 年 3 月任红军西路军卫生部部长。

全国抗日战争时期任延安边区医院院长、八路军医院院长。1938 年 11 月起任中共中央军委卫生部部长。1942 年 6 月—1945 年 8 月任中共中央军委后方勤务部卫生部部长。1943 年兼任陕甘宁晋绥联防军卫生部部长。1945 年 4 ~ 6 月作为陕甘宁边区代表团成员出席中共七大。

解放战争时期，1945 年 9 月—1949 年 8 月任中共中央军委总卫生部部长。

新中国诞生后，参加组建中央卫生部，任中央卫生部副部长。1949年10月—1954年9月任中央人民政府卫生部副部长。1949年11月—1954年10月任中央人民政府卫生部党组副书记。1951年领导组织抗美援朝卫生工作。1951年5月—1953年8月任中华全国总工会医务工会工作委员会主任。1954年9月—1964年5月任卫生部副部长。1964年5月26日上午病逝于北京，终年59岁。

丁世方（1912—1965），原名丁诗煌，安徽省金寨县槐树湾乡人，中国人民解放军开国少将。1931年，丁世方加入中国工农红军，担任少共皖西北特委宣传部部长，后任红四方面军后方医院主任，总医院中医部主任，军委卫生部第三科科长。他参加了长征，并任红四方面军总医院院长。1936年，参加西路军。抗日战争期间，担任军委卫生部第三后方医院院长、第二后方医院院长、中国医科大学附属医院主任。第二次国共内战期间，担任南满安东军区卫生部部长、辽东军区卫生部部长等职。中华人民共和国成立后，1950年调任中国人民解放军海军后勤部卫生部副部长、部长，创办海军第二医科大学。1954年任海军后勤部副部长兼卫生部部长，1955年被授予少将军衔，获二级八一勋章、二级独立自由勋章、一级解放勋章。1962年任总后勤部卫生部副部长。1965年6月23日，在北京游泳中因心脏病发溺水逝世。

白崇友（1914—1993），四川省阆中县（今阆中市）水观乡人。1933年参加中国工农红军，同年加入中国共产党。土地革命战争时期，任红九军第27师81团文书，红四方面军第四后方医院党支部书记。参加了宣达战役、反六路围攻和红四方面军长征。抗日战争时期，任八路军第一后方医院1所副政治指导员，第1兵站医院政治指导员，延安国际和平医院党总支书记，陕甘宁晋绥联防军后勤部政治协理员、政治处副主任。解放战争时期，任东北民主联军第九后方医院政治委员，东北军区后勤部东线卫生部政治委员，第四野战军后勤部卫生部政治部副主任。参加了辽沈

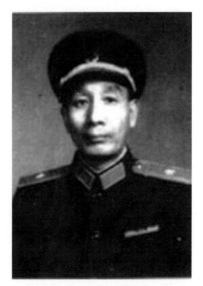

图5　白崇友将军

战役、平津战役、渡江战役。中华人民共和国成立后，任中南军区后勤部卫生部副政治委员兼政治部主任，中国协和医学院副政治委员，总后勤部西安办事处政治部副主任，解放军总医院政治委员。1955年荣获三级八一勋章、二级独立自由勋章、二级解放勋章。

1964 年晋升少将军衔。1988 年获一级红星功勋荣誉章。1993 年 12 月 20 日因病在北京逝世，享年 79 岁。

彭素（1916—1987），河南省商城县丁家埠区南溪乡（今安徽金寨）人，原姓廖，8 岁当童养媳。1928 年加入中国共产主义青年团和妇女会。任过儿童团团长。1929 年参加中国工农红军，在第 32 师任宣传员。翌年调红军后方总医院当看护员、护士长。1931 年任红 10 师医院药局主任，同年 8 月加入中国共产党。参加了鄂豫皖反"围剿"斗争。随红四方面军到川陕革命根据地后，任红四方面军总医院药局主任、护士连连长。长征中，曾任红四方面军卫生部主治医师。1936 年参与筹建红 31 军卫生部附属卫生所，任所长。1938 年起，任八路军留守兵团卫生部药局主任、分院药局主任。1940 年入中国女子大学学习。在参加延安大生产运动中，被评为劳动模范。1943 年在中共中央党校二部卫生处任药局主任。1945 年作为"赴前线干部大队"成员，转战张家口、承德，后任华北解放区烟草公司卫生所所长。参加石家庄战役后，调华北被服局医务所任所长兼主治医生。1950 年任北京协和医院女宾部中共支部书记兼政治协理员。翌年参与筹建五一小学和五一幼儿园，任校长和院长。1953 年入第一军医大学学习。1956 年起，任中共中央军委直属医院、人民解放军 302 医院副院长。1957 年被授予上校军衔。1983 年离职休息，享受副军职待遇。1987 年因病逝世，享年 71 岁。

曾韬（1916—1999），原名曾纪介，字琼芳，1916 年 12 月生于新县箭厂河乡杨畈村一户贫苦家庭。1929 年 2 月加入中国共产主义青年团，1930 年春考入黄安紫云区模范学校，6 月入鄂豫皖特区列宁高等学校学习，8 月参加中国工农红军，后任红四方面军总医院司药，共青团总医院委员。1931 年 7 月当选为鄂豫皖省苏维埃政府第一次工农兵代表大会代表，后任总医院党支部书记、中心支部书记、总医院党委常委等职。参加了鄂豫皖根据地历次反"围剿"斗争。红四方面军主力西征后，曾韬留在当地坚持游击战争，先后担任总医院党委委员、常委，箭厂河地区支部书记，区委书记兼中心支部书记。1933 年 7 月当选为红军代表出席成立鄂东

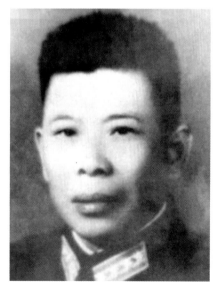

图 6 曾韬同志

北道苏维埃政府代表大会。

抗日战争时期，曾韬历任鄂东北道委警卫连指导员、新四军鄂豫军需、营教导员、团政治处主任、支队政治委员等职。

解放战争时期，曾韬历任鄂豫陕纵队司令兼政治委员，第三军分区第一支队政治委员、军分区党委委员等职。

中华人民共和国成立后，曾韬历任四野团政治委员、师党委委员、副师长，佛山军分区政治委员，广州警备区常委等职，1955 年被授予上校军衔，1962 年晋升大校。1999 年 3 月 17 日因病在广州逝世，享年 84 岁。

戴觉敏，女，1916 年 9 月生，湖北红安县檀树乡上戴家村人。1932 年参加中国工农红军，在红四方面军总医院任看护员。1934 年 11 月参加红二十五军长征。1935 年到陕北后，在后方医院任护士长。抗日战争时期，先后在中央卫生部药房、八路军医院、陕甘宁边区医院任调剂员、司药。解放战争时期，任教导旅家属队政治指导员，西北野战军第 6 军随营学校组织干部。中华人民共和国成立后，任中共迪化（今乌鲁木齐）市委组织部干事、干部科科长，军事医学科学院卫生处副处长，总后勤部管理局卫生处副处长、管理局顾问，副军职离休干部。1955 年荣获三级八一勋章、三级独立自由勋章、三级解放勋章。1988 年获二级红星功勋荣誉章。2003 年 11 月 19 日因病在北京逝世，享年 88 岁。

四、深切的感受

这次前往新县对红四方面军总医院遗迹等进行考察，使我们心灵上受到巨大的震撼，精神上受到一次革命的洗礼。有几点深切的感受。

（一）这片红色的土地，将永远警示我们，千万不能忘记过去

在新县，随便抓一把土，都能拧出烈士的鲜血；任意一个山岭村落，都记载着厚重的革命历史。穿过枪林弹雨的新县儿女，用铮铮铁骨和革命豪情，为中华人民共和国的成立做出了巨大贡献。

在新县，望着红四方面军总医院遗址那块大理石纪念碑，望着中共中央鄂豫皖分局旧址上那闪光的匾牌，望着许世友将军墓，望着郑维山将军石，我们心潮起伏、汹涌澎湃。我们反复发问自己：作为后人，作为今天生活在丰衣足食、快乐幸福之中的人们，能够忘

掉这些先烈吗？如果我们不努力工作，廉洁奉公，发奋图强，何以面对这片红色的土地？

　　走在新县的大地上，望着山上那一块块粗犷斑驳的巨石，望着山下那潺潺的流水，望着满山的青竹和绿树，我们的心久久不能平静。青山埋忠骨，绿水映丹心。这片红色的土地，将永远警示我们，千万不能忘记过去，忘记过去就意味着背叛。

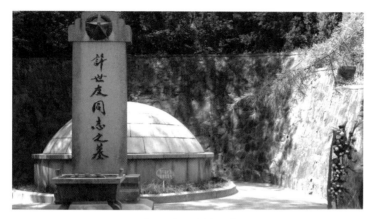

图7　许世友将军墓

（二）应当大力开发新县的红色中医药文化旅游资源

　　建议招商引资，对红军医院旧址进行整修，并大力宣传红四方面军总医院的光辉历史，开发红色中医药文化旅游资源，增添一条中医药文化的旅游线路，充实新县红色旅游的内容。围绕"红色首府，将军故里，绿海新县"宗旨，以红带绿，以绿托红，发展旅游经济。

（三）借助羚锐制药股份有限公司的模式和影响力，进一步促进新县的经济发展

　　新县是片发展的热土，红色的革命精神始终激励新县儿女自强不息，在艰难困苦中拼搏，在改革开放中奋进，在科学发展中前行，使老区面貌发生了翻天覆地的巨变，取得了令人瞩目的成就。羚锐制药股份有限公司就是一面光辉的旗帜。羚锐制药股份有限公司是一家以中药生产经营为主业的国家火炬计划重点高新技术企业，也是鄂豫皖革命老区和全国橡胶膏剂药业中的首家上市公司。公司员工近2000名，集团员工达4000余人。拥有橡胶膏剂、片剂、胶囊剂、颗粒剂等8大类近百种产品，其中包括骨质增生一贴灵、通络祛痛膏、胃疼宁片、青石冲剂、培元通脑胶囊、参芪降糖胶囊等独家拥有知识产权的产品及国家中药保护品种和"河南省高新技术产品""河南省知名产品"。公

司的所有剂型及其生产车间均率先通过国家GMP认证，实现了质量标准与国际接轨。公司依靠25.8万元资金起步，艰苦创业，成功上市，发展成为国内知名制药企业，走出了一条老区、山区、贫困地区兴办企业的新路子。公司先后被评为"全国中药系统先进集体""全国精神文明建设工作先进单位""全国社区健康教育荣誉企业"，并被定为"全国少数民族特需用品定点生产企业"；"羚锐"商标被国家工商行政管理总局认定为"中国驰名商标"，成为国内橡胶膏剂药业的首个驰名商标，借此，羚锐制药被业界誉为中国橡胶膏剂的第一品牌。

近年来，公司及其相关企业积极参与各种社会公益活动，累计捐款达600多万元，上缴税金近2亿元，并通过资源整合，拉长产业链条，帮带上千家农民脱贫致富，带动了地方相关行业的发展，有力地增强了县域经济的综合实力。

榜样的力量是无穷的。因此，我们应当充分借助羚锐制药股份有限公司的模式和影响力，进一步促进新县的经济发展。

2011年7月5日

附：相关考察资料

考察时间：2011年5月13日—5月15日

考察地点：新县箭厂河乡红四方面军后方总医院遗址　中共中央鄂豫皖分局旧址　许世友将军墓　羚锐制药厂等

考察人员：许敬生　马鸿祥

采访对象：新县卫生局主任邬泽勤、新县中医股股长李福庆、新县中医院院长陈元宏、新县中医院副院长李强、箭厂河乡卫生院院长张大贵、箭厂河乡卫生院副院长王新东、羚锐制药厂副董事长熊维平、羚锐制药厂推广部总经理陈广义、羚锐制药厂办公室主任张少华、羚锐制药厂项目部主任袁德先等。

第六章 开封大宋医药文化成就及遗迹

论北宋政府的医药政策对中医药发展的影响

中原中医药文化遗迹与文化考察小组

许敬生　陈艳阳　执笔

历史上促进医药发展的因素很多。我们探讨医药学的发展，不能仅仅盯着医药学术内容和对此有突出贡献的医家，还必须研究与此紧密相关的社会环境和文化条件。而政府对医药事业的支持态度和正确的医药政策，是推动医药发展的重要因素之一。本文旨在论述北宋政府的医药政策对中医药发展的影响。

公元 960 年，赵匡胤发动陈桥兵变，夺取了后周政权，建立了大宋。鉴于唐末五代的武将专横骄纵造成的社会大混乱，北宋统治者在政治上实行高度集权的专制制度，在文化上却实行了较为开明的政策，从而为宋代文化的发展提供了一个相对宽松的环境。自秦汉以来，经过千百年的文化积淀，宋代文化出现了空前的繁荣，达到了中国古代文化的高峰。在"兴文教，抑武事"的政策背景下，北宋政府对医药学高度重视，制定了一系列促进医药学发展的正确措施，使宋代的医药文化呈现出一派生机勃勃的景象。

早在宋初，宋太宗就下旨"大搜京城医工，凡通晓《神农本草》《黄帝内经》及善针灸药饵者，校其能否，以补翰林医学及医官院侯"，京城汴京集中了全国一流的医学人才。各种国家医疗机构如校正医学局、太医局、惠民和剂局等亦设在此。在北宋政府发展医药的政策之下，官方的医事活动呈现出一派丰富多彩的景象。这些工作的规模与影响之大远远超过任何个人的成就。

一、官方医学的兴盛

宋政府多次下诏全国征集图书，尤其关心医学书籍的征集和整理，在古医籍的整理与医学知识的普及方面，北宋政府做出了很大的贡献。宋以前的主要医学经典著作得以流传至今，宋校正医书局有着很大的功劳，经他们校正的医书所发挥的作用，也是不言而喻的。

（一）整理本草

鉴于本草的混乱，着手进行本草著作的整理。

宋开宝六年（973 年），宋太祖诏尚药奉御刘翰、道士马志等九人以《新修本草》《蜀本草》为蓝本，"刊正别名，增益品目"，于是《开宝新详定本草》20 卷撰成。开宝七年（974 年），宋太祖再次诏命刘翰、马志等人重新修订。李昉、卢多逊等又以陈藏器《本草拾遗》重校，再取《唐蜀本草》详校，重新刊定为《开宝重定本草》，共收载药物 984

种，新增 134 种药物，而且在药物分类上也较先前进步。宋仁宗嘉祐二年（1057 年），政府又命掌禹锡、苏颂、林亿等人，历经四年，修订而成《嘉祐本草》，增药 82 种。公元 1061 年，政府又令各地将所产药物绘图呈上，由苏颂编辑成《图经本草》。北宋末年，通仕郎艾晟将唐慎微的《经史证类备急本草》略加修订并作序，改名为《大观经史证类备急本草》由国家刊行。在《本草纲目》问世前，该书一直是本草学的范本。仁宗时期，设置校正医书局，任命直集贤院、崇文院检讨掌禹锡、高保衡、林亿、孙兆等四人为校正医书官，对历代重要医籍进行了系统的搜集、整理，于熙宁年间（1068—1077）刊行问世。主要有《素问》《伤寒论》《金匮要略》《千金要方》《脉经》《外台秘要》等十多种。

（二）编撰方书

北宋政府还组织医家编撰多部大型方书。978—992 年，翰林医官院医官王怀隐奉诏负责整理前代方书，编成《太平圣惠方》。书成后，颁发各省（州）置医学博士掌管，并于公元 1046 年令何希彭缩编成《圣惠选方》60 卷，作为教科书数百年。据记载，在编撰《太平圣惠方》的同时，还编辑了另一部方书《神医普救方》，达 1000 卷，已佚。徽宗崇宁年间（1102—1106），政府药局编制了《和剂局方》，作为制剂规范的手册。以后陆续在大观、绍兴、宝庆、淳祐年间作了增补，影响很大。北宋末年徽宗赵佶诏集海内名医，并出御府所藏 200 卷，共载方两万多首，定名为《圣济总录》，是集治疗学大成的一部专著。

（三）发展针灸

1023—1032 年，宋仁宗赵祯接受王惟一的建议，敕令王氏考订针灸经略，并先后铸铜人两尊，这在中医教育和医疗史上是个创举。同时，王氏还著成《铜人腧穴针灸图经》3 卷，由政府颁行。针灸铜人，不仅在针灸发展史上有特殊意义，同时也是医学教育史上直观教具和人体模型的创始，对针灸学的发展有很大影响，不仅如此，经过王氏的整理，针灸穴位得以统一，更加规范化。

（四）兴办教育

建立全国医学中心机构，注重选择医药人才，大力兴办医学教育。宋代国家医学中心机构有翰林医官院、尚药局、御药院等。翰林医官院不仅负责宫廷保健，也兼管医学教育、医书编撰和医政管理。宋初好几位名医就是在朝廷招贤的号召下，经过严格考试而入掌翰林医官院的。如《太平圣惠方》的主编王怀隐，初为道士，后皇上诏其归俗，命为尚药奉御，三迁至翰林医官使。曾在后周任翰林医官的刘翰，在北宋初年（963年）整顿医官院的考试中，名列第一，后官至翰林医官史，受命主编《开宝本草》。宋代的医学教育较唐代规模更大，制度更加详备。庆历四年（1044年），范仲淹奏请在京城与诸道设立医学，教授生徒，尚药奉御孙用和、赵从古讲授医经十余年，有一二百人参加学习。熙宁九年（1076年），大医局设九科授徒，在校学生300名，除咒禁科人数比例较唐代大大减少外，其余各科均超过唐代。后将九科并为三科，即方脉科、针科、疡科。各科学员除学习本科课程外，均修习《素问》《难经》《巢氏病源》《补注本草》等。宋政府利用当时发达的印刷术，将主要医学典籍刊为定本，作为学员的基本教材。学校还制定严格的考试制度，分临证考绩和理论测试两种，学习成绩优秀者，经济上给予优待。由于北宋政府重视医学教育，这些官办学校培养了一大批高级医疗和管理人才，为北宋的医药发展打下了深厚的人才基础。

（五）重视保健

北宋还建立了各种医药保健机构，在防治疾病方面发挥了重要作用。官药局是宋代的首创，它的前身是熟药所，它成立于熙宁九年（1076年）。国都汴梁的熟药所扩增为七个药局，有和剂局与惠民局之分。和剂局管炮制药材（制药厂），惠民局管出卖药品。此后，朝廷将这一机构逐级向全国推广。药局内部分工细致，各部门都有相应的制度，为保证药物的质量和用药安全，药局收买药材所又设"辨验药材"一职，以除伪滥之弊。这也是国家设置的最早的药检机构。当然，在封建官僚制度下，随着政治的腐败，北宋官药局也逐渐出现管理混乱、药品质量低劣等现象，以至于人们称和剂局为"和吏局"，称惠民局为"惠官局"。但这是腐败的官僚制度侵蚀的结果，并不是这些机构本身的问题。

（六）禁巫兴医

巫术为业的巫师，作为一种受社会习俗承认的特殊社会阶层，长期在社会中存在着，干扰并影响了医学的普及和进步。宋以前的历代王朝对它都是采取默认，甚至肯定的态度。到了宋代，巫师不仅数量大，而且活动猖獗，特别是南方，最为严重。宋仁宗时江西洪州的巫师多达1900余户；宋神宗时，江西卢州的巫师更多达3700家。北宋前期江西洪州的夏竦在其《洪州请断妖巫奏》中指出："民病，（巫师）则门施符咒，禁绝往还，斥远至亲，屏去便物。家人营药，则曰神不许服；病者欲饮，即云神未听食；率令疫人死于饥渴。"不仅"荆楚之俗尚鬼，病者不药而巫"，而且整个南方地区也都严重地存着"氓疾不治，谒巫代医"的社会问题。

面对这一现象，北宋政府实行了禁巫兴医的政策，多次颁布了禁巫的法令，为医学的发展扫除了一些障碍。宋太宗淳化三年（992年），针对两浙地区颁布一条诏令："两浙诸州先有衣绯裙、巾单、执刀吹角称治病巫者，并严加禁断，吏谨捕之。犯者以造谣惑众论，置于法。"这条诏令，虽只针对两浙地区，但它却是中国历史上第一条明令禁止巫师治病的法令，表明了宋朝政府对巫术的禁灭态度。不仅如此，对那些具有医师身份而医巫兼通，但不用医术治病，而是假邪魅以取信于患者的行为，宋廷也下令处罚。咸平五年（1002年），宋真宗下诏宣布："医师疗疾，当按方论，若辄用邪法，伤人肤体者，以故杀论。"天圣三年（1025年），根据淮南江浙荆湖发运司的请求，宋廷在整个南方都实施了禁止巫师治病的法令。至南宋时相沿不改。

当然，我们不能指望一个封建王朝禁巫行动十分彻底，但这毕竟是历史上的一大进步，它对宋代医药学的发展是一个有力的推动。

北宋历朝皇帝对医学之重视，是史无前例的。北宋皇帝充分认识到图籍的价值，特别重视医药文献的征集。据《宋史》记载，太平兴国三年（978年），宋太宗赵光义诏："翰林医官院各具家传经验方以献，又万余首。"太宗不仅下令征集医书，而且还身体力行"收得妙方千余首，无非亲验"。（见司义祖校订《宋大诏令集》）太宗的言行为以后的皇帝树立了榜样。后来宋真宗为防止医籍外流，还在景德三年（1006年）诏令：禁用医书与外国交换货物。上述措施，都促进了医书征集工作的开展。宋仁宗嘉祐五年（1060年），曾设购赏科，"以广献书之路。应中外士庶之家，有收馆阁所阙书籍，许诣官送纳。如及五百卷，当议与文武资内安排，不及五百卷，每卷支绢一匹。"（见《宋大诏令集》）

宋代五帝先后十多次颁布求购书诏令，因而使征集工作出现了空前局面，为医籍的整理编纂提供了重要条件。由于朝廷重视，且皇帝（如太宗、徽宗）亲自参与整理编纂，便产生了很大的激励作用，因而使宋以前散失的文献得到空前征集。经过精心校正，促进了医学知识的总结、交流，推动了医学事业的发展。

在他们的影响下，一些文臣武将也多关注医学，如掌禹锡、欧阳修、王安石、曾公亮、富弼、韩琦、夏竦、宇文虚中也都参与古医书之整理。苏轼、沈括、陈尧叟、孙用和均有个人收集的医方著述，成就了一批医儒皆精的文人医家。计北宋现存的医方与临床各科医书近百种，宋医家、文人亦形成著书之风。

宋代社会的开放，尊师重道，优礼儒士，网罗人才、选拔俊彦的风气，创造了灿烂的宋代文化和医学文明。

二、民间医学的主要成就

官方医学繁荣昌盛，民间医学也兴旺发达，出现了很多有影响的医家。如《伤寒论》研究大家成无己，南宋聊摄人（今山东省茌平县），是注解《伤寒论》的首创者，注解后一直作为官定本流传至今，成为历代医家学习和研究《伤寒论》不可缺少的重要版本。郭雍，南宋洛阳人，后隐居于峡州。他研究《伤寒论》，多于极平凡处提出标新立异的见解，著《伤寒补亡论》，补仲景之缺略。钱乙（约 1034—1113），北宋郓州（山东东平县）人，是宋代著名的儿科学家。被《四库全书》誉为"钱乙幼科冠绝一代"，其书《小儿药证直诀》受到很高评价，誉为"小儿经方，千古罕见。自乙始别为专门，而其书亦为幼科之鼻祖。后人得其绪论，往往有回生之功"。张锐，宋医家，蜀（今四川）人，后居郑州。以医知名，任官太医局教授，撰《鸡峰备选方》及《鸡峰普济方》，治病有胆识，影响甚广。

在北宋政府的重视下，南方亦出现了许多名医，如《伤寒论》研究大家庞安时、朱肱、许叔微等。庞安时（约 1043—1100），北宋蕲水人，以善治伤寒名闻江淮间，曾有"庞安时能与伤寒说话"的传说，可见其疗效的显赫。所著《伤寒总病论》及研究《伤寒论》的创见，远远超出了仲景《伤寒论》的范围。对明清温热学派的形成，产生了积极的影响。朱肱，字翼中，北宋吴兴人。徽宗时授奉议郎、医学博士。他用综合分析的方法研究《伤寒论》，取得了一定成就，所著《南阳活人书》颇为医林推崇。许叔微（1079—约 1154）精于医，著《伤寒百证歌》《伤寒发微论》等，阐发仲景论治思想，另著《普济本事方》，该书文辞典雅，每多新见，为后世医家所重。颇有成就的药物学家唐慎微（约 1056—1093），成都华阳人，世业医，唐氏对医药造诣颇深，经多年广采博辑，编成《经史证类备急本草》，增添大量新药，集北宋以前本草学之大成，是宋代药物学的最高成就，在中国药学史上占有重要地位。

综上所述，可以看出统治阶级对科学技术的态度、政策等，虽然不是科学技术发展的决定力量，却常常对科学技术发展起到延缓和促进作用。因此，在影响医学事业发展的诸因素中，政策因素是最直接的，因为政策因素直接关系到医学事业的人、财、物的保障。近代学者谢观曾说过，"中国历代政府重视医学者，无过于宋"。的确，在中国古代没有一个王朝比宋代尤其是北宋更重视医学的。在医政制度、编修本草和医方方面，特别是创设校正医书局校正印刷古典医著等，政府都给予了较多的关注。北宋统治者爱好医药，亲自收集医药，对医学的关注、扶持、倡导，对宋代医药发展产生了不容忽视的影响。

　　受北宋影响，南宋、金、元儒者行医层出不穷，医学和医生地位仍在提高。特别是元代，在民族歧视政策下，儒生的前程出现了危机，许多人不约而同地选择医学作为职业，认为"济世之道莫大乎医"。这不能不说是受到北宋政府重视医学的间接影响。大批儒士入医门，为医学的发展提供了知识广博的优秀人才，他们的道德修养、知识结构、思维方式等都有别于那些墨守成规的家传者，这无疑为医学的发展提供了有利的条件，才使名医辈出，医著大量问世。这种现象将给我们有益的启示。

（本文载于《江西中医学院学报》2003 年第 1 期）

天圣铜人对后世针灸模型制作的影响

中原中医药文化遗迹与文物考察研究小组

高希言 执笔

北宋天圣针灸铜人是在北宋天圣年间，由王惟一负责设计，宋政府组织全国能工巧匠进行铸造，于 1027 年铸成的两具针灸铜人。[1] 天圣针灸铜人是中国乃至世界上最早铸成的针灸铜人，它开创了世界上用铜人作为人体模型进行针灸教学的先河，在海内外引起极大关注。[2]

一、铜人的铸造

王惟一（或名惟德），北宋针灸医家，约生活于 987—1067 年间，任宋仁宗、宋英宗两朝医官，仁宗时为翰林医官、朝散大夫、殿中省尚药奉御骑都尉。王惟一精于针灸，《宋史·艺文志》载有王氏《明堂经》3 卷，惜未传世。天圣四年（1026 年），宋政府再次征集、校订医书，王惟一奉皇帝命令，纂集旧闻，订正谬误，考订针灸著作。他按人形绘制人体正面、侧面图，标明腧穴的精确位置，并搜采古今临床经验，汇集诸家针灸理论，编成《铜人腧穴针灸图经》3 卷，共载腧穴 354 个，采用按经络和部位相结合的腧穴排列方法，既使人了解经络系统，又便于临证取穴。并铸造针灸铜人用于直观教学和实物模型考核。[3]

铜人由青铜铸成，身高和青年男子相仿，面部俊朗，体格健美。头部有头发及发冠；上半身裸露，下身有短裤及腰带；人形为正立，两手平伸，掌心向前。铜人被浇铸为前后两部分，利用特制的插头来拆卸组合，体现了当时较高的人体美学和铸造工艺。

铜人标有 354 个穴位名称，所有穴位都凿穿小孔。体腔内有木雕的五脏六腑和骨骼。因此，可以用于针灸教学和解剖教学。宋代每年都在医官院进行针灸医学会试，会试时将水银注入铜人体内，将体表涂上黄蜡完全遮盖经脉穴位。应试者只能凭经验下针。一旦准确扎中穴位，水银就会从穴位中流出。医学史书称作"针入而汞出"。针灸铜人一具放在朝廷医官院，用于学医者观摩练习之用。另一具放置在京城大相国寺的仁济殿，供百姓前来参观。

二、铜人的多舛命运

针灸铜人不仅是实用的医学模型，也是珍贵的历史文物。但宋代针灸铜人自铸成之后，其命运坎坷，历经沧桑。早在 12 世纪中叶，宋金战争宋人失利，在宋金议和时，金人即以索取针灸铜人作为议和的条件之一，可见金统治阶级是非常看重针灸铜人的。

元代至元年间（1264—1294），由于元朝定都北京，将宋针灸铜人从汴京移至北京。此时宋铜人已经历200来个寒暑，其形象已经昏暗，穴名或已不清，并有缺损者，至1265年，曾请尼泊尔匠人阿尼哥对针灸铜人进行修整。经过修复后，其形象一新，说明这位尼泊尔工匠的技术是很高明的。

经此修复的宋针灸铜人，又经近200年至明代正统八年（1443年），明英宗朱祁镇见铜人之孔穴经络已昏暗难辨，组织金工范铜仿作。而北宋铜人原件遂被遗弃，下落不明。[4]

三、铜人对后世针灸模型制作的影响

自北宋天圣铜人之后，历代均有铜人制作，并作为针灸学术建设的重要内容之一。明嘉靖年间（1522—1566），针灸学家高武铸造男、女、儿童形状的针灸铜人各一具。[1]

1742年，清政府令吴谦等编撰《医宗金鉴》，为奖励主要编撰者，曾铸造若干具小型针灸铜人发给编撰者收藏。现在上海中医药大学医史博物馆即藏有一具，系女性形状，高46厘米，实心，表面有经络、腧穴，但是人体造型欠匀称。现国家博物院藏有一具针灸铜人，高178厘米。有人误认为这就是明正统年间仿宋重铸的铜人，其实这是晚清铸造的，该铜人的形制与北宋铜人出入甚大。[1]

1958年李鼎教授等与上海教学模型厂合作，创制了不同种类的针灸经穴模型，从"石膏人""塑料人"到"玻璃人"，为形象化教学迈出了新的一步。1978年，南京中医学院和中国中医研究院合作，研制仿宋针灸铜人一具，现存中国中医研究院。它是用青铜冶炼浇铸而成，胸背前后两面可以开合，打开后可见浮雕式脏腑器官，闭合后则全身浑然一体。高172.5厘米，重210千克。1987年，河南省开封市卫生局何保仪等根据历史文献，铸造仿宋针灸铜人一具。[5]

2009年，国医大师贺普仁教授以《灵枢经》《针灸甲乙经》《针灸明堂图》等针灸医籍为依据，以现代人体特征为背景，结合其60余年针灸临床经验，设计、制作了贺氏仿真针灸铜人，并取得了国家专利。身高175厘米，重达225千克，全身分布经络14条，穴位700个，穴位名称360个。用青铜浇铸，表面呈古铜色，做工细腻，经络穴位镌刻精准，人体造型魁梧大方，色泽柔润典雅，是古代针灸铜人以现代成年男性形象再生之艺术品，也是学习针灸的直观教具。[6]

在古代针灸铜人的启发下，许多医疗器械公司生产了不同功能的针灸模型，如上海亨隆科教设备有限公司等，用光电技术和电脑控制技术，制作出显示经络、穴位的针灸模型，供教学用。

在针灸铜人之前，还有汉代的木人、陶人。木人是1993年在四川省绵阳市永兴镇双包山2号汉墓出土的。此木人为直立（左手及右脚残）人，高28.1厘米，造型写实，比例协调，胎髹黑漆。陶人是在河南南阳医圣祠出土的。东汉针灸陶人为女体，人高24厘米，胸宽7厘米，缺左、右上肢和左下肢及右侧小腿，造型质朴，表面有类似经穴的小孔眼数十个，无文字及经络刻记，孔点排列也不规则。[1]

针灸铜人在国外也有很大的影响。1949年前后，日本医道之日本社也仿造现存日本东京博物院的中国针灸铜人，制成小型的商品，身高76厘米，重2.5千克，外形黑铜色。现在韩国首尔市德昌宫秘苑的仁政殿车行阁还保存有我国元明间铜人：身高85厘米，全体铜制成，重18.5千克，有刻记的经脉线及穴点、穴名，人体的体表标志如胸、肋、锁骨等都很明显。法国人粟理氏保存有我国清朝乾隆时期的一座针灸小铜人。俄罗斯收藏有我国明代正统八年（1443年）制的针灸铜人。1970年加拿大魁北克州针刺协会会长韦克苏为了针灸医疗和教学的需要，曾在该地办学，并制有用完整巨木制成的大型针灸经穴模型。[1]

铜人已成为当代针灸的形象标识。许多针灸医疗、研究机构，大量针灸图书都用铜人的塑像或图片作为针灸学术内容的代表，随着时代的变迁，针灸的标志已从古代的砭石、针灸图谱，发展到针灸铜人及其模型。在许多从事针灸活动的场所里，伫立着许多针灸铜人的仿制品或模型，从中仍然可以想见天圣铜人的丰姿。铜人的脸上似乎永恒地洋溢着孩童般的微笑，然而在他的眼角，仿佛依稀残留着苍老的泪痕，诉说着他的命途多舛，记录着中国医学的发展历程。[7]

参考文献

[1] 马继兴.针灸铜人与铜人穴法[M].中国中医药出版社，1993.

[2] 健生.神秘针灸铜人迷踪[R].央视国际，2006.

[3] 王泽涛.略论王惟一对针灸学的贡献[N].湖南中医学院学报，1991，11（2）.

[4] 何保仪.国宝重辉：重铸宋代天圣针灸铜人[M].中国医药科技出版社，1991.

[5] 李鼎.中医针灸基础论丛[N].人民卫生出版社，2007.

[6] 宋扬.国医大师研制针灸铜人[N].北京日报，2009-10-1.

[7] 马燕冬.凝固的史诗——话说针灸铜人[J].中国中医药，2004-2-2.

（本文载于《中医学报》2011年第1期）

附录

大宋中医药文化博物馆

开封市中医院

北宋定都汴京后，经过励精图治，于 12 世纪初已成为中国政治、经济、文化舞台中心和世界上最大最繁华的国际大都市。宋代封建社会内部巨大变革推动了社会进步，社会内涵深厚而丰富，文化科技发展达到了空前巅峰，彰显了"万国咸通""汴京富丽天下无"的繁荣景象。宋代政治稳定、经济繁荣、文化昌盛，促进了医药研究的创新和发展。

宋代的自然科学技术在我国古代科技史上堪称一个里程碑，诸多科学技术在当时的世界范围内居于领先地位，尤其对整个人类文明发展产生重大而深远影响的我国古代四大发明中，其中三项（活字印刷术、火药、指南针）在宋时期完成或开始应用。天文、数学、医学、动植物学等成就均居于当时世界最前列。医药管理机构、法典、制度和医药学术研究等承汉唐之风，得到广泛的传承、创新、发展和繁荣。创造了中国医学史上诸多第一，如和剂局是中国历史上第一个国家医药管理机构；编纂了世界上第一部官修针经——《太平针经》；铸造了世界历史上第一具针灸铜人——天圣针灸铜人；产生了世界上第一部法医学著作《洗冤集录》；组织编辑了中国历史上最早的中药处方和制剂规范——《太平惠民和剂局方》；编纂《经史证类备急本草》载药达 1700 多种，所收药物比《唐本草》新增 476 种。宋代重医尚药的制度和探究医药规范的建立，涌现出了一大批中国中医药学发展史上的杰出代表人物，对后世产生了极其深远的影响。

大宋中医药文化博物馆坐落在七朝古都开封的开封市中医院门诊大楼第六层，是集北宋针灸铜人、惠民和剂药局、中医药械、中医遗迹、古迹文物、名中医博览、中医药文化学术等为一体的综合性博物馆。是《河南省"十二五"中医事业发展规划》的一项重要任务，也是开封市政协 2012 年重点提案之一。

大宋中医药文化博物馆 2013 年 3 月 26 日开馆，2014 年 9 月二期扩建。目前建筑面积约为 1800 平方米，陈列展出面积约 980 平方米。展览厅以北宋至今丰富的中医药文化的形成与发展为主线布展，共分为朝尚医药专设机构、针灸大成空前繁荣、汇聚方药济世惠民、分科论病承古创新、文化繁荣儒医辈出、继承创新续写辉煌六大部分，另在馆内特设宋代名医馆和针灸铜人文化墙等。博物馆自开馆以来，共接待参观者达 23900

人次，特别是二期扩馆开放以来，参观人数大幅度增加，2014 年全年开放时间 268 天，取得了良好的社会效益。目前博物馆计有文化展板 27 块、制盛药工具 12 件、宋代线装医籍 60 余种、中医书刊 100 余册；收藏浸制植物标本 32 种、中药材标本 9 种、各类中药饮片 30 余种、中成药 20 余种；大宋系列养生茶、养生酒、养生膏、养生药枕等养生保健产品；动植物中药标本数十件及描绘宋代制药、问诊等实景 7 处，并挖掘了一大批与宋代中医药发展相关，并具有一定社会影响的典故、传说事迹等中医药文化资源。

大宋中医药文化博物馆以弘扬我国中医药文化，普及中医药科学知识，推动我国中医药事业发展为己任，以丰富开封大宋旅游文化内涵，助力开封国际旅游名城建设为宗旨，反映千百年来中医药学发展的重要史实和主要成就，再现大宋中医药灿烂辉煌的发展历史，是博大精深的中医药学和中医药文化的缩影。在各级领导和社会各界的关心支持下，大宋中医药文化博物馆于 2015 年 6 月 18 日被河南省中医管理局正式命名为"河南省中医药文化宣传教育基地"。目前正在申报"全国中医药文化宣传教育基地"，将在中医药的挖掘传承、传播中医药文化、普及中医药知识、促进对外交流、丰富旅游内涵、扩大社会影响、助推我国中医药事业快速发展等方面发挥重要作用。